临床常见疾病
中医及中西医结合诊治

◎主编　黄亚娟　白　丽　王盛隆
　　　　陈慧婷　陈　杰　谢冬玲

天津出版传媒集团
天津科学技术出版社

图书在版编目(CIP)数据

临床常见疾病中医及中西医结合诊治 / 黄亚娟等主
编. ——天津: 天津科学技术出版社, 2023.10
ISBN 978-7-5742-1461-3

Ⅰ.①临⋯ Ⅱ.①黄⋯ Ⅲ.①常见病—中西医结合—
诊疗 Ⅳ.①R4

中国国家版本馆CIP数据核字(2023)第139611号

临床常见疾病中医及中西医结合诊治
LINCHUANG CHANGJIAN JIBING ZHONGYI JI ZHONGXIYI JIEHE ZHENZHI
责任编辑: 张　跃
责任印制: 兰　毅

出　　版: 天津出版传媒集团
　　　　　 天津科学技术出版社
地　　址: 天津市西康路 35 号
邮　　编: 300051
电　　话: (022) 23332377
网　　址: www.tjkjcbs.com.cn
发　　行: 新华书店经销
印　　刷: 北京厚诚则铭印刷科技有限公司

开本 787×1092　1/16　印张 21.25　字数　520 000
2023 年 10 月第 1 版第 1 次印刷
定价: 125.00 元

《临床常见疾病中医及中西医结合诊治》编委会

主 编

黄亚娟	湖南省中医药研究院附属医院
白　丽	山西省中西医结合医院
王盛隆	山西省中西医结合医院
陈慧婷	山西省中西医结合医院
陈　杰	上海市第七人民医院
谢冬玲	粤北人民医院

副主编

杨秀萍	山西省中西医结合医院
侯燕琳	山西省中西医结合医院
黄艳娟	深圳市龙岗区人民医院
李洪双	中山市康复医院
郭亚芳	上海市浦东医院
梁海燕	山西省中西医结合医院
李晋鹏	山西省中西医结合医院
高庆华	鄂尔多斯市中心医院

编 委

刘　玥	广州市中西医结合医院

前　言

　　中医学是研究人体生理、病理，以及疾病的诊断、防治、保健的一门学科，是我国古代人民同疾病做斗争的经验积累和理论升华，是中华民族文化遗产之一。中医学起源于中国，是以古代中国的医学实践为主体的传统医学，至今已有数千年的历史。随着健康观念和医学模式的转变，中医药越来越显示出其独特的优势。中医学作为传统医药学的重要组成部分，也被赋予了更深刻的内涵和更广阔的外延。随着经济和社会的迅速发展，人民生活水平普遍提高，人们对中医的需求也不断增长，应用中医药防治疾病逐渐被更多人所重视。中西医结合治疗是指将传统的中医中药知识和方法与西医西药的知识和方法结合起来，在提高临床疗效的基础上，阐明机制进而获得新的医学认识的一种途径。近年来，中西医自身经验不断丰富，现代医学理论更新发展迅速，新科技、新方法不断涌现，使中西医学得到了长足的进展。为紧跟中医、中西医结合学的发展，我们组织各方面专家、教授编写了此书。

　　本书重点介绍了临床常见疾病的中医诊疗及中西医结合诊断与治疗，涉及呼吸系统、心血管系统、消化系统、泌尿系统、内分泌代谢系统、风湿免疫系统等临床各科室常见疾病。本书详细论述了各种疾病的中医诊断、辨证分型、中医中药治疗及中西医结合诊治要点和相关进展等方面的知识，突出了中医的整体观念及辨证论治的特点，展现了中西医结合在疾病诊疗方面的优势。全书内容深入浅出，条理清晰，科学实用，着眼于临床，理论密切联系实际，继承与发扬相结合，以中为主，融中汇西，力求中西医的有机结合，为选择疾病的最佳治疗方案提供参考和依据。

　　在编写过程中，由于编者较多，写作方式和文笔风格不一，再加上时间有限，难免存在疏漏和不足之处，望广大读者提出宝贵意见和建议，以便再版时修订，谢谢。

编　者

目　录

第一章　中医体质的形成、分类与特点

体质是个体在遗传的基础上,受到内外各种环境的影响,在生长发育过程中经历较长时期形成的一种相对稳定的生理心理特质。体质的形成、变化与先天因素和后天因素均有密切的关系。根据不同人群在形体、心理、常见表现、发病倾向、对外界环境适应能力等不同方面的特点,可将体质分为平和质、气虚质、阳虚质、阴虚质、痰湿质、湿热质、血瘀质、气郁质、特异质9种,并对不同体质进行定义和成因分析,从而指导不同体质人群的养生和预防保健。

第一节　中医体质的形成和影响因素

体质秉承于先天,得养于后天。各种先、后天因素都对体质的形成和影响产生作用。先天禀赋包括种族、家族遗传、婚育、种子,以及养胎护胎、胎教等,决定着群体或个体体质的相对稳定性和个体体质的特异性。后天各种因素如饮食营养、生活起居、精神情志,以及自然社会环境因素、疾病损害、药物治疗等,对体质的形成、发展和变化具有重要影响。

一、先天因素

体质形成的先天因素,包括先天之精(含有遗传基因)的遗传性和胎儿在母体内孕育情况两个方面,它们对不同群体及群体中个体体质的形成具有决定性的作用。先天,又称先天禀赋,是指子代出生以前在母体内所禀受的一切,包括父母生殖之精的质量,父母血缘关系所赋予的遗传性,父母生育的年龄、身体状态,以及在母体内孕育过程中母亲是否注意养胎和妊娠期疾病等所带来的一切影响。

先天禀赋是体质形成的基础,是人体体质强弱的前提条件。父母的生殖之精结合形成胚胎,禀受母体气血的滋养而不断发育,从而形成了人体。人体的形体结构是体质的形态学基础。《灵枢·决气》曰:"两神相搏,合而成形。"父母生殖之精的盈亏盛衰和体质特征决定着子代禀赋的厚薄强弱,从而影响子代体质特征的形成。因此,人自出生就存在着个体体质的差异,有刚有柔、有弱有强、有高有矮,甚至寿夭不齐;存在着筋骨强弱、肌肉坚脆、皮肤厚薄、腠理疏密的区别。

先天禀赋包含了遗传的概念,但是又与遗传的含义有所不同。禀,即接受,是后人承受先人;赋,即给予,是先人赋予后人。遗传主要强调先天之精的传承。所谓遗传,就是家族世代间的连续,是通过先天之精所含的遗传物质——基因携带的遗传信息从上代传递给下代,生生不息。但是禀赋强调的是秉承先天之精的多少。所以,基因缺陷所致的遗传性疾病属于遗传范畴,而大多数先天性疾病、胎儿发育的问题属于"禀赋不足"的范畴。

决定体质形成的先天因素主要有种族与家族的遗传,婚育及种子,养胎、护胎和胎教等。

1.种族、家族与体质　种族、家族因素对体质的作用即是遗传性因素对体质形成的决定性作用,它决定了种族及个体来自遗传的体质差异。

(1)种族繁衍:种族为人种之又称,指在体质形态上具有某些共同遗传特征(如肤色、发色、发型、眼色、血型)的人群;也可以说是在一定地域内长期生活并适应自然环境而形成的,同一种群内基因结构有所区别的群体。

不同种族,由于地理区域的差异,受水土性质、气候类型、生活习惯、饮食结构、社会民俗等因素的长期影响,可形成不同的体质,并通过世代间的连续(即遗传),形成该种族群体较为鲜明的体质特征,如黄、白、黑、棕等人种。我国居住在不同地域的各个民族,在包括形体结构、生理特性、性格情志及发病倾向等体质特征方面均存在明显差异。有研究发现,我国土家族、苗族、布依族等民族青少年的体质发育滞后,而白族、傣族、水族等民族的青少年体质的发育状况明显高于前者。与藏族大学生相比较,汉族大学生中超重和肥胖比例明显较小,两者在身体形态和身体素质等方面存在显著差异。

(2)家族遗传:家族是以婚姻和血缘关系结成的社会单位。父母之精称之为"形体之基"。因此,父母生殖之精的盈亏盛衰和体质特征决定着子代禀赋的厚薄强弱,是子代体质形成的前提基础。父母体内阴阳的偏颇和功能活动的差异,可使子代也有同样的倾向性。父母形质精血的强弱盛衰,造成了子代禀赋的不同,表现出体质的差异,如身体强弱、肥瘦、刚柔、长短,以及肤色、性格、气质,乃至先天性生理缺陷和遗传性疾病,如鸡胸、龟背、癫痫、哮喘等。先天之精充盈,则禀赋足而周全,出生之后体质强壮而少偏颇;先天之精不足,禀赋虚弱或偏颇,可造成小儿生长发育障碍,影响身体素质和心理素质的健康发展。《医宗金鉴·幼科心法要诀》指出:"小儿五迟之证,多因父母气血虚弱,先天有亏,致儿生下筋骨软弱,行步艰难,齿不速长,坐不能稳,要皆肾气不足之故。"可见,在体质形成的过程中,先天因素起着关键性作用;同时,体质的发育和定型还要受后天各种因素综合作用的影响。

子代与亲代之间既存在相似或类同,也存在差异,即遗传和变异构成了生命活动的基本特征。一方面,种族及家族遗传决定了个体体质的承继性及相对稳定性,也是与亲代的相似之处;另一方面,变异则可导致种族及个体体质的自身特异性,变异与后天多种因素的作用又可使体质具有可变性。

2.婚育、种子与体质　婚育与种子对体质的影响包括先天性与遗传性两个方面,是古今医家在优生优育、保证优秀体质的措施中着意强调的两个要点。

(1)婚育:古今优生优育研究发现:父母生殖之精的优劣多寡、身体健康状况、是否有血缘关系、结婚及生育的年龄、怀孕的时机等,均与胎儿未来的体质状况密切相关。男女媾精,阴阳会和,乃能有子。"男子十六而精通,必待三十而娶,女子十四天癸至,必待二十而嫁者,皆欲阴阳先实。然后交而孕,孕而育、育而其子必坚壮长寿也(《医宗金鉴·妇科心法要诀》)。"近亲不能结婚;有多种疾病的患者不能结婚;结婚后要选择最佳生育年龄,既不应早婚早育,也不宜高龄生育;同时还应该选择最佳怀孕时机,如酒后不宜受孕。这些对于形成健康的体质都具有相当重要的作用。

(2)种子:父母生殖之精为子代体质的基础,父母之精的优劣决定子代体质的强弱。亲代元气之盛衰、营养之优劣、情志之苦乐,以及年龄、嗜欲、生活行为方式等都会影响"精"的质量。聚精之道在于寡欲、节劳、息怒、戒酒、慎味。"男子聚精在寡欲,交接乘时不可失,须待氤氲时候至,乐育难忍是真机(《医宗金鉴·妇科心法要诀》)。"男女媾精,胎孕乃成。若父母"以酒为浆,以妄为常、醉以入房"(《素问·上古天真论》),将明显妨碍精的正常发育,从而影响子代体质,故在种子过程中要杜绝不良因素的干扰。

3.养胎、护胎、胎教与体质　在影响体质的先天性因素中,养胎、护胎、胎教都是很重要的环节,对于避免不良因素影响、促进胎儿正常发育具有显著作用。随着妇幼卫生事业的发展,女性孕前保健越来越受到重视。然而,目前国内外开展的孕前保健模式均偏重于健康教育和医学检查,而忽视了对女性孕前体质的调节。将中医体质学说应用于女性孕前保健,通过中医保健调节或尽量改变其异常体质,使其趋向"阴平阳秘",可弥补现今孕前保健模式的不足,对女性生殖健康及优生优育均具有非常重要的意义。

(1)养胎:首先孕母要"食甘美""调五味",以保证孕母及胎儿充分的营养。《素问·脏气法时论》云:"五谷为养,五果为助,五畜为益,五菜为充,气味合而服之,以补精益气。"《备急千金要方·养胎》记载了北齐徐之才提出的逐月养胎方:"妊娠一月名始胚,饮食精熟,酸美受御,宜食大麦,毋食腥辛……"在此期间,五大类食物(即能源类、结构类、调节类、运送介质类、排废解毒类食物)和七大营养素(蛋白质、脂肪、碳水化合物、水、维生素、纤维素和矿物质)应合理搭配,科学安排孕母补充多样化的食物,注意饮食宜忌,不仅可提高营养的利用率,亦能杜绝偏食、挑食带来的不良后果。这即是养胎。

(2)护胎:孕母要注意起居规律、劳逸结合,"顺时气而养天和",使身体处于最佳状态,减少疾病,防范一切可损伤胎儿的因素。如孕母应该注意防止病邪侵入,避其毒气;注意饮食、居室、衣物卫生;保持优良的生活环境,防止环境、水源、空气污染;避免剧烈活动及跌仆损伤等,尤其是在妊娠早期和围产期。这即是护胎。

朱丹溪认为,小儿之体质禀受于先天,与乳母关系最为密切。"乳母禀受之厚薄,情性之缓急,骨相之坚脆,德行之善恶,儿能速肖",且"儿之在胎,与母同体,得热则俱热,得寒则俱寒,病则俱病,安则俱安"(《格致余论》)。说明朱丹溪已经认识到母子体质的胎传关系。他在诊治疾病时,也十分重视疾病的胎传因素。他因"次女,形瘦性急,体本有热",嘱其女以"四物汤加减服之"以滋阴降火,但其女未能遵嘱尽药,终致遗热于胎,至其子二岁时"疮疡遍身"(《格致余论》)。

(3)胎教:孕母还要注意自己精神、情操、道德的修养,保持良好的精神、心情状态,以"外象内应"的方式给胎儿的生长提供一个优越的内外环境,保证胎儿的正常发育。《素问·奇病论》载:"帝曰:人生而有病癫疾者,病名曰何? 安所得之? 岐伯曰:病名为胎病。此得之在母腹中时,其母有所大惊,气上而不下,精气并居,故令子发为癫疾也。"可见古代医家已经认识到孕母在妊娠时由于情志紊乱可以影响到胎儿发育,形成易发"癫疾"的体质因素。说明孕妇在妊娠期间的精神情志状态可影响胎儿的生长和对疾病的易感性,使个体体质的发育呈现出某种倾向性。

目前,通过孕前体质的中医辨识和分类,进而采用中药干预,改善新生儿体质以促进优生的具体措施还有待进一步深入研究。所以孕前体质分型与新生儿体质的相关性研究,是医学界当前一项重要课题。另外,可以通过改善孕前体质预防或减少自然流产的发生,这也给不孕不育症的综合防治提供了新的思路。

养胎、护胎、胎教对保证胎儿的正常发育具有重要意义。如能做到顺时数而谨人事,调喜怒而寡嗜欲,则胚胎造化,形气相资,具天地之性,集万物之灵,自然禀质强盛。

二、后天因素

先天遗传因素所形成的生理体质是人一生体质的基础,它决定着个体体质的相对稳定性和特异性。但由先天因素决定的体质特征并非一成不变,在后天各种因素的综合作用下可发生变化。后天因素主要包括膳食营养、生活起居、劳欲、精神状态、环境、疾病、药物等方面，这些因素既可调节体质强弱变化，也可改变人的体质类型。一般来说，调摄适宜者，则可弥补先天不足，使体质由弱变强；调摄不当者，虽先天禀赋充足，也可因过度损耗，使体质由强变弱。

1.饮食营养与体质　后天饮食习惯对体质的形成有重要影响。膳食是人体后天摄取营养、维持机体生命活动、完成各种生理功能所不可缺少的物质。不同的膳食含有各自的营养成分，并具有寒、热、温、凉四种不同之性和酸、苦、甘、辛、咸五种相异之味。饮食习惯和相对固定的膳食结构均可通过脾胃运化影响脏腑气血阴阳的盛衰偏颇，形成稳定的功能趋向和体质特征。因此，膳食营养是体质形成中重要的影响因素之一。

脾胃为后天之本，科学的饮食习惯、合理的膳食结构、全面而充足的营养可增强人的体质，甚至可使某些偏颇体质转变为平和体质。如《素问·六节藏象论》指出："天食人以五气，地食人以五味……味有所藏，以养五气，气和而生，津液相成，神乃自生。"饮食内伤是造成体质偏颇的常见诱因之一。若饮食失宜，则将影响脾胃功能，造成阴阳气血失调，或某些营养物质缺乏、使人体体质发生不良变化。如长期摄入不足，妨碍气血的生化、导致营养不良，易使体质虚弱；饱食无度、久而久之则损伤脾胃，可引起形盛气虚的体质。明代张介宾在《景岳全书》指出："生冷内伤，以致脏腑多寒""素禀阳脏，每多恃强，好食生冷茶水，而变阳为阴。"饮食偏嗜还可造成人体内营养成分的不均衡，发生脏腑气血阴阳的偏盛偏衰而形成偏颇体质。对此，《素问·五脏生成》举例说："多食咸，则脉凝泣而变色；多食苦，则皮槁而毛拔；多食辛，则筋急而爪枯；多食酸，则肉胝胎而唇揭；多食甘，则骨痛而发落。"

2.生活起居、劳欲与体质　生活起居主要包括劳逸、起居（作息安排）等日常生活和工作情况，是人类生存和保持健康的必要条件。生活起居是否有规律，将会对脏腑气血阴阳盛衰偏颇造成不同的影响，从而形成体质的差异。

适度的劳动或体育锻炼，可以强壮筋骨肌肉，通利关节，顺畅气机，调和气血阴阳，增强脏腑的功能活动；适当的休息，有利于消除疲劳，恢复体力和脑力，维持人体正常的生理功能。劳逸适度，能促进人体的身心健康，维护和增强体质，而过度的劳累和安逸，则对人体的体质有不良影响。如长期劳作过度易损伤筋骨肌肉，消耗气血阴阳，致使脏腑精气不足，功能减退，多形成虚性体质。《素问·举痛论》曰："劳则气耗……劳则喘息汗出，外内皆越。"《素问·宣明五气》说："久立伤骨，久行伤筋。"而过度的安逸，长期养尊处优，四体不勤，易使人体气血不畅，脾胃功能减退，可导致痰瘀型体质，或形成虚性体质。《灵枢·根结》亦称："血食之君，身体柔脆，肌肉软弱。"

一般情况下，房事是人的正常生理活动，但由于房事主要依赖于肾的功能活动，并要消耗一定量的肾中精气，故当有所节制，才能固肾惜精，保持体质强健。若性生活不节，房事过度，则精气阴阳大伤，肾脏受损，势必影响其他脏腑的生理功能和整个生命活动，从而导致体质虚弱。早在《素问·上古天真论》就已指出："……醉以入房，以欲竭其精，以耗散其真，不知持满，不时御神，务快其心………故半百而衰也。"朱丹溪则认为，人之阴气难成而易亏，而"人之情欲无涯，此难成易亏之阴气、若之何而可以供给也？"（《格致余论》）若"徇情纵欲"，则致相火妄动，火炽阴消，从而形成阴虚火旺的病理体质，故曰"房劳则火起于肾"。张介宾指出，色欲虽可伤精，而"精伤必及于气"，导致阳虚及阴阳两虚的体质，故曰："设禀赋本薄，而且恣情纵欲，再伐后天则必成虚损（《景岳全书·卷之十六·理集》）。"说明纵欲房劳可损害体质,出现早衰。

3.精神情志与体质　人的精神状态多受到情志因素的直接影响。情志包括喜、怒、忧、思、悲、恐、惊等心理活动,它是人体对外界客观事物刺激的不同反应,属正常的精神活动范围。脏腑所化生和储藏的气血阴阳是精神情志活动产生的物质基础,同时人的精神状态和七情的变化,也时刻影响着脏腑气血的功能活动。情志变化无论强弱久暂,从其开始出现就包含有影响脏腑气机协调运行的致偏作用,能够不同程度地影响体质。如果这种作用超出人体能够耐受和调节的范围,就会导致气机升降失衡,体内环境的变化引起体质的变化,成为致病因素。故精神情志,贵于调和。情志舒畅,精神愉快,则脏腑经络功能协调,气血调畅,体质则健壮。正如《灵枢·本脏》所说:“志意和则精神专直,魂魄不散,悔怒不起,五脏不受邪矣。”若长期受到强烈的精神刺激,引起持久不解的情志异常波动,超过人体的生理调节能力,就会影响脏腑经络功能,导致机体阴阳气血失调或不足,给体质造成不良影响。

4.环境与体质　环境是围绕人类的外部世界,是人类赖以生存和发展的社会和物质条件的综合体,可分为自然环境和社会环境。体质的形成和变化与环境因素密切相关。无论是自然环境还是社会环境,都对体质的形成和变异发挥着重要作用。人体借助其内在的调节和控制机制,与各种环境因素保持着相对平衡,表现出机体对环境的适应能力。但是这种适应能力是有限的,当有害环境长期作用于人体,或超过一定限度,就会引起疾病。

(1)自然环境与体质:自然环境通常指地理环境,包括自然地理环境和人文地理环境,前者包括气候、地理、水火、土壤、植物与动物界有机组合的自然综合体,后者是人类在自然地理环境基础上所造成的人为环境。人与自然环境的变化有着密切的关系,自然环境的变化可影响人体的形态结构、生理功能和心理活动,从而影响人体的体质。

(2)社会环境与体质:社会环境是在自然环境的基础上,人类通过长期有意识的社会劳动,加工和改造了的自然物质、创造出来的物质生产体系、积累的物质文化等所共同形成的环境体系,是与自然环境相对的概念。社会环境一方面是人类精神文明和物质文明发展的标志,另一方面又随着人类文明的演进而不断地丰富和发展。社会的发展变迁,使人类的生存环境、生活习惯、社会习俗、饮食结构等具有迥然不同的特征,因此不同历史条件下人类的体质也就自然表现出与其所处时代相适应的变化趋向。

5.疾病、药物因素与体质　疾病对于个体的体质改变有着重大影响,尤其是一些重病、慢性消耗性疾病,不仅可以损害人体各个部位,还可以使脏腑失和,气血阴阳失调,从而影响体质状态。药物因素可以影响胚胎的发育,从而导致新个体的体质特征发生改变或损害,如引起如先天畸形、胎儿先天性耳聋等严重疾病。药物使用不当或药物的不良反应,可以导致个体体质的损害。

(1)疾病因素:疾病是体质形成过程中的一个重要干扰因素。疾病通过损伤人体正气而改变人体的体质。疾病发生、发展、恶化或痊愈的整个过程都是人体正气与病邪作斗争的过程,如感受病邪过强或正邪斗争日久反复,势必损伤人体正气,造成体质亏虚。《素问·生气通天论》说:“风客淫气,精乃亡。”即暴感邪气有时会对人体产生严重的伤正后果。慢性病证病势迁延,正邪斗争旷日持久而造成正气渐耗,体质亏损,这种情况则更为常见。

(2)药物因素:由于药物有寒热温凉之分,酸苦甘辛之别,若长期偏用某些性味的药物,或不根据个体的体质特点用药,人体脏腑气血阴阳就会出现偏盛偏衰,从而改变人体体质。《素问·至真要大论》指出:“夫五味入胃,各归所喜,故酸先入肝,苦先入心,甘先入脾,辛先入肺,咸先入肾。久而增气,物化之常也。气增而久,夭之由也。"如不分寒热虚实滥用苦寒攻下或滋腻补益药品,久之会引起体质发生变化。医师之过、妄用治法、误投寒热久之也会影响体质变化。

第二节 中医体质的分类及特点

中医体质学将人群体质分为平和质、气虚质、阳虚质、阴虚质、痰湿质、湿热质、血瘀质、气郁质、特禀质9种。本节介绍9种体质的定义、特征、成因,并对体质特征进行分析。

一、平和体质

1.定义 先天禀赋良好,后天调养得当,以体态适中、面色红润、精力充沛、脏腑功能状态强健壮实为主要特征的一种体质类型。

2.体质特征 ①形体特征:体形匀称健壮;②心理特征:性格随和开朗;③常见表现:面色、肤色润泽,头发稠密有光泽,目光有神,鼻色明润,嗅觉通利,味觉正常,唇色红润,精力充沛,不易疲劳,耐受寒热,睡眠安和,胃纳良好,二便正常,舌色淡红,苔薄白,脉和有神;④对外界环境适应能力:对自然环境和社会环境适应能力较强;⑤发病倾向:平素患病较少。

3.成因 先天禀赋良好,后天调养得当。

4.体质分析 平和质先天禀赋良好,后天调养得当,故其神、色、形、态、局部特征等方面表现良好,性格随和开朗,平素患病较少,对外界环境适应能力较强。

二、气虚体质

1.定义 由于一身之气不足,以气息低弱、脏腑功能状态低下为主要特征的体质类型。

2.体质特征 ①形体特征:肌肉松软;②心理特征:性格内向,情绪不稳定,胆小不喜欢冒险;③常见表现:主项:平素气短懒言,语音低怯,精神不振,肢体容易疲乏,易出汗,舌淡红、胖嫩、边有齿痕,脉象虚缓。副项:面色萎黄或淡白,目光少神,口淡,唇色少华,毛发不泽,头晕,健忘,大便正常,或虽便秘但不结硬,或大便不成形,便后仍觉未尽、小便正常或偏多;④对外界环境适应能力:不耐受寒邪、风邪、暑邪;⑤发病倾向:平素体质虚弱,卫表不固易患感冒;或病后抗病能力弱,易迁延不愈;易患内脏下垂、虚劳等病。

3.成因 先天禀赋不足,后天失养,如孕育时父母体弱、早产、人工喂养不当、偏食、厌食,或因病后气亏、年老气弱等。

4.体质分析 由于一身之气不足,脏腑功能衰退,故出现气短懒言、语音低怯、精神不振、目光少神;气虚不能推动营血上荣,则头晕、健忘、唇色少华、舌淡红;卫气虚弱,不能固护肤表,故易出汗;脾气亏虚,则口淡、肌肉松软、肢体疲乏、大便不成形、便后仍觉未尽;脾虚气血不充,则舌胖嫩、边有齿痕;气血生化乏源,机体失养,则面色萎黄、毛发不泽;气虚推动无力,则便秘而不结硬;气化无权,水津直趋膀胱,则小便偏多;气虚鼓动血行之力不足,则脉象虚缓。

气虚阳弱故性格内向,情绪不稳定,胆小不喜欢冒险;气虚卫外失固,故不耐受寒邪、风邪、暑邪,易患感冒;气虚升举无力,故多见内脏下垂、虚劳,或病后迁延不愈。

三、阳虚体质

1.定义 由于阳气不足,失于温煦,以形寒肢冷等虚寒现象为主要特征的体质类型。

2.体质特征　①形体特征:多形体白胖,肌肉松软;②心理特征:性格多沉静、内向;③常见表现:主项:平素畏冷,手足不温,喜热饮食,精神不振,睡眠偏多,舌淡胖嫩、边有齿痕,苔润,脉象沉迟。副项:面色㿠白,目胞晦暗,口唇色淡,毛发易落,易出汗,大便溏薄,小便清长;④对外界环境适应能力:不耐受寒邪,耐夏不耐冬;易感湿邪;⑤发病倾向:发病多为寒证,或易从寒化,易病痰饮、肿胀、泄泻、阳痿。

3.成因　先天不足,或后天失养。如孕育时父母体弱,或年长受孕、早产,或年老阳衰等。

4.体质分析　由于阳气亏虚,机体失去温煦,故形体白胖,肌肉松软,平素畏冷,手足不温,面色㿠白,目胞晦暗,口唇色淡;阳虚神失温养,则精神不振,睡眠偏多;阳气亏虚,肌表卫气不固,则毛发易落,易出汗;阳气不能蒸腾、气化水液,则见大便溏薄,小便清长,舌淡胖嫩、边有齿痕,苔润;阳虚鼓动无力,则脉象沉迟;阳虚水湿不化,则口淡不渴;阳虚不能温化和蒸腾津液上承,则喜热饮食。

阳虚阴盛故性格沉静、内向,发病多为寒证,或易寒化,不耐受寒邪,耐夏不耐冬;阳虚失于温化故易感湿邪,易患痰饮、肿胀、泄泻;阳虚易致阳弱,则多见阳痿。

四、阴虚体质

1.定义　由于体内津液精血等阴液亏少,以阴虚内热等表现为主要特征的体质类型。

2.体质特征　①形体特征:体形瘦长;②心理特征:性情急躁,外向好动,活泼;③常见表现:主项:手足心热,平素易口燥咽干,鼻微干,口渴喜冷饮,大便干燥,舌红少津少苔。副项:面色潮红,有烘热感,两目干涩,视物模糊,唇红微干,皮肤偏干,易生皱纹,眩晕耳鸣,睡眠差,小便短,脉象细弦或数;④发病倾向:平素易患有阴亏燥热的病变,或病后易表现为阴亏症状;⑤对外界环境适应能力:平素不耐热邪,耐冬不耐夏;不耐受燥邪。

3.成因　先天不足,如孕育时父母体弱,或年长受孕、早产等,或后天失养,纵欲耗精,积劳阴亏,或曾患出血性疾病等。

4.体质分析　阴液亏少,机体失去濡润滋养,故体形瘦长,平素易口燥咽干,鼻微干,大便干燥,小便短,眩晕耳鸣,两目干涩,视物模糊,皮肤偏干,易生皱纹,舌少津少苔,脉细;同时由于阴不制阳,阳热之气相对偏旺而生内热,故表现为一派虚火内扰的证候,可见手足心热,口渴喜冷饮,面色潮红,有烘热感,唇红微干,睡眠差,舌红脉数等。

阴亏燥热内盛故性情急躁,外向好动,活泼;阴虚失于滋润,故平素易患有阴亏燥热的病变,或病后易表现为阴亏症状,平素不耐热邪,耐冬不耐夏,不耐受燥邪。

五、痰湿体质

1.定义　由于水液内停而痰湿凝聚,以黏滞重浊为主要特征的体质类型。

2.体质特征　①形体特征:体形肥胖,腹部肥满松软;②心理特征:性格偏温和,稳重恭谦,和达,多善于忍耐;③常见表现:主项:面部皮肤油脂较多,多汗且黏,胸闷,痰多。副项:面色黄胖而暗,眼胞微浮,容易困倦,平素舌体胖大,舌苔白腻,口黏腻或甜,身重不爽,脉滑,喜食肥甘,大便正常或不实,小便不多或微浑;④发病倾向:易患消渴、中风、胸痹等病证;⑤对外界环境适应能力:对梅雨季节及潮湿环境适应能力差,易患湿证。

3.成因　先天遗传,或后天过食肥甘。

4.体质分析　痰湿泛于肌肤,则见体形肥胖,腹部肥满松软,面色黄胖而暗,眼胞微浮,面部皮肤油脂较多,多汗且黏;"肺为贮痰之器",痰浊停肺,肺失宣降,则胸闷,痰多;"脾为生痰之源",故痰湿质者多喜食肥甘;痰湿困脾,阻滞气机,困遏清阳,则容易困倦,身重不爽;痰浊上泛于口,则口黏腻或甜;脾湿内阻,运化失健则大便不实,小便微浑;水湿不运,则小便不多。舌体胖大,舌苔白腻,脉滑,为痰湿内阻之象。

痰湿内盛,阳气内困,不易升发,故性格偏温和,稳重恭谦,和达,多善于忍耐;痰湿内阻。易患消渴、中风、胸痹等病证;痰湿内盛,同气相求,对梅雨季节及潮湿环境适应能力差,易患湿证。

六、湿热体质

1.定义　以湿热内蕴为主要特征的体质类型。

2.体质特征　①形体特征:形体偏胖;②常见表现:主项:平素面垢油光,易生痤疮粉刺,舌质偏红苔黄腻,容易口苦口干,身重困倦。副项:心烦懈怠,眼筋红赤,大便燥结或黏滞,小便短赤,男易阴囊潮湿,女易带下量多,脉象多见滑数;③心理特征:性格多急躁易怒;④发病倾向:易患疮疖、黄疸、火热等病证;⑤对外界环境适应能力:对潮湿环境或气温偏高,尤其夏末秋初的湿热交蒸气候较难适应。

3.成因　先天禀赋,或久居湿地,喜食肥甘,或长期饮酒,湿热内蕴。

4.体质分析　湿热泛于肌肤,则见形体偏胖,平素面垢油光,易生痤疮粉刺;湿热郁蒸,胆气上溢,则口苦口干;湿热内阻,阳气被遏,则身重困倦;热灼血络,则眼筋红赤;热重于湿,则大便燥结;湿重于热,则大便黏滞;湿热循肝经下注,则阴囊潮湿,或带下量多。小便短赤,舌质偏红苔黄腻,脉象滑数,为湿热内蕴之象。

湿热郁于肝胆则性格急躁易怒,易患黄疸、火热等病证;湿热郁于肌肤则易患疮疖;湿热内盛之体,对湿环境或气温偏高,尤其夏末秋初的湿热交蒸气候较难适应。

七、血瘀体质

1.定义　体内有血液运行不畅的潜在倾向或瘀血内阻的病理基础,以血瘀表现为主要特征的体质类型。

2.体质特征　①形体特征:瘦人居多;②心理特征:性格内郁,心情不快、易烦,急躁健忘;③常见表现:主项:平素面色晦暗,皮肤偏暗或色素沉着,容易出现瘀斑,易患疼痛,口唇暗淡或紫,舌质暗有瘀点,或片状瘀斑,舌下静脉曲张,脉象细涩或结代。副项:眼眶暗黑,鼻部暗滞,发易脱落,肌肤干或甲错,女性多见痛经、闭经,或经色紫黑有块,崩漏;④发病倾向:易患出血、疲瘦、中风、胸痹等病证;⑤对外界环境适应能力:不耐受风邪、寒邪。

3.成因　先天禀赋,或后天损伤,忧郁气滞,久病入络。

4.体质分析　血行不畅,气血不能濡养机体,则形体消瘦,发易脱落,肌肤干或甲错;不通则痛,故易患疼痛,女性多见痛经;血行瘀滞,则血色变紫变黑,故见面色晦暗,皮肤偏暗,口唇暗淡或紫,眼眶暗黑,鼻部暗滞,脉络瘀阻,则见皮肤色素沉着,容易出现瘀斑,妇女闭经,舌质暗有瘀点、片状瘀斑,舌下静脉曲张,脉象细涩或结代;血液瘀积不散而凝结成块,则见经色紫黑有块;血不循经而溢出脉外,则见崩漏。

瘀血内阻,气血不畅故性格内郁,心情不快、易烦,急躁健忘,不耐受风邪、寒邪;瘀血内阻,血不循经外溢,易患出血、中风;瘀血内阻则易患微痕、胸痹等病证。

八、气郁体质

1.定义　由于长期情志不畅、气机郁滞而形成的,以性格内向不稳定、忧郁脆弱、敏感多疑为主要表现的体质类型。

2.体质特征　①形体特征:形体偏瘦;②心理特征:性格内向不稳定,忧郁脆弱,敏感多疑;③常见表现:主项:平素忧郁面貌,神情多烦闷不乐。副项:胸胁胀满或走窜疼痛,多伴善太息,或嗳气呃逆,或咽间有异物感,或乳房胀痛,睡眠较差,食欲减退,惊悸怔忡,健忘,痰多、大便偏干、小便正常、舌淡红,苔薄白,脉象弦细;④发病倾向:易患郁证、脏躁、百合病、不寐、梅核气、惊恐等病证;⑤对外界环境适应能力:对精神刺激适应能力较差,不喜欢阴雨天气。

3.成因　先天遗传,或因精神刺激,暴受惊恐,所欲不遂,忧郁思虑等。

4.体质分析　肝性喜条达而恶抑郁,长期情志不畅,肝失疏泄,故平素忧郁面貌,神情多烦闷不乐;气机郁滞,经气不利,故胸胁胀满,或走窜疼痛,多伴善太息,或乳房胀痛;肝气横逆犯胃,胃气上逆则见嗳气呃逆;肝气郁结,气不行津,津聚为痰,或气郁化火,灼津为痰,肝气夹痰循经上行,搏结于咽喉,可见咽间有异物感,痰多;气机郁滞,脾胃纳运失司,故见食欲减退;肝藏魂,心藏神,气郁化火,热扰神魂,则睡眠较差,惊悸怔忡,健忘;气郁化火,耗伤气阴,则形体消瘦,大便偏干;舌淡红,苔薄白,脉象弦细,为气郁之象。

情志内郁不畅,故性格内向不稳定,忧郁脆弱,敏感多疑,易患郁证、脏躁、百合病、不寐、梅核气、惊恐等病证,对精神刺激适应能力较差,不喜欢阴雨天气。

九、特禀体质

1.定义　由于先天禀赋不足和禀赋遗传等因素造成的一种特殊体质。包括先天性、遗传性的生理缺陷与疾病,过敏反应等。

2.体质特征　①形体特征:无特殊,或有畸形,或有先天生理缺陷;②心理特征:因禀质特异情况而不同;③常见表现:遗传性疾病有垂直遗传,先天性、家族性特征;胎传性疾病为母体影响胎儿个体生长发育及相关疾病特征;④发病倾向:过敏体质者易药物过敏,易患花粉症;遗传疾病如血友病、先天愚型及中医所称"五迟""五软""解颅"等;胎传疾病如胎寒、胎热、胎惊、胎肥、胎弱等;⑤对外界环境适应能力:适应能力差,如过敏体质者对过敏季节适应能力差,易引发宿疾。

3.成因　先天禀赋不足、遗传等,或环境因素、药物因素等。

4.体质分析　由于先天禀赋不足、遗传等因素,或环境因素、药物因素等的不同影响,故特禀质的形体特征、心理特征、常见表现、发病倾向等方面存在诸多差异,病机各异。

第二章　常见体质的中医调养

第一节　平和体质

1. 晨起用示、中指指腹或掌根先逆时针以脐为中心摩腹50次再顺时针摩腹。

2. 拇指指端点按天枢、中脘、气海、足三里、肾俞、太冲等腧穴。

3. 取足三里穴、关元穴、三阴交穴。每次选1~2对穴,用小艾炷灸,每穴灸3~5柱,每天1次或每穴艾条悬灸10分钟,致局部潮红、湿热为度。关元穴先用旋转移动的回旋灸3~5分钟,再用温和灸;灸三阴交可沿脾经往返移动回旋灸3~5分钟,再用温和灸。关元用单点灸,其余穴位用双点灸。都要灸至皮肤起红晕为止。

4. 皮肤针叩刺合谷、手三里、曲池、内关等,操作前应嘱咐患者取坐位或卧位等舒适体位,并暴露针刺施术部位,用碘伏棉签消毒皮肤。叩打时手握皮肤针远端,使用较轻的腕力,使患者感到轻度的疼痛感,至皮肤潮红或微渗血为度,每天1~2次。

5. 耳针取肾、神门等穴,在耳穴上确定穴位或寻找阳性反应点后碘伏消毒,根据需要选用15mm短柄毫针或用特定之图钉形针,以左手固定耳郭,右手进针,进针深度以穿破软骨但不透过对侧皮肤为度,留针10~20分钟,留针期间碾压1~2次,出针后用消毒干棉球压迫针孔,防止出血,再用碘伏棉签消毒,预防感染。亦可用中药王不留行的贴压法,用一手固定耳郭,另一手固定镊子夹取耳穴压丸贴片贴压于耳穴并适度按揉,根据病情嘱患者定时按揉。宜留置2~4天。

第二节　气虚体质

调养是防病治病,促进机体康复的重要途径,气虚体质者大多身体功能下降,抵御疾病的能力不足,容易生病。气虚体质是由于先天禀赋不足,或后天营养缺失,或过度劳累而致身体严重损耗,或久病不愈,或肺脾肾等脏腑功能减退,导致气的生化不足,元气耗损,功能失调,脏腑功能衰退,抗病能力下降的偏颇体质状态。

气虚体质存在如下健康风险:①体形:脾气虚者,脾运化水谷精微的能力大大减弱,若少食则会因机体营养补充不足而造成身体瘦弱,多食则会因饮食不会完全消化吸收而形成痰湿滞留于皮下,造成虚胖;②高血脂:气虚则血液流行不顺畅,容易导致血脂堆积;③内脏下垂:气虚提升之力减弱,肾、胃等内脏容易下垂。严重者甚至出现重症肌无力;④慢性疲劳综合征:活动力降低,睡眠障碍,注意力不集中;⑤反复感冒,低热:气虚者抵御疾病的能力有一定程度的减弱,当风寒侵袭或者流行感冒病毒盛行时,气虚者将首当其冲被感染;⑥排泄系统的疾病:气具有固摄的作用,气虚者这一功能比较弱,很容易导致出汗多、排尿多、大便次数多,或下焦传导糟粕之力不足而导致便秘。

调养气虚的原则是补脾、健脾,因为脾为气血生化之源,脾虚是气虚体质的最显著表现,但健脾并不意味着要吃药或要在饮食上大补,而是注意在日常生活中保护脾、不伤脾就行,要完全把气虚体质改成平和体质也不太可能。中医养生和治疗的方法很多,如针灸,点揉、拔罐等,针灸治疗取足阳明和足太阴经为主,取足三里、气海、关元、脾俞、合谷、肺俞、膻中、胃俞等用补法;平时手指点按足三里、脾俞;艾灸或隔姜灸;耳针刺神门、脾俞等;穴位注射取三阴交、气海、关元、脾俞等,用维生素 B_1、维生素 B_{12} 注射。

一、通过点揉、艾灸腧穴调养

1.艾灸 艾灸或隔姜灸,取穴以膻中、胃俞、关元、脾俞、气海为主,直接灸时以温和灸为主,取艾炷在穴位处施灸,艾炷置于距皮肤 1.5cm 处,与皮肤成 45°角,以患者感觉到热度,穴位皮肤潮红为度。隔姜灸时,取新鲜的生姜切成 2~3mm 厚度的姜片,在其上用针点刺若干小孔,将艾绒搓成底面直径约 10mm,高约 15mm 的锥形艾炷放置于姜片上,从顶端点燃艾炷,待快燃尽时接续下一个艾炷。该过程中不断移动姜片,以局部出现大片红晕潮湿,患者感觉温热为度。

2.点揉穴位治自汗

复溜:归属足少阴肾经,为治疗汗证的常用穴,有双向调节的作用,既能止汗又能发汗。

合谷:归属手阳明大肠经,因大肠经与肺经相表里,肺主皮毛,故本穴能调节肺气,治疗汗症有汗可止,无汗可发。

大椎:归属督脉,是督脉与诸阳经之会,能振奋一身阳气,鼓动、调节全身之气血;气血阴阳平衡则自汗可止,所以本穴是治疗汗症的要穴。

膏肓:归属于膀胱经,具有补虚易损,调理肺气的作用。肺主皮毛,调节汗孔的开合,本穴通过补益肺气,收敛毛孔的作用而达到止汗的目的。

3.按摩治气虚下陷

百会:归属督脉,督脉为阳经之海,总督一身之阳经,本穴位居巅顶,具有升阳举陷、益气固脱之功,是治疗脏器下垂的特效穴。

肾俞:归属足太阳膀胱经,为肾之背俞穴,是肾气输注之处,能调补肾气。

命门:归属督脉,位于肾俞之间,总督一身之阳经,本穴具有补肾壮阳,培元固本之功。

肾俞和命门均位于腰骶部,反复横擦能治疗肾阳虚引起的脏器下垂。

关元:归属任脉,为任脉与足三阴经的交会穴,是全身强壮要穴。

脾俞、阳陵泉:脾主运化升清,脾气以升为健;少阳主升发。取脾俞以健脾益气,升清降浊;取足少阳胆经之合穴阳陵泉以利少阳升发,更益补气之效,两穴配伍,则益气升清相得益彰。

二、耳针

耳针刺神门、脾、肾等,每次选 2~3 穴,常规消毒后,用耳针或王不留行籽贴敷,每周治疗 2 次,每次留针 1~2 天,其间用手按压。

三、穴位注射

取三阴交、气海、关元、脾俞等,用维生素 B_1 或维生素 B_{12} 注射。选取合适的注射器和针头,皮肤常规消毒后,快速将针刺入皮下组织,缓慢提插至得气后,回抽一下,如无回血,即可将药物缓慢推入,每个穴位一次注入药量为 1~5mL,每天或隔天 1 次,10 次为 1 个疗程。

四、拔罐

患者仰卧,在气海、关元穴上进行拔罐操作,留罐 10~15 分钟,至皮肤出现瘀血或青紫为度。脱肛患者取俯卧位,术者在命门、肾俞、大肠俞上拔罐,留罐 10~15 分钟。

五、刮痧

让患者取俯卧位,术者站在患者的一侧,手持刮痧板,在施术部位涂抹刮痧介质,脱肛患者在肾俞、大肠穴上进行单向刮痧操作,刮至局部微微渗血为度,隔天 1 次。

六、中药调理

医学发展的趋势,正由指向疾病的医学向指向人类健康的医学转化,这正契合了中医养生"治未病"的思想。中医调整偏颇体质具有明显的特色和优势,能有效促进人们的身心健康。药物调养是长期服用一些对身体有益的药物以扶助正气,平调体内阴阳,从而达到健身防病益寿的目的。其对象多为体质偏差较大或体弱多病者,偏颇体质的人应根据阴阳气血的偏颇而选用有针对性的药物,体弱多病者则以补益肺脾为主。用于益气健脾的方药很多。

1.四君子汤　出自《太平惠民和剂局方》,原书主治:"荣卫气虚,脏腑怯弱。心腹胀满,全不思食,肠鸣泄泻,呕哕吐逆,大宜服之。"所谓"四君子"就是指人参、白术、茯苓、炙甘草四种,方中人参甘温、益气补中为君;白术健脾燥湿、合人参以益气健脾为臣;茯苓渗湿健脾为佐;炙甘草甘缓和中为使。四味皆为平和之品,温而不燥,补而不峻,故名四君子汤。

材料:人参 9g,白术 9g,茯苓 9g,炙甘草 6g。

做法:将上述材料用水煎服,一天 2 次。

功效:益气健脾。适用于面色萎白、语声低微、气短乏力、食少便溏之人。

2.归脾丸　出自《正体类要》,原书主治:"跌仆等症,气血损伤;或思虑伤脾,血虚火动,寤而不寐;或心脾作痛,怠惰嗜卧,怔忡惊悸,自汗,大便不调;或血上下妄行。"方中以参、芪、术、草大队甘温之品补脾益气以生血,使气旺而血生;当归、龙眼肉甘温补血养心;茯苓(多用茯神)、酸枣仁、远志宁心安神;木香辛香而散,理气醒脾,补而不滞,滋而不腻;姜枣调和脾胃,以资化源。

材料:白术 3g,当归 3g,白茯苓 3g,黄芪 3g,远志 3g,龙眼肉 3g,酸枣仁 3g,人参 6g,木香 1.5g,炙甘草 1g。

做法:将上述材料加生姜、大枣,水煎服。

功效:益气补血,健脾养心。

主治:①心脾气血两虚证。心悸怔忡,健忘失眠,盗汗,体倦食少,面色萎黄,舌淡,苔薄白,脉细弱;②脾不统血证。便血,皮下紫癜,妇女崩漏,月经超前,量多色淡,或淋漓不止,舌淡,脉细弱。

3.补中益气汤　出自《内外伤辨惑论》,原书主治:"气高而喘,身热而烦,其脉洪大而头痛,或渴不止,其皮肤不任风寒而生寒热。"方中重用黄芪,味甘微温,入脾、肺经,补中益气,升阳固表,为君药。配伍人参、炙甘草、白术补气健脾为臣,与黄芪合用,以增强其补益中气之功。因为血为气之母,气虚时久,营血亦亏,所以用当归养血和营,协助人参、黄芪以补气养血;陈皮理气和胃,使诸药补而不滞,共为佐药。并以少量升麻、柴胡升阳举陷,协助君药以升提下陷之中气。

材料:黄芪18g,炙甘草9g,人参6g,当归3g,陈皮6g,升麻6g,柴胡6g,白术9g。

做法:将上述材料用水煎服,一天2次。或作丸剂,每次服10~15g,一天2~3次。

主治:①脾虚气陷证。饮食减少,体倦肢软,少气懒言,面色萎黄,大便稀溏,舌淡脉虚;以及脱肛,子宫脱垂,久泻久痢,崩漏等;②气虚发热证。身热自汗,渴喜热饮,气短乏力,舌淡,脉虚大无力。

第三节　阳虚体质

某些疾病的易感性、转归及病变类型的倾向性与体质密切相关,阳虚体质在各种体质中占有较大的构成比,其发病易倾向于虚寒、寒湿、血瘀等证,所以治疗调理都围绕着阳气不足、寒从内生的病机来进行,以期达到阴阳平衡的状态。常用的调养方法:捏督脉,艾灸补阳法,也可在督脉经、膀胱经穴区铺灸,拔罐疗法,针刺疗法,耳针疗法,穴位注射法,刮痧等。

一、捏督脉

方法:让患者脱掉上衣,使患者后背充分暴露出来,施术时患者取俯卧位,术者在督脉线(后背正中线)上从下而上提捏,一般是从腰奇穴水平位置到大椎穴,捏3~5遍,以皮肤稍发红为宜,在捏最后一遍时,捏3下,向上提1次。这种方法特别适用于阳虚体质中焦虚寒证、脾胃虚弱者。

二、艾灸补阳

可用回旋灸或者用灸盒加艾条放置于肚脐周围、足三里、关元、百会等穴处施灸,亦可在督脉、膀胱经穴区铺灸。铺灸疗法操作时,先将生姜碾碎,做成1~2cm厚的方形姜饼,置于患者施灸部位,然后将艾绒搓成锥形艾炷放置其上,艾炷的量以平铺姜饼为度,然后从顶部点燃艾炷,待燃尽后取下。另外还有补阳特效穴法和阳虚腹泻艾灸法。

1.补阳特效穴——关元、肾俞、命门、神阙　艾灸补阳,最常用的就是艾灸腹部的神阙穴,具体做法:在肚脐上放置一内装粗盐的小布袋,上面铺一层生姜末或食盐,厚2~3mm,用艾条施灸15~20分钟。此法适合于有任何症状阳虚体质者。

2.阳虚痛经的特效穴——关元、气海、中极、子宫、八髎　患者首先取仰卧位,将艾条的一端点燃,对其腹部进行回旋灸,重点灸气海、关元、中极、子宫,使点燃的艾条距离皮肤2~3cm进行熏烤,使患者局部有温热感而无灼痛为宜,每穴灸15~20分钟,或灸至以患者局部皮肤潮红为度,每天灸1~2次;然后取俯卧位,对其腰部进行回旋灸,重点灸命门、肾俞、腰阳关、八髎穴。

3.阳虚腹泻——艾灸神阙、天枢、足三里　腹泻病变脏腑主要在脾、胃、大肠、小肠,脾虚湿盛是导致本病发生的重要因素,两者互相影响、互为因果。治疗应以健脾温肾、固本止泻为主,多选取任脉及足阳明、足太阴经穴进行治疗,每穴灸10~15分钟,至皮肤红晕潮湿为度。

三、拔罐

患者俯卧位,术者在膀胱经和督脉上闪罐后留罐,用闪火法将罐吸拔于患者背部,并迅速取下,如此反复操作,直至皮肤潮红发热,以皮肤潮红、充血或者瘀血为度,然后将罐留置于后背穴位处,10分钟后取下。闪罐法操作时动作应轻、快、准,至少选择3个口径相同的火罐轮换使用,以免罐口烧热烫伤皮肤。起罐时,右手拇指或示指在罐口旁边轻轻按压,使空气进入罐内,顺势将罐取下,不可硬行上提或旋转提拔。

四、刮痧

患者仰卧位,施术部位涂抹介质(刮痧油或凡士林),术者以刮痧板从外膝眼开始,经阳陵泉、足三里、上巨虚、下巨虚穴上进行刮痧操作,刮至皮肤微微渗血为度。

五、耳针疗法

取肺、脾、肾、神门等穴,常规消毒后用耳针贴压,留针2~4天。

六、穴位注射

取足三里、阳陵泉、承山等穴,用维生素B_1、维生素B_{12}注射。

七、中药调理

1.肾气丸　出自《金匮要略》,原方主治:"男子消渴,小便反多,以饮一斗,小便一斗,肾气丸主之。"该方是在六味地黄丸加上附子、桂枝而成桂附地黄丸,其中附子、桂枝二药相合,补肾阳之虚,助气化之复,共为君药,附子辛热,为温阳诸之首,桂枝甘温、温通阳气。熟地滋阴补肾,伍以山茱萸、山药补肝脾而益精血,共为臣药。再以泽泻、茯苓利水渗湿,配桂枝又善温化痰饮;丹皮苦辛而寒,擅入血分,合桂枝则可调血分之滞。诸药合用,助阳之弱以化水,滋阴之虚以生气,使肾阳振奋,气化复常,则诸证自除。

2.右归丸　出自《景岳全书》,原书主治:"治元阳不足,或先天禀衰,或劳伤过度,以致命门火衰,不能生土,而为脾胃虚寒,饮食少进,或呕恶膨胀,或反胃噎膈,或怯寒畏冷,或脐腹多痛,或大便不实,泻痢频作,或小水自遗,虚淋寒疝,或寒侵溪谷而肢节痹痛,或寒在下焦而水邪浮肿,总之,真阳不足者,必神疲气怯,或心跳不宁,或四体不收,或眼见邪祟,或阳衰无子等证,俱速宜益火之原,以培右肾之元阳,而神气自强矣,此方主之。"方中附子、肉桂、鹿角胶培补肾中元阳,温里祛寒,为君药。熟地、山萸肉、枸杞子、山药滋阴益肾,养肝补脾,填精补髓,取"阴中求阳"之意,为臣药。再用菟丝子、杜仲补肝肾、强腰膝,配以当归养血活血,共补肝肾精血,为佐药。诸药合用,以温肾阳为主而阴阳兼顾,肝脾肾并补,妙在阴中求阳,使元阳得以归原,故名"右归丸"。

八、调理要点

1.温阳时佐以养阴　根据阴阳互根理论,在温壮元阳的同时,佐入少量补阴之品,如山萸肉、山药等,以达到阳得阴助而生化无穷。阳虚之人,平时用药切忌温阳太过,以免耗血伤津而转成燥热。因此,调理阳虚体质时要慢温、慢补,缓缓调治,千万不可操之过急。

2.温阳兼顾脾胃　调治阳虚之质有益气、温阳之别,除温壮元阳外,当兼顾脾胃,只有脾胃健运,才能饮食多进,化源不绝,体质强健,亦即养后天以济先天。

3.慎用辛热有毒之品　对于附子之类的有毒温阳药以及桂枝、肉桂、干姜之类的辛热温阳药,一定要在医师的指导下使用,切忌自行滥用、误用,以免出现中毒现象。

第四节　阴虚体质

肾为先天之本,肾阴肾阳是身体阴阳之本,又称为元阴元阳。肾阴为身体阴气之本源,

"五脏之阴气,非此不能滋",肾阴能抑制和调控脏腑的各项功能,凉润全身脏腑形体官窍,并与机体的阳气相平衡。五脏六腑、四肢百骸皆根于肾,所以补阴就从补肾阴开始。如何通过经络腧穴调养阴虚体质呢?一般取手足太阴经和足少阴经穴如肝俞、曲池、太冲、血海等用补泻法针刺,肾俞、太溪、足三里等用补法针刺;耳针取肾区、腰区等;穴位贴敷以三阴交、足三里为主;皮肤针循经取穴以皮肤潮红为度;穴位注射取三阴交、血海、曲池用维生素 B_1、维生素 B_{12} 注射。

一、针刺法

取手太阴肺经、足太阴脾经和足少阴肾经穴如肾俞、太溪、照海、三阴交等用补法针刺。

太溪:滋阴补肾的常用穴。位于足内侧,内踝后方与脚跟骨筋腱之间的凹陷处。

照海:照海穴在人体的足内侧,内踝尖下方凹陷处。照海穴是八脉交会穴,通奇经八脉之阴跷脉,主治阴虚火旺诸证。

三阴交:三阴,足三阴经也;交,交会也。三阴交穴在小腿内侧,当足内踝尖上 3 寸,胫骨内侧缘后方;是三条阴经的交汇点,常揉此穴可延缓衰老,延迟更年期。

二、揉法

1.点揉穴位　患者取仰卧位,术者站或坐于其前方,点揉印堂、神庭、百会,四神聪穴各 1 分钟,力度以患者能耐受为度。

2.捏脊　患者俯卧位,术者站于其身侧,反复捏脊 4~7 遍,从骶尾部长强穴开始,用两手指共同捏拿肌肤,循脊椎旁两侧沿直线徐徐捻动上移,边捏边拿,边提边放,连续灵活,直至颈部大椎穴。

3.捏合谷,叩百会,揉劳宫,拍足底——调理阴虚盗汗　中医学认为盗汗由阴虚所致。因为阴虚则阳盛,虚热内生,阴气空虚,睡则卫气乘虚陷入阴中,表无护卫,肌表不密,虚火内灼,逼津外泄则汗。醒则气固于表,玄府密闭而汗止。

合谷:被称为汗证奇穴,用大拇指、示指、中指拿捏合谷穴处的皮肤,以感到酸胀且能忍受为度,可双向调节汗证,对少汗、多汗都有良好的疗效。

百会:本穴归于督脉,居脑之巅顶,用双手十指尖从前发际正中适度叩击头顶百会穴周围,有开窍醒脑、息风化痰、定惊安神之功。

劳宫:属手厥阴心包经,具有清心火、安心神的作用,还有治疗手掌多汗症的作用。因汗液为心火动心阴,在手掌蒸腾而出。用大拇指揉劳宫穴,能起到很好的作用,操作时左右手交叉进行,每天 2~3 次,每侧每次各操作 10 分钟。

4.按摩劳宫、少府,搓涌泉——调理五心烦热　所谓五心烦热就是指两手两足心发热,并自觉心胸烦热的症状,多由于阴虚火旺、心血不足或病后虚热不清及火热内郁所致,平时按摩手少阴心经荥穴少府穴可清心热,泻肝火,按摩手厥阴心包经荥穴劳宫穴有发散心火、安心神的作用,推搓足少阴肾经井穴涌泉,能滋肾阴、清虚火。另外,涌泉穴在人体养生、防病、治病、保健等各个方面都有重要作用。

三、拔罐

患者俯卧,术者站于其身侧,在背部沿着膀胱经第 1、第 2 侧线上走罐,走至皮下瘀血为度,然后再沿膀胱经进行拔罐操作,留罐 3~5 分钟。

四、艾灸

患者取舒适体位,术者立于患者身侧,手持艾条,将艾条的一端点燃,对准印堂、神庭、百会、四神聪穴,距离皮肤 2~3cm 进行熏烤,使患者局部有温热感而无灼痛为宜,每穴灸 10 分钟。

五、刮痧

患者取俯卧或坐位,术者以刮痧板从颈部开始,沿着脊柱两侧膀胱经,从上到下进行刮痧操作,刮至皮肤微微发红为度。

六、耳针

取肾区、腰区、心、肺等,锹针贴敷,胶布固定,留针期间用手指适度按揉。留针 1~2 天,出针后用干棉球按压,必要时用碘伏消毒,预防感染。

七、穴位

以三阴交、足三里、太溪为主,用水或者米醋将药调和成糊状,外敷于穴位处。

八、皮肤针

穴位贴敷:循经取穴,适当力度扣刺,以皮肤潮红为度。

九、中药调理

1.六味地黄丸　出自《小儿药证直诀》,原书主治:"地黄丸,治肾怯失音,囟开不合,神不足,目中白睛多,面色㿠白等症。"该方由熟地黄、山萸肉、山药、泽泻、丹皮、茯苓六味药组成。方中重用熟地黄滋阴补肾,填精益髓,为君药。山茱萸补养肝肾并能涩精,山药补益脾阴亦能固肾,共为臣药。山药配合,肾肝脾三阴并补,是为"三补",熟地黄用量是山萸肉与山药之和,故仍以补肾为主。泽泻利湿而泻肾浊,并能减熟地黄之滋腻;茯苓淡渗脾湿,并助山药之健运,与泽泻共泻肾浊,助真阴得复其位;丹皮清泻虚热,并制山萸肉之温涩。三阴并称"三泻",均为佐药。六味合用,三补三泻,其中"三补"用量重于"三泻",是以补为主;肝、脾、肾三阴并补,以补肾阴为主。

2.左归丸　出自《景岳全书》,原方主治:"治真阴肾水不足,不能滋养营卫,渐至衰弱,或虚热往来,自汗盗汗,或神不守舍,血不归原,或虚损伤阴,或遗淋不禁,或气虚昏晕,或眼花耳聋,或口燥舌干,或腰酸腿软。凡精髓内亏,津液枯涸等证,俱速宜壮水之主,以培左肾之元阴,而精血自充矣。宜此方主之。"左归丸由熟地黄、山药、枸杞子、山茱萸、川牛膝、鹿角胶、龟板胶、菟丝子组成。方中熟地黄滋肾填精,大补真阴,为君药。山茱萸养肝滋肾,涩精敛汗;山药补脾益阴,滋肾固精,养肝明目;龟板胶偏于补阴,鹿角胶偏于补阳,在补阴之中配伍补阳药,取"阳中求阴"之义,均为臣药。菟丝子、川牛膝益肝肾,强腰膝,健筋骨,俱为佐药。诸药合用,共奏滋阴补肾,填精益髓之效。

3.一贯煎　出自《续名医类案》,原方主治:"胁痛,吞酸,吐酸,疝瘕,一切肝病。"此方由北沙参、麦冬、当归、生地黄、枸杞子、川楝子组成。方中重用生地黄滋阴养血,补益肝肾为君,当归、枸杞子滋阴柔肝;北沙参、麦冬滋养肺胃,养阴生津,意在佐金平木,扶土制木,四药共为臣药。佐以少量川楝子,疏肝泄热,理气止痛,复其条达之性。

第三章　中医内科常见急症

中医内科常见急症有外感高热、肺炎、暴喘、真心痛、心力衰竭、疫斑热、中暑、昏迷、厥脱、急性上消化道出血、疟疾、霍乱、急性肾衰竭等。内科急症虽然起病急骤，病势危急，变化多端，证情复杂，涉及多脏器、多系统，但其发生发展有一定的规律可循，在发生、发展、转归方面有其共同的特点和内在联系。

急症的基本特点为大实大虚，邪正消长多变；多脏同病，但有主次先后；多病同证，但又各有特点。其病机主要表现为内外合邪，病理性质多实，常见虚实夹杂；若邪实气机闭阻，进而邪陷正虚，可以由闭转脱。急症病重势急，病因繁杂，然概而言之，不外乎内、外两端。在急症发病中，内、外病邪单一致病者少，而内外合邪，因果夹杂者多。在发病中起主导作用的病理因素为风、火、痰、瘀，四者之间常可相互转化，出现多种病理因素的兼夹并见，且尤以风火为首要。而毒邪既可从外感受，也可由内而生。外感之毒主要包括多种特殊的致病因子，如风毒、热毒、暑毒、火毒、湿毒、寒毒、疫毒等。内生之毒是在疾病发展演变过程中，由脏腑功能失调，风、火、痰、瘀等多种病理因素所酿生，常见的有风毒、热毒、火毒、湿毒、水毒、痰毒、瘀毒等，其性质多端，且可交错为患，使多个脏器发生实质性损害，功能严重失调，进而成为影响疾病顺逆转归的决定性因素。急症病程中，体内毒邪壅盛，导致周身阴阳气血涩滞，气机闭阻不通，升降窒塞，多脏受累，甚至神机失用，表现闭实危候，证情险变丛生，故邪实机闭是阴竭阳脱、气血消亡的基础。急症常见的多种病证虽可单独出现，但病机之间的演变转化，常致多证相关，如高热与痉厥、昏迷，暴喘与厥脱等每多兼夹合并，同时出现。

第一节　外感高热

外感高热是指感受六淫或疫疠之气引起的急性发热且体温超过 39℃者。临床以发病急、变化快、身热恶寒，或高热弛张、烦渴、汗出、脉数为特征，即古医籍所称之"壮热""大热"。常易耗津伤液，甚至发生痉、厥、闭、脱等变证。

外感高热统属实热病证范畴，包括《伤寒论》中的三阳病、温病卫气营血及三焦各阶段的高热。就西医学而言，外感高热可见于多种急性传染性疾病、感染性疾病，如流行性感冒、流行性脑脊髓膜炎、流行性乙型脑炎、流行性出血热、流行性腮腺炎、伤寒、疟疾、细菌性痢疾、肺炎、胆道感染、泌尿道感染、败血症、粟粒性结核等。某些非感染性疾病，如结缔组织病、变态反应性疾病等出现的高热，也可参照本篇辨证论治。

一、中医病名源流

早在《黄帝内经》中就有关于外感高热的记载。如《素问·生气通天论》曰："因于寒……体若燔炭，汗出而散。"形象地指出身体发热如燃烧之炭火。《素问·热论》提出："今夫热病者，皆伤寒之类也……人之伤于寒也，则为病热。"认为人体触犯以寒邪为首的四时邪气，正邪交争，阳气郁遏，导致发热。同时指出其预后：单独感受寒邪"热虽甚不死""其两感于寒而病者，必不免于死"。

东汉张仲景《伤寒杂病论》在《黄帝内经》外感热病论述的基础上,创立了六经辨证论治的理论体系。其中三阳病篇均论述了外感发热的内容,如《伤寒论·辨阳明病脉证并治》提出阳明病经证为"身热,汗自出,不恶寒,反恶热也",并创制白虎汤、白虎汤加人参汤以辛寒清热。

隋代巢元方首次提出"壮热"的概念,并精辟地论述了其病因病机,《诸病源候论·伤寒夹实壮热候》曰:"伤寒,是寒气客于皮肤,搏于血气,腠理闭密,气不宣泄,蕴积生热,故头痛、体疼而壮热。"

唐代孙思邈《千金要方》治疗外感高热强调清热解毒法的应用,在清热方剂中使用了犀角、羚羊角、大青叶、龙胆草、玄参等。

金元时期,对外感高热的认识有了进一步的发展,特别是被称为寒凉派开山之祖的刘河间,认为"六气皆从火化""六经传受皆是热证",强调治疗外感温热病当使用寒凉清热方药。这一时期,李东垣《内外伤辨惑论》对外感发热与内伤发热的鉴别作了详细的论述。

明清时期,温病各大医家对外感高热的症因脉治进行了全面的论述。叶天士首创卫气营血辨证,认为卫分证的特点为发热,微恶寒;气分证的特点为仅发热,不恶寒,反恶热,并确立其治法为"在卫汗之可也,到气才可清气",以辛凉、寒凉之剂解表透邪,清泄邪热。吴鞠通创立三焦辨证体系,认为上焦手太阴肺经以发热、微恶寒、咳嗽为主要表现,治以辛开清透,凉散表邪;中焦足阳明胃经证属无形邪热炽盛,以壮热、大汗、烦渴为证候特点,治以清热保津。

清代程钟龄《医学心悟·火字解》将感受外邪引起的发热称为"贼火",与内伤发热的"子火"不同,认为"贼可驱而不可留""子可养而不可害"。

二、病因病机

外感高热多因感受六淫、疫毒疠气或饮食不洁,导致邪毒炽盛,邪正交争而成。

1.病因

(1)外感六淫:六淫邪气从肌表或口鼻而入,正气与之抗争而引起发热。风为六淫之首,外感高热以风邪为主因。风邪常兼夹其他病邪伤人,如深秋及冬季多见风寒;春季多见风热;夏季则因暑湿当令,常见风暑夹湿。在表之邪不解,则内传入里,邪正剧争而致高热不解。

(2)时行疫毒:疫毒即疠气,具有传染性,多因四时之气不正,非其时而有其气,使天时暴疠之气流行。其致病特点为发病快、病情重,有广泛的流行性,且不限于季节性。六淫往往夹时行疫毒伤人而引起高热。

其他如疔毒走散,入血内攻脏腑,火毒炽盛亦可导致高热。

(3)饮食不洁:饮食失宜致病,本属内伤,但食入腐馊变质不洁之物,或毒物污染食品,或酒食甘肥太过,损伤脾胃,湿热内生,蒸腾内外,亦可引起高热。

2.病机 邪毒炽盛,正邪相搏是外感高热的基本病机。由于素体不强,或生活起居不当,劳逸失度,卫外功能一时性低下;或六淫疫毒过盛,超过人体防御的极限,外邪乘机入侵,邪正交争而引起高热。

外感高热具有表里传变的特点。外邪初犯人体,邪束肌表,卫气与之抗争,形成表热证;继之外邪由表入里,邪郁卫气,出现寒热往来的热郁卫气证;进而邪郁化热化火,热毒炽盛,充斥内外,形成里热证。由于邪热所伤脏腑、病位不同,又有各种不同的临床特点,如肺胃热盛、燥热内结、热入心营等。

邪热炽盛,正不胜邪,可以内传心营,燔灼肝经,热闭心包,发生痉、厥、闭、脱等危重变证。高热易于伤津耗气,若正不胜邪,则可发生一系列危重变证。如邪热鸱张,传入心营,内闭心窍,扰乱神明,出现神昏谵语;邪热过盛,风火相煽,热极生风,出现抽搐、痉厥;邪盛正伤,正虚邪陷,可致气机逆乱,阴阳不相顺接,由厥致脱。

外感高热病性以实为主,也可虚实夹杂。一般而言,外感高热的初中期,邪正交争剧烈,阳热亢盛,其病属实;若邪热久羁,热伤真阴,耗血劫津,可以表现为虚实夹杂。

三、诊断依据

1.体温在 39℃ 以上,但热势可有波动。

2.有各种外感热病的临床特点,如发病急,热势高,病程短,传变快,全身症状多重。

3.常有感受六淫、疫毒之邪,或饮食不节等病史。

4.易于继发变证,如耗伤津液,并发痉、厥、闭、脱等。

四、病症鉴别

外感高热与内伤发热:外感高热发病急,病程短,热势重而无休止,多有传变,有感受六淫、疫毒之邪的病史,可有外感热病的临床特点和其他兼症。内伤发热起病缓慢,病程较长。热势可高可低,时作时止,发无定时,全身症状一般不重,常继发于他病之后,如癌症、结核等,多兼有其他内伤杂病的各种见症。

五、相关检查

周围血液白细胞计数和分类对外感高热的鉴别诊断有重要参考价值。严重的细菌性感染血中白细胞计数可显著增高,如全身情况差,抗病能力显著下降,白细胞计数常不增多,而中性粒细胞仍显著增多。伤寒、副伤寒及病毒性疾病早期,白细胞计数常下降或正常。尿检有蛋白尿伴血尿、管型,多见于泌尿系统炎症或流行性出血热、败血症。大便常规对痢疾的诊断有重要的参考价值。取血、脓、痰、脑脊液等涂片,检查细菌、真菌、疟原虫、狼疮细胞等,以明确病原体。常规进行血液培养,必要时进行骨髓培养,进行细菌学检查,对伤寒、败血症等有重要的诊断意义。此外,应针对病原进行痰、尿、脓液等细菌培养。血清学检查,对某些疾病的诊断具有特殊价值,如诊断伤寒的肥达试验、诊断乙脑的补体结合试验,诊断风湿病的抗"O"试验等。必要时做血沉、黏蛋白、抗核抗体等检查,有选择地行 X 线、超声波、CT、心电图等检查。

六、辨证要点

1.辨证思路　外感高热的辨证首先要通过观察发热特点,辨病之表里和病位。发热恶寒,恶寒与高热同时出现者,提示外感高热初起,邪热在表;寒热往来,身热起伏,恶寒与高热交替出现者,提示邪热由卫表而入里,热郁少阳;身热不重,午后较高,迁延难解者,多属湿热郁蒸;壮热、潮热,高热稽留不退,但热不寒,为邪热在里,邪正交争剧烈,气分热盛的标志;发热昼减夜甚,提示邪热深伏营分。

其次是通过审查兼夹证候,辨病邪属性。外感高热本当有汗,若热但无汗,多属风寒袭表,也可为里热兼感外寒;虽出汗,但汗出不畅,热却随汗而减者,多属湿热遏表;汗出蒸蒸,热却不能随汗而减者,提示里热鸱张;汗随战栗而出(战汗),提示邪热欲解或正气欲脱;渴欲引饮者多属里热炽盛;咽干便燥而口渴欲饮者,提示热邪伤津;渴不欲饮多属湿热郁蒸;腹满胀痛,大便秘结或溏垢,提示燥热内结;伴见神志见症或体表九窍出血见症,为营血热盛;兼见盗汗、颧红、手足心热等,表示热伤真阴。

2.类证鉴别　辨实热和虚热:一般而言,外感高热总属实热病证。故在初中期或极期,症见热势较高,病情较急,变化较速,脉洪而数等实热证候。发热后期,表现为不规则性发热,缠绵难愈,脉细数,兼见其他阴伤现象者,则属虚热。

七、证候分析

1.表热证

(1)风热犯表证

症状:发热,身热较著,微恶风,汗少,头胀痛,鼻塞流浊涕,咳嗽,痰黏或黄,咽干,口微渴,胸痛,或咽喉乳蛾红肿疼痛,舌边尖红,苔薄黄,脉浮数。

病机分析:本证病机为风热犯表,热郁肌腠,卫表失和,肺失宣肃。风热之邪侵袭卫表,卫气被郁,开合失司,故见发热,身热较著,汗少;卫气郁阻,经脉不利,故见头胀痛;风热邪气侵袭肺卫,肺气失于宣发肃降,则见鼻塞流浊涕,咳痰黏或黄,咽喉乳蛾红肿疼痛;温热之邪易伤津液,故见口渴咽干;舌边尖红,苔薄黄,脉浮数为风热犯表之象。

(2)热郁少阳证(半表半里证)

症状:寒热往来,身热起伏,先有恶寒或寒战,继则发热,汗出热退,头痛,口苦,咽干,胁痛,胸满,呕恶,耳聋,目眩,舌苔微黄腻,脉弦数。

病机分析:热郁卫气,邪在少阳半表半里,枢机不利,正邪分争,故见寒热往来,身热起伏,先有恶寒或寒战,继则发热;枢机不利,胆火上炎,灼伤津液,故见口苦、咽干;少阳风火上扰,清窍壅滞,故见头痛、耳聋、目眩;邪结胸胁,经气不利,故胁痛、胸满、呕恶;舌苔微黄腻,脉弦数为热郁卫气之象。

2.里热证

(1)肺胃热盛证

症状:发热或壮热,不恶寒,面赤气粗,汗多热不解,烦渴喜饮,或有喘咳气粗,痰黄浓或白稠,口中秽臭,舌质红,苔黄或黄燥,脉洪数或滑数。

病机分析:本证病机为外邪由表入里化热,热壅肺气,顺传阳明,热炽气分,无形里热亢盛。外邪入里,里热亢盛,蒸腾于外,故见不恶寒,发热或壮热,面赤气粗;里热炽盛,煎熬津液,津液受损,故见烦渴喜饮;肺胃里热壅盛,则见喘咳气粗,痰黄浓或白稠,口中秽臭;舌质红,苔黄或黄燥,脉洪数或滑数为肺胃热盛之象。

(2)燥热内结证

症状:壮热,午后为甚,腹满胀痛,拒按,大便秘结,或泻下溏垢,肛门灼热,谵语,手足汗出,舌红,苔黄厚干燥,脉沉实而数。

病机分析:本证病机为肺胃热盛不解,与肠腑燥屎互结,热结积滞,腑气不通。病邪入里,邪盛正旺,正邪剧争,里热蒸腾,故见壮热,午后为甚;邪热内盛,邪从燥化,肠胃之气不通,故见腹满胀痛,拒按,大便秘结;里热壅盛,迫津外泄,故腹泻溏垢,手足汗出;里热熏蒸,热扰神明则见谵语;燥热内结,里热蒸腾于内则见舌红,苔黄厚干燥,脉沉实而数。

（3）湿热郁蒸证

症状：身热稽留，午后热甚，汗出热势稍减，但继而复热，汗黏，胸胁苦满，恶心，脘痞，腹胀，便溏下利，或有脓血，面如油垢，身发白㾦，或发黄疸，腰痛，身重肢倦，尿少色黄，或尿频急涩痛，口渴，饮水不多，舌苔黄腻，脉濡数。

病机分析：本证病机为湿热交蒸，郁阻脾胃，阻滞肝胆，壅滞大肠，下注膀胱，甚至湿热郁蒸，蕴而化毒。湿热胶结，热处湿中，为湿所遏，故见身热稽留，午后热甚；湿性重着黏滞，与热搏结，故见汗出热势稍减，但继而复热；湿浊偏盛，秽浊内阻，经气不利，肠胃功能失司，故见胸胁苦满，恶心，脘痞，腹胀，便溏下利，或有脓血；湿热胶结，上蒸于面，故见面如油垢；湿邪困阻，热为湿遏，湿热熏蒸，故见身发白㾦，或发黄疸；邪气困遏机体，故见汗黏，腰痛，身重肢倦；湿热下注膀胱，泌别失司，故见尿少色黄，或频急涩痛；湿阻清阳，津液失于上布，则见口渴，但饮水不多；舌苔黄腻，脉濡数为湿热郁蒸之象。

（4）热入心营证

症状：身热夜甚，心烦不寐，躁扰不宁，斑疹隐隐，甚则神志不清，谵语，出血，口干反不甚渴饮，舌质红绛，脉细数。

病机分析：本证病机为邪热炽盛，传入心营，内闭心包，营热蒸腾，营阴耗损。营热炽盛，营阴受损，阴损热炽，故见身热夜甚，口干反不甚渴饮；营气通心，热毒入营，心神被扰，则见心烦不寐，躁扰不宁，甚则神志不清，谵语；热毒内闭，窜于血络，故见斑疹隐隐，甚至出血；舌质红绛，脉细数为热入心营之象。

（5）热入营血证

症状：身热或高热，昼减夜甚，躁扰不安，甚则神昏谵语，肌肤斑疹透露，色深红或紫黑，吐血，便血，衄血，尿血，或有痉厥，舌质深绛，脉细数。

病机分析：本证病机为热毒深重，陷入营血，营热炽盛，热迫动血。营血热毒炽盛，故见身热或高热，昼减夜甚；心主血藏神，热陷血分，扰于神明，故见躁扰不安，甚则神昏谵语，或痉厥；热邪伤络，迫血妄行，血溢脉外，停留不同部位，故见肌肤斑疹透露，色深红或紫黑，吐血，便血，衄血，尿血；热入营血则见舌质深绛，脉细数。

（6）热伤真阴证

症状：身热久羁，热势不甚或夜热早凉，热退无汗，手足心热，虚烦不寐，口燥咽干，神倦，心慌，手足蠕动，午后颧红，入夜盗汗，舌质干绛，少苔，脉虚数。

病机分析：本证病机为邪热深伏阴分，耗灼阴津，真阴亏损。热毒余邪久羁，损伤真阴，故见身热久羁，热势不甚；卫气日行于阳，夜行于阴，夜入阴分，晨出阴分，余热内留，故见夜热早凉；其不随卫气而出，则热退无汗；热毒久留，真阴被灼，虚热不退，故见手足心热，虚烦不寐，口燥咽干，午后颧红，入夜盗汗；热炽阴伤，虚火亢盛扰心，故见神倦，心慌；阴虚风动，水亏木旺，筋失所养，故见手足蠕动；舌质干绛，少苔，脉虚数为热伤真阴之象。

八、治疗思路

1.祛邪解热　由于外感高热以外感六淫邪气或疫毒病邪为致病原因，以邪毒炽盛，正邪相搏为基本病机，病理属性以实热为主，故治疗总以祛邪解热为原则，令邪祛正安而热退。

2.治审病期，防传杜变　根据卫气营血病理传变特点，结合三焦、六经病机病证表现，针对病位的表里，区别病情的轻、中、重，疾病的初期、中期、极期，病邪的不同性质，审证求因施治。同时要注意高热而继发的变证,如见昏迷、厥脱、出血、抽搐等,提示邪毒内传,营血耗伤,此时除治疗高热外,尤当急治变证,加用开窍、固脱、凉血息风之剂,以应其急。

3.辨证结合辨病治疗　针对高热的不同证候特点,寻求发病原因,采取相应治疗。

九、基本治法

1.辛凉解表法

适应证:风热犯表证。

代表方:银翘散合麻杏石甘汤加减。前方辛凉解表,疏风清热,适用于发热较重,微恶风寒;后方辛凉宣泄,清肺平喘,适用于烦热,有汗或无汗,咳逆气急等。

常用药:金银花、连翘清热解毒,轻宣透表;桑叶、菊花轻清疏散风热;荆芥、薄荷、淡豆豉辛散表邪,透热外出;杏仁、桔梗宣肺止咳;芦根、白茅根清热生津。

加减:兼有风寒郁表,恶寒发热,加荆芥、防风辛温解表散寒;兼有暑湿遏表,可以新加香薷饮祛暑解表化湿;热毒症状明显,加大青叶、重楼、蒲公英清热解毒;外寒内热,咳喘,烦热,汗少,加麻黄、生石膏清宣肺热;咽喉肿痛,加挂金灯、重楼、马勃清咽解毒;发热较重加葛根、鸭跖草解肌退热;咳甚痰稠加黄芩、知母、贝母、瓜蒌皮清肺化痰;化燥伤津,口干,咽痛,去荆芥,加南沙参、玄参清肺养阴。

2.和解清热法

适应证:热郁少阳证。

代表方:小柴胡汤、蒿芩清胆汤、达原饮加减。小柴胡汤和解少阳,适用于往来寒热,口苦咽干,胸胁苦满;蒿芩清胆汤清胆利湿,和胃化痰,适用于寒热如疟,寒轻热重,呕酸苦水;达原饮开达膜原,辟秽化浊,适用于邪伏膜原,憎寒壮热,烦渴呕恶,苔垢腻如积粉。

常用药:柴胡、黄芩、青蒿疏畅气机之郁滞,清解少阳之邪热;竹茹、半夏、生姜和胃降逆;白芍、知母清热滋阴;鸭跖草透邪清热。

加减:里热伤津,口渴欲饮,加生石膏、天花粉、芦根清热生津;寒阻于表,邪不外达,汗少,骨节疼痛,加桂枝散寒解表;便秘,腹痛,加大黄、枳实泄热通便;呕吐加黄连、苏叶清热止呕;痰湿中阻,胸脘痞闷,舌苔腻,加苍术、厚朴、草果、藿香燥湿化痰;身目发黄加茵陈、黄柏清热除湿退黄;疟疾加常山、草果截疟。

3.清气泄热法

适应证:肺胃热盛证。

代表方:白虎汤加减。

常用药:生石膏、金银花、连翘、竹叶清气透热;知母、鲜芦根、鲜石斛清热生津;山栀、黄芩清热除烦;甘草、粳米养胃生津。

加减:热盛而津气两伤,汗多,体弱,脉虚大,加人参益气生津;喘咳,气粗,痰稠,加麻黄、杏仁、桑白皮、葶苈子、前胡清宣肺气,化痰平喘;痰多咳甚,胸闷痛者,加浙贝母、瓜蒌、郁金化痰理气;便秘,腹满,加大黄泄热通便;身发斑疹,加大青叶、玄参、水牛角片清热凉血解毒。

4.通腑泄热法

适应证:燥热内结证。

代表方:大承气汤、调胃承气汤、大柴胡汤加减。大承气汤峻下热结,适用于热结重证;调胃承气汤缓下热结,适用于燥热内结而无痞满之证;大柴胡汤和解少阳,内泄热结,适用于寒热往来,胸胁苦满,腹痛便秘,苔黄,脉弦者。

常用药:生大黄苦寒峻下泄热;芒硝咸寒软坚润燥;枳实、厚朴、青皮、槟榔行气破坚导滞。

加减:舌苔灰黄而燥、口渴欲饮、津伤明显者,加玄参、生地、麦冬等生津养液;往来寒热,胸胁苦满,呕吐不止,加柴胡、黄芩、半夏和解少阳,降逆和胃;肌肤发黄,加茵陈、黄柏清热除湿退黄;热积成痈,小腹急痛拒按,腹壁拘急,加丹皮、桃仁、败酱草、红藤化瘀排脓。

5.清热化(利)湿法

适应证:湿热郁蒸证。

代表方:王氏连朴饮合甘露消毒丹加减。前方苦辛开泄,清化中焦湿热,适用于湿热俱盛,高热稽留,汗出热不解,口渴不欲饮,舌苔黄腻者;后方化湿清热解毒,适用于湿热郁蒸,蕴而化毒,发热,口渴,身目发黄者。

常用药:黄连、黄芩、山栀苦寒清热燥湿;厚朴、半夏、白蔻仁理气化湿,与芩、连配合,苦辛通降,令气机疏通而热清湿化;甘石、芦根、木通清热利湿。

加减:如热邪偏重,身热烦渴,舌质红,加生石膏、知母增强清热之力;如湿邪偏重,脘痞身重较甚,口不甚渴,苔黄而腻者,加苍术、藿香以助化湿之功;湿热郁蒸化毒,咽喉肿痛,加蚤休、金银花解毒消肿;身目发黄,加茵陈、黄柏、金钱草、鸡骨草利湿退黄;大便泻利,加葛根、白头翁、马齿苋清肠化湿;尿频、尿痛加萹蓄、瞿麦、石韦、车前草清利湿热;湿热郁蒸发白痦,加淡竹叶、薏苡仁透热渗湿;湿热蕴痰,蒙闭心包,神识昏蒙,时或谵语,加石菖蒲、郁金、玉枢丹芳香宣窍。

6.清营泄热法

适应证:热入心营证。

代表方:清营汤合清宫汤加减。前方清营解毒,透热养阴,适用于邪热传营,热伤营阴,身热夜甚,重在清营热,兼以透热转气;后方清泄心包邪热,适用于肢体灼热,肢厥,昏谵,重在清心热。

常用药:水牛角、黄连清心凉营解毒;生地、玄参、麦冬、丹参、莲子心清营热,滋养营阴;金银花、连翘、竹叶心轻宣透泄,使营分邪热向外透达而解。

加减:热在营分兼有外邪者,加辛凉解表药,如淡豆豉、薄荷、牛蒡子等;热毒较盛而斑疹已现,酌加大青叶、板蓝根、丹皮、紫草以清热凉血解毒;兼见惊厥、震颤等肝风内动征象,酌加钩藤、羚羊角,另服紫雪;腑有热结者,加大黄、芒硝以通腑实,邪热从下而泄,则心包热闭亦开。

7.凉血解毒法

适应证:热入营血证。

代表方:犀角地黄汤加减。

常用药:水牛角清热凉血解毒,配伍生地既可解血中热毒而止血,又可生津益阴;丹皮、赤芍清热凉血解毒;生地、玄参清热滋养营阴。

加减:神昏谵语,加服安宫牛黄丸以清心开窍;热盛动风,抽搐频繁者,加羚羊角、钩藤、地龙、白僵蚕等凉肝镇惊息风,另服紫雪清热息风止痉;目赤、头痛剧烈者,加菊花、龙胆草清泄肝胆之火;斑疹密布,是血分热毒深重,可加板蓝根、紫草等清热解毒,并酌加红花、丹参散血化斑;如出血显著者,可加茜草、侧柏叶、蒲黄、白茅根以增强凉血散血止血的作用。

8.养阴透邪法

适应证:热伤真阴证。

代表方:青蒿鳖甲汤加减。

常用药:鳖甲、牡蛎直入阴分,咸寒滋阴以退虚热;青蒿芳香清热透络,引邪外出;生地、知母、白芍、麦冬、白薇益阴清热;丹皮凉血透热。

加减:盗汗,加五味子、瘪桃干、煅龙骨等敛阴固汗;阴亏明显者,加沙参、石斛等甘寒之品以养阴;心肾不交而虚烦不寐者,酌加莲子心、黄连清心除烦。

十、复法应用

1.清热保津,泻下通腑法

适应证:热盛燥结津伤证。症见高热稽留不退,甚则昏不识人,谵语发狂,烦躁渴饮,大汗,腹满疼痛,大便燥结,小便赤涩,舌红或绛,苔黄燥,脉弦数有力。

代表方:白虎承气汤加减。

常用药:生石膏辛寒清泄里热;知母苦润清热生津;大黄、芒硝攻下泄热,软坚润燥;厚朴、枳实行气破坚,除满消痞;白芍、生地、玄参滋养阴津。

2.清气凉营(血)法

适应证:气营(血)两燔证。症见壮热,口渴,头痛如劈,烦躁不安,肌肤发斑,甚至吐血、衄血,四肢或抽搐,或厥逆,舌红绛,苔黄,脉数。

代表方:清瘟败毒饮加减。

常用药:生石膏、知母清解气分之热;连翘、薄荷、竹叶、山栀清泄郁热;黄连、黄芩清热泻火;水牛角、丹皮、赤芍清热凉血解毒;生地、玄参、麦冬清热滋阴润燥。

3.清热化瘀通络法

适应证:瘀热阻窍证。症见高热,或身热暮甚,神昏,谵语如狂,口干漱水不欲饮,或小腹硬满急痛,便秘,或便色如漆,尿少或小便自利,或见吐衄、尿血,斑疹紫黑,苔黄焦黑,舌质深绛或紫暗,脉沉实或沉涩。

代表方:犀地清络饮合桃仁承气汤加减。前方清心凉血化瘀,适用于瘀热内结扰心证;后方攻逐瘀热,通腑下结,适用于瘀热蓄结证。

常用药:水牛角、丹皮、丹参、赤芍、生地凉血化瘀;连翘心、郁金、淡竹叶、麦冬心清心开窍。

加减:营络热盛,昏谵,发斑加紫草、升麻凉血解毒;蓄血加桃仁、红花、大黄、芒硝泻下瘀热。

十一、其他疗法

1.单方验方

(1)蒲公英、大青叶各 30g,草河车 15g,薄荷 5g,水煎服,每天 3 次。用于外感高热热毒较甚者。

(2)柴胡、炒黄芩、青蒿各 15g,大青叶 30g,水煎服,每天 3 次。用于身热持续,或发热持续不退者。

2.常用中成药

(1)复方柴胡滴鼻液:功能与主治:解肌退热。用于外感高热热郁卫表,身热稽留者。用法与用量：每次一侧鼻腔滴 3~4 滴，每半小时至 1 小时滴 1 次。

（2）柴胡注射液：功能与主治：疏解退热。用于外感高热属病毒性感染者。用法与用量：每次 2~4mL，肌内注射，每天 3 次。

（3）清开灵注射液：功能与主治：清热解毒，化痰通络，醒神开窍。用于外感高热里热炽盛者。用法与用量：每次 10~20mL，加入 5% 葡萄糖中静脉滴注。

3.针灸治疗　刺十宣放血。取曲池、大椎配外关、合谷等穴，针用泻法，或刺耳背静脉，使少量出血。亦可用清开灵注射液穴位注射，取曲池、足三里，每穴注射 0.5~1mL，4~6 小时 1 次。

十二、临证经验

1.根据病程分期，区别病情轻重　外感高热病程中，随着病邪由表及里的进展过程，可以分为初期、中期、极期和恢复期。初期病情较轻，多有外感表证的临床表现。病情发展到中期，表现为里热亢盛，气分热炽，病情较重。极期多见热入心营的特点，病情严重，最易发生危重变证。如病程较长，高热虽降，但身热久羁不净，或夜热早凉，表现阴虚火旺的症状，则提示为恢复期。

2.警惕高热变证，谨防危候发生　外感高热发病过程中，往往出现神昏、抽搐、厥脱、出血等危重变证，当明察细辨，密切观察体温、神志改变、抽搐先兆、斑疹、肢温、气息等变化，应及早采取预防措施。

3.针对疾病的特异性，重视先期治疗　外感高热重症，尤其是某些传染性高热疾病，如流行性出血热、乙脑、流脑、中毒性菌痢等，由于疾病的特异性，其发病之初，虽表现为卫气同病，未见热入营血的典型症状，但其热毒乖戾，易于化火入里，临床表现为发病急骤，来势凶猛，卫气营血传变迅速，易于发生气营传变，此时则不可拘泥于卫气营血阶段治疗，而是"在卫应兼清气，在气须顾凉血"，于热毒传营之前，病势渐而未深，病情微而未甚之时，采取果断措施，在清解气分热毒的同时，掺入丹皮、赤芍等凉营化瘀之品，控制气热传营趋势，杜绝疾病的发展传变。即使不能完全拦截热毒的深入，也可减轻热毒传营后的病理损伤，减少危逆变证的发生，使病情由重转轻，由急转缓，由逆转顺。

4.解热立足祛邪，注意扶正护阴　外感高热由外邪所引起，故在一般情况下，尤其是疾病的初、中期，以邪实为主，治疗应立足于祛邪，邪去则正安。本篇所列解表、清气、化湿、攻下、清营（血）等法，均是为祛邪而设。然而在整个病程中，病机变化是复杂的，如患者素体偏虚，一旦感受病邪，易致邪实正虚；或由于病程迁延较久，邪未尽而正气已伤，往往形成虚实夹杂局面，故治疗应兼以扶正。由于邪热最易伤阴，故扶正当以顾护阴液为主。

5.表未解不可滥用苦寒清热药　某些外感高热，虽表现为高热不退、面色潮红等症状，但如表邪未尽，兼见恶寒、无汗等表闭现象，则不宜早用、滥用苦寒清热药物，否则，易使病邪遏伏不得外解，正如何廉臣所说："温热发汗，虽宜辛凉开达，而初起欲其发越，必须注重辛散，佐以轻清，庶免凉遏之弊。"另外，外感高热属湿热互结者，不宜单纯使用寒凉清热之品，用之反使湿邪不易化解。

6.灵活应用清热祛湿法　清热祛湿法用于外感高热湿热郁蒸证，其主症特点为身热稽留，午后热甚，汗出热势稍减，但继而复热，汗出而黏。周仲瑛教授常以具有苦辛开泄、清化湿热作用的王氏连朴饮为基本方加减治疗。但同时强调湿热郁蒸证所涉及的病变部位和脏器较多,治疗应根据其病机的特异性,灵活应用清热祛湿法。如伤寒病多见湿热郁阻脾胃、壅滞大肠证;胆道感染、急性肝炎多见湿热阻滞肝胆证;急性泌尿系统感染多见湿热下注证治疗则分别予以清肠化湿、疏肝利胆、清利下焦湿热等法。

7.正确使用清营凉血法　清营凉血具有清营泄热、凉血解毒、滋养阴液、和络散血作用,适用于外感高热邪热深入营血之证。从现代研究来看,有抗感染、消炎、解毒、镇静等作用。邪热入营入血,有浅深轻重之别。热在营分,直须清营泄热,同时透热转气;如邪热已有入血倾向,治宜清营,参以凉血。至于气营两燔证,治疗必须气营两清,不可单治一边。

第二节　暴喘

暴喘是指由于多种原因引起突然急暴发作的一类喘证。临床特征主要是呼吸困难,呼吸急促深快,或变慢变浅,甚则出现潮式或间歇性不规则呼吸。鼻翼煽动,张口抬肩,摇身撷肚,不能平卧,甚则面青唇紫,汗多,心慌,烦躁不安,神情萎靡,昏昧,痉厥,由喘致脱。

由于暴喘既属肺系多种急慢性疾病的急危重症,又可因其他脏腑病变影响于肺所致,为此,必须在辨证的同时结合辨病,与有关疾病联系互参,求因治疗,并从各个疾病的特点,掌握其不同的预后转归。

根据暴喘的临床表现,与西医学急性呼吸衰竭(包括呼吸器官功能衰竭、中枢性呼吸衰竭)、成人急性呼吸窘迫综合征等呼吸功能急性失代偿基本类似;但与慢性呼吸衰竭急性发作、呼吸功能失代偿者,亦有密切关系。其他如急性左心衰竭、肝肾衰竭等,临证亦可联系参考。至于慢性呼吸衰竭,呼吸功能尚处于代偿阶段者,可参考喘证、肺胀病篇辨证施治。

一、中医源流

暴喘是喘证中病势急骤、卒然突变的一类。凡喘证门中之急危重症,即指暴喘而言。而历代医家对于暴喘多从风寒、火热、痰浊、水饮、气虚等方面辨治。如《灵枢·五阅五使》中说:"肺病者,喘息鼻胀。"突出了肺为喘病之主,同时也重视其他脏腑干肺致喘的相关性,如《素问·经脉别论》说:"夜行则喘出于肾,淫气病肺;有所堕恐,喘出于肝,淫气害脾;有所惊恐,喘出于肺,淫气伤心;渡水跌仆,喘出于肾与骨。"如《素问·痹证》云:"心痹者脉不通,烦则心下鼓,暴上气而喘。"

暴喘病理因素涉及外感、内伤多个方面,且与临床辨证密切相关。如《景岳全书·杂证谟·喘促》说:"喘急者,气为火郁而为痰,在肺胃间也,有痰者,有火炎者,有阴虚自小腹下起而上逆者,有气虚而致气短者,有水气乘肺者,有肺痰夹寒而喘者,有肺实夹热而喘者,有惊扰气郁肺胀而喘者,有胃络不和而喘者,有肾气虚损而喘者。"

明代秦景明《症因脉治》中就已提出风寒者可用防风泻白散、防风桔梗汤、小青龙汤、三拗汤、麻黄定喘汤,火热者可用栝楼根、知母甘桔汤、人参白虎汤、调益元散、凉膈散,水饮者可用苓桂术甘汤、小半夏汤、甘遂半夏汤、十枣汤,气虚者可用人参平肺散、参橘煎、参冬饮、独参汤等多种治疗方剂。

明代赵献可在《医贯·喘证》中曰:"真元耗损,喘出于肾气之上奔。"认识到喘证病在多脏,治非一端。

杨士瀛《仁斋直指方》说:"诸有病笃,正气欲绝之时,邪气盛行都壅逆而为喘。"清代陈修园在《医学从众录·喘逆》说:"喘证最重而难治。"皆已指出了暴喘的危候。

总之,暴喘是喘证证门中的急危重症,故须另列专篇,以求重点掌握,并应与肺系疾病的"喘证"联系互参,融会贯通,知常达变,把握其特殊性。

二、病因病机

暴喘病因有外感、内伤两端。外感为六淫、疫毒犯肺,热毒痰瘀,闭阻肺气,病属邪实;内伤为久病突变,痰饮蕴肺,气阴耗伤,肺不主气,心肾衰竭,病属正虚,或虚中夹实。

1.病因

(1)外感六淫疫毒:外感六淫疫毒之邪,邪壅肺气,或热毒酿痰、热郁血瘀,肺气闭阻。如风温犯肺,热壅肺气,肺失清肃,肺气上逆;春温、暑温、疫痢等热毒壅迫肺气,可致肺气上逆,阳气暴脱。

(2)内伤久病:内伤宿疾,积渐加重,卒然突变,痰瘀阻肺,肺失升降。多为肺系疾患久羁,气脱而致;或其他病变影响于肺致喘,如中风(脑卒中)可致中枢性呼吸功能衰竭;或因脊髓病变,呼吸肌麻痹或无力而致呼吸功能衰竭。

(3)其他:外科痈疽火毒内陷闭肺;或误进毒物、突遇外伤,导致血瘀气闭;此外,溺水窒息,产后败血冲肺等亦可形成本病。

2.病机　暴喘的基本病机为肺气窒塞,升降失常,或肺肾气衰,心肾阳竭,正虚喘脱。外感而致者多属新病,起病急骤,发展快速,故以实为主或由实转虚;内伤久病,卒然突变者,多为邪实正虚,因虚致实。故其病理性质有虚有实,或虚实夹杂,但以实为主。

暴喘的发病有两个方面,一为邪实,因热、痰、水饮、瘀,壅塞于肺,肺气痹塞不用。一为正虚,因气阴耗竭,肺气败绝。邪气壅肺与气阴耗竭每多夹杂,但有主次之分。

病变主脏在肺,与心、肾密切相关。肺主气,司呼吸,若肺失宣肃、升降失常,则肺气上逆为喘。同时,暴喘的发生与心肾密切相关,因肺肾相生,肺为气之主,肾为气之根;心脉上通于肺,肺佐心治理调节血脉的运行;心肾肺三者协调,则气血流畅,脏腑安和。病则互为因果,而致气机升降逆乱。

此外,因心主神明,脑为元神之府,故重危患者热毒痰瘀蒙蔽神窍,浊邪害清,心脑受邪,或清气不能上承,神机失用,可见昏迷、痉厥之变。如《三因方》说:"夫五脏皆有上气、喘咳,但肺为五脏华盖,百脉皆取气于肺,喘既动气,故以肺为主。"《灵枢·经脉》云:"肾足少阴之脉,其支者从肺出络心,注胸中,是动则病喝喝而喘,坐而欲起,目䀮䀮如无所见。"指出病涉心、肾多脏。

三、诊断依据

1.突发呼吸困难,呼吸频率、深度、节律失常。鼻翼煽动,不能平卧为本病的重要特征。常伴有面青唇紫、汗多、心慌、烦躁不安、神志萎靡、昏迷、痉厥等临床表现。

2.可有急性或慢性呼吸系统疾病急性发作史。因感受外邪疫毒,或风温犯肺所致者,则发病急而进展快;悬饮、气胸、胸廓外伤、胸部手术后,也可引起急性发病。此外亦应注意中毒等有关因素。若原本患有慢性肺系疾病,呈进行性加重,或复感外邪而致急性发作者,则其病势发展相对较为缓慢,如久病咳喘、哮证、肺痨、肺痿、肺胀、矽肺等。

四、病症鉴别

喘脱、厥脱、虚脱三者均有脱的共同表现，其不同点如下。

喘脱：由喘致脱，以呼吸困难、气息急促为特点，病以肺肾为主，常属虚实夹杂。

厥脱：由厥至脱，以手足逆冷、甚至昏昧为特点，病以心肾为主，每见内闭外脱。

虚脱：脏腑阴阳衰竭，气、血、津液损耗，虚极致脱，常为久病所致多系统多脏器衰竭。

概而言之，喘脱的危重患者，可与厥脱、虚脱并见。

五、相关检查

血气分析对呼吸功能衰竭、酸碱平衡失调的诊断有重要价值。有指征时，分别进行相应检查，如胸部 X 线透视或摄片、中心静脉压测定、心电图、末梢血象、血尿素氮、血肌酐、血糖、二氧化碳含量测定、痰检查等。二氧化碳总量（total carbon dioxide，TCO_2）与动脉血二氧化碳分压（partial pressure of carbon dioxide in arterial blood，arterial partial pressure of carbon dioxide，$PaCO_2$）是反映呼吸性酸碱平衡的重要指标，升高为通气不足，提示呼吸性酸中毒；下降为通气过度，提示呼吸性碱中毒。

六、辨证要点

1.辨证思路　辨外感内伤，分清虚实因果主次。外感所致的新病，起病急骤，进展快速者，多为外邪郁闭肺气，属实，症见呼吸深长，呼出为快，声高息粗；内伤久病，积渐加重，卒然突变者，多为痰瘀水饮壅阻肺气，脏气虚衰，属标实本虚或虚中夹实，症见呼吸短促，深吸为快，声低息微。但外感可触发内伤宿疾卒变，内伤又易感邪而致体虚邪实。

2.类证鉴别　辨热、痰、水饮、瘀为患。

热：多为感受温热疫毒，或痰热壅肺，而致喘促咳逆气粗，常伴发热或高热，如急性感染之毒血症、重症脑部疾病、肺部炎症、肺栓塞等。

痰：多因痰壅肺闭而见喘急，喉中痰涎壅盛，鸣息有声，多为肺系病变所致。

水饮：由于水饮支撑胸膈，犯肺凌心，而致胸部憋闷胀塞，喘急气促，心慌，肢体浮肿。如悬饮（胸腔积液）、心包积液、肺水肿、心力衰竭、肾病水毒犯肺等。

瘀：因瘀阻气滞，或心肺阳衰，气虚血瘀，而致胸部紧压，呼吸急促，常伴胸痛、唇甲青紫。如气胸、肺栓塞、心力衰竭等引起的微循环障碍。

七、证候分析

1.热毒闭肺证

症状：喘咳气急，呼吸粗大，喉中痰鸣，胸胁胀满，烦躁不宁，身热有汗或少汗，口渴，面红唇紫，舌苔黄腻，质红，脉浮滑数。

病机分析：温热疫毒，从口鼻上受犯肺，或风寒入里化热，热毒酿痰，或热郁血瘀，壅闭肺气，升降窒塞，肺气闭而不用。多由严重感染引起，如肺部炎症所致的急性外周性呼吸衰竭、成人急性呼吸窘迫综合征（acute respiratory distress syndrome，ARDS）等。

2.肺热腑结证

症状：呼吸窘迫，喘促气粗，痰涎壅盛，胸满腹胀，大便秘结，烦躁不安，发热或高热，甚则神昏谵语，舌苔黄燥，质红，脉滑数。

病机分析：温邪疫毒上受，蒸液成痰，邪热顺传阳明，热结肠腑，甚则热毒内陷，弥漫三焦,而致肺气升降窒塞。包括肺部重症感染之急性外周性呼吸衰竭,以及因感染所致的中枢性呼吸衰竭、成人急性呼吸窘迫综合征等。

3.痰(饮)瘀阻肺证

症状:喘急气涌,不能平卧,胸部憋闷,胁肋胀痛,咳逆痰多质黏,咯吐不利,心慌动悸,面暗唇甲青紫,烦躁不安,或昏沉嗜睡,舌苔浊腻,质紫,脉细滑或见歇止。

病机分析:痰饮蕴肺,肺气郁阻,不能治理调节血脉的运行,肺病及心,由气滞而致血瘀,痰浊与瘀血交错为患,肺气痹而不用,心血瘀而不畅;若痰从寒化则为寒痰(饮),痰从热化则形成痰热。痰瘀壅肺,肺失吸清呼浊之职,浊邪害清,可致痰瘀蒙蔽神机,甚则升降窒塞,气血涩滞,肺痹不用。多见于慢性呼吸衰竭急性发作、呼吸功能失代偿者,如肺气肿、肺心病、肺性脑病、充血性心力衰竭等急性发作时之呼吸衰竭,其他如因外感及其他各种原因所致的成人 ARDS。

4.上盛下虚证

症状:咳逆痰多,喉中痰涌有声,胸闷如塞,不能平卧,气短息促,吸气不利,动则喘甚,舌苔腻,质淡或红,脉细滑。若感邪诱发则可见寒热表证。

病机分析:久病正虚,感邪诱发,或因正虚痰盛,寒热错杂,以致痰浊壅肺,肾失摄纳,肺实与肾虚并见。多见于慢性支气管炎、肺气肿、肺心病、心力衰竭等合并感染呼吸功能失代偿的患者。

5.正虚喘脱证

症状:喘逆息促,呼吸微弱、浅短,时停时续,喉中痰声如鼾,心慌动悸,烦躁不安,或神志淡漠,甚则昏沉模糊不清,大汗淋漓,肢冷,唇甲青紫,面色青晦,舌淡紫暗或舌红少津,脉微细欲绝或微弱细数,叁伍不调,或浮大无根。

病机分析:久患喘咳,肺肾亏耗,或外感温热疫毒,邪陷正虚,肺气败绝,累及于肾,气阴亏耗,而致肺不主气,肾不纳气;甚则命门火衰,君火不明,心肾阳衰,导致喘脱。多见于慢性呼吸功能衰竭突发呼吸功能失代偿的危候,或感染性疾病所致的急性呼吸功能衰竭。

八、治疗思路

针对标本缓急,审因施治。一般而言,喘证为标,原发疾病是本;邪实肺闭为标,正虚气脱是本。治当衡量标本谁主谁次,邪与正孰轻孰重,辨其缓急主从施治。

此外,还应防止和治疗有关并发症,与昏迷、痉证、厥脱、怔忡、水肿、癃闭、血证等联系互参。对重症呼吸功能衰竭,需中西医结合救治。

九、基本治法

1.清热宣肺法

适应证:热毒闭肺证。

代表方:三黄石膏汤加减。本方清热解毒,表里两解,轻宣肺气。主治身热汗少,呼吸喘粗,烦躁,面赤,口渴,脉数。

常用药:黄连、黄芩、山栀清热解毒;石膏、麻黄、杏仁、甘草清宣肺热,平喘止咳;桃仁活血化瘀;绿茶叶强心醒神;芦根清热生津。

加减:表闭身热汗少,烦躁,加豆豉除烦解表;热甚,口渴,加知母、天花粉清热生津;喘急痰多,加葶苈子、瓜蒌泻肺祛痰;热郁血瘀,面青唇紫,加赤芍、丹皮、丹参凉血化瘀。

2.泻肺通腑法

适应证:肺热腑结证。

代表方:宣白承气汤、陷胸承气汤、牛黄承气汤加减。宣白承气汤清泄肺热,通利阳明,用于痰热壅肺,腑实便秘,喘咳痰稠量多;陷胸承气汤清热化痰,通腑开结,用于痰热结胸,胸脘痞满,呕恶痰涎,舌苔黄滑者;牛黄承气汤通下泄热与清心开窍并进,用于热陷心包或腑热上冲,神昏谵语者。

常用药:大黄、芒硝通腑;石膏、桑白皮清肺;全瓜蒌、光杏仁化痰宽胸,平喘止咳。

加减:喘甚痰多,加葶苈子、竹沥、半夏泻肺祛痰;腹部胀满,加枳实、莱菔子增强通腑祛痰之力;热盛,加知母、黄芩;热甚伤阴,口渴,舌干质红,加沙参、麦冬;气阴耗伤,短气,口渴,汗多,加西洋参、麦冬。

3.祛痰(饮)化瘀法

适应证:痰(饮)瘀阻肺证。

代表方:六安煎、三子养亲汤、加味旋覆花汤加减。六安煎理气化痰,用于喘咳气逆,痰多胸胀;三子养亲汤降气豁痰平喘,用于喘急痰涌胸满;加味旋覆花汤下气散结,活血通络,用于胸胁胀痛,喘息气逆。

常用药:苏子、白芥子、葶苈子、半夏祛痰降气;厚朴、陈皮宽胸理气;桃仁、红花、赤芍活血化瘀。

加减:寒痰加干姜、细辛;热痰加黄芩、桑白皮;痰瘀蒙蔽神窍,神识昏糊,加远志、天竺黄、胆南星涤痰醒神,或石菖蒲、郁金、丹参化瘀开窍;肢痉,配天南星、僵蚕、地龙祛风化痰;瘀阻饮停,泛溢体表,加苏木、泽兰、泽泻、防己化瘀利水;饮停胸胁,加甘遂、大戟攻逐水饮;气虚,加人参或党参、黄芪。

4.化痰降逆,补肾纳气法

适应证:上盛下虚证。

代表方:平喘固本汤、苏子降气汤、金匮肾气丸加减。平喘固本汤补肺纳肾,降气化痰,用于肺肾两虚,痰浊壅盛,喘促,咳逆痰多者;苏子降气汤降气化痰平喘,用于喘咳气急,痰壅胸满,偏于上盛为主者;金匮肾气丸温补肾气,用于喘息短气,动则为甚,或见气从小腹上冲,偏于下虚为主者。

常用药:苏子、款冬花、紫菀、白前、旋覆花、法半夏、陈皮祛痰利气;山萸肉、熟地、胡桃肉、坎脐、紫河车、五味子、冬虫夏草补肾纳气。

加减:痰浊壅实,加厚朴、白芥子;寒痰,加肉桂、细辛;热痰,加知母、海浮石、雪羹汤。外邪诱发具有表证者,又当祛邪宣肺,辨其寒热配药。肺肾气虚,加党参、黄芪、蛤蚧粉;肾阳虚,加附子、鹿角胶、补骨脂、钟乳石;肺肾阴虚,加沙参、麦冬、玉竹、生地、当归、龟板胶;气逆于上,酌加紫石英、磁石、玄精石、代赭石以镇纳之。

5.补肺纳肾,益气固脱法

适应证:正虚喘脱证。

代表方:参附龙牡汤、参蛤散、黑锡丹加减。参附龙牡汤回阳救逆,益气固脱,用于心肾虚极,元阳欲绝,呼吸微弱,手足厥冷,汗多,脉微。同时服参蛤散补肺纳肾,益气平喘。黑锡丹镇纳虚阳,温肾平喘,固脱,用于喘急面青,烦躁不安,汗出肢冷,舌淡紫,脉细。

常用药:人参、黄芪、炙甘草补肺气;山萸肉、冬虫夏草、五味子、蛤蚧(粉)纳肾气;煅龙骨、煅牡蛎固脱。

加减:阳虚甚,气息微弱,汗出肢冷,舌淡,脉沉细加附子、干姜;阴虚甚,气息急促,心烦内热,汗出黏手,口干舌红,脉沉细数,加麦冬、玉竹,人参改用西洋参;神昧不清,加丹参、远志、石菖蒲安神祛痰开窍;浮肿加茯苓、炙蟾皮、万年青根强心利水。

十、复法应用

1.解表散寒,清肺泄热法

适应证:表寒肺热证。症见畏寒,发热,无汗,咳逆,胸闷,喘急,胸满,苔薄黄,脉滑数。

代表方:麻杏石甘汤加减。本方宣肺泄热,降气平喘。用于发热,汗少,咳嗽,气逆,呼吸喘促。

常用药:麻黄、石膏清宣郁热;黄芩、桑白皮清肺化痰;杏仁、甘草、前胡、瓜蒌、半夏止咳化痰;葶苈子泻肺平喘。

加减:喘息痰涌,身热烦躁,胸膈灼热,腹胀便秘或大便不爽加用连翘、淡竹叶、大黄、芒硝表里双解,通腑泄热;者见血瘀,加用桃仁活血化瘀。

2.温肾纳气,清肺化痰法

适应证:肾虚不纳,痰热壅肺证。症见呼吸急促、浅表,喉中痰声辘辘,神情淡漠,汗多,面唇发绀,舌质暗红,苔薄黄少津,脉细数不调。

代表方:加减肾气丸合清金化痰汤加减。前方补肾敛肺,用于肺肾两虚,咳嗽,气喘;后方清肺化痰,止咳平喘,用于咳喘,胸满,痰稠,色黄。

常用药:熟地、山萸肉、肉桂、五味子、当归、苏子温肾纳气;黄芩、桑白皮、竹沥半夏、苏子清肺化痰,降气平喘。

加减:气虚加人参;阴伤加麦冬、知母。

十一、其他疗法

1.单方验方

醒透散:麝香、牛黄、冰片,按照1:2:2配制,每次1.5~3g,每天1~2次。用于乙脑痰热内闭,并发急性呼吸功能衰竭。

2.常用中成药

(1)苏合香丸:功能与主治:辛香宣郁,理气开闭。用于痰阻气闭,胸闷,呼吸不利,甚至伴有神昏者。有兴奋呼吸中枢作用。用法与用量:每次1粒,每天2~3次,口服。

(2)六神丸:功能与主治:清热解毒。用于疫毒内陷心包,闭阻肺气,喘促神昏。对乙脑中枢性呼吸功能衰竭有效。用法与用量:每次10粒,每4~6小时1次,或每天4~6次,口服。

(3)猴枣散:功能与主治:化痰,清热,止咳,镇惊。用于痰热闭肺,伴有痉厥动风。用法与用量:每次0.3~0.6g,每天2~3次,口服。

(4)竹沥液:功能与主治:清化热痰。用于痰液稠厚,无力咯出,或伴神志昏迷者。用法与用量:每次20~30mL,每天3~4次,口服。

3.外治疗法

(1)取嚏法:功能与主治:通窍宣肺开闭,通过刺激反射,促使肺气的通降复常。用于喘闭证。用法与用量:细辛、皂角、半夏等份,为粉,吹入鼻腔取嚏,必要时 15~30 分钟 1 次。或细辛、猪牙皂、薄荷等份为粉,兑入麝香粉 1/30,和匀,用法同上。

(2)气雾法:功能与主治:通利肺气,改善肺泡通气功能。用于喘闭证。用法与用量:艾叶油气雾剂吸入,每支 3mL,每次 3~6mL,每天 3 次。

十二、临证经验

1.注重暴喘辨治中"血瘀"与"阴虚" 历代医家对喘证的辨治中,认为"血瘀"与"阴虚"是致喘的重要因素。《症因脉治·伤损喘逆》提出:"伤损喘逆之治,理气调逆,和血祛瘀,四磨汤合四物汤;损伤肺窍,久不愈,白及散。"《类证治裁·喘证论治》也提及:"若血入肺,面赤,喘欲死,参苏饮;如败血冲心,胸满上气,逐其败血,喘自定,血竭散。"认为血瘀是致喘的重要病机,应治以活血化瘀法。

"阴虚发喘"的病机,多数古代医家主要认为是"阴虚火炎,上烁肺金,耗气伤阴"而致"肺失宣肃"。如《景岳全书·杂证谟·喘证》所言:"若火烁肺金,上焦热盛,烦渴多汗,气虚作喘者,宜人参白虎汤主之;若火在阴分,宜玉女煎主之,然惟夏月或有此证;若阴虚自小腹火气上而喘者,宜补阴降火,以六味地黄丸加黄柏、知母之类主之。"《沈氏尊生书·咳嗽哮喘源流》亦云:"阴虚喘,火自脐下上冲,便喘不休,宜四物汤加知、柏、麦冬、五味,间服六味丸。"由此可见,历代医家对喘证的辨治较重视"阴虚"的病理因素,临证治予滋阴降火之法,往往可收到较好疗效。

2.暴喘治疗中攻逐水饮方药的运用 在暴喘病因中,由内伤宿疾,积渐加重,卒然突变,痰(饮)瘀阻肺,水饮上凌心肺,而致肺失升降为喘。故历代医家治喘,每常运用攻逐水饮方药。常用的攻逐水饮的方剂主要有甘遂半夏汤、十枣汤、葶苈大枣泻肺汤等,常用药物主要有大戟、甘遂、芫花、白芥子、泽漆、猪苓、茯苓、泽泻、半夏等。临床可根据辨证适当应用。同时需要注意,此类患者由于久病内伤,素体虚弱,阴阳气血亏耗太过,虽有水饮标实之征,但亦难承受逐水峻剂之攻,需要注意治疗的时机进退,"衰其大半而止",切不可过用。或适当配以扶正之品顾护正气,缓和峻猛之力。

3.热毒闭肺,表邪未解,当解表清里;脏病传腑,又当清下并施 凡温邪上受,由表入里,卫表之症未罢,里热已盛,喘急息粗,烦躁,身热汗少,有表闭现象者,当解表与清里并施,在清热宣肺方药中配合辛散透表之品,使邪热从卫外达,以冀汗出热退喘平。若过用苦寒清泄,而肌肤灼热无汗,则热反郁遏难解,可取麻黄或薄荷与石膏、黄芩相伍。

若表热里实,上焦邪热郁闭,中焦燥热内结,喘而身热烦躁,胸膈灼热,口渴唇裂,便秘或便下不爽,又当解表通里,辛开苦泄,清散上焦风热,攻下通腑,泻中焦之燥热,表里分解,以减轻病势,缩短病程,可参照凉膈散用药。至于热壅肺气,蒸液成痰,痰热蕴肺,顺传阳明,腑实热结,而致喘促痰涌,腹满便秘者,则应通腑泄热,以下为清,脏病治腑,清泄肺经邪热,使其从腑下泄。

4.上盛下虚者,当权衡虚实主次,注意寒热错杂 喘证的上盛下虚证,是肺实肾虚夹杂并见的证候,因在肺虽然有虚有实,但以实为多,其虚者常关系到肾。

分别而论,病机表现有三:①正虚痰盛:肺肾两虚,肺虚则气不化津而为痰,肾虚则水泛为痰;或脾肾阳气虚衰,而致痰饮(痰浊、寒痰)内生;亦可因肺肾阴虚,灼津为痰,上逆于肺;②寒热错杂:如肾阳虚于下,痰热阻于上;或肾阴虚于下,痰饮壅于上;③正虚感邪:因正虚卫弱,故极易受邪,引起急性发作或加重,以致盛者越盛,虚者越虚,表现本虚标实之候。

治当化痰降逆,宣泄其上;补肾纳气,培益其下。区别上盛与下虚的主次,针对具体病理表现施治。上盛,因痰气壅结者,降气宣肺化痰;因寒饮伏肺者温肺化饮;因痰热郁肺者清肺化痰;外邪诱发伴有表证者,又当祛邪宣肺,辨其寒热配药。下虚,因肾阳虚者温养下元;因肾阴虚者滋填阴精;若见肺肾气虚或肺肾阴虚者,则应治下顾上,金水同调。

5.热毒痰瘀阻肺,心脑受邪,当肺心同治　肺与心同居上焦,经脉相通,宗气贯心肺而司呼吸,肺主治节,协助心主以行血脉,如肺病不能治理、调节血脉的运行,日久可以导致心血瘀阻;而心脏病变亦可导致肺的治节失常。故暴喘重症每见肺心同病之征。

如温邪上受,热毒闭肺,热壅血瘀,肺失治节,喘息气促,面青唇紫者,当在清热宣肺的基础上,酌配赤芍、丹皮、丹参、桃仁、绿茶叶等活血通脉。若热毒内陷,逆传心包,或肺热腑结,腑热上冲,出现神昏谵语变证者,则当在辨证分治的同时,配合清心开窍之品。

内伤久病,咳喘反复发作,积渐加重,卒然突变者,多为痰浊(饮)潴留,肺失治节,心血营运不畅,而致肺病及心,痰瘀阻碍肺气,瘀滞心脉,喘而气逆痰涌,面暗,唇甲青紫,舌紫,心慌动悸者,应肺心同治,涤痰泄浊,活血化瘀;若痰瘀蒙蔽神窍,浊邪害清,烦躁昏昧,则当涤痰醒神,化瘀开窍,区别痰热、痰浊之异,分别加用凉开或温开之品。瘀阻水停身肿,可配苏木、泽兰、路路通、天仙藤、汉防己、茯苓、万年青根,同时辨证选用温阳或益气之剂。如心肺阳虚,气不主血,还可骤然出现喘脱危症,喘急气涌,咯吐粉红色泡沫血痰,治应温阳化饮、益气通脉、救逆固脱。

第三节　真心痛

真心痛是指心脉骤然瘀塞不通而致心胸剧痛的疾病。临床表现为剧痛不止,烦躁不安,恐惧不宁,心悸怔忡,肢冷汗出,甚则唇舌、爪甲青紫,神识不清,脉微细欲绝,乃至厥脱。

本病多数为胸痹反复发作,正气益虚,邪气越盛,突变而成真心痛,故可视为胸痹之重证。少数可无胸痹病史而突发本病。

本病与西医学所称急性心肌梗死类似。此外严重心绞痛、主动脉夹壁瘤、急性肺梗死类似于本病的临床表现时亦可参照本篇辨证施治。

一、中医源流

真心痛之病名,首见于《黄帝内经》,《灵枢·厥病》云:"真心痛,手足青至节,心痛甚,旦发夕死,夕发旦死。"认识到真心痛与一般心痛在症状表现上的区别,其病情严重,死亡迅速。后世医家也认识到其病情的严重性,如《医碥·心痛》曰:"真心痛,其证卒然大痛,咬牙噤口,气冷,汗出不休,面黑,手足青过节,冷如冰,旦发夕死,夕发旦死,不治。"

《诸病源候论·心病诸候》曰:"心为诸脏主而藏神,其正经不可伤,伤之而痛为真心痛。"认为心之正经伤是真心痛发病的主要病机。

《医碥·心痛》认为寒邪是真心痛的主要病因,并提出温阳散寒是治疗真心痛的主要法则:"真心痛,其证卒然大痛,咬牙噤口,气冷,汗出不休,面黑,手足青过节,冷如冰,旦发夕死,夕发旦死,不治。不忍坐视,用猪心煎取汤,入麻黄、肉桂、干姜、附子服之,以散其寒,或可死中求生。"

《辨证录·心痛门》总结了真心痛疼痛的部位和伴有的主要症状,以示与一般心痛的区别,"其证心痛恰在心窝之中,伴手足冰冷,面目青红"。《医学入门》认为真心痛有别于厥心痛,说:"真心痛,因内外邪犯心君,一日即死。厥心痛,因内外邪犯心之胞络,或他脏邪犯心之支脉,谓之厥者,诸痛皆少阴、厥阴气逆上冲,又痛极则发厥也。新者,身既受寒,口又伤冷,郁遏元阳,宜草豆蔻丸、鸡舌香散温散之、或神保丸温利之。"进一步指出寒厥可出现心痛与手足厥逆,冷汗甲青并见,临床表现与真心痛类似,但治疗截然不同:"寒厥,外因风寒客背之血脉,背俞与心引痛,暴发手足厥逆,冷汗甲青,似伤寒阴厥,古姜附汤、三味玄胡散。"沈金鳌《杂病源流犀烛》中则指出:"凡心痛乃包络病,不在心也。或因君火衰微,大寒触犯,抑或瘀血冲心,卒然大痛无声,舌青气冷,汗出不休,手足青冷过节,此为真心痛。亘发夕死,夕发旦死……如面无青色,四肢不厥,痛亦不至无声,则非真心痛。或寒、痰、虫、食,上干包络,各从其类,审脉用药。"

二、病因病机

本病多因年老体衰、久坐少动、情志失调、饮食不节,以致心脉不利。复加大寒犯心、紧张郁怒、饱食肥甘,劳倦太过促发。亦有无明显诱因而骤发者。

1.病因

(1)年老体衰:年过半百,肾气渐衰,肾阳不足,则不能鼓舞五脏之阳,可致心阳不振,心气不足,血脉运行不利而发为本病。肾阴不足,则不能滋养五脏之阴,肾水不能上济于心,阴伤气耗,心脉失于充养而运行滞涩,或阴虚火旺,灼津为痰,痰瘀痹阻,皆致胸阳不运,心脉阻滞而发为本病。

(2)饮食不当:过食肥甘生冷,或饮酒过度,脾胃受损,运化失健,聚湿生痰,上犯心胸,胸阳不展,气机不畅,心脉痹阻,发为心痛。

(3)情志失调:终日伏案,思虑劳心,气机失畅,可致胸阳不展;或思虑伤脾,致痰浊内生,痹阻胸阳;或郁怒伤肝,致肝失条达,气滞血瘀,心脉痹阻,皆可不通则痛。

(4)诱发因素:严寒季节,或寒流侵袭气温骤降,或冬泳,以致大寒犯心,寒凝血滞;情志过度,如紧张、郁怒等,引起气滞络瘀;饱食或过食肥甘,导致胸阳闭塞;劳倦过度引起气虚血瘀等都可以在原有胸痹的基础上,引起心脉闭塞,诱发真心痛。

2.病机 本病的基本病理为心脉瘀塞,气血凝滞,不通则痛,属标实本虚之候。本虚为气血阴阳亏虚,阳气虚衰,失于温运,阴血不足,失于濡润,心脉失养,心体受损。标实为气滞、血瘀、浊阻、寒凝,或夹郁热闭阻心脉,而以气滞血瘀为主。病初多以邪实为主,继而正伤,虚实夹杂,易见大实大虚之候。重症患者因心不运血,神明失主,正气败绝,而见阳亡阴竭危象。恢复期多以虚为主。病位在心,涉及肾、脾(胃)、肺、肝。因心肾水火互根;脾胃位邻心下,痰浊每易壅塞胸阳;肺气佐心治节血脉;肝气通于心,肝气郁则心脉不畅。故可多脏相干为病。

三、诊断依据

1.卒然持续、剧烈的心胸部疼痛,多在歧骨后,呈压榨、窒息、刀绞状。

2.重症患者可伴四肢逆冷、大汗淋漓、口唇青紫、气息低微、神志恍惚、脉微欲绝等厥脱之候。

3.常有大寒犯心、紧张郁怒、饱食肥甘、劳倦太过等诱发因素。

4.有胸痹反复发作病史。

四、病症鉴别

1.胸痹　胸痹为胸阳(心、肺)痹阻,以胸部闷痛为主,多反复发作,其势缓急不定,而病较轻。真心痛乃胸痹的进一步发展,为心脉瘀塞,心体受损所致,胸痛较之胸痹剧烈,持续时间长,数小时或1~2天,全身症状明显,常伴有汗出、肢冷、面白、唇紫、手足青至节,脉微或结代等危重证候,病情严重,服药缓解疼痛效果差,预后不佳。

2.胃脘痛　真心痛为胸痹之重症,其痛偏于上脘部胸骨后或胸中,痛引左侧胸膺、肩臂等处,呈灼痛、绞痛、刺痛,痛势剧烈,甚至持续不已,面青唇紫,手足青冷,出冷汗;胃痛多在上腹部,以胀痛、触痛为主,伴有呕逆、嗳气、泛酸等,常有反复持续发作史。故典型病例不难区别,不典型者可结合理化检查以资鉴别。如《证治准绳·心痛胃脘痛》指出:"心痛在歧骨陷处,胸痛则横满胸间,胃脘痛在心之下。"

3.急性腹痛　部分真心痛患者早期可见急腹症表现,如剧烈腹痛、恶心、呕吐、腹泻等,需与急性胰腺炎、消化性溃疡穿孔、急性胆囊炎、胆石症等鉴别。但真心痛无急腹症的局部体征,结合心电图、心肌酶谱检查可资鉴别。

五、相关检查

主要依靠特征性心电图改变和心肌酶检查确定。心电图检查可见面向梗死部位导联出现异常 Q 波,ST 段抬高,弓背向上,呈单向曲线,T 波倒置,多为冠状 T 波。背对梗死区导联的心电图变化与之相反,R 波增高和 ST 段下移,T 波直立。心电图的改变多呈动态变化,心电监护有助于确诊和观察病情变化:心肌酶谱可出现异常增高。常用的酶谱检查包括肌酸磷酸激酶及同工酶(CPK、CPK-MB)、α-羟丁酸脱氢酶(α-HBDH)、乳酸脱氢酶及同工酶(LDH、LDH1、LDH2)、谷草转氨酶(AST)等。

六、辨证要点

当辨虚实主次,区别病理特点。邪实方面,血瘀气滞为基本病变,寒邪是重要的促发因素,故以血瘀、寒凝为主。同时尚需辨别是否兼夹痰浊、郁热。正虚方面,气血阴阳亏虚,以气虚、阳虚为主,甚则虚阳欲脱。总之以实为主,邪盛正伤而多虚实夹杂。

七、证候分析

1.气滞血瘀证

症状:心胸闷胀刺痛,或痛如刀绞,引及肩背,痛甚则汗出,爪甲口唇青紫。舌质暗、有紫气,或见瘀点、瘀斑,脉细弦或涩或结代。兼痰热者,见胸闷,脘痞,恶心呕吐,烦热,大便秘结,苔黄腻,舌暗红,脉弦数。

病机分析:瘀血闭阻,气机窒塞,故心胸闷胀刺痛,或痛如刀绞;心络瘀滞,故痛及肩背;阳气闭窒,不能外达,故见汗出,爪甲口唇青紫。舌质暗、有紫气,或见瘀点、瘀斑,脉细弦或涩或结代,皆为气滞血瘀之征。

2.阴寒凝滞证

症状:心胸剧痛,引及肩背,受寒加重,心悸气短,手足不温,冷汗淋漓,面色苍白,唇舌淡紫,脉沉细或迟。兼痰浊者,见心胸闷窒如塞,气息急促,苔白腻,脉滑。

病机分析:寒则血脉凝泣,故痛引肩背,受寒加重,舌紫,脉迟;阳气受戕,失于温运而见心悸气短,手足不温,冷汗淋漓,面色苍白,舌淡,脉沉细。若气机闭塞,津液成痰,可见痰浊征象。

3.阳虚气脱证

症状:心胸闷痛,四肢厥冷,手足爪甲青紫或淡白,大汗淋漓,或喘促不宁,或怔忡不安,神情淡漠或模糊不清,舌淡紫或舌红少津,脉微细欲绝或细数不清。

病机分析:心脉闭塞,心体受损不复,心之阳气衰微,不能运血养心,故神明失主,四肢厥冷,手足爪甲青紫或淡白,心胸闷痛,怔忡不安,神情淡漠;大汗淋漓,或喘促不宁,为病及肺、肾之征;舌淡而紫,脉微细欲绝为阳衰气虚;如阴津耗竭,则舌红少津,脉细数不清。

八、治疗思路

针对本病的主要病机,治以活血化瘀为主,疏通心脉及全身血脉,阻断病势,减轻病损。注意标实本虚的特点,标本兼顾,分清主次适当处理。治标,活血理气、温通散寒、化痰泄浊、清解郁热。治本,益气、养阴、通阳、救脱。

九、基本治法

1.理气活血,化瘀通络法

适应证:气滞血瘀证。

代表方:血府逐瘀汤加减。

常用药:丹参、红花、赤芍、降香、川芎、郁金行气活血;五灵脂、蒲黄活血化瘀。

加减:气滞明显,酌加片姜黄、檀香、延胡索、娑罗子、甘松、炒枳壳;瘀重,加三棱、莪术;疼痛明显,加乳香、没药,吞服三七粉化瘀止痛;手足欠温,加桂枝通阳;舌质偏红,加生地、麦冬养阴;气短,加太子参,甚或加人参益气;脉律不齐,加苦参、茶树根调律。

2.温通祛寒,活血通络法

适应证:阴寒凝滞证。

代表方:乌头赤石脂丸或苏合香丸加减。寒甚痛剧者用乌头赤石脂丸,温通逐寒止痛。痛厥气闭神昏者,用苏合香丸,理气开窍止痛。

常用药:制附子、蜀椒、干姜、细辛、肉桂温阳散寒;川芎、高良姜、荜茇、檀香温阳行气活血。

加减:气滞,加木香、枳实、娑罗子;血瘀,加红花、桂枝、失笑散;气虚,加人参、黄芪;阳虚,加仙灵脾、仙茅;痰浊,酌加瓜蒌、薤白、半夏、厚朴、石菖蒲。

3.回阳固脱法

适应证:阳虚气脱证。

代表方:参附汤、四逆汤、生脉散加减。参附汤温阳益气,心肾阳微者又宜合四逆汤回阳救逆。兼阴津耗竭者,合生脉散益气养阴复脉。

常用药:红参、黄芪、炙甘草、附子、肉桂、干姜温阳益气救脱;玉竹、白芍、五味子、龙骨、牡蛎养阴复脉固脱。

加减:阴竭阳亡,加麦冬、生地、五味子;阳虚饮逆,气喘痰涌不能平卧,加葶苈子、万年青根;气滞血瘀,加丹参、红花、生蒲黄、石菖蒲、娑罗子。

急性心肌梗死,若无明显疼痛,或疼痛缓解后,可参考胸痹处理。

十、复法应用

1.活血化瘀,清化痰热法

适应证:瘀血阻络,痰热内蕴证。

代表方:血府逐瘀汤合黄连温胆汤加减。

常用药:丹参、红花、赤芍、降香、川芎、郁金、五灵脂、蒲黄行气活血;黄连、瓜蒌、橘皮、竹茹、半夏化痰清热。

2.温通祛寒,活血化痰法

适应证:阴寒凝滞,痰瘀闭阻证。

代表方:乌头赤石脂丸合瓜蒌薤白半夏汤加减。

常用药:蜀椒、干姜、细辛、肉桂、川芎、高良姜、荜菝、檀香温阳散寒;瓜蒌、薤白、半夏化痰泄浊;五灵脂、蒲黄活血通络。

十一、其他疗络

1.常用中成药

(1)麝香保心丸:2~4 片,每天 3 次。

(2)速效救心丸:3 次。功能与主治:芳香温通,益气强心,理气止痛。用法与用量:每次功能与主治:增加冠脉血流量。用法与用量:每次 5 片,每天 1 次。

(3)复方丹参滴丸:功能与主治:活血化瘀,理气止痛,芳香开窍。用法与用量:每次 10 粒,每天 3 次。

(4)通心络胶囊:功能与主治:益气活血,通络止痛。用法与用量:每次 3 粒,每天 3 次。

(5)血府逐瘀口服液:功能与主治:活血化瘀,理气止痛。用法与用量:每次 1~2 支,每天 3 次。

(6)补心气口服液:功能与主治:补益心气,理气止痛。用法与用量:每次 1 支,每天 3 次。

(7)丹参注射液:功能与主治:活血化瘀,通脉养心。用法与用量:每支 2mg。肌内注射,每次 2~4mg,每天 1~2 次;静脉推注,每次 4mg,加入 50% 葡萄糖注射液,每天 1~2 次;静脉滴注,每次 10mg,加入 5% 葡萄糖注射液,每天 1 次。

(8)复方丹参注射液:功能与主治:活血化瘀,行气止痛。用法与用量:每支 2mL,每毫升相当于丹参、降香生药各 1g。肌内注射,每次 2~4mL,每天 1~2 次;静脉推注,每次 4mL,加入 50% 葡萄糖注射液,每天 1 次;静脉滴注,10~16mL,加入 5% 葡萄糖注射液,每天 1 次。

(9)川芎嗪注射液:功能与主治:活血化瘀。用法与用量:肌内注射,每次 50~100mg,每天 1~2 次,15 天为 1 个疗程;静脉滴注,每次 100mg,加入 5% 葡萄糖注射液,每天 1 次。

2.针灸治疗

主穴:心俞、厥阴俞。配穴:内关、足三里、间使。

十二、蝠临证经验

1.药随证转,圆机活法　真心痛病情变化很大,必须根据临床表现,认真辨证,随时调整治疗方法。一般初起多实,表现气滞血瘀,阴寒凝滞,而后见痰浊瘀血闭阻或痰瘀夹热证候。由于心脉不通,心体受损,常兼见心气不足或气阴两虚。病情稳定之后则多见虚中夹实之候,如心肾气虚、心脉不畅,气阴亏耗、痰瘀阻络证。尤其在本病初起2周内,可因正气急剧受损而见由实转虚,出现厥脱危象。如救治得当,正气来复,又可表现虚实错杂之候。因此,立法遣药必须灵活处置。

2.注意通补兼施 本病常多虚实夹杂,一般皆宜通补兼施,按虚实的主次缓急,适当兼顾。在急性发病期,以痛为主症时,多以治实为主。芳香温通,行气止痛法为最常用的治法,常用的药物有苏合香丸、冠心苏合丸、速效救心丸、心痛丸、宽胸丸、麝香保心丸等,但不宜过用久服,以免耗伤心气和心阴。活血化瘀也为止痛的一个重要途径,但应避免破血逐瘀过猛,不可久用、过用而耗伤正气。对寒凝心脉者,不可一味辛温散寒,因寒盛势必伤阳,宜配合温补阳气之品,以免耗气伤阳。若由实转虚,因痛致厥,阳虚气脱者,又当在回阳救脱的基础上,适当配合理气活血之品,补中寓通。注意阳损及阴,用药要做到阴中求阳,益阴助阳。夹火、夹痰者,则当清火、化痰,兼顾并治。特别要注意保持大便通畅,便秘者当佐以通腑润肠。

3.防止三大并发症是治疗成败的关键 本病临床经过虽然凶险,但如果能顺利度过心律失常、休克、心衰,则救治成功的可能性极大。而预防又胜于治疗,因为严重并发症一旦发生,治疗十分棘手。实践证明,中药治疗并发症有良好作用,应当予以重视。若并发休克,出现长时间血压不稳、偏低,升压药难以撤除,或虽无休克但血压偏低者,可用中药治疗,可收到升压、稳压的效果。

4.辨舌、脉、血压、神志、汗出、尺肤、心悸,警惕危候发生 以下证候应视为病情危重表现:舌质明显紫气、青紫、光剥红绛;苔黄厚腻或黑厚腻;脉结代、促、沉迟微细、叁伍不调、虚大无根;血压下降,脉压减小;喘促不安,甚至咯吐粉红色泡沫状痰;大汗淋漓,额汗如珠;尺肤湿冷;心悸不宁,怔忡不已。

休克、心衰、心律失常是本病的三大并发症,是致死的主要原因,应及早发现,及早处理。

5.抗厥救脱,抢救危重症 厥脱是真心痛患者的危重症之一,但也有轻重之分。轻者可口服中成药,气阴虚者用生脉饮,气虚者用人参粉(红参、白参酌情选用)温开水送服。重症者必须用静脉注射药。如气脱者用人参注射液2~4mL加入50%葡萄糖液20mL静脉推注,或加入静脉输液中,可反复使用,据病情调整用量、静脉滴注速度。阳气虚脱者用参附注射液,用法同上,用量不宜过大,以免附子中毒。气阴虚者用生脉注射液20~40mL加入5%葡萄糖液中静脉滴注,亦可用参麦注射液5~20mL加入5%葡萄糖液中静脉滴注。同时可使用针刺治疗。体针取素髎、人中、足三里、内关,耳针取皮质下、肾上腺。并发急性左心衰者,还要定喘固脱。在上述厥脱治疗的基础上,气喘明显者配用葶苈子末3~6g,温开水送服。

第四章　心律失常

心律失常是指心脏冲动的频率、节律、起源部位、传导速度或激动次序的异常。根据心律失常发生时心率的快慢可分为：①快速型心律失常，包括窦性心动过速、室上性心动过速、期前收缩、心房扑动、心房颤动、室性心动过速等；②缓慢型心律失常，包括窦性心动过缓、窦性停搏、窦房传导阻滞、房室传导阻滞、病态窦房结综合征、室性自主心律等。心律失常是心血管内科的常见病、多发病，可发生在任何年龄，发病率随年龄增高而增加。轻度患者可无症状或症状轻微，对人体不产生危害。但少数重症患者发病突然，也是心源性猝死的主要原因。据统计，在心律失常中心房颤动的人群患病率为 0.4%～1.0%，我国心房颤动总患病率为 0.77%。室性心律失常的人群患病率为 0.36%～1.28%，我国约为 150 万/年，美国为 25 万～35 万/年。而其中恶性室性心律失常的患病率达 62%～80%。尤其是室性心动过速预后不良，很容易发展成心室颤动，病死率高。在我国每年猝死人群中，90% 以上的死因与心律失常有关。

根据心律失常临床症状表现，当归属于中医"心悸"病证范畴。

第一节　疾病认识

一、中医病名溯源

中医古籍上虽无心律失常这一病名，但早在《黄帝内经》即有关于心悸的一些论述。如《灵枢·经脉》中有"心中澹澹大动"的描述。《素问·痹论》指出的"心下鼓"及《灵枢·本神》的"心怵惕"均与心律失常的临床表现相似。《素问·三部九候论》曰："参伍不调者病"，对脉律不齐的体征进行了描述。汉代张仲景在《伤寒杂病论》中正式提出惊悸的病名，其中《金匮要略·惊悸吐衄下血胸满瘀血病》专门对惊悸的病因病机做了论述，指出："寸口脉动而弱，动则为惊，弱则为悸"。宋代严用和在《济生方·惊悸怔忡健忘门》提出了怔忡病名，认为"夫怔忡者，此心血不足也"，至此惊悸、怔忡病名正式确立。后世医家遵从仲景《金匮要略》中"心动悸""心下悸"的说法，将惊悸与怔忡合称为心悸。明代医家对惊悸与怔忡的区别有了进一步的认识，如虞抟在《医学正传·怔忡惊悸健忘症》指出："怔忡者，心中惕惕然动摇而不得安静，无时而作者是也；惊悸者，蓦然而跳跃惊动，而有欲厥之状，有时而作者是也。"

不同的心律失常可有不同临床表现。常见的症状有胸闷、心悸、头晕（或晕厥）、气短、憋气、脉率过快、脉率过缓或脉律不齐、焦虑不安等。根据心律失常的临床证候特点，当属于中医"心悸""惊悸""怔忡"等病证范畴。

二、发病机制

心律失常的病理机制既有心肌细胞电生理的异常，也有自主神经的作用。可以概括为以下两种。

1.自律性异常与触发激动致冲动形成的异常　即具有自律性的心肌细胞由于自主神经

系统的兴奋性改变或其内在的病变使其自律性增高,导致不适当的冲动发放。此外,原来无自律性的心肌细胞如心房、心室肌细胞,由于缺血、电解质紊乱、儿茶酚胺增多等均可导致异常自律性的形成。触发激动是由一次正常的动作电位所触发的后除极并触发一次新的动作电位而产生的持续快速心律失常。

2.折返激动与传导障碍致冲动传导异常　当激动从某处一条路径传出后,又从另外一条路径返回原处,使该处再次发生激动的现象称为折返激动,是所有快速心律失常最常见的发生机制。冲动在折返环内反复循环,从而产生持续快速的心律失常。冲动传导至某处心肌时,如恰逢生理性不应期,也可以形成生理性阻滞干扰现象。当传导障碍并非由于生理性不应期所致者称为病理性传导阻滞。

三、病因

1.体虚劳倦　禀赋不足,素体虚弱,或久病伤正,年老体衰,耗损心之气阴,或劳倦太过伤脾,生化之源不足,气血阴阳匮乏,脏腑功能失调,致心神失养,发为心悸。如《丹溪心法·惊悸怔忡》所言:"人之所主者心,心之所养者血,心血一虚,神气不守,此惊悸所肇端也"。

2.七情所伤　平素心虚胆怯,突遇惊恐,犯于心神,心神动摇,不能自主而心悸。如《素问·举痛论》所说"惊悸者,心虚胆怯所致也",《济生方·惊悸论治》指出"惊悸者心虚胆怯所致也"。长期忧思不解,心气郁结,阴血暗耗,不能养心而心悸。或化痰生火,或大怒伤肝,大恐伤肾,怒则气逆,恐则精却,阴虚于下,火逆于上,撼动心神亦可发生心悸。

3.感受外邪　风、寒、湿三气杂至,合而为痹。痹症日久,复感外邪,内舍于心,痹阻心脉,心血运行受阻,发为心悸。或风寒湿热之邪,由血脉内舍于心,耗伤心气心阴,亦可引起心悸,如《素问·痹论》指出"脉痹不已,复感于邪,内舍于心""心痹者,脉不通,烦则心下鼓"。如春温、风湿、暑温、疫毒,均可灼伤营阴,心失所养,或邪毒内扰心神,并见心悸。

4.药食不当　嗜食厚味,蕴热化火生痰,痰火上扰心神则为悸。正如清代吴澄《不居集·怔忡惊悸健忘善怒善恐不眠》所言"心者,身之主,神之舍也。心血不足,多为痰火扰动"。也有因药物过量或毒性较剧,耗伤心气心阴,引起心悸,如中药附子、乌头、雄黄、蟾酥、麻黄等;西药如洋地黄、奎尼丁、阿托品、肾上腺素等。

四、病机与转归

1.病机　心脉瘀阻和心气亏虚是各类心律失常的共有病机。故本病病机为本虚标实、虚实夹杂,本虚主要是心脏或兼有其他脏腑的气、血、阴、阳的亏虚,心失所养,或邪扰心神,心神不宁。标实者多由痰(火)扰心,痰湿阻遏气机,水饮上凌或心血瘀阻,外邪等所致。

其病位在心,且与肝、脾、肾、肺四脏密切相关。如心之气血不足,心失滋养,而致心悸;或心阳虚衰,心脉瘀滞,心神失养;或肾阴不足,不能上制心火,水火失济,心肾不交;或肾阳亏虚,心阳失于温煦,阴寒凝滞血脉;或肝失疏泄,气滞血瘀,心气失畅,气血运行不畅;或脾胃虚弱,气血乏源;或宗气不行,血脉滞留;或脾失健运,痰湿内生,扰动心神;或热毒犯肺,肺失宣肃,内舍于心,血运失常;或肺气亏虚,不能助心以治节,心脉运行不畅,均可引起心律失常。

2.转归　心律失常的病理性质,主要有虚实两个方面。虚者,气、血、阴、阳亏,使心失滋养,而致心悸。实者多由痰火扰心,水饮上凌或心血瘀阻,气血运行不畅所致。虚实之间可以相互夹杂或转化。实证日久,病邪伤正,可分别兼见气、血、阴、阳之亏损;而虚证也可因虚致实,兼见实证表现。临床上阴虚者常兼火盛或痰热;阳虚者易夹水饮、痰湿;气血不足者,易兼气血瘀滞。

心律失常初起以心气虚为常见,可表现为心气不足、心血不足、心脾两虚、心虚胆怯、气阴两虚等证。病久伤及阳,阳虚者则表现为心阳不振、脾肾阳虚,甚或水饮凌心之证;阴虚血亏者多表现为肝肾阴虚、心肾不交等证。若阴损及阳,或阳损及阴,可出现阴阳俱损之候;若病情恶化,心阳暴脱,可出现厥脱等危候。

第二节　辨证要点

一、以整体辨证观为核心

1.以整体辨证观念为核心　整体就是统一性和完整性。人体是一个统一的有机整体,它是由脏腑、组织、器官所构成,各脏腑、组织、器官的功能活动不是孤立的,而是整体活动的组成部分,在结构上是不可分割的,在功能上是相互协调、相互制约和相互为用的,在病理上是相互影响的。运用望闻问切所获得的临床资料,特别是脉象,心脏听诊(心率、心律、心音)及心电图、24~48小时动态心电图、心脏超声等检查,以及心律失常发生频率、诱发因素、持续时间,饮食,二便,睡眠等情况,未明确是心的局部病变引起其他脏腑功能改变,还是其他脏腑影响心而致心律失常的发生,把局部病理变化与整体病理反应统一,才能正确进行辨证施治。

心律失常患者常见的症状表现,如心悸、胸闷、眩晕,甚至昏厥等,是机体在一个局部的病理状态下表现出的特异的变化,这些变化是全身性阴阳气血变化的集中体现,难以从一脏一腑的局部要素进行说明。

2.心与他脏关系　《黄帝内经》认为“心者,五脏六腑之大主也,精神之所舍”,《丹溪心法》言:“人之所主者,心,心之所养者,血,心血一虚,神气不守,此惊悸之肇端也”,强调了本病病机,但这种心血虚的病理格局,究其成因,绝非能从某一孤立的脏腑给予圆满的解释,如心主血与肺主气的关系,实际上是气和血相互依存、相互为用的关系,肺主宣发肃降和“朝百脉”,能促进心行血的作用,如肺气虚或肺失宣肃,均可影响心的行血功能,出现胸闷、心悸、气短等症。如心气不足,心阳不振,瘀阻心脉,致血行异常时也会影响肺的宣发和肃降,出现胸闷、气喘等肺气上逆的病理表现。心与脾的关系主要表现在血液的生成和运行方面,在病理上心脾两脏互为影响,如思虑过度,不仅耗伤心血,而且影响脾的运化,若脾气虚弱,则气血生化无源,可导致血虚心无所主,出现心悸、眩晕、失眠、纳呆、体倦等心脾两虚的病理变化。心主血,肝藏血。人体的血液生化于脾,储藏于肝,通过心以运行于全身,心之行血功能正常,则血运正常,肝有所藏,若肝不藏血,则心无所主,血液运行必致失常。心主神志,肝主疏泄,人的精神、意识和思维活动,虽由心所主,但与肝的疏泄功能关系密切。由于情志所伤,初期表现肝郁气滞,后期多化火伤阴,因而在心律失常病证常见心肝阴虚、心肝火旺相互影响或同时存在。心火必须下降于肾,肾水必须上济于心,心、肾的生理功能才能协调,称为水火既济。反之,心肾功能失去协调,升降出现一系列的病理表现,即心肾不交、水火失济,在临床上出现心悸、怔忡、失眠、多梦等症。

总之,心主血脉之功能必须依赖肺之宣发、肝之疏泄、脾气统摄和肾气的激发与温煦,才能保持气血和顺、阴阳平衡，惊悸、怔忡之症亦无从产生。由此可知，对心律失常病机的认识不能只局限于心，而是强调疾病发生过程中脏腑功能的整体变异，这是基于人体五脏六腑在生理、病理上互相依存、互相影响的特点，必须从整体上去认识和把握，从而形成中医独特的病理观。

二、辨心律失常的虚实

心律失常的辨证应分虚实。心悸病的特点多为虚实夹杂，本虚而标实。

虚者是心虚失养，涉及心之气血阴阳亏虚，禀赋不足，素质虚弱，或久病伤正，年老体衰，心气虚弱，而致心律失常，初起以心气虚为常见，可发展为心气不足、心血不足、心脾两虚、心虚胆怯、气阴两虚等证。病久阳虚者则表现为心阳不振、脾肾阳虚，甚或水饮凌心之证；阴虚血亏者多表现为肝肾阴虚、心肾不交等证。若阴损及阳或阳损及阴，可出现阴阳俱损之候。若病情恶化，可出现厥脱等危候。其正虚程度与虚损脏腑的多少有关，一脏虚损者为轻，多脏亏损者为重，在一般情况下，仅心本身虚损所致者，病情较轻，夹杂证少，其临床表现仅以心慌、心悸、胸闷等为主，而与他脏并病，则兼见他脏的一系列证候，须分清脏腑的虚损程度、心脏与他脏的病变情况，才能把握疾病的轻重程度，而不致偏执单纯补心。此外，心阳衰弱多致水饮内停或瘀血阻络，心阴虚则多出现水火不济、虚火内扰心失宁静的情况，临床上辨证时应分清其虚实程度，注意补虚泻实。

实者主要与情志化火、痰饮、气滞、血瘀、湿热等有关，多由痰火扰心、水饮上凌或心血瘀阻、气血运行不畅而致。虚实之间可以相互夹杂或转化，实证日久，病邪伤正，可出现心气血阴阳亏虚证候。临证时，在全面掌握患者整体情况的基础上，应当充分辨清其虚实，以及虚实轻重程度，才能决定治疗法则，虚实兼顾，不致偏执一法。

三、治疗基础病是治疗心律失常的关键

由基础疾病如冠心病、高血压、心肌炎、甲状腺功能亢进、糖尿病、心力衰竭等导致的心律失常临床多见。治疗基础疾病是治疗心律失常的根本，要通过检查明确其病因。如冠心病所致心律失常，患者临床症状有心悸、乏力、胸闷、胸痛，活动加重，心电图 ST-T 改变，或有期前收缩、心房颤动、心动过速等；高血压所致者，伴有头晕、胀痛、血压高、心率快等；心力衰竭所致者，患者自诉活动后胸闷、气短、心慌、乏力、水肿等症，心电图示心动过速、心房颤动或期前收缩。明确导致心律失常的疾病诊断，治疗以基础疾病为重点，加用抗心律失常药物以治其标。患者如无器质性心脏病，因于情志因素、失眠、更年期综合征，或有湿热中阻，或有肝气郁滞等发生心律失常，此类患者往往活动后心律失常症状减轻，休息时症状加重，多为功能性心律失常，治疗时精确辨证，缓解症状，即可取得良效。

四、掌握心律失常脉象与心电图的关系

脉象的异常是心律失常的主要表现。临床快速性心律失常多见于脉率增快，如数脉、疾脉、促脉、代脉等；缓慢性心律失常脉率缓慢，见于迟脉、结脉。

数脉，《濒湖脉学》曰："数脉息间常六至，数脉为阳热可知，只将君相火来医，实宜凉泻虚温补"。这是指脉律规整而脉率在 100~150 次/分的一种脉象，并指出数脉不仅为阳热所致，也有虚实之分。心电图多表现为窦性心动过速、阵发性室上性心动过速等。

疾脉，《濒湖脉学》中指脉来疾速，脉率在 150 次/分以上而脉律较整齐的一种脉象。心

电图多表现为阵发性室上性心动过速、心房扑动或心房颤动伴 2∶1 房室传导等。

促脉,指脉率快速而兼有不规则歇止的一种脉象,《濒湖脉学》指出心阴亏虚常见促脉,为心阴亏损,虚火偏旺,即"促脉数而时一止,此为阳极欲亡阴,促脉唯将火病医"。心电图多表现为期前收缩、快速性心房颤动等。但在临床也多见促脉伴气短、形寒、四肢水肿等阳虚水泛的症状和体征,此时促脉不可单纯作为热病治疗,此时,促脉的治疗原则应所谓"实宜凉泻,虚温补"。

迟脉,《濒湖脉学》谓"一息至唯三,阳不盛阴气血寒",是一种脉率在 40～50 次/分的脉律基本规整的脉象,心电图多表现为窦性心动过缓、完全性房室传导阻滞。

结脉,指脉率缓慢而伴有不规则歇止的脉象,《濒湖脉学》谓"结脉缓而时一止,独阴偏盛欲亡阳",心电图多表现为二度以上窦房、房室传导阻滞、室内传导阻滞、期前收缩等。

代脉,《濒湖脉学》谓"代脉动而中止",指脉率不快而伴有规则歇止的脉象,心电图多表现为二度窦房、房室传导阻滞,以及期前收缩二联律、三联律等。

迟脉、结脉、代脉多见于气血阴阳不足,如《伤寒论·辨脉法》谓"阴盛则结",《素问·脉要精微论》谓"代则气衰"。

以上说明古人从脉学方面将心律失常的病因病机、预后、治则等做了精辟的总结,至今在临床上具有重要的指导意义。中医学在几千年的文献中记载了心悸发作时表现的结、代、促、数脉及其区别,这些脉象至数与脉律的异常,在现代心电图上都有异常表现。因此,掌握这些异常的脉象及心电图表现,对心律失常的诊断与疗效评价有着重要意义。

五、目前心律失常辨证治疗中影响疗效的一些问题

中医辨证治疗心律失常虽然可以有很好的疗效,但疗效的取得并非轻而易举,必须确实做到辨证准确,遣方、选药、用量、配伍精当,方可疗效满意。因为心律失常不仅只是患者主观感觉的异常,而且还要有明确的客观指标,其指标的改善与否能从心电图上确切显示出来,其疗效来不得半点含糊,特别是有些期前收缩及阵发心房纤颤的患者,病情顽固,病程较长,数年甚至十余年来经服各种抗心律失常的西药,也曾多方求治,服过不少中药,但效果都不理想,或只能于服药期间暂时减轻或控制,药物减量或停用则病情又出现反复,不能得到根治。笔者长期从事中医心血管疾病专科医、教、研工作,面对大量难治的心律失常患者,起初也曾感到使用当时常用的理法方药难以奏效,但经过结合实际认真复习、钻研中医古典医籍,特别是李时珍所著《濒湖脉学》受益匪浅,该书对于有关心律失常脉象的定义、主病的描述,特别是其对类似脉的鉴别要点的叙述非常详尽、简明、中肯,其中一些观点确实耳目一新,经临床反复验证,切实可行,使得疗效大大提高。经过长期、大量认真的临床实践,观察总结,已形成了治疗心律失常"以脉为主,四诊合参,分为两类,十型三证候"的自己独特的辨证思路、方法及系列方药。对于难治性心律失常取得了满意的治疗效果。总结自己治疗心律失常的经验和教训,结合所见到的目前中医治疗心律失常的情况,在努力继承发扬中医学遗产、提高中医学术水平的热情鼓舞下,冒昧地提出一些心律失常临床治疗中存在的问题,与同仁讨论。

1.对脉象在心律失常辨证中的重要地位认识不足　心律失常的辨证中最具有鉴别价值的是脉象的变化,因为心律失常是指心脏搏动频率与节律的异常,心搏频率与节律的变化必然要在脉象上反映出来,所以不同种类的心律失常必然出现反应各自根本特点的脉象。如

窦性心动过速出现数脉而阵发室上速或室速则出现疾、极或脱脉；窦性心动过缓出现缓脉，而病态窦房结综合征则出现迟脉；期前收缩者心率快者为促脉，而心率慢者为结脉；心房纤颤心室率慢者为涩脉，快速心房颤动则为涩而数之脉。总之，如上所述，临床常见的各种心律失常都各自有其相应的主脉，而各个主脉也都有其相应的主病，如数脉、疾脉、促脉均主"热"，而缓脉、迟脉、结脉主阴主寒，涩脉主阴血不足，代脉乃气虚为甚而致气衰。数、疾、促脉同为主"热"，但又有区别，数脉乃热，疾为热更盛而阴伤，促脉则为热盛阴伤、血脉瘀阻更为明显之象。缓与迟脉同属阴寒，但缓主气虚、湿痰及风邪阻脉，而迟为"寒"。临床辨证时首先应弄清脉象，抓住了大纲，也就有了正确的治疗大方向，就不会被患者所出现的非本质表现引入歧途，而出现阴阳颠倒、寒热反谬的错误。我体会在心律失常的辨证中应以脉为主，四诊合参，当脉症或脉舌有矛盾时，可按照"从脉舍症"或"从脉舍舌"的原则，反之则会影响疗效。目前因辨脉的重要性认识不足，而不能按照"舍症从脉"的原则处理是心律失常辨证中存在影响疗效的重要原因之一，如期前收缩的患者，其主脉多为细促脉，症状多见心悸、气短、胸闷、憋气，舌苔薄白，舌质暗红，有时兼见肢凉不温，因促脉的主病是"热"，故其发病的关键在于"热"，而热产生的必要环节是心脉瘀阻，脉阻的根本原因又是心气不足，不能帅血畅行，心悸、气短、脉细为心气虚之象，舌暗乃血瘀之征，总之其病机应为心气不足、血脉瘀阻、瘀郁化热，若据此病机采用益气通脉、凉血清热之法会取得很满意的疗效，但其中有一症状是"肢凉不温"，肢凉是寒象，与主"热"之促脉相矛盾，此时若从肢凉之症，而舍主热之促脉，则辨证为心阳气不足、血脉瘀阻，使用温阳散寒、益气通脉之法，临床实践证实，其疗效往往不佳。笔者亦曾走过这样的弯路，而深深体会到此时必"舍症从脉"。

2.对各种心律失常的主脉辨认不清

（1）促、结、代脉不分：目前临床中存在的一个较为普遍的问题是：遇见期前收缩的患者，则将其出现的间歇脉笼统地称为结代脉，然后就不加分析地根据《伤寒论》中"脉结代心动悸，炙甘草汤主之"的经文而用炙甘草汤治疗，因而使大部分期前收缩的患者不能获得满意的疗效。其实期前收缩的患者虽然是间歇脉，但间歇脉却有促、结、代脉之分。脉数而有间歇，称为促脉；脉缓而有间歇，称为结脉；代脉乃是"止有定数"或"动而中止不能自还，因而复动"，即期前收缩频繁出现，甚至形成二联律、三联律等。促脉与结脉不同，结脉与代脉也是两种不同的脉象，而不是间歇脉的总称。《金匮要略》所载"脉结代，心动悸，炙甘草汤主之"经文中"脉结代"的含义是结脉加代脉，并非是笼统指脉有间歇之意。因促脉主病是"阳热"，结脉主病属"阴寒"，为气血与寒痰凝结而致，代脉乃是气虚甚而至衰的表现。绝大多数期前收缩的患者是心率快或心率偏快，起码心率不慢而有期前收缩，只有少数的患者是心动过缓而伴有期前收缩，所以大多数期前收缩患者都表现为促脉。根据《濒湖脉学》记载，形成促脉的关键是"热"，其热的产生乃由于心脉瘀阻，瘀郁化热，而心脉瘀阻又是由于心脏亏虚不能使血脉畅行而致。所以临床若认清促脉而抓住"热"这一关键因素，治疗时在益气养心、理气通脉的基础上再加用凉血清热之法，就会使治疗期前收缩的疗效大大提高，但目前"热"这个因素却往往易被人忽略。若遇到结脉则宜益气温阳，化湿祛痰，活血通脉，而不需使用清热凉血之法。无论是促脉或结脉若出现间歇频繁甚或形成二联律、三联律时，证明气虚明显已达虚衰的程度，此时若加重补气药物的比重，则会取得更好的效果。《金匮要略》所载"脉结代，心动悸，炙甘草汤主之"，经文中所指的即是结脉加代脉的心动悸患者，可用炙甘草汤治疗，从脉象推测，乃是频发期前收缩甚至形成二联律、三联律者，根据其结代脉的主病是心气血阴阳俱虚,而又以气虚明显,所以可选用炙甘草汤治疗。炙甘草汤是益气养心、温阳通脉之方,本方既能补心之气血阴阳,又以补气为重,所以治疗结代脉会取得良好疗效,反之若为促脉则疗效不佳,而目前一个影响疗效的问题即是不加分析地使用炙甘草汤治疗各种心律失常。

(2)涩脉不辨:目前临床尚常见一些医师遇到心房纤颤患者的脉象,因其脉不规则就认为是"结代"脉,这是不确切的。关于"结代"脉的含义前面已经谈到,结脉是缓脉中有歇止,代脉乃歇止频繁之脉,而心房纤颤患者脉象的特点不是间歇而是强弱快慢绝对不齐,即中医古籍所描述的"参伍不调","参伍不调"是"涩"脉的表现,所以房颤是"涩脉"而不是"结代脉"。关于涩脉的特点应包含两方面,一是指脉流涩滞不畅,如"轻刀刮竹""病蚕食叶"等;另一特点即是"参伍不调",后者往往被忽视。关于涩脉《濒湖脉学》有如下记载:"细而迟,往来难,短且散;或一止复来,参伍不调,如轻刀刮竹""如雨沾沙,如病蚕食叶。"另外,按照《濒湖脉学》记载,涩脉除"参伍不调"的特点外,尚有迟而缓之意,所以涩脉是指心房纤颤且心率慢及偏慢者的脉象,快速心房颤动则属于涩脉加数脉了。涩脉主病的特点是阴血阴精不足,如《濒湖脉学》所述"涩缘血少或伤精"。心房颤动的辨证治疗如根据其涩脉而充分地加用滋补阴血之品会取得满意的疗效,再进一步分清是涩脉还是涩加数之脉,即分清是心率慢的心房颤动还是快速心房颤动,而分别采用不同的治疗法则,就更加辨证精当了。

(3)迟缓不分:目前临床中另一个较为普遍的问题是凡遇到心率慢者就认为是迟脉,辨证为"虚寒"。其实,心率慢应分为缓脉与迟脉。缓脉为"一呼一吸四至",迟脉为"一呼一吸三至",缓脉快于迟脉。窦性心动过缓者一般出现缓脉,而病态窦房结综合征则多出现迟脉。根据《濒湖脉学》记载:"缓脉营衰卫有余,或风或湿或脾虚""迟来一息至惟三,阳不胜阴气血寒。"又云:"有力而迟为冷痛,迟而无力定虚寒。"可见缓脉主脾气虚、湿邪与风邪,而迟脉主寒。缓脉者补气健脾,化湿祛风为法即可奏效,这类患者往往不怕冷,无肢凉等寒象,甚至反怕热,若误以为寒,而用辛温之品反会因燥热耗伤阴血,出现阴虚阳亢之象。若为迟脉,则必须使用辛温之品才可奏效。所以,一般窦性心动过缓的患者多出现缓脉而使用健脾补气、化湿祛风之法;而病态窦房结综合征因脉迟,则必须用辛温之品方可取效。

(4)数脉与疾脉不分:窦性心动过速的脉象属于数脉,这是每个医师都确认无疑的。但对阵发室上性心动过速及室速的脉象往往也被认为是"数脉"。其实,窦速及室上速因其心率的不同,而脉象并不一样,根据《四言举要》记载:"数脉属阳,六至一息,七疾八极,九至为脱……",故阵发室上速及室速的脉象不是数脉而是疾脉、极脉或脱脉。数脉主阳主热;疾脉则是阳热极盛,阴液欲亡之象;脱脉乃是阳极阴竭,元气将脱。所以,治疗阵发室上速或阵发室速就需在数脉治疗基础上,加重使用清热凉血养阴之品,否则效果欠佳。

3.辨证纲目不清　综合历代医家对心悸病的认识和治疗经验,结合五十年来心血管病专科临床观察和总结分析,笔者认为心律失常的中医病名可称心悸病。本病乃本虚标实,虚实兼杂之证,其病位在心,涉及肺、脾、肝、肾等脏腑,本虚主要是心脏或兼有其他脏腑的气、血、阴、阳的亏虚,标实主要分为热、寒、痰、水湿、风邪、气滞和瘀血。虽然心律失常辨证类型复杂多变,但引起心律失常的必要环节均是"心脉瘀阻",形成"心脉瘀阻"的基本因素是"心脏亏虚",即"心脉瘀阻"和"心脏亏虚"是各类型心律失常所共有的,治疗时必须抓住"补心"和"活血通脉"这两个共同的治则。但各类型心律失常又有其不同的特点,必须分辨清楚。笔者认为心律失常的辨证宜首先分为"阳热"和"阴寒"两类,即以阴阳为纲。西医方面,心律失常临床分为快速型和缓慢型两大类,西医诊断属于快速型者,基本为阳热类,而缓慢型者基本为阴寒类(不是完全等同,少数不一致。如各种期前收缩,西医均属快速型,而中医辨证须根据脉象分为阳热类及阴寒类,若促脉属阳热类,而结脉则属阴寒类,但绝大多数为促脉,而极少数为结脉。)阴阳寒热分清后就保证了立法处方大方向的正确性,但目前临床辨证中存在的一个主要问题却是寒热错位。如期前收缩,其脉可分促脉及结脉,促脉为脉数而有间歇,结脉乃脉缓而有间歇,即促脉是心率快或不慢而有期前收缩,而结脉是心率慢而有期前收缩,促脉者占绝大多数,而只有极少数者为结脉,所以,绝大多数的期前收缩患者属于阳热类。因促脉主热,即属于促脉的期前收缩发病的关键是热,热的产生是由于心气亏虚,血脉瘀阻,瘀郁化热,故治疗时必须抓住"热"这一关键,组方中不遗漏凉血清热这一重要法则,才能取得满意疗效。但"热"这一因素却不但往往被忽视,而且常被其他非反映心律失常本质的症状迷惑而误辨为"寒"。如一些促脉患者除心悸、气短、乏力、胸痛、舌暗红等症状外,尚有"肢凉"这一症状,于是往往被认为是心气不足,心阳不振而致心脉瘀阻,于是使用益气养心、温阳通脉之法,用炙甘草汤加通脉之品,大量使用桂枝、肉桂等温阳药,往往效果不明显。其实,此时"肢凉"一症并非为心阳不振所致,乃是由于血脉瘀阻引起,脉促为瘀郁化热之象,若抓住本质,采用益气养心,理气通脉,凉血清热之法则疗效显著。结脉则为阴寒类,使用补气养心、化湿祛痰、温阳散寒、通脉散结之法,则可使期前收缩消失,若与促脉不分,而仍然使用前述之益气养心、理气通脉、凉血清热之法则不会获效。快速型心律失常的窦性心动过速、阵发性室上性心动过速、阵发性室性心动过速、快速心房纤颤等均属于阳热类,窦性心动过缓、窦房传导阻滞、房室传导阻滞等多属于阴寒类。两型分清后还须进一步根据其病机特点的不同,进行详细的分析,以分出不同证型,才能进一步提高疗效。笔者认为阳热类中可分为五型,阴寒类中亦可分为五型。其分型的依据有以下几个方面:①引起心脉瘀阻因素中虚实的不同;②引起心脉瘀阻的病邪种类的区别;③心脏亏虚的种类不同;④病位方面除心脏外所涉及的其他脏腑不同。如阳热类中的1型是由于心气阴两虚而引起的血脉瘀阻,2型则是湿停阻脉使血脉瘀阻,这两型虽然同是血脉瘀阻、瘀郁化热而属阳热类,但其形成血脉瘀阻的因素1型是心气阴两虚,而2型则是湿阻心脉,所以两型治疗时虽同需使用凉血清热,活血通脉之法,但1型尚需加用益气养阴药,而2型则需加用化湿理气药,否则就不能见到明显效果。又如阴寒类中的2型引起心脉瘀阻的病邪是湿邪,而3型是寒邪,应区别清楚。再如阳热类中的1型是同心气阴两虚所致的,而3型则为心气衰微。另外阳热类2型病位在心,而2型为心脾两虚引起湿邪停聚,其病位除了心还涉及于脾。上述这些区别也是易被忽视的。

  4.忽视证候 心律失常除可分为两类十型外,常常会临时出现一些常见的证候,当出现兼有证候时,必须给予特别的重视,甚至根据"急则治其标"的原则,先治其兼证,方可取效。心律失常各型中常可见如下3种不同证候:①气机郁结;②神魂不宁;③风热化毒。其中风热化毒往往影响更大。各型心律失常均可时而出现咽痛、口干欲饮、咳嗽、鼻塞或兼发热恶寒等外感风热化毒证候,此时往往心律失常表现加重,或病情已经控制,当风热化毒时心律失常又可出现。此时宜特别重视风热的治疗,甚至应暂停原方药,而改用疏风清热之方,待风热退后再使用原法,否则若不使用足量的疏风清热之剂,只是一味坚守原方,则心律失常不但无效,其病情还可能会进一步加重,这也是临床常见的问题。同样,当出现神魂不宁、失眠、烦躁、惊惕等症状时,宜加用安神定志类药物,而气滞明显则应使用理气解郁之品,这些在治疗心律失常时都是不可忽视的。

5.用药分量、方剂配伍、推敲不够　辨证立法、处方选药都很恰当后,有时尚不能取得满意疗效,还需从药物剂量上斟酌,若药量不够,往往也不能奏效。如治疗阳热类心律失常,使用的清热凉血药物丹皮、赤芍,经多年摸索发现用量必须较大,15～30g时效果显著,若只用10g则效果不明显。又如治疗阴寒类心律失常的缓脉,所使用的祛风药物羌独活也必须用量大至各15～30g,效果方能显著。但丹皮、赤芍若用量大,因其性寒凉,则可出现滑肠现象,如遇脾虚肠滑之人,便会便溏甚至腹泻,此时需发挥方剂配伍中佐药的作用,可于处方中加用厚肠之黄连、大量白术或温中之干姜,甚或加用涩肠之品如诃子肉等,则可消除其弊端。这些往往在临床中被忽视,使心律失常的治疗不能取得显著疗效。

第三节　中医治疗

心律失常的康复治疗属于中医"治未病"范畴。广义的康复包括药物康复、非药物康复。目的在于减少或去除引起恶性心律失常的病因,从而改善患者症状、提高生活质量。

一、药物治疗

1.辨证论治　中医认为心悸病变的主要部位在心,证候表现以本虚标实为特点,故基本治疗原则以补虚为主,祛邪为辅。心悸虽然病位在心,但五脏六腑的功能失调均能相互影响。因此,补虚应视脏腑亏虚的不同程度,或是补益气血之不足,或是调理阴阳之盛衰,以求阴平阳秘,使脏腑功能恢复正常,气血运行调畅。本病邪实多与脏虚有关,因虚致实。如脾虚运化失调生痰,气虚血循不畅致瘀,以痰饮内停及瘀血阻络为常见病因。因此,健脾化痰涤饮、益气活血祛瘀也是心悸的常用治疗原则。其次,心悸又可引起不寐和眩晕等心神不安症状,皆因心主神明,心主血,心气通于脑之故。故治疗心悸时常在补虚及祛邪的基础上加用养心安神、镇惊安神的方药。临床治疗心律失常引起的心悸时,多以养心安神、镇惊安神为治疗原则,并根据本病的病因病机,审证求因,辨证论治。

(1)心气虚损证:症见心悸不宁,面色㿠白,胸闷少气,神疲乏力,口唇淡白,手足小温,自汗懒言,舌质淡,苔薄白,脉弱无力。治宜补益心气,安神定志。方用五味子汤(《景岳全书》),常用人参、黄芪、五味子、麦冬、茯苓、大枣、炙甘草等药物配伍。也可用养心汤(《证治准绳》):黄芪、茯苓、茯神、当归、川芎、炙甘草、半夏曲、柏子仁、酸枣仁、远志、五味子、人参、肉桂,以益气温阳,补心安神。

(2)心阳不足证:症见心悸气短,少气无力,声低息短,胸中痞闷,入夜为甚。畏寒喜温,或四肢冰冷,小便清长,大便溏稀,舌质淡,苔白润,脉沉微或沉缓、沉迟。心阳不足为心气虚损进一步发展而成。治宜温补心阳,养心安神,方用乐令建中汤(《太平惠民和剂局方》)。常用党参、黄芪、茯苓、炙甘草、生姜、大枣、桂枝、桂心、细辛、半夏、白芍、当归、麦冬等药配伍。

(3)心阴不足证:症见心悸烦躁,头晕目眩,颧红耳鸣,咽干口燥而饮少,眠差多梦,低热盗汗,体质瘦弱,舌质红,少苔或光剥,脉细数。治宜滋阴降火,宁心安神。若阴虚者以滋阴为主,可用天王补心丹(《摄生秘剖》)。若火旺者以清虚火为主,可用朱砂安神丸(《医学发明》)。常用人参、玄参、丹参、茯苓、五味子、炙远志、桔梗、当归、天冬、麦冬、柏子仁、酸枣仁、生地、朱砂、黄连、生地、当归、甘草等药配伍。

（4）心血不足证：症见心悸怔忡，头目昏眩，面色无华，心烦不寐，多梦，精神萎靡，唇甲色淡，舌质淡，苔薄白，脉细弱。治宜补血养心，益气安神。方用归脾汤（《济生方》）。若兼见心动悸而脉结代者，可用益气养血、滋阴复脉之炙甘草汤（《伤寒论》）。常用人参、黄芪、生地、麦冬、白术、桂枝、阿胶、火麻仁、茯苓、茯神、酸枣仁、龙眼肉、当归、炙远志、木香、大枣、生姜、炙甘草等药配伍。

（5）心脾两虚证：症见心悸健忘，失眠多梦，面色无华，神疲乏力，食欲缺乏，腹胀便溏。女子可有月经量少、色淡或淋漓不尽。舌质淡嫩，脉细弱。治宜补益心脾，养血安神。方选归脾汤（《济生方》）。

（6）心血瘀阻证：症见心悸气短、胸闷不舒，时有心中刺痛，重则痛引肩背，唇甲青紫，舌质暗淡或青紫，或见瘀点，苔白或黄，脉涩或结代。治宜活血化瘀，通脉止痛。方用血府逐瘀汤。

（7）痰火扰心证：症见心悸烦躁，眩晕失眠，口舌溃烂，口苦咽干，或吐血、衄血，舌尖红，苔黄或黄腻，脉滑数或弦数。治宜清热化痰，宁心安神。方用黄连温胆汤（《千金方》）。常用半夏、陈皮、茯苓、枳实、竹茹、黄连、大枣、生姜、甘草等药配伍。

（8）水气凌心证：症见心悸胸满，头晕目眩，咳嗽，咯吐稀白痰，面浮肢肿，小便短涩，舌质淡，苔薄滑，脉沉弦。水气凌心乃脾虚中阳不足，饮停心下所致。治宜振奋心阳、化气行水。方用苓桂术甘汤（《金匮要略》）。若兼肾阳虚不能制水，症见心悸咳喘，不能平卧，小便不利，下肢浮肿较甚者，宜温阳利水宁心。方用真武汤（《伤寒论》）或与苓桂术甘汤合用。常用炮附子、桂枝、白术、茯苓、白芍、生姜、炙甘草等药配伍。

（9）食滞胃脘证：症见心悸脘闷，嗳气，腹中不适或脘腹胀痛，大便不爽，夜寐不安。平素多有心悸宿疾，每因饮食失节，暴饮暴食而作，舌苔厚腻，脉滑或结代。治宜消积化滞，和胃宁心。方用保和丸（《丹溪心法》）。常用神曲、山楂、茯苓、半夏、陈皮、莱菔子、连翘、石菖蒲、酸枣仁、夜交藤等药配伍。若食滞重证、不寐辗转、心悸、腹胀者，可用《伤寒论》调胃承气汤（芒硝、大黄、甘草）。若兼见胸痛彻背、背痛彻胸、胸闷痞塞者，可加瓜蒌、丹参、枳实、延胡索，以宣痹通阳、活血化瘀。

（10）肝郁化火证：症见心悸烦闷，少寐多梦，头痛目赤，急躁易怒，胸胁胀满，口渴口苦，便秘溲赤，舌质红，苔黄，脉弦数。治宜疏肝泄热，镇心安神。方用龙胆泻肝汤（《兰室秘藏》）加减。常用龙胆草、栀子、黄芩、柴胡、生地、车前子、泽泻、木通、当归、朱茯神、生龙骨、石决明、甘草等药配伍。

（11）心火亢盛证：症见心悸怔忡，胸中烦热，失眠多梦，面赤口苦，口舌生疮，小便短赤疼痛，舌尖红，脉数。治宜清心泻火，镇心安神。方用导赤散（《小儿药证直诀》）加减。常用生地、木通、淡竹叶、黄连、苦参、酸枣仁、夜交藤、柏子仁、石决明、龙齿、甘草等药配伍。

（12）心肾不交证：症见心悸健忘，心烦不寐，头晕耳鸣，口干津少，两颧潮红，五心烦热，腰酸遗精，舌鲜红少苔，脉细数。心肾不交为心火不能下降，肾水不能上潮，水火不济所致，治宜交通心肾、宁心止悸，方用交泰丸（《医方集解》）加减。常用黄连、肉桂、夜交藤、酸枣仁、茯神等药配伍。若偏于心阴虚者，可合用天王补心丹，若偏于肾阴虚者，可合用六味地黄丸。

2.中成药应用　目前，国内用于治疗心律失常的中成药较多，临床上可以辨证论治，酌情使用。

（1）归脾丸：主要成分为党参、白术（炒）、炙黄芪、炙甘草、茯苓、远志（制）、酸枣仁（炒）、龙眼肉、当归、木香、大枣（去核），以蜂蜜为辅料。功效主治：益气健脾，养血安神。适用于心脾两虚，气短心悸，失眠多梦，头昏头晕，肢倦乏力，食欲缺乏。规格：每30粒重6g。用法用量：1次6g，每天3次。用温开水或生姜汤送服。不良反应、禁忌尚不明确。注意事项：忌不易消化食物，感冒发热患者不宜服用，对本品过敏者禁用，过敏体质者慎用。

（2）天王补心丹：主要成分为生地黄、五味子、当归身、天冬、麦冬、柏子仁、酸枣仁、人参、玄参、丹参、白茯苓、远志、桔梗。功效主治：滋阴养血，补心安神。适用于阴虚血少、神志不安证，症见虚烦心悸，睡眠不安，精神疲惫，梦遗健忘，不耐思虑，大便干燥，口舌生疮，舌红少苔，脉细而数。现常用于治疗神经衰弱、精神分裂症、心脏病、甲状腺功能亢进（甲亢）及复发性口腔炎、荨麻疹等属上述证候者。规格：每丸重9g。用法用量：口服，1次8丸，每天3次，或遵医嘱。不良反应、禁忌尚不明确。注意事项：忌食辛辣腥物，虚寒患者不宜。

（3）生脉饮：主要成分为红参、麦冬、五味子，辅料为蔗糖。功效主治：益气，养阴生津。用于治疗气阴两亏，心悸气短，自汗。规格：每支10mL。用法用量：口服，1次10mL，每天3次，饭前服刚。不良反应、禁忌尚不明确。注意事项：忌油腻食物；凡脾胃虚弱、呕吐泄泻、腹胀便溏、咳嗽痰多者慎用；感冒患者不宜服用；服用本品不宜喝茶和吃萝卜，以免影响药效；小儿、孕妇、高血压、糖尿病患者应在医师指导下服用。

（4）振源胶囊：主要成分为人参果总皂苷。功效主治：益气通脉，宁心安神，生津止渴。用于心悸、胸痹、不寐、消渴气虚证，症见胸痛胸闷，心悸不安，失眠健忘，口渴多饮，气短乏力；冠心病，心绞痛，心律失常，神经衰弱，2型糖尿病见上述证候者。规格：每粒重0.25g（含人参果总皂苷25mg）。用法用量：口服，1次1～2粒，每天3次，饭前服。不良反应尚不明确。禁忌：忌与五灵脂、藜芦同服。注意事项：忌辛辣、生冷、油腻物；感冒发热患者不宜服用；高血压、心脏病、糖尿病、肝病、肾病等慢性病患者应在医师指导下服用；对本品过敏者禁用。

（5）稳心颗粒：主要成分为党参、黄精、三七、琥珀、甘松。功效主治：益气养阴，定悸复脉，活血化瘀。主治气阴两虚兼心脉瘀阻所致的心悸不宁、气短乏力、头晕心悸、胸闷胸痛，适用于心律失常、室性早搏、房性早搏等属上述证候者。规格：每袋9g或每袋5g（无糖型）。用法用量：开水冲服，1次1袋，每天3次，4周为1个疗程，或遵医嘱。不良反应：偶见轻度头晕、恶心，一般不影响用药。禁忌：孕妇慎用。

（6）参松养心胶囊：主要成分为人参、麦冬、山茱萸、丹参、炒酸枣仁、桑寄生、赤芍、土鳖虫、甘松、黄连、南五味子、龙骨。功效主治：益气养阴，活血通络，清心安神。用于治疗气阴两虚，心络瘀阻引起的冠心病室性早搏，症见心悸不安，气短乏力，动则加剧，胸部闷痛，失眠多梦，盗汗，神倦懒言等。规格：每粒0.4g。用法用量：口服，1次4粒，每天3次。不良反应：个别患者服药期间可出现胃胀。禁忌尚不明确。

（7）宁心宝胶囊：主要成分为虫草头孢菌粉。功效主治：本品有提高窦性心律，改善窦房结、房室传导功能，改善心脏功能的作用。用于多种心律失常，房室传导阻滞，难治性缓慢型心律失常，传导阻滞。规格：每粒0.25g。用法用量：口服，1次2粒，每天3次或遵医嘱。不良反应尚不明确。禁忌：对本品过敏者禁用。注意事项：本品需1周后起效，故不宜用于危及生命的严重心律失常；孕妇及过敏体质者慎用。

3.药膳疗法　　通过服用具有补益气血、调和阴阳、宁心定志、养心安神以及化痰活血等作用的中药药膳可以起到缓解和治疗心律失常的作用。

（1）茯神粥（《太平圣惠方》）

组成：茯神30g，羚羊角粉2g，粳米100g。

制作及服法：先将茯神捣细煎汤，去渣。入粳米煮作粥，加入羚羊角粉2g，调匀，温服。每天1次，1周为1个疗程。

功效：平肝息风，宁心安神。

主治：用于肝气偏旺或惊恐所致的心悸、不寐等。对于快速心律失常，肝气偏旺者，有一定效果。

（2）水莲汤（《饮撰服食谱》）

组成：干莲实（莲子）500g，粉甘草30g。

制作及服法：将干莲实带皮炒极脆，粉甘草微炒，共研极细末，过100目筛。每次用15~20g，入盐少许，沸汤调服。

功效：通心气，益精髓，健脾安神。

主治：用于心脾两虚，食少心悸，不寐等症。对于气血不足，心脾两虚的心律失常，有一定效果。常食无碍。

（3）龙眼粥（《调疾饮食辨》）

组成：龙眼肉30g，糯米（汀米）或紫米100g，冰糖适量。

制作及服法：先将糯米加水适量熬成粥，快熬成时加入龙眼肉及冰糖，再煮10~15分钟即可。温服，每天1次，1周为1个疗程。

功效：安心神，定魂魄，敛汗液。

主治：用于心神不安，惊悸不宁，乏力出汗者。对于气血不足，或受惊吓所致的心律失常，有定志安神作用。有内火者禁用。

（4）枸杞龙眼粥

组成：枸杞子10g，龙眼肉10g，柏子仁（去壳，用净仁）10g，大枣5~10枚，紫米50~100g（可根据个人食量酌加）。

制作及服法：先将紫米和大枣加水适量煮粥，快熟时加入枸杞子、龙眼肉及柏子仁，再煮10~15分钟即得。温服，7~10天为1个疗程。

功效：滋肾补血，养心安神。

主治：用于肾气不足，血不养心所致之腰酸乏力，头昏耳鸣，心悸少寐者。对于肾气虚，心血不足所致的心律失常有效。

4.药酒疗法

（1）怔忡药酒方（《神验良方集要》）

组成：茯苓10g，柏子仁10g，当归身10g，生地15g，枣仁10g，龙眼肉20g。

制作及服法：将上7味药装于瓶中，加白酒1000~1500mL，浸泡7天即可服用。每次口服15~20mL，早晚1次。30天为1个疗程。

功效：用于养血安神，宁心益志。

主治：心血亏虚所致的头昏乏力、惊悸怔忡，有养血宁心之效。对于心血不足所致的各种心律失常有一定作用。

（2）壮阳益心酒

组成：鹿茸 5g,枸杞子 15g,当归 10g,细辛 5g,红参 10g,冬虫夏草 10g,生地 10g,桂枝 10g,羌活 10g,枳实 10g。

制作及服法：将上 10 味药装入瓶中,加入白酒 1000mL,浸泡 1 周后即可服用。每次口服 15～2mL,早晚各服 1 次,30 天为 1 个疗程。

功效：壮阳补肾,振奋胸阳。

主治：用于心阳不足,命火虚衰所致的头昏头晕,乏力畏寒,心悸胸闷者。用于治疗窦性心动过缓、病态窦房结综合征偏于气虚、阳虚者。有内火者忌用。

（3）参苏酒

组成：红参 10g,苏木 10g,红花 6g,陈皮 10g,甘草 10g。

制作及服法：将上 5 味药装入瓶中,加白酒 500mL,浸泡 1 周后即可服用。每次口服 20mL,早晚各 1 次。20 天为 1 个疗程。

功效：益气活血,安神宁心。

主治：用于血瘀所致胸闷心悸和不寐,并见舌紫暗,或有瘀点者。对气虚血瘀所致心律失常有一定作用。

二、非药物治疗

1.针刺疗法

（1）心虚胆怯证

辨证要点：心悸不安,易惊善恐,多梦易醒,舌淡,苔薄白,脉虚数。

治法：镇惊定志,宁心安神。

取穴：心俞、内关、神门、大陵。

操作：心俞向棘突方向斜刺 1～1.5 寸,内关宜刺 1～2 寸,神门、火陵均直刺 0.5～1 寸,均施捻转补法。

机制：心俞为心之背俞穴,内关为心包络穴,神门为手少阴心经原穴,大陵为手厥阴心包经原穴。诸穴合用,共奏镇惊安神、定志宁心之效。

（2）心血不足证

辨证要点：心悸不安,头晕目眩,面色不华,倦怠无力,舌淡红、少苔,脉细弱。

治法：益气补血,养血安神。

取穴：脾俞、足三里、心俞、内关。

操作：脾俞、心俞向棘突方向斜刺 1～1.5 寸,内关、足三里直刺 1～1.5 寸,均施提插捻转补法。

机制：脾俞为脾之背俞穴,和足阳明胃经之合穴足三里,可健脾和胃,益生化之源;心俞、内关合用,具有养心安神之效。

（3）心阳不足证

辨证要点：心中空虚,惶惶不安,面色苍白,形寒肢冷,神疲乏力,舌淡,苔白,脉沉迟或结代。

治法：温补心阳,安神定悸。

取穴：心俞、巨阙、内关。

操作:心俞、巨阙二穴用艾条雀啄灸 5~10 分钟,内关直刺 1~1.5 寸,施捻转补法。

机制:心俞为心之背俞穴,为心气输注之部位;巨阙为心之募穴,为心气聚结之所,俞募相配,可温心阳,补心气;内关有安神定悸之效。

(4)心血瘀阻证

辨证要点:心悸气短,胸闷不舒,心悸时作,唇甲青紫,舌质紫暗或有瘀斑,脉涩或结代。

治法:活血化瘀,理气通络。

取穴:肺俞、心俞、膈俞、膻中、内关。

操作:肺俞、心俞、膈俞均向棘突方向斜刺 1~1.5 寸,施捻转泻法,不留针;膻中向左侧横刺 1~1.5 寸,内关直刺 1~1.5 寸,施捻转泻法。

机制:肺俞为手太阴肺经背俞穴,可补益肺气;膈俞为血会,有活血化瘀之功;膻中为气会,能宽胸理气;心俞、内关可强心通络。诸穴合用,宽胸理气,活血化瘀,通络止痛。

2.耳针疗法

取穴:内分泌、心、交感、神门、肾、皮质下、枕反射区等耳部穴位。

操作:取 4~5 穴,用短毫针针刺,留针 20~30 分钟。10 次为 1 个疗程,两耳穴交替使用。也可将王不留行籽贴压于所选穴位上,用拇指和示指指腹对捏按揉贴压部位各 5 分钟,直至发红透热,按揉力量以能耐受的胀、痛、热为度,每天早、晚、睡前自行按摩各 5 分钟,3 天后换另一侧耳穴贴压。

3.刺血疗法

取穴:主穴:心俞、神门穴;配穴:足三里、三阴交。

操作:上穴点刺出血,少量。隔天 1 次,5 次为 1 个疗程。用于快速型心律失常。

4.穴位注射疗法

取穴:心俞、内关。

操作:取规格为 10mg/mL 地西泮注射液 0.4mL,加 5% 葡萄糖 4mL,分别注入上述两穴,每天 1 次,5 次为 1 个疗程。适用于快速型心律失常。

5.激光针疗法

取穴:心俞、内关、通里。

操作:用氦氖激光交替照射上述穴位,每天 15 分钟,10 次为 1 个疗程。多用于缓慢型心律失常。

6.艾灸疗法

取穴:百会、气海、关元、足三里。

操作:用艾条温和灸,每天 1 次,10 次为 1 个疗程。用于缓慢型心律失常。

7.按摩疗法

原理:按摩是一种物理疗法,指通过身体接触,对皮下肌肉进行积压或拉伸的行为,以疏通经络,滑利关节,促使气血运行,调整脏腑功能,增强人体抗病能力,从而达到治愈疾病的目的。

选穴:手穴主穴:手少阴腧穴可选少冲、少府、神门、阴郄、通里;手厥阴腧穴可选大陵、内关、间使、郄门、曲泽。足穴主穴:涌泉、肾反射区、大脑反射区、心反射区。

操作:按揉、掐上述穴位,以局部酸胀、皮肤微红为度,动作缓和而协调,80~120 次/分,每次 30 分钟,每天 2 次。

8.饮食疗法 用饮食治疗心律失常(心悸),最早见于《灵枢·五味》。其曰:"心病者宜食麦、羊肉、杏、薤。"其中"薤"即薤白,现代医学已证明是治疗冠心病的有效药物。这可能是我国古代医药文献中应用食用中药治疗心血管疾病的最早记载,比英国人布伦顿发现亚硝酸戊酯治疗心绞痛要早1800年以上。中医认为,麦,即小麦,甘润养心,食之可养心安神,减少或消除心悸症状。羊肉,为血肉有情之品,性温味甘,有养血补心,治疗心悸作用。《伤寒论》用当归生姜羊肉汤治疗产后贫血,可以补血养心。杏为果类,性味酸温,食之有补心气作用。古人用治心悸,也可能取其酸敛心气作用。薤白味甘辛,性温,食、药均宜,有理气通阳宽胸作用。

传统常用治疗心悸的养心安神食物还有:龙眼肉,味甘性温,养心安神,补益心气;莲子,味甘性温,健脾安神;莲子心,味苦入心,清心火、安心神;百合,味甘淡,润肺养心安神;羊心、猪心、鸡心等,皆为血肉有情之品,以脏补脏,具有养心安神功效,多配少许朱砂蒸服。

9.运动疗法 运动疗法是心律失常康复治疗的重要方法之一,有研究表明适当运动有抗心律失常作用,其机制可能是运动有抗动脉粥样硬化作用;能调节血管张力,改善心肌缺血;运动能调节中枢神经系统和自主神经系统的平衡,降低交感神经的兴奋性,减少儿茶酚胺类介质的释放,降低心肌的兴奋性,抑制异位节律等。所以心律失常患者也可做适当的运动锻炼,以不觉劳累、不加重症状为度,如散步、太极拳、五禽戏、八段锦、导引、气功等。下面介绍两种简易气功训练方法。

(1)吐字功:取顺腹式鼻吸口呼法,虚证患者吐"呼"字,实证患者吐"吹"字。坐式、站式任取一种。

1)呼字功:取坐式。双臂弯曲,掌心向上指尖相对,置于腹前。吸气时,双手自体前徐徐上举到肩平;呼气时,成"呼"气口型吐气。初练时可轻出声,熟练后勿令耳闻其声。同时双臂内旋,掌心向前,缓慢推出至肘直,呼气尽双手由前下落,自然垂于体侧,吸气时间稍长于呼气时间。每次呼吸后稍停,再进行操练。做10~20次。

2)吹字功:取站式。吸气时,双掌由体旁移至腹前,掌心朝上,十指相对,徐徐上抬至膻中穴;呼气时,用发"吹"字的口型吐气。熟练后勿令耳闻其声,同时双臂内旋,转掌心向下,徐徐下落至腹前。呼气完毕,双手也自然下垂两旁。全身也随之自上而下放松。呼气时间稍长于吸气时间,每次呼吸后稍停,再进行操练。做10~20次。

(2)舒心功:以下4种方法,可任选1种或数种。

1)静坐法:正身端坐,意守丹田,右脚着地。左脚搁在右大腿上,双手放于腹前,两小指相钩,其余四指抱拳;舌抵上颚,双眼微闭,凝神定志,每次操练15~20分钟。

2)调率法:正身站立,双手下垂,意守丹田,自然腹式呼吸。心动过缓或传导阻滞者宜取加强吸气的呼吸法,即吸气与呼气的时间比例从3:2逐渐改变到2:1。心动过速者,则宜取加强呼气的呼吸法,即吸气时抬头15°,腹壁外凸,呼气时低头15°,腹壁内凹,吸气与呼气的时间比例从2:3逐渐为1:2。每次操练10~20分钟。

3)平衡法:双脚开立,与肩同宽,意守丹田,双臂侧平起,掌心斜向前。吸气时,左臂相应下降,身体自然后转。操练30~50次。

4)扩胸法:双脚开立,与肩同宽。呼气时,双臂平举屈肘在胸前交叠,左手在上,右手在下,掌心向下,五指自然分开,中指微用功;吸气时,肘关节逐渐由前伸直拉平扩胸,脚跟稍提起。操练30~50次。

三、中医治疗注意事项

1.把握治疗要点 中医认为"心主血""脉舍神",心律失常是脉气失和、心神逆乱的表现,故各种康复方法均应以怡养心气、调畅气血、宁心安神为康复要点,使心气平和,血脉流畅,心神敛藏,心律才能复常。

2.重视自我调节 心律失常的患者,很容易担心害怕,特别是药物控制不理想时会有焦虑甚至恐惧心理。因此,要加强心理疏导,指导患者进行自我调节,如出现期前收缩,心跳漏停时,可以做深呼吸,反复几次,通过调节气息而使心律复常。同时,要帮助患者树立自信心,保持心情舒畅、乐观向上,才能有利于康复。

第五章　慢性咳嗽相关疾病

第一节　感染后咳嗽

感染后咳嗽(post infectious cough,PIC)的概念:当呼吸道感染的急性期症状消失后,咳嗽仍然迁延不愈,多表现为刺激性干咳或咳少量白色黏液痰,通常持续3~8周,胸部X线检查无异常。其中以病毒感冒引起的咳嗽最常见,又称为"感冒后咳嗽"。既往有PIC病史和咳嗽敏感性增加的患者更容易发生感染后咳嗽。PIC常为自限性,多能自行缓解,但也有部分患者咳嗽顽固,甚至发展成为慢性咳嗽。

PIC偏于外感咳嗽范畴。因外感而发,往往外感症状已缓解,后遗咳嗽迁延,有向内伤咳嗽发展之趋势。正所谓"外感易治,咳嗽难医"。虽然大多数感染后咳嗽具有自限性,但病程不短,往往影响生活质量,患者常因咳嗽多次就诊。更重要的是部分患者反复发生PIC,可发展成慢性咳嗽、咳嗽变异性哮喘、慢性支气管炎。中医状态调治此类咳嗽具有明显优势,越早治疗效果越明显。中国《咳嗽的诊断与治疗指南(2015)》明确推荐了中医药治疗PIC,充分表明中医药的有效性成为中西医专家的共识。

一、病理生理

1.病理生理　目前认为PIC的主要病理生理机制:①呼吸道病毒感染,黏膜损伤后诱发的气道高反应性(短暂的气道和咳嗽受体的高敏感状态);②黏液过度分泌导致的黏液潴留及黏液清除障碍;③上气道有持续性炎症或分泌物通过喉咽部时,可导致患者强刺激性咳嗽;④胃食管反流性疾病加重诱发咳嗽反射。

2.咳嗽状态机制　从病入手,该病的临床表现为刺激性干咳,多呈阵发性,可因冷空气、灰尘环境、刺激性气体、运动、烟雾等诱发或加重,咳嗽呈现自限性,随时间推移而自愈。再往前推,患者从发病开始,往往有典型的外感咳嗽过程,或有寒热,或有咽痛、咽干,多有咳黄痰至咳白痰至干咳为主的过程。痰量则因人而异,或多或少,常有咽痒等症,或有胸闷、后背紧等不适。结合该病的群体临床表现特点和病理生理机制,从中医学角度来认知,可以得出以下思考点:①该类咳嗽介乎外感与内伤之间,因此辨治该病理状态,必须重视外感和内伤之间的关系;②咳嗽是标象,"见咳休治咳",当治咳之本源。从现代医学来解释其本源是气道黏膜受损后的气道和咳嗽受体的高敏感状态。这种状态从中医学取类比象而言,可责之于风。可因虚生风,也可因痰生风。由于处于外感后,余邪未尽,或因兼夹痰、湿,其治法有别于单纯补虚息风或化痰息风。详见后面论述;③由于部分患者存在虚火喉痹、鼻鼽、反酸等内伤宿疾所致相关咳嗽机制,除针对感染后咳嗽本身外,还必须兼顾其他;④加快受损黏膜的修复,尤其对初期咳黄脓痰较多的患者,适当借鉴肺痈、跌打损伤等后期促进修复的措施,如活化血瘀法、敛疮生肌法等,可有助于促进修复并缩短病程。

二、临床表现

1.临床表现　刺激性干咳,多呈阵发性,夜间为重,为感冒、冷空气、灰尘环境、刺激性气体、运动、烟雾等诱发或加重,咳嗽呈现自限性,随时间推移而自愈。

2.体征　一般无阳性体征。

三、辨证要点

1.风　风是感染后咳嗽最重要的状态要素。原因:①其咳嗽症状特征与风邪发病特点相似,且往往可因受风而诱发;②通过祛风、散风治法可以提高疗效。此风特性既非单纯之外风,也非单纯中医学上常见之肝风内动等内风,与本脏肺的生理、病理特点及关联脏腑有关,可因痰生风、因虚生风,或因外邪未尽,虚邪留滞,遇风触冒而发。

感染后咳嗽风的状态要素的形成,一方面与病邪相关,如外风虚邪、痰浊等;另一方面与气机失调及脏腑相关,如肝肺相关、肺胃相关等。对于外风而言,多属余邪未尽,或属因虚受风,或不耐受风而发,表现为虚邪留滞。临床上,咳嗽常因受外风而发,或因呼吸气流而诱发。感染后咳嗽为阵发性,表现似风,实与气机不平关系密切。这种气机升降异常,尤其是突发升降异常,导致肺之宣降失衡而咳嗽阵作,同样具有风的特性。患者常诉咽痒或气上冲而咳嗽,一咳惊涛拍岸,重则言不成句,甚则出现小便失禁、呕吐、腹部肌肉拉伤等,不咳则风平浪静。痒的诱因虽多因气味刺激、气流刺激、寒热刺激而发,其内在机制则在于肺气不平,并受相关脏腑功能失调影响。例如,肝升太过,肺降不及而咳嗽;胃气上逆引动肺气上逆而咳嗽;肺与大肠相表里,腑气不通累及肺气不降而咳嗽。对于感染后咳嗽风的状态要素要深入分析,个性化处理才能提高疗效。

2.虚

(1)因虚感邪:其发病属于虚人感邪而咳嗽,审证求因,当分辨气虚、阳虚还是阴虚的不同。由于因虚感邪,邪祛不易尽而留滞肺窍咽喉或毛窍腠理,易感触而发。尤其素体气阳不足者,外感表证虽去,但表虚更甚,肺窍咽喉及毛窍腠理或怕风,或怕寒,遇风寒感触,易引发肺气宣降不利,则咳嗽阵作。这里要注意,中医学常说夜咳主虚寒,但不要把所有夜间咳嗽都当作虚寒处理。如感染后咳嗽常见的睡前躺下即咳、咳后可安然入睡的夜咳,或是夜间觉咽中有痰作、痰不出咳不止之夜咳,一般不属虚寒,前者无特别意义,属于体位改变牵拉气管诱发咳嗽反射;后者则主于痰,而非虚。

(2)感邪后因实致虚:这种虚非一般传统中医学所指的全身状态的气血阴阴不足,而是表现为咽喉气管局部之虚,表现为感染后咳嗽气管黏膜的损伤,正是这种损伤与气道、咳嗽受体的高敏感状态密切相关。用中医学的语言可解读为,因邪致虚,因虚不耐受常态环境(饮食、气流等非六淫、五邪致病因素),表现为因虚生风(局部之虚生局部之风),脏气气机不平,或因风动咽痒,或因脏气不平,气上冲而咳作。此种虚风或气冲,宜调和宣降,并适当收敛,慎用温燥补益,并当兼顾余邪及痰湿等标实进行处理。

3.寒　寒是感染后咳嗽不能忽视的重要状态要素之一。不少患者咳嗽迁延,不耐风寒,吹风受凉常诱发咳嗽反复。该状态病机形成常表现为两种形式:一是因素体阳气不足,感寒而发,病后更伤阳气,表现为夜咳明显,不耐空调冷气,此属虚寒不耐作咳;二是因失治误治,如不少咳嗽患者早期表现为风热咳嗽,发热咽痛,或伴有咳黄痰,过用寒凉(包括不合理使用抗菌药物)或伤阳,或阻遏阳气导致寒邪留滞,肺失宣降,咳嗽反复,迁延难愈。

4.痰　对于感染后咳嗽而言,痰作为状态要素,主要表现在内伤基础上的外感迁延咳嗽。如慢性支气管炎急发迁延期和慢性喉痹外感后,其后期咳嗽迁延可因痰生风,表现为自觉黏痰附着咽喉、气管而咳,尤其是黏附于声带、声门附近的敏感处。可在进餐后、睡前躺下、起夜活动后出现,需咳出或咳顺少许黏痰,咳嗽始得停止。此种痰非湿痰,属于燥痰和风痰范畴,当祛风、散风、润燥并用,即风痰并治。

5.湿　对于感染后咳嗽而言,湿也是一种不能忽视的状态要素。湿与地域、季节和体质有关。地域主要表现在南方(岭南尤甚),季节则长夏明显。与地域和季节相比,临证更要关注的是个体湿性病理状态,如素体湿性病理状态,因宿疾内伤、失治误治、饮食不当等而致脾虚湿阻状态,此类人群或在湿性基础上感邪作咳,或因感邪后湿浊内生,临证处理不当,痰与湿结,往往病程迁延,咳嗽不易缓解。

6.瘀　瘀作为感染后咳嗽的状态要素,是由现代病理生理机制推导而出,临证中患者不一定有血瘀的征象。本书中将其作为一个状态要素提出,重点在于治疗策略。因为,活血化瘀有助于损伤的修复,一方面可缩短本次病程,另一方面也可能预防形成外感后易咳嗽迁延状态。由于感染后咳嗽气道损伤来源六淫外邪,类似疮疡,对于咳嗽早期咳黄脓痰明显的患者,此法尤为适用。如果本来患者就存在血瘀的基础,使用活血化瘀法则意义更大。

四、辨证论治

调节原则:辨病与人体状态辨识相结合,并重视内伤与外感的联系。充分识别和处理好虚、风、痰、湿、寒等状态要素,必要时辅助使用活血化瘀法促进气管损伤的修复,以缩短病程。

1.风　风是感染后咳嗽最重要的状态要素。临证可表现为风邪留滞、因痰生风、脏腑气机失衡而内风扰肺等。

核心用药:苏叶、防风、蝉蜕、前胡、生石决明、白芍。

组合用药举例:①止嗽散合参苏饮思路:白前、百部、苏叶、党参等,适用于感染后咳嗽正虚风滞状态;②三拗汤合贝母瓜蒌散(《医学心悟》)思路:炙麻黄、苦杏仁、生甘草、象贝母、瓜蒌仁等,适用于感染后咳嗽因燥痰生风状态;③止嗽散合天麻钩藤汤(《小儿卫生总微论方》)思路:白前、百部、天麻、蝉蜕等,适用于感染后咳嗽肝气不平、内风扰肺状态。

2.虚　对于感染后咳嗽中虚的状态要素,要区分好全身之气血阴阳偏虚不足与气道受损不耐刺激之局部偏虚的不同。如果存在全身性的虚损不足,治疗时一定要有所兼顾,如根据阳虚不耐寒凉、阴虚不耐温燥等特点处理。由于本证外感而来,补虚还要处理好度和量,患者或因余邪未尽,或兼内生痰热湿火之不同。前人"炉烟虽熄,灰中有火"之意,值得本病证借鉴。全身状态之虚以气虚肺气不敛,阴虚肺气不肃和阳虚不耐寒凉为治疗重点。局部状态之虚在于肺管肺络受伤,余邪留滞,气机不平。

核心用药:五指毛桃(南芪,又名五爪龙)、太子参、玉竹、山萸肉、沙参、麦冬、珍珠母、田七、白及。

组合用药举例:

变化三拗汤(自拟方)加味思路:麻黄根、太子参、五味子、百部等,用于感染后咳嗽属气虚肺气不敛状态。

沙参麦冬汤合止嗽散思路:沙参、麦冬、百部、白前等,用于感染后咳嗽属津伤肺气不肃状态。

加减补络补管汤(在张锡纯方基础上加减)合止嗽散思路:珍珠母、田七、白及、百部、白前等,适用于感染后咳嗽属肺管肺络受伤,余邪留滞,气机不平状态。

3.寒 寒是感染后咳嗽迁延的重要状态要素之一。干预的要点分两个方面:一是阳虚不耐寒凉状态;二是阳气被遏,寒热错杂,不耐寒热状态。

核心用药:熟附子、细辛、川椒、桂枝、艾叶、干姜。

组合用药举例:

麻黄附子细辛汤合桂枝加厚朴杏子汤思路:炙麻黄、熟附子、桂枝、苦杏仁等,适用于感染后咳嗽属阳虚不耐寒凉状态。

三拗汤合柴胡桂枝汤思路:炙麻黄、苦杏仁、桂枝、柴胡等,适用于感染后咳嗽属阳气被遏、寒热错杂、不耐寒热状态。

4.痰 感染后咳嗽的状态要素痰,多有内伤基础,最多见于慢性支气管炎急发后迁延咳嗽和慢性喉痹患者外感后咳嗽迁延。此痰多属燥痰或风痰范畴,当风痰并治,散风润燥并用。

核心用药:生牡蛎、金沸草、柏子仁、紫菀、象贝母、白芥子。

组合用药举例:

止嗽散合消瘰丸(《医学心悟》)合三子养亲汤思路:百部、白前、生牡蛎、象贝母、白芥子等,适用于感染后咳嗽迁延、痰阻气道、风痰扰喉状态。

5.湿 感染后咳嗽的状态要素湿,临证当分偏寒湿和湿热的不同。

核心用药:薏苡仁、砂仁、茵陈、白扁豆、扁豆花、厚朴花。

组合用药举例:

麻杏苡甘汤合三仁汤思路:炙麻黄、苦杏仁、半夏、生薏苡仁、厚朴等,适用于感染后咳嗽湿阻气逆偏寒状态。

麻杏苡甘汤加茵陈、麦芽思路:炙麻黄、苦杏仁、生薏苡仁、茵陈蒿、麦芽等,适用于感染后咳嗽湿阻气逆偏热状态。

6.瘀 活血化瘀有助于感染后咳嗽气道损伤的修复,尤其是针对咳嗽初期咳黄脓痰量多者。

核心用药:田七片、刘寄奴、白及、珍珠。

组合用药举例:参见虚状态要素干预中的加减补络补管汤(在张锡纯方基础上加减)合止嗽散思路。

第二节 慢性支气管炎

慢性支气管炎(简称慢支)是指慢性咳嗽、咳痰,连续 2 年,每年 3 个月,并除外引起咳嗽的其他疾病(如哮喘、支气管扩张、囊性纤维化等)。慢支是以临床症状表现而命名的现代医学病名。据临床表现常分为急性加重期、慢支迁延期及慢支稳定期。流行病学研究显示,慢性支气管炎是危害人类健康的常见病和多发病。据相关的统计资料,我国约有 3000 多万慢支患者,患病率约为 4%,并随年龄的增长而增加,50 岁以上患病率可高达 11.3%。北方的患病率明显高于南方,而且约有 10%的患者还可发展为肺气肿和肺心病。随着慢性阻塞性肺疾病的概念越来越被大家接受,相关指南成为全球共识。慢性支气管炎相关概念虽在淡化,但它仍是慢性阻塞性肺疾病的重要组成部分,只是诊断角度不同而已。

慢支属于中医的"咳嗽""痰饮"及"喘证"等范畴。慢支急性加重期属于外感咳嗽范畴

(属于内伤基础上外感咳嗽),慢支迁延期介于外感咳嗽与内伤咳嗽之间,而以咳嗽、咳痰表现的慢支稳定期又属于内伤咳嗽的范畴,同时又是外感咳嗽的重要肺系内伤基础。为避免内容重复,本章只讨论慢支的稳定期,而慢支急发等属外感咳嗽内容参见急性气管-支气管炎章节。

一、病理生理

1.病理生理　慢支病理组织学特征是非特异性的炎症,表现为分泌细胞增生肥大,黏膜层各种急慢性炎症细胞浸润,病灶处黏膜下层纤维化,鳞状上皮化生;外周气道黏液堵塞,细支气管周围炎症,发生纤维化等;与其他疾病如哮喘、囊性纤维化、支气管扩张等相比,既有相同的特点,也有不同。

慢支气道炎症是整个病理生理过程中的核心环节。慢支气道炎症不同于哮喘,而是以中性粒细胞为主,伴有单核细胞、巨噬细胞及淋巴细胞增多为特征。由于吸烟、空气污染、反复感染、下呼吸道细菌定殖等各种理化、生物因素的刺激,诱发和启动炎症过程。包括趋化物、调节黏附的细胞因子等许多介质的释放,以及细胞转移的过程、活化和脱颗粒等,生成大量氧自由基,释放生物活性酶,令炎症持续并恶性循环,最终形成气道病理损伤。

2.状态机制　慢支状态机制可分为全身状态机制和气道局部状态机制。全身状态机制概括起来为正虚反复感邪,由肺系本脏,延及脾、肾。最终导致肺、脾及肾三脏俱损,脏腑功能失调的病理状态,最终可形成喘证、肺胀等顽证。

局部状态机制,可从慢支疾病机制入手,其中有几个环节值得重视。第一,慢支稳定期下呼吸道细菌定殖。细菌定殖主要与气道局部的抗感染能力和下呼吸道清洁能力下降有关。慢支下呼吸道细菌定殖正反映出其正虚留邪、虚邪留滞的局部病理状态,细菌定殖也是导致慢支气道炎症持续存在的原因之一。第二,痰的生成和清洁异常。慢支持续的气道炎症促进了气道分泌物(痰液)的生成,而持续的气道炎症造成的纤毛功能及结构损伤,使气道局部清除能力下降,反过来又促进了气道炎症。这些正是慢支痰生于肺和虚毒内生的机制所在。第三,气道重建。慢支气道炎症导致气道反复损伤与重建,最终会导致病理性的重构,从而促进了气道阻塞。这是慢支久病入血入络的机制所在。因此,笔者提出:慢支的气道局部状态机制是在正气不足、虚邪留滞的基础上,反复感邪而形成痰、瘀、毒互阻,肺络受损不畅。

综上,从整体而言,慢支病位主在肺、脾、肾三脏,其病势始在气,继入血,由肺及脾,进而及肾,最终导致肺、脾、肾俱损。慢支整体病机演变的重要病理基础正是慢支气道局部痰瘀毒互阻、肺络受损不畅及正气不足的病理状态持续存在。慢支局部病理状态,正是慢支急性发作的重要内伤基础。由于慢支反复急性发作,导致正气反复受损,脏腑功能失调,从局部影响到整体,由肺系本脏延及脾、肾诸脏。最终可发展成肺胀、水肿、血证等变证,甚至喘脱、肺衰等坏证。

因此,在早期防治,要重视局部病理状态的调节;稳定期要预防急性加重发生,并最终稳定病程。

二、临床表现

1.临床表现　慢支临床表现为慢性咳嗽、咳痰,常因天气变化、起居饮食不节而感受外邪而加重,咳嗽明显,痰量增加,色可转黄稠,可伴寒热表证,经治疗后症状又可缓解,趋于稳定,表现为咳嗽、咳白痰。

患者可因个体差异或兼见气短、自汗、疲乏,易感冒;或见口咽干燥、痰黏量少难咳;或见畏寒肢冷,咳痰清稀带泡;或见纳少食少,便溏,身体消瘦;或兼见喘息,动则加重,肢肿。临床诸症或单见,或多症兼见。又可与多种内伤宿疾并见,寒热虚实错杂并见,并随病程而变,表现复杂。

2.体征　慢性支气管炎早期无明显阳性体征。合并肺气肿患者,查体有肺气肿体征,合并感染时双肺可闻及干、湿啰音。

三、辨证要点

1.虚　慢支之虚当分局部之虚和全身之虚。局部之虚是慢支重要的局部病理状态要素。任何疾病的发生发展均离不开正邪之间的斗争,慢支的气道病理过程是正邪交争的过程。结合现代医学慢支病生理机制,慢支气道中属于正气的,包括完整的气道黏膜屏障、咳嗽排痰功能、抗氧自由损伤能力、非特异性的免疫功能等;属于邪气的,包括吸烟、空气污染、反复感染、下呼吸道细菌定殖等理化、生物刺激,以及持续过激的炎症反应等。正邪交争,正气受损,表现为:气道防御屏障破坏,如气道上皮不完整;排痰能力下降,如上皮纤毛结构破坏、功能障碍等;抗脂质过氧化物损伤能力下降;免疫功能下降,如气道分泌型 IgA 含量下降等。正气受损易致外邪乘虚犯肺,或致虚邪留滞,反过来进一步损伤正气,并继发痰浊瘀血,肺络受损。

全身之虚表现为两种情况,一是因正虚在前,尤其是虚人反复感冒,迁延不愈,肺中局部虚损状态形成,反复感邪最终发展成为慢支。二是由于慢支形成来,病程反复,数年发展,脏腑相关,病由肺及脾、肾,从而表现为全身状态的气血阴阳的偏损不足。

2.痰　痰是慢支重要的状态要素,贯穿病程始终。慢支的痰常以有形之痰为表现。痰既是慢支正邪交争的病理产物,同时又是新的致病因素。这不仅是中医学的认识,同时在现代医学的病理生理机制也已体现出来:痰既是慢支气道炎症的产物,同时也是慢支气道炎症的促进因素。通过对慢支气道病理形态学观察发现,气道腺体的黏液泡增生、肥大,浆液型及混合型腺泡发生黏液变,腺泡及导管因黏液潴留而扩张,黏液上皮的杯细胞增生,气道分泌物增多等病理变化正是慢支气道痰阻的表现。在慢支气道损伤和修复过程中,一方面促进了气道腺体的黏液泡增生、肥大,增加了痰的生成;另一方面导致气道结构重塑、气道纤毛结构损伤和功能下降,又使气道对痰的清除能力下降,增加了痰的潴留。

在传统中医学痰病机分析中,痰属阴邪,是肺、脾、肾脏腑功能失调,水液代谢敷布气化异常的病理产物。结合慢支气道炎症,痰是正邪交争的产物,早期责之于肺(痰生于肺),后期责之于肺、脾、肾,正所谓"脾为生痰之源,肺为贮痰之器""痰动于肾"。不少慢支稳定期患者往往咳不明显,因痰而嗽,痰出咳止,晨起进餐后咳痰,痰常为稠结块易咳,色灰白,或间中带黑点。当然也有质黏难咳,或清稀带泡沫。或责之于湿,或责之于燥,或责之于寒等。

3.瘀　瘀是慢支重要的病理状态要素,不论是从气道局部病理生理机制,还是根据中医学久病入血入络理论都好解释。按照络病理论,是由于客邪入里,壅阻络道和(或)内生之痰、瘀、毒阻滞络道。络病病位深,在脏在血。由于病程迁延,慢支气道瘀阻、肺络不通的重要原因就是外邪犯肺、内生之毒续生,即"经脉邪去,络脉留邪",从而损伤肺络,日久形成慢支气道瘀阻、肺络不通。慢支气道炎症导致气道反复损伤与重建,最终会造成病理性的重构,出现局部微循环障碍,血行瘀滞而成瘀;后期气道重构,血络循行严重受阻,肺络不通。形态学表现为分泌细胞化生,黏液堵塞,细支气管扩张或闭塞,纤维化发生,微循环障碍及血管重构等。最终使慢支久病入血入络,形成气道痰瘀毒互阻,肺络不通,而成顽疾不愈。

4.寒　慢支寒的病理状态要素常见于病程后期,病位由肺及脾、肾,损伤脾肾阳气,而出现"阳虚生外寒"的虚寒之象。脾肾阳气不足,不仅是酿湿生痰之重要基础,也是感受外邪而加重的重要基础,尤其在北方天寒之地以及寒冷季节之时。

四、中医干预

状态调节原则:充分识别和处理好虚、痰、瘀、湿、寒等状态要素,权衡虚实、气道局部与全身整体状态关系。局部重视虚、瘀、痰及毒的处理,整体重视肺、脾、肾脏腑相关的状态调节。

1.虚　虚是慢支稳定期重要的病理状态要素,分为局部之虚和全身之虚。早期可能全身虚损不明显,或无虚损征象,但分析慢支气道病理生理机制,可知患者存在虚损不足。因此,对于慢支稳定期,要重视补益法的运用。由于患者存在痰浊、瘀血,因此补益法的运用受到一定的限制。早期补益的重点在于益肺运脾,中后期当重视补益脾肾,予以培土生金及金水相生,调补脾胃是中心。

调理状态时要注意补益药的配伍:如黄芪伍知母,黄芪伍金荞麦根,黄芪伍忍冬藤,党参伍苏梗、苏子,太子参伍麦芽,黄精伍薏苡仁,玉竹伍佩兰等。

还要重视运脾化湿之品配伍使用:如陈皮、法半夏、扁豆花、厚朴花、佩兰、布渣叶、麦芽等。

核心用药:

常用补肺脾药物:党参、太子参、黄芪。

常用补肺脾肾药物:人参、黄精、山药。

常用益肾填精药物:紫河车、鹿角胶、山萸肉。

常用温肾益火药物:仙茅、鹿角片、熟附子。

组合用药举例:

玉屏风(《世医得效方》)思路:黄芪、白术、防风,适用于慢支肺脾两虚、易自汗易外感状态。

六君子汤思路:党参、白术、陈皮等,适用于慢支肺脾两虚、痰浊阻肺状态。

皱肺丸(《百一选方》)思路:人参、五味子、肉桂、紫菀、白石英等,适用于慢支肺脾肾虚、痰浊内阻状态。

2.痰　对于慢支重要的病理状态要素——痰,当分清属性区别处理,不可拘于见痰治痰,而当正本清源,治痰之本。除了传统观点"脾为生痰之源"和"痰动于肾"外,要重视慢支之痰是正邪交争的产物,是由于外邪环境毒邪及虚邪留滞所引发的病理产物,同时亦与正虚排痰不畅、瘀血阻络有关。因此痰的治疗除按照传统中医学所分痰属性辨治外,还要配合补益扶正、活血通络、排痰消痰等综合措施,才能进一步提高疗效。

痰湿偏盛,当燥湿化痰,兼以健脾行气,总体药性偏温,遵《金匮要略》"病痰饮者当以温药和之"法则。

寒痰偏盛,当温化痰饮,兼以补肾温,以杜生痰之源。

燥痰偏盛,当润燥化痰,视温燥凉燥不同,分别寒热调之。

气虚夹痰易治,阴虚夹痰难调。痰郁化热又兼气阴不足则要谨慎权衡寒热虚实。

核心用药:

常用燥湿化痰药:法半夏、天南星、皂角。

常用温肺化痰药:干姜、鹅管石、生艾叶。

常用温润化痰药:金沸草、紫菀、白前。

常用清润化痰药:全瓜蒌、川贝母、前胡。

常用理气化痰药:橘红、陈皮、苏子。

常用散结化痰药:浙贝母、生牡蛎、海蛤壳。

常用促排痰药:远志、桔梗、白芥子。

常用清肺化痰:天竺黄、青礞石、竹沥水。

常用降气化痰药:前胡、苏子、杏仁。

组合用药举例:

二陈汤(《太平惠民和剂局方》)思路:法半夏、橘红、白茯苓、炙甘草等,用于慢支稳定期痰湿内阻状态。

三子养亲汤(《韩氏医通》)思路:紫苏子、白芥子、莱菔子,用于慢支稳定期食痰阻滞而气逆状态。

瓜蒌薤白半夏汤(《金匮要略》)思路:瓜蒌实、薤白、半夏等,用于慢支稳定期痰浊阻滞、胸阳不振状态。

苏子降气汤(《太平惠民和剂局方》)思路:紫苏子、半夏、当归、前胡、厚朴、肉桂等,用于慢支稳定期上实下虚、痰阻气逆状态。

3.寒　寒也是慢支重要的病理状态要素。由于素体多虚,阳虚生寒,不耐寒凉,治疗重点在于调补脾肾、温阳通阳。

核心用药:桂枝、干姜、川椒。

组合用药举例:

苓甘五味姜辛汤思路:茯苓、干姜、细辛、五味子等,用于慢支稳定期中焦阳虚、痰浊阻肺状态。

红椒丸(《普济方》)思路:川椒、干姜、款冬花、附子、皂角等,用于慢支稳定期脾肾阳虚、痰浊阻肺状态。

4.瘀　瘀是慢支常见的病理状态要素。临证采用活血化瘀通络有助于慢支气道损伤的修复并促进排痰,常痰瘀并治。

核心用药:田七、丹参、川芎、红花、桃仁、郁金。

组合用药举例:

补阳还五汤(《医林改错》)思路:黄芪、当归尾、赤芍、地龙等,用于慢支稳定期气虚血瘀痰阻状态。

第六章　重症肺炎

第一节　重症肺炎辨证论治

肺炎是指终末气道、肺泡和肺间质的炎症,可由病原微生物、理化因素、免疫损伤、过敏及药物所致。细菌性肺炎是最常见的肺炎,也是最常见的感染性疾病之一。

重症肺炎是由各种病原微生物所致的肺实质性炎症,造成严重血流感染。临床上伴有急性感染的症状,多见于老年人,青壮年也可发病。临床表现呼吸频率≥30次/分,低氧血症,氧合指数(PaO_2/FiO_2)<300mmHg,需要机械通气支持,肺部X线显示多个肺叶的浸润影,脓毒性休克,需要血管加压药物支持>4小时以上,少尿,病情严重者可出现弥散性血管内凝血、肾功能不全而导致死亡。参考肺炎的分类,重症肺炎也可分为重症社区获得性肺炎(SCAP)和重症医院获得性肺炎(SHAP),SHAP又可分为两类,入院后4天以内发生的肺炎称为早发型,5天或以上发生的肺炎称为迟发型,两种类型SHAP在病原菌分布、治疗和预后上均有明显的差异。在SHAP当中,呼吸机相关性肺炎(VAP)占有相当大的比例,而且从发病机制、治疗与预防方面均有其独特之处。据估计我国每年约有250万人患肺炎,年发病率约2/1000,年死亡12.5万例,死亡率10/10万人,文献报道SCAP的病死率为21%~58%,而SHAP的病死率为30%~70%。

本病属于中医学"风温""肺热病""咳嗽"等病证发展到严重阶段的重症范畴。

一、病因

1.西医病因病理　SCAP最常见的基础病是慢性阻塞性肺疾病(COPD),几乎一半的SCAP患者合并COPD,是最主要的易感因素;其次是慢性心脏疾病、糖尿病、酗酒、高龄、长期护理机构居住等;约有1/3的SCAP患者在发病前身体是健康的。SHAP的发生与患者的个体因素、感染控制相关因素、治疗干预引起的宿主防御能力变化等有关。患者相关因素包括多方面,如存在严重急/慢性疾病、昏迷、严重营养不良、长期住院或围手术期、休克、代谢性酸中毒、吸烟、合并基础性疾病、中枢神经系统功能不全、酗酒、COPD、呼吸衰竭等,合并基础性疾病是SHAP发生的重要风险因素。

SCAP最常见的病原体为肺炎链球菌、军团菌属、流感杆菌、革兰阴性肠杆菌(特别是克雷伯菌)、金黄色葡萄球菌、肺炎支原体、铜绿假单胞菌。SHAP早发型的病原体与SCAP者类似;晚发型SHAP以肠杆菌科细菌(大肠埃希菌、克雷伯菌)、铜绿假单胞菌、不动杆菌等革兰阴性杆菌以及金黄色葡萄球菌等革兰阳性球菌,其中多为耐甲氧西林金葡菌(MRSA)等多见。

具有易感因素的患者,被足够数量的具有致病力的病原菌,通过吸入微量含有致病菌的口咽分泌物、误吸胃内容物、吸入已被污染的气雾剂、远处血行播散、邻近感染灶的直接侵入、胃肠细菌移生,从气管插管直接进入下呼吸道并破坏宿主防御机制。侵入肺实质的致病微生物及其释放的毒素,刺激巨噬细胞、内皮细胞等产生内源性介质如肿瘤坏死因子

（TNF）、内皮源性舒张因子（EDRF）等；激活凝血和纤溶系统、补体系统、激肽系统等多种生物活性物质；产生心肌抑制因子（MDF）抑制心肌收缩力。一旦炎症细胞高度活化，进一步引起炎症介质的瀑布样释放，而机体的抗炎机制不足与之对抗起作用时，出现全身炎症反应综合征（SIRS）/代偿性抗炎反应综合征（CARS）失衡，其结果是全身炎症反应的失控，从而引起严重脓毒症、脓毒性休克，并可引起全身组织、器官的损害，出现多器官功能障碍综合征（MODS）。

2.中医病因病机　寒冷、饥饿、劳累、失眠等因素，致使脏腑虚弱，或素患旧疾，兼之痰浊内蕴，遇外感风温或温热邪毒，传变入里犯肺而致本病。常见病机如下。

（1）痰热壅肺：《医学三字经》云："肺为脏腑之华盖……只受得本脏之正气，受不得外来之客气……只受得脏腑之清气，受不得脏腑之病气……"外邪入里则化为热毒，影响肺之通调水道功能，则津聚而为痰，或内邪于肺，如精神、饮食、起居等失调因素首先损伤有关脏腑的正常功能，进而导致诸如气滞、血瘀、食停、湿积、痰蕴，感受风温或温热邪毒，易于传变入里，热毒内攻，与体内痰浊相搏，则化为痰热，以致痰热壅盛，阻遏肺气而发病。

（2）热陷心包：叶天士云："温邪上受，首先犯肺，逆传心包。"若禀赋虚弱感邪较重者，可出现逆传凶险之候。由于正气虚弱，热毒炽盛，真阴耗伤，易致热毒深入营血，邪陷心包、蒙蔽清窍而见神昏。

（3）肺热腑实：肺与大肠相表里，肺经痰热壅阻，邪热下传于腑，肠腑热结，腑气不通。热毒累及心阳，可致厥脱，最终导致阴竭阳亡。亡阳是在阳气由虚而衰基础上的进一步发展，也可因大汗、失精、大失血等阴血消亡而阳随阴脱，或因剧毒刺激、痰瘀阻塞心窍等而使阳气暴脱。亡阴是在病久而阴液亏虚基础上的进一步发展，也可因热不退、大吐大泻、大汗不止致阴液暴失而成。

二、临床表现

1.症状

（1）发病急，病情重：1~3天即发展为休克或就诊时已进入休克状态。少数病例发病缓慢，可无呼吸道症状，仅发现血压下降或呼吸系统症状较轻，或常为消化系统及神经精神系统症状所掩盖。这种病例以年老体弱者居多。

（2）发冷、发热：但体温常不超过40℃，少数患者体温可不升高，或仅有低热。

（3）以休克为突出表现：动脉收缩压低于80mmHg，表现为面色苍白、四肢厥冷、全身冷汗、呼吸急促、脉搏细数、口唇和肢体发绀等。

（4）神经精神症状：多数病例出现意识模糊、躁动不安、谵妄、嗜睡，甚至昏迷。

（5）肺部症状：多数患者有咳嗽、咳痰，但不一定有咳血痰，也很少有胸痛。许多患者仅有少许细湿啰音及呼吸音降低，有明显实变体征者较少。

（6）心肌损害表现：少数病例可因中毒性心肌炎出现心动过速、心律失常、奔马律、心脏扩大及充血性心力衰竭。

（7）消化道症状：部分病例以恶心、呕吐、腹痛、腹泻及肠麻痹等表现而就诊，有时甚至出现黄疸或肝脾大，极易误诊为中毒性菌痢，应注意鉴别。

2.体征　少数患者肺部可有实变体征，在相应部位有叩诊浊音，语颤增强，也可听到管状呼吸音，但多数患者仅在病变处有少许湿啰音和呼吸音减弱。少数患者可无明显肺部体征。

三、辅助检查

(一)病原学

1.诊断方法　包括血培养、痰革兰染色和培养、血清学检查、胸腔积液培养、支气管吸出物培养或肺炎链球菌和军团菌抗原的快速诊断技术。此外,可以考虑侵入性检查,包括经皮肺穿刺活检、经过防污染毛刷(PSB)经过支气管镜检查或支气管肺泡灌洗(bronchoalveolar lavage,BAL)。

(1)血培养:一般在发热初期采集,如已用抗菌药物治疗,则在下次用药前采集。采样以无菌法静脉穿刺,防止污染。成人每次10~20mL,婴儿和儿童0.5~5mL。血液置于无菌培养瓶中送检。24小时内采血标本3次,并在不同部位采集可提高血培养的阳性率。

在大规模的非选择性的因CAP住院的患者中,抗生素治疗前的血细菌培养阳性率为5%~14%,最常见的结果为肺炎球菌。假阳性的结果常为凝固酶阴性的葡萄球菌。

抗生素治疗后血培养的阳性率减半,所以血标本应在抗生素应用前采集。但如果有菌血症高危因素存在时,初始抗生素治疗后血培养的阳性率仍高达15%。因重症肺炎有菌血症高危因素存在,病原菌极可能是金黄色葡萄球菌、铜绿假单胞菌和其他革兰阴性杆菌,这几种细菌培养的阳性率高,重症肺炎时每一位患者都应行血培养,这对指导抗生素的应用有很高的价值。另外,细菌清除能力低的患者(如脾切除的患者)、慢性肝病的患者、白细胞减少的患者也易于有菌血症,也应积极行血培养。

(2)痰液细菌培养:嘱患者先行漱口,并指导或辅助患者深咳嗽,留取脓性痰送检。约40%患者无痰,可经气管吸引术或支气管镜吸引获得标本。标本收集在无菌容器中。痰量的要求,普通细菌>1mL,真菌和寄生虫3~5mL,分枝杆菌5~10mL。标本要尽快送检,需≤2小时,延迟将减少葡萄球菌、肺炎链球菌以及革兰阴性杆菌的检出率。在培养前,必须先挑出脓性部分涂片做革兰染色,低倍镜下观察,判断标本是否合格。镜检鳞状上皮>10个/低倍视野就判断为不合格痰,即标本很可能来自口咽部而非下呼吸道。多核细胞数量对判断痰液标本是否合格意义不大,但是纤毛柱状上皮和肺泡巨噬细胞的出现提示来自下呼吸道的可能性大。

痰液细菌培养的阳性率各异,受各种因素的影响很大。痰液培养阳性时,需排除污染和细菌定植。与痰涂片细菌是否一致、定量培养和多次培养有一定价值。在气管插管后立即采取的标本不考虑细菌定植。痰培养结果阴性也并不意味着无意义:合格的痰标本分离不出金黄色葡萄球菌或革兰阴性杆菌就是排除这些病原菌感染的强有力的证据。革兰染色阴性和培养阴性应停止针对金黄色葡萄球菌感染的治疗。

(3)痰涂片染色:痰液涂片革兰染色可有助于初始的经验性抗生素治疗,其最大优点是可以在短时间内得到结果并根据染色的结果选用针对革兰阳性菌或阴性菌的抗生素;涂片细菌阳性时,常常预示着痰培养阳性;涂片细菌与培养出的细菌一致时,可证实随后的痰培养出的细菌为致病菌。结核感染时,抗酸染色阳性。真菌感染时,痰涂片可多次查到真菌或菌丝。痰液涂片在油镜检查时,见到典型的肺炎链球菌或流感嗜血杆菌有诊断价值。

(4)其他:在军团菌的流行地区或有近2周旅行史的患者,除了常规的培养外,需要用缓冲碳酵母浸膏做军团菌的培养。尿抗原检查可用肺炎球菌和军团菌的检测。对于成人肺炎球菌肺炎的研究表明敏感性 50%~80%,特异性 90%,不受抗生素使用的影响。对军团菌的检测,在发病的第 1 天就可阳性,并持续数周,但血清型 1 以外的血清型引起的感染常被漏诊。快速流感病毒抗原检测阳性可考虑抗病毒治疗。肺活检组织细菌培养、病理及特殊染色是诊断肺炎的金标准。

2.细菌学监测结果(通常细菌、非典型病原体)诊断意义

(1)确定:①血或胸液培养到病原菌;②经纤维支气管镜或人工气道吸引的标本培养到病原菌浓度 $\geq 10^5$ cfu/mL(半定量培养++)、支气管肺泡灌洗液(BALF)标本 $\geq 10^4$ cfu/mL(半定量培养+~++)、防污染毛刷样本(PSB)或防污染 BALF 标本 $\geq 10^3$ cfu/mL(半定量培养+);③呼吸道标本培养到肺炎支原体或血清抗体滴度呈 4 倍以上提高;④血清肺炎衣原体抗体滴度呈 4 倍或 4 倍以上提高;⑤血清中军团菌直接荧光抗体阳性且抗体滴度 4 倍升高,或尿中抗原检测为阳性可诊断军团菌;⑥从诱生痰液或支气管肺泡灌洗液中发现卡氏肺孢子虫;⑦血清或尿的肺炎链球菌抗原测定阳性;⑧痰中分离出结核分枝杆菌。

(2)有意义:①合格痰标本培养优势菌中度以上生长($\geq$+++);②合格痰标本少量生长,但与涂片镜检结果一致(肺炎链球菌、流感杆菌、卡他莫拉菌);③入院 3 天内多次培养到相同细菌;④血清肺炎衣原体抗体滴度 $\geq 1:32$;⑤血清中嗜肺军团菌试管凝聚试验抗体滴度一次高达 $1:320$ 或间接荧光试验 $\geq 1:320$ 或 4 倍增高达 $1:128$。

(3)无意义:①痰培养有上呼吸道正常菌群的细菌(如草绿色链球菌、表皮葡萄球菌、非致病奈瑟菌、类白喉杆菌等);②痰培养为多种病原菌少量生长。

(二)影像学检查

影像学检查是诊断肺炎的重要指标,也是判断重症肺炎的重要指标之一。肺炎的影像学表现:片状、斑片状浸润性阴影或间质性改变,伴或不伴胸腔积液。影像学出现多叶或双肺改变,或入院 48 小时内病变扩大 $\geq 50\%$,提示为重症肺炎。由于表现具有多样性,特异性较差。但影像改变仍对相关病原菌具有一定的提示意义。

(三)血常规和痰液检查

细菌性肺炎的血白细胞计数多增高,中性粒细胞多在 80% 以上,并有核左移;年老体弱及免疫力低下者的白细胞计数常不增高,但中性粒细胞的比例仍高。痰呈黄色、黄绿色或黄褐色脓性浑浊痰,痰中白细胞显著增多,常成堆存在,多为脓细胞。病毒性肺炎白细胞计数可不高,但中性粒细胞的百分比仍高。支原体肺炎,血白细胞总数正常或略增高,以中性粒细胞为主,病毒性肺炎白细胞计数正常、稍高或偏低,痰涂片镜检或痰培养可确定病原体,血清学检查、病毒分离或病毒抗原的检测用来确定其他病原体。

四、诊断

CAP 是指在医院外罹患的感染性肺实质(含肺泡壁即广义上的肺间质)炎症,包括具有明确潜伏期的病原体感染而在入院后平均潜伏期内发病的肺炎。简单地讲,是住院 48 小时以内及住院前出现的肺部炎症。CAP 临床诊断依据:①新近出现的咳嗽、咳痰,或原有呼吸道疾病症状加重,并出现脓性痰;伴或不伴胸痛;②发热;③肺实变体征和(或)湿性啰音;④白细胞计数$>10 \times 10^9$/L 或 $<4 \times 10^9$/L,伴或不伴核左移;⑤胸部 X 线检查示片状、斑片状浸润性阴影或间质性改变,伴或不伴胸腔积液。以上①~④项中任何一项加第⑤项,并除外肺

结核、肺部肿瘤、非感染性肺间质性疾病、肺水肿、肺不张、肺栓塞、肺嗜酸性粒细胞浸润症、肺血管炎等,可建立临床诊断。

重症肺炎通常被认为是需要收入 ICU 的肺炎。关于重症肺炎尚未有公认的定义。在中华医学会呼吸病学分会公布的 CAP 诊断和治疗指南中将下列病症列为重症肺炎的表现:①意识障碍;②呼吸频率>30 次/分;③PaO_2<60mmHg,氧合指数(PaO_2/FiO_2)<300,需行机械通气治疗;④血压<90/60mmHg;⑤胸片显示双侧或多肺叶受累,或入院 48 小时内病变扩大≥50%;⑥少尿:尿量<20mL/h,或<80mL/4h,或急性肾损伤需要透析治疗。

美国胸科学会(ATS)2001 年对重症肺炎的诊断标准:主要诊断标准如下:①需要机械通气;②入院 48 小时内肺部病变扩大≥50%;③少尿(每天<400mL)或非慢性肾衰竭患者血清肌酐>177μmol/L。次要标准:①呼吸频率>30 次/分;②PaO_2/FiO_2<250mmHg;③病变累及双肺或多肺叶;④收缩压<90mmHg;⑤舒张压<60mmHg。符合 1 条主要标准或 2 条次要标准,即可诊断为重症肺炎。

ATS 和美国感染病学会(IDSA)制定的《社区获得性肺炎治疗指南》对重症社区获得性肺炎的诊断标准进行了新的修正。主要标准:①需要创伤性机械通气;②需要应用升压药物的脓毒性血症休克。次要标准包括:①呼吸频率>30 次/分;②PaO_2/FiO_2<250mmHg;③多肺叶受累;④意识障碍;⑤尿毒症(BUN>20mg/d);⑥白细胞减少症(白细胞计数<4×10⁹/L);⑦血小板减少症(血小板计数<100×10⁹/L);⑧体温降低(中心体温<36℃);⑨低血压需要液体复苏。符合 1 条主要标准或至少 3 项次要标准,可诊断。

五、辨证治疗

1.风热犯肺

证候:咳嗽,咳声嘶哑,咳痰黄稠,量不多,汗出,口干,口渴,身热,头身疼痛,舌苔薄黄,脉浮数或滑。

治法:疏风清热,宣肺止咳。

方药:桑菊饮加减。桑叶 15g,菊花 10g,连翘 20g,薄荷 6g,桔梗 12g,杏仁 15g,芦根 30g,甘草 3g。

加减:咳甚加前胡 12g,贝母 15g;热甚加石膏 54g,知母 12g,黄茶 10g。

2.肺热炽盛

证候:咳嗽气急,喘促,鼻翼翕动,身大热,心烦闷,有汗或无汗,口渴喜饮,舌质红,苔干黄,脉浮数或洪。

治法:清肺泄热。

方药:麻杏石甘汤加减。炙麻黄 10g,生石膏 30g,杏仁 10g,栀子 12g,黄芩 15g,黄连 6g,知母 12g,天花粉 15g,甘草 6g。

加减:大便干者可加大黄 8g;痰多者加陈皮 15g、半夏 12g、瓜蒌 12g。

3.痰热郁肺

证候:咳嗽,气急,胸部疼痛不适,痰多、色黄、黏稠,或夹杂黑色,心烦身热,有汗,口渴喜冷饮;舌质红,苔黄腻,脉滑数。

治法:清热化痰。

方药:柴胡陷胸汤。柴胡 12g,黄连 6g,黄芩 12g,半夏 12g,枳壳 15g,全瓜蒌 20g,桔梗

12g,生姜 10g,浙贝母 15g,胆南星 8g。

加减:痰多有腥味时可加入鱼腥草 20g、冬瓜仁 20g;喘促加蝉蜕 10g、紫苏子 10g、炙桑皮 15g、沉香 5g。

4.热闭神窍

证候:以咳喘为主,且痰多黄稠,身热不退,烦躁,神昏谵语,舌红,苔黄腻,脉滑数。

治法:清热开窍。

方药:清营汤合安宫牛黄丸加减。生地黄 20g,羚羊角 0.5g,麦冬 15g,丹参 15g,甘草 12g,金银花 20g,连翘 20g。

加减:痰多神昏可加胆南星 10g、郁金 15g、石菖蒲 12g;热盛者可加入玄参 12g、黄连 6g、水牛角 30g。

5.正虚邪恋

证候:咳嗽无力,短气懒言,身热不扬,心烦失眠,口渴,舌红少津,苔少或薄而黄,脉虚数或浮。

治法:益气养阴,清肺化痰。

方药:竹叶石膏汤加减。竹叶 10g,石膏 30g,西洋参 15g,半夏 12g,生地黄 30g,麦冬 20g,沙参 15g,贝母 10g,知母 10g。

加减:咳嗽重者加前胡 15g、五味子 12g、桔梗 12g;失眠者加远志 12g、合欢皮 15g;发热重者可加地骨皮 15g、青蒿 15g。

六、单验方

1.金银花 30g,泡服。

2.鱼腥草 20g、连翘 15g,泡服。

七、中成药

1.咳橘红丸　2 丸,口服,每天 3 次,可用于痰热壅盛型。

2.蛇胆川贝液　10mL,口服,每天 2～3 次,用于肺热咳嗽,痰多色黄者。

3.穿琥宁注射液　400～600mg,加入 5% 葡萄糖注射液 250mL,静脉滴注,每天 1 次,可用于病毒性肺炎。

4.清开灵注射液　2～4mL,肌内注射,每天 2 次;或 20～40mL 加入 5% 葡萄糖注射液 250mL,静脉滴注,每天 1 次,用于高热、神昏者。

第二节　重症肺炎并发症中医治疗

对于重症肺炎患者来说,诱发多种并发症往往是导致死亡的主要原因。年龄和基础病是重症肺炎主要的高危因素。从病原学角度分析,重症肺炎患者耐药菌株增加、不典型菌感染增加、二重感染菌种增加、混合感染增加等都是其治疗困难、并发症多的重要因素。重症肺炎并发症主要以肺部损伤为首,进而出现低氧血症、高碳酸血症、酸中毒,以及细菌、毒素、炎症介质、细胞因子等作用导致的全身炎症反应,以致发生全身微循环障碍。除常见呼吸系统症状外,部分患者可能存在较为严重的心功能衰竭、循环障碍、肝肾功能损害,甚至多脏器衰竭等。

　　由于重症肺炎涉及全身多器官的损伤,所以临床症状也是纷繁复杂,但根据现有文献及临床报道,重症肺炎恢复期患者主要以心肺功能损伤为主,表现为胸痛、胸闷、咳嗽、气喘、咯痰、乏力等。此外,对消化系统、神经系统、肢体功能、心理状态影响也较大,可表现为食少纳呆、腹泻、便秘、口干、头身困重、体疼痛、失眠、抑郁、焦虑、多汗等,还有部分患者可见泌尿生殖系统损伤,表现为小便异常、月经不调、性功能下降等。新冠肺炎少部分患者可表现为无症状感染,大部分早期以发热、乏力、干咳、咽痛、鼻塞、流涕以及其他多系统的症状,重症患者可出现呼吸困难、低氧血症、酸中毒、急性呼吸窘迫综合征等类似于重症肺炎的临床表现。

　　新冠肺炎并发症的诊治应当借鉴重症肺炎的并发症处理。对此类患者而言,如何采取有效措施防治严重并发症的发生并进一步改善预后显得尤为重要。中医认为,其并发症的产生主要由于外感六淫,正气不足。如正胜邪退,则本病渐趋好转;如正不胜邪,则易发生严重证候,如热入营血、热入心包、热极生风、血热妄行等。若邪盛正衰,则可出现阳气欲脱,阴液骤耗的阴竭阳脱之危证。

　　重症肺炎并发症的康复治疗方法以中医的非药物疗法为主,包括针灸疗法、推拿疗法、刮痧疗法、气功康复疗法、饮食疗法、中医情志及起居调理康复方法等。

一、针灸疗法

　　针灸方法包括针刺、艾灸、穴位敷贴、拔罐、耳针疗法等。其中耳针疗法由于其自身具有特殊的穴位系统,需另立,其余 4 种针灸疗法的取穴可通用。上述各种针灸方法,根据患者病情而定,宜针则针、宜灸则灸,或针灸并用,或配合拔罐、穴位敷贴、耳针等。各种针灸方法均要严格参照国家标准《针灸技术操作规范》进行。其中,针刺疗法、穴位敷贴等必须在医疗康复场所由医者操作,其余方法也可在医者严格指导下由患者居家进行自我干预,建议居家患者以选用艾灸为主。

　　1.基础取穴　基础取穴穴位:百会、中脘、气海、足三里、内关。

　　2.随症配穴　在基础取穴基础上,重症肺炎恢复期患者随症配穴情况如下:

　　症见气短乏力、动则汗出、精神倦怠等,配肺俞、膻中、关元、神阙。

　　症见胸痛、肺俞、膏肓、尺泽。

　　症见胸闷、心悸、烦躁、失眠、多汗等,配心俞、厥阴俞、神门、三阴交。

　　症见头身困重、疼痛、纳少呕恶、痞满、大便无力、便溏不爽或便秘等,配大椎、脾俞、胃俞、大肠俞、天枢。

　　症见胸胁胀满、急躁易怒、口苦咽干等,配肝俞、胆俞、期门、阳陵泉、照海。

　　症见腰膝酸软、水肿、月经不调等,配肾俞、三阴交、太溪。

　　3.针刺疗法　操作方法:使用毫针针刺,运用平补平泻法,每穴留针 20～30 分钟,每天或隔天 1 次。

　　4.艾灸疗法

　　(1)操作方法:推荐使用艾条灸和温灸盒灸。

　　1)艾条灸:采用温和灸,一般每次选取 3～5 个穴位。手持艾条,将艾条的一端点燃,直接悬于穴位上,与之保持一定的距离(2～3cm),使热力较为温和地作用于穴位。清艾条温和灸每穴 15～20 分钟。每天艾灸总时长 30～60 分钟,所用艾条 1/2～1 根,每天1 次。

　　2)温灸盒灸:将艾绒或艾条均匀地放置于温灸盒中,点燃后将温灸盒置于施术部位上,使热力均匀透射至皮肤及深层组织。每温灸盒灸30分钟/次,每天1次。

(2)体位要求:身体平直而不倾斜,点定腧穴后不可移动体位。"坐点则坐灸之,卧点则卧灸之,立点则立灸之"。

(3)灸感:局部温热而无灼痛感为宜,皮肤红晕为度。

(4)操作顺序:先上后下,先左后右。

(5)注意事项:艾灸操作时需注意房间通风,控制温度和距离,防止烫伤。对烟雾过敏者禁用。

5.火罐疗法

(1)操作方法:推荐使用闪火法,即用止血钳或镊子夹持95%乙醇棉球,点燃后在玻璃火罐或竹罐内旋绕数圈后抽出,迅速将罐扣于相应部位。主要有以下2种方法:

1)闪罐法:将罐吸拔于所选腧穴部位,立即取下,再迅速吸拔、取下,如此反复,直至皮肤潮红。需注意一罐多次闪罐后,罐口温度升高,应及时换罐,以免烫伤,隔天1次。

2)走罐法:在督脉、膀胱经经穴上走罐。先在拟走罐部位涂上凡士林、精油或润肤油等润滑剂,再将罐吸住,然后手握罐体,均匀用力,将罐沿着督脉和膀胱经往返推动,可先在督脉走罐,然后膀胱经走罐。以患者感觉背部舒适的力度走罐,不强求出痧。督脉、膀胱经各走5分钟,共计10分钟,隔天1次。

(2)注意事项:两种操作方法可轮流使用,火罐疗法需注意烫伤及感染风险。

6.耳穴疗法

(1)主要耳穴:肺、支气管、心、脾、肾、胸、交感。

(2)随症配穴:症见气喘,加角窝中;症见口苦、咽干,可加口、咽喉、肝、胆;症见失眠、焦虑,可加皮质下、神门;症见纳少、呕恶、痞满、腹泻或便秘,加胃、直肠。

(3)操作方法:将王不留行籽或磁珠置于剪好的5mm见方的胶布片上(也可用市售耳穴贴),用75%的乙醇棉球擦拭耳郭皮肤;待皮肤上乙醇完全挥发后,一手扶住耳郭,一手持镊子夹住胶布片,将王不留行籽或磁珠置于上述耳穴上捏紧。全部贴好后,用拇指和示指在每一个穴位耳郭前后按压,每一穴按压30~50下,以轻微疼痛为度,全部穴位按压结束为1次。1天按压2次。耳穴贴压选一侧耳郭穴位,双耳交替贴按,3天更换1次。

(4)注意事项:耳穴疗法需防止耳郭感染。

7.穴位敷贴

(1)推荐穴位:定喘、肺俞、脾俞、膏肓、膻中、足三里。

(2)操作方法:选白芥子、细辛、川芎、苍术等多味中药按比例研磨成细粉,用姜汁调成膏状,制作成药饼,用胶布贴敷于穴位上,进行贴敷。每隔1~2天换药1次。成人每次4~6小时,儿童1~2小时。敷贴后皮肤有发热感、灼痛感,以能耐受为度。取药后,若贴敷部位出现小水疱,可不必特殊处理,让其自然吸收;若出现大的水疱,可用消毒针具挑破其底部,排尽液体,消毒以防感染。破溃的水疱应做消毒处理,外用无菌纱布包扎,以防感染。

(3)禁忌:妊娠、咯血、皮肤破溃或皮肤过敏、瘢痕体质患者禁用;糖尿病患者慎用。

二、推拿疗法

(一)推拿操作处方一

本操作适用于重症肺炎恢复期有胸痛、咳嗽、气喘、咯痰、心、失眠等症状者,分为术者推拿操作与患者自我推拿操作两种方法。

1.术者推拿操作

（1）操作手法：按法、揉法、擦法、摩法、推法、拿法。

（2）推拿穴位部位：天突、中、内关、手三里、丰隆、大椎、肺俞、脾俞、肾俞，背部督脉及膀胱经循行部位。

（3）基本操作

1）患者取坐位或仰卧位，术者指揉法在天突、中操作，每穴1分钟。

2）以两拇指由胸骨剑突沿肋弓分推两胁肋部，5~10遍。

3）指揉法在手三里、丰隆操作，每穴2~5分钟。

4）患者取坐位或俯卧位，指揉法在定喘、风门、心俞、肺俞操作，每穴2~5分钟；背部掌揉法1分钟。

5）患者取坐位，搓胁肋5~10遍。

6）患者取坐位或俯卧位，背部做横擦法，透热为度。

（4）随症加减

1）胸痛：患者取坐位或仰卧位，揉内关、神门，配合患者深呼吸，各2分钟；患者取坐位或俯卧位，指揉法在膈俞、厥阴俞操作，每穴1~3分钟。

2）咳嗽：患者取坐位或仰卧位，揉中府、云门，每穴2~5分钟。

3）气喘：患者取坐位，五指拿法从头顶部至枕部来回5~10次；指揉膏肓、脾俞、肾俞，每穴1~3分钟；沿着督脉和两侧膀胱经做小鱼际擦法，以透热为度。

4）咯痰：患者取坐位或仰卧位，术者二指或三指拿揉人迎1~3分钟；拇指或中指按揉天突。痰多不易排出者，术者双手五指并拢稍弯曲，使手呈弧形，利用腕部力量行拍法于患者背部。

5）心：患者取坐位，术者用推法分别在颈部桥弓穴操作，每侧1分钟；拿揉风池10~20次；按揉内关、心俞，每穴2~5分钟。

6）失眠：患者取坐位或仰卧位，术者拿五经10遍；指按揉印堂2~5分钟；再由印堂以两拇指交替直推至神庭5~10遍；拇指由前庭沿头正中线点按至百会5~10遍；按揉四神聪1~3分钟；指揉神门2~5分钟；顺时针摩腹5~10分钟。

2.患者自我推拿操作

（1）基本操作

1）取坐位或仰卧位，以指按法或指揉法在天突、膻中操作，每穴2~5分钟。

2）按揉对侧内关并配合深呼吸，每穴2~5分钟（操作时两侧交替）。

（2）随症加减：

1）胸痛：取坐位或仰卧位，以指按法或指揉法在对侧神门、太冲操作，配合深呼吸，每穴2~5分钟（两侧交替）。

2）咳嗽：取坐位或仰卧位，中指揉对侧中府、云门操作，每穴2~5分钟（两侧交替）；拇指揉对侧手三里、丰隆操作，每穴1分钟（两侧交替）

3）气喘：取坐位或仰卧位，中指揉法在对侧中府、云门操作，每穴2~5分钟（两侧交替）；以手掌着力横擦上胸部，以透热为度。

4）咯痰：取坐位或仰卧位，二指或三指拿揉人迎1~3分钟；拇指揉法在对侧手三里、丰隆操作,每穴 2~5 分钟(两侧交替)。

5)心:取坐位或仰卧位,示、中二指推法在对侧桥弓穴操作,每侧 1 分钟;按揉或拿揉风池 2 分钟;按揉内关、神门、合谷,配合深呼吸,每穴 2~5 分钟。

6)失眠:取坐位或仰卧位,指按揉对侧内关、神门,每穴 2~5 分钟;指揉太阳、印堂,每穴 2~5 分钟;揉足三里、三阴交、涌泉,每穴 2~5 分钟。

(二)推拿操作处方二

本操作适用于重症肺炎恢复期有食少、纳呆、胁痛、口干、腹泻、便秘、头身困重、无力等症状者。

1.术者推拿操作

(1)操作手法:按法、揉法、擦法、摩法、推法。

(2)推拿穴位部位:上脘、中脘、下脘、期门、天枢、气海、内关、足三里,督脉及膀胱经循行部位、腰背部、脘腹部。

(3)基本操作

1)患者取仰卧位,术者以拇指揉上脘、中脘、下脘、期门、天枢和气海各 1 分钟;按揉内关、足三里,每穴 1~3 分钟。

2)患者取俯卧位,术者拇指揉肝俞、脾俞、胃俞各 1~3 分钟。

3)患者取俯卧位,术者用掌推法推督脉和两侧膀胱经各 5~10 次;以全掌按揉背部两侧膀胱经各 5~10 次。

(4)随症加减

1)食少、纳呆:患者取仰卧位,术者沿肋弓角边缘或自中脘至脐,向两旁分推 10~20 次;顺时针摩腹 5~10 分钟,力度适中。

2)胁痛:患者取仰卧位,术者按揉膻中、章门、支沟、阳陵泉、太冲,每穴 1~3 分钟;患者取坐位,术者立于身侧,两手搓摩胁肋 10 次;患者取俯卧位,术者以掌擦法横擦背部从膈俞至脾俞,以透热为度。

3)口干:患者取坐位或仰卧位,术者以指按揉廉泉、尺泽、合谷、复溜、太溪,每穴 1~3 分钟;鱼际擦法擦人迎,以透热为度。

4)腹泻:患者取仰卧位,术者以指按揉百会、阴陵泉,每穴 1~3 分钟;掌摩法逆时针摩腹 5~10 分钟;患者取俯卧位,术者用小鱼际擦法横擦脾俞、肾俞、大肠俞,以透热为度。

5)便秘:患者取仰卧位,术者点按曲池、支沟、足三里、上巨虚,以酸胀为度;顺时针摩腹 5~10 分钟;患者取俯卧位,术者按揉大肠俞、八髎,每穴 1~3 分钟。

6)头身困重、无力:患者取仰卧位,术者拇指按揉百会、风池,每穴 1~3 分钟;逆时针摩腹 5~10 分钟;按揉太冲、阴陵泉、三阴交、太白,以酸胀为度。

2.患者自我推拿操作

(1)基本操作

1)取坐位,按揉中脘、内关、足三里,每穴 2~5 分钟。

2)取坐位或仰卧位,双掌相叠,置于神,先逆时针,从小到大摩脘腹 50~100 次,然后再顺时针,从大到小摩动 50~100 次。

2)随症加减

1)食少、纳呆:取坐位或仰卧位,双手叠掌,手指并拢向下,用力沿前正中线自膻中向神阙方向推动,推 20~30 次;坐位,双手虎口分别卡在双膝下,拇指按压在阴陵泉上,示指按压在阳陵泉上,稍用力沿胫骨向下推至踝,反复操作 10~20 次。

2)胁痛:取坐位或仰卧位,拇指按揉章门、阳陵泉、太冲,每穴 2~5 分钟;两手分别自腋下向腰际方向推动,推 20~30 次。

3)口干:取坐位或仰卧位,拇指端按揉承浆、廉泉,每穴 2~5 分钟;单掌四指及拇指分置颈前喉结两旁人迎处,和缓地上下推擦 10~20 次,以透热为度。

4)腹泻:取坐位或仰卧位,用拇指按揉天枢、上巨虚,每穴 2~5 分钟;以全掌逆时针方向摩腹 5~10 分钟。

5)便秘:取坐位或仰卧位,双手拇指按揉天枢,顺时针摩腹 10~15 分钟,力度稍大。

6)头身困重、无力:取坐位,两手五指指骨间关节屈曲,五指指端附着在与手同侧的发际边缘,指尖同时用力,提拿头皮,一拿一松,并渐移动,过头顶向颈后直至风池穴止,操作 10~20 次;坐位或立位,身体正直,头颈向左后上方尽力摇转,眼看左后上方,每做 1 次后即向对侧方向摇动,眼看右后上方,各摇 10~20 次,注意摇颈时要缓慢,转回时也要缓慢;坐位,先以右手掌指面按在左肩上,拇指及其余四指相对,沿着肩臂的内外两侧,用力向下抓揉到腕指部,重复 5~10 次,再换手操作;坐位或直立位,两手握空拳,用拳眼叩击腰脊两侧,上自尽可能高的部位开始,下至骶部,叩击时可配合弯腰动作,往返操作 10~20 次。

三、推拿操作处方三

本操作适用于重症肺炎恢复期有腰膝酸软、水肿、性功能减退、月经不调等症状者。

1.术者推拿操作

(1)操作手法:擦法、按法、揉法、摩法、推法。

(2)推拿穴位部位:委中、阳陵泉、昆仑、太溪、命门、大肠俞、脾俞、肝俞、肾俞,腰骶部。

(3)基本操作

1)患者取仰卧位,术者按揉气海、关元、中极各 2 分钟,摩小腹至温热为度。

2)患者取俯卧位,术者于腰部两侧沿膀胱经从腰至足做掌推 3 分钟。

3)患者取俯卧位,术者按揉委中、昆仑、太溪、命门、肝俞、脾俞、肾俞、大肠俞,每穴 1~3 分钟。

4)患者取俯卧位,术者小鱼际直擦双侧膀胱经和督脉,横擦腰骶部、八髎、患肢内外侧各 1~3 分钟,以透热为度。

(4)随症加减

1)水肿:患者取仰卧位,术者按揉中府、云门、章门、石门,每穴 2 分钟。

2)性功能减退:患者取仰卧位,术者先以掌根按揉神阙 1~3 分钟,拇指揉三阴交 1~3 分钟。

3)月经不调:患者取仰卧位,术者按揉三阴交、太冲、太溪,每穴 2 分钟。

2.患者自我推拿操作

(1)基本操作

1)坐位,双手掌对搓发热后,左右手分别擦涌泉,以透热为度。

2)两手掌紧贴肾俞,双手同时按从外向里的方向做环形摩法,共摩动 36 次。

3)身体微前倾,屈肘,两手掌尽量置于两侧腰背部,以全掌或小鱼际着力,向下至尾骶部快速来回擦动,以透热为度。

4)双手掌分置于两胁肋下,同时用力斜向小腹部推擦至耻骨,往返操作,以热为度。

5)双掌相叠,摩关元,以热为度。

(2)随症加减

1)水肿:取坐位,按揉中极 2~5 分钟;双掌交叠先由上向下推膻中 2 分钟,继以双手掌分置两胁肋下,同时用力斜向小腹部推擦至耻骨,往返操作以透热为度;从腹股沟至膝关节内侧反复擦动 1~3 分钟,以透热为度。

2)性功能减退:取坐位,单掌随呼吸向内向下按压关元 3 分钟。全身放松,呼气时稍用力收缩前后二阴,吸气时放松,重复 36 次。

3)月经不调:取坐位,按揉气海、关元、中极、三阴交、太冲、太溪,每穴 2~5 分钟。

4)伴小腿外侧或后侧酸麻胀痛:取坐位,按揉阳陵泉、承山、委中,每穴 2~5 分钟。加做椅子操锻炼,方法如下:选择带有扶手的椅子;双手从椅子扶手上撑起,脊柱垂直于地面,手臂要挺直,然后上下颠动 3 次;随后以脊柱为轴旋转 3 次,以此为 1 组。每天做20~30组,以做到能感到脊柱拉伸开为佳。

四、刮痧疗法

根据重症肺炎恢复期主要临床症状施行刮痧疗法,可由术者操作,也可由患者操作(在自身能及的穴位或部位)。

1.胸痛、心悸

(1)取穴:心俞至督俞、膻中至巨阙、内关。

(2)操作方法:用刮板棱角刮拭,先刮背部的心俞至督俞,以心俞和厥阴俞为主;再刮前胸部的膻中至巨阙,以膻中和巨为重点,最后刮内关,每个部位刮 20 次左右,以患者耐受或出痧为度。切记刮时用力要轻柔。间隔 3 天操作 1 次,或以前一次皮肤痧痕褪去为准(以下各病证刮痧操作刺激量及治疗频次同此)。

2.咳嗽

(1)取穴:大椎、大杼、肺俞、身柱、膻中、曲泽、尺泽。

(2)操作方法:先用刮板棱角刮拭大椎、大杼、肺俞、身柱,以出痧为度,还可用刮板棱角点按大杼和肺俞;再用刮板棱角刮拭膻中,至此穴处皮肤发热或出痧为度;最后用刮板棱角刮拭曲池、尺泽,还可用刮板棱角点按这两个穴位。

3.气喘

(1)取穴:定喘、风门至肺俞、脾俞至肾俞、足三里。

(2)操作方法:用刮板棱角刮拭背部定喘、风门至肺俞、脾俞至肾俞,以出痧为度,还可用刮板棱角点按定喘、肺俞、脾俞和肾俞。刮下肢部足三里,还可用刮板棱角点按此穴。

4.咯痰

(1)取穴:身柱至命门、中脘、气海至关元,丰隆、上巨虚、阴陵泉、三阴交。

(2)操作方法:先刮身柱至命门,再刮中脘、气海至关元,最后刮丰隆、上巨虚、阴陵泉、三阴交。

5.失眠

(1)取穴:四神聪、安眠、心俞、脾俞、三阴交。

(2)操作方法:先刮四神聪、安眠,再刮心俞、脾俞、肾俞,最后刮内关、神门、三阴交。

6.食少、纳呆

（1）取穴：肝俞、脾俞、胃俞、上脘、中脘、足三里。

（2）操作方法：先刮拭背部，从肝俞拉长刮拭至脾俞和胃俞；再刮拭腹部，从上脘并拉长刮拭至中脘；最后刮拭下肢足三里。

7.胁痛

（1）取穴：肝俞、胆俞、足三里、阳陵泉、太冲。

（2）操作方法：先刮拭背部，从肝俞拉长刮拭至胆俞；再分别刮拭下肢足三里、阳陵泉和太冲。

8.口干

（1）取穴：廉泉、尺泽、合谷、复溜、太溪。

（2）操作方法：先刮拭喉结上方的廉泉，再刮拭肘关节窝处的尺泽，最后分别刮拭小腿内侧的复溜和太溪。

9.腹泻

（1）取穴：肝俞、脾俞、大肠俞、天枢、足三里、上巨虚、下巨虚。

（2）操作方法：先刮拭背部，从肝俞拉长刮拭至脾俞和大肠俞，再刮拭下肢外侧，从足三里拉长刮拭至上巨虚和下巨虚。

10.便秘

（1）取穴：大肠俞、天枢、支沟、足三里、上巨虚。

（2）操作方法：先刮拭背部的大肠俞，再刮拭腹部两侧的天枢，接着刮拭前臂背侧的支沟，最后刮拭下肢外侧，从足三里拉长刮拭至上巨虚。

11.头身困重、无力

（1）取穴：脾俞、肾俞、足三里、丰隆。

（2）操作方法：先刮拭背部，从脾俞拉长刮拭至肾俞；再分别刮拭小腿外侧的足三里和丰隆。

12.腰膝酸软

（1）取穴：肾俞、大肠俞、关元俞、环跳、风市、阳陵泉、承扶、殷门、委中、承山。

（2）操作方法：先刮肾俞、大肠俞、关元俞，再自上而下刮环跳、承扶、殷门、风市、阳陵泉、委中、承山。

13.水肿

（1）取穴：百会、心俞、肾俞、厥阴俞、神门、内关、足三里、丰隆、三阴交。

（2）操作方法：先刮头部的百会，再刮背部心俞、肾俞、厥阴俞，然后刮上肢部神门、内关，最后刮下肢部足三里、丰隆、三阴交。

14.性功能障碍

（1）取穴：关元至气海，肾俞、命门、志室、次髎、足三里、三阴交、太溪。

（2）操作方法：先刮关元至气海，再刮肾俞、命门、志室、次髎，最后刮足三里、三阴交、太溪。

15.月经不调

（1）取穴：命门至腰俞、关元至中极，地机、三阴交、太冲。

（2）操作方法：先刮命门至腰俞，再刮关元至中极，最后刮地机、三阴交、太冲。

第七章　哮喘

第一节　支气管哮喘

支气管哮喘是西医病名,相当于中医的哮病,它是一种独立的疾病,具有比较完整的理法方药。

西医认为,支气管哮喘是一种以肥大细胞反应,嗜酸性粒细胞浸润为主的气道慢性炎性疾病。对于易感者,这种炎症可导致气道反应性增高,并可引起不同程度的、广泛的、可逆性的临床症状,表现为突然反复发作的喘息、呼吸困难、胸闷和咳嗽。典型的支气管哮喘表现为发作性的呼吸困难,听诊喉部及双肺可闻及哮鸣音。而支气管哮喘又是基因遗传性疾病,主要是变态反应引起支气管的慢性炎症,有两个基本的病理特点:一是由于支气管收缩而产生呼吸困难,特别是呼气性的呼吸困难;二是气道高反应性,表现在对温度(如寒冷)、湿度(如空气中的湿度过干、过湿)、刺激性气味(如部分香水、汽油、油漆、汽车尾气、消毒水、花香)等的敏感性增强,容易引起哮喘。气道的高反应性决定了哮喘容易被诱发,所以说哮喘发作跟这些物理因素(如气候变化)密切相关。

从中医方面而言,哮病是一种发作性的痰鸣气喘性疾病,临床以发作时喉中哮鸣有声、呼吸急促困难,甚至喘息不得平卧为主症。发作性是指起病急、发病快,经过治疗或者脱离过敏因素可消失。病因病机方面:①中医认为本病是先天禀赋不足所致,并且多有家族史或相似的过敏史。表现为从幼小(出生后一个月或几岁)就开始发病,家族中有相类似的疾病症状,中医都把它归类于先天肾气肾阳的不足。禀赋不足引起水液气化失常,凝滞成痰,痰浊阻肺的基本病理状态;②中医理论认为哮喘的发病机制在于"内有宿痰,触感而发",痰阻气闭,肺管挛急而致痰鸣如吼,气息喘促。宋代杨仁斋《仁斋直指附遗方论》认为"邪气伏藏,痰涎浮涌"。明代朱丹溪的弟子戴元礼明确提出哮病有"宿根"之说:"喘气之病,哮吼如水鸡之声,牵引胸背,气不得息,坐卧不安,此谓嗽而气喘,或宿有此根……遇寒暄而发……"若感受外邪即风寒暑湿燥火之邪,或者秽浊之邪,引动伏痰,痰随气升,痰气交阻,壅塞气道,肺失宣降,出现呼吸困难;肺气上逆,冲击声门,产生痰鸣音。感受外邪当中以风为主,以寒为次。风为百病之长,其他邪气与风邪夹杂致病。风邪本身也可致病,所以有部分患者因吹风扇、开空调而诱发哮病。故言风邪是一个主因,寒邪则是次因,基于此,有些人一开冰箱,或者少穿衣服,空调温度较低(25℃以下),就容易引起哮病的发作;③感受外邪(秽浊之邪)某些刺激性的气味、气体及粉尘应该是属于中医的秽浊之气,因为它很难归于六淫邪气之中。秽浊之邪即各种各样的刺激性的一些物质;④与情绪有一定的关系,特别是在疑有哮病发作以后,情绪的疏泄失常或者疏泄太过,会诱发或者加重哮病的症状。比如哮病因为失治、误治,或者是未行规范化治疗,使病情缠绵不愈,一旦吹风受凉或者一到夜间就发作,久而久之出现心情抑郁。所以因病致郁的患者是普遍存在的。因为肝为刚脏,主疏泄,一旦因病引起情绪失常,肝失疏泄,肝气太过,或者疏泄不及,郁而化火,易上犯于肺,且肝经布于两胁,可穿过膈肌至肺中,肺失肃降,郁于胸中引起胸闷,上逆引起咳嗽或哮喘发作。所以说哮喘患者的情志变化也是一个诱发的因素,或者说是引起症状加重缠绵不愈的一个次要因素;⑤多于季节交替、气候变化时发作,而且以下半夜发作多见。哮病患者先天禀赋不足,以肾阳、肾气的不足为主,肾气亏虚不能够濡养其他脏腑,也会影响到肺阳的不足,在夜间(阴阳理论中白天属阳,夜间为阴)、气候变化(主要是气温的波动,寒热的变化)、风寒变化、季节交替、昼夜交替等温差较大时,肺气亏虚益甚,所以易感受风寒之邪而发作哮病。

张介宾《景岳全书·杂证谟·喘促》认为:"喘有夙根,遇寒即发,或遇劳即作者,亦名哮喘。"所以中医对哮病的认识,一个是先天禀赋不足,一个是感受风寒之邪,引起的痰气交阻,肺气失于肃降,上逆而引起的一种疾病。它既不是一个证候,也不是一个症状,而是一种疾病。作为一种疾病,就有疾病的特点:它是一种慢性病,本质是阳气亏虚且以肾虚为主,但受季节交替,风寒之邪、秽浊之气的影响,使之引动伏痰,痰气交阻而急性发作,所以哮病是本虚标实的疾病,这个疾病发作的基础是痰气交阻。

西医对哮病的治疗:初期给予吸入糖皮质激素及 β 受体激动剂治疗为主。疗程是每天 2 次,持续 3 个月,当症状缓解以后改成每天 2 次,维持相当长的一段时间。这种规范化的治疗,可以使气管的炎症得到很好的控制,虽然不能根治,但是可以延长缓解期,可以缓解几个月、几年,甚至十几年。

中医方面,哮病可分为寒哮和热哮,所以在中医治疗上,寒哮应当祛寒,治以解表祛寒、温肺散寒、解痉平喘,常用方是小青龙汤。小青龙汤中,麻黄、细辛、干姜都是属于温肺散寒的,细辛和麻黄也有平喘的作用。从方剂功用来讲,小青龙汤适用于外寒里饮证。外寒上,肺主皮毛,感受风寒之邪,寒邪束表,肺气不能宣发肃降,肺气积于胸中而上逆;内饮是受寒以后,肺之津液不布,聚而成痰饮,从而咳出稀薄的泡沫样液体。但是在临床上哮喘咳出稀薄液体的并不是很多,因为它是感受寒邪引起气管收束,而不是肺布散阳气的功能失常,所以不同于慢性支气管炎,哮病的伏痰一定是比较黏稠的。既然内饮不明显,干姜等一些温阳、祛饮的药就不一定适合。当然,在临床上,小青龙汤来治疗发作期哮喘,大部分是有效的。因为干姜这些药也是属于散寒的,温阳散寒的药多了,寒邪祛除,寒主收引的症状就可以得以缓解,所以肯定有效。但是,由于哮病的独特的病理特点,在治疗上是一个慢性长期的过程,如果长期服用,肯定过于温散,耗气伤津,所以临床上时有患者连续服用几天小青龙汤后,会出现口舌干燥、口腔糜烂、心慌心悸、大便秘结、烦躁出汗、失眠等症状。因此严师认为小青龙汤可以应用,但是一旦哮喘症状缓解,有一些药,比如干姜、附子等,就应该逐步撤掉,并另加一些温润补肾的药。

温可温阳祛寒,润则不易耗散阳气、伤阴,所以当症状控制以后,常去干姜、细辛,而加温润补肾的药物,如巴戟天、仙茅、淫羊藿、补骨脂等。虽然这三者对性腺都有一些影响,但相对来说,仙茅、淫羊藿对性腺的影响更大些,可引起性早熟,所以比较少用,尤其是儿童。巴戟天性属辛温,为补肾壮阳的药,可做食物食用,在福建一些比较寒冷的地方,都习惯把它作为炖肉的食补材料。所以严师习惯用巴戟天、补骨脂来补肾。另外,黄芪亦惯用,黄芪在哮喘治疗上主要是起到益气固表的作用。因为哮喘可由感受风寒、接触秽浊之气所诱发,而感受风寒之邪一般都是通过口鼻、皮毛而来的,据此,预防发作,就应予以温药,除了温肾阳,还有就是"少火生气",使之阳气健旺,卫表得固,能够抵抗风邪、寒邪从皮毛而入,减少哮喘发作。至于降逆平喘的药,少不了用蜜麻黄,未发汗可用生麻黄,已发汗只能用蜜麻黄。紫苏子也是降逆平喘的,另外地龙也是常用药物,地龙解痉平喘,解除支气管痉挛,同时还可以祛风通络。对于夜间或下半夜喘得厉害、不能平卧等病情较重的,用麻黄、紫苏子、地龙治疗效果不明显时,可以用一些重镇降逆平喘的药,比如紫石英、沉香,起到温阳散寒,宣肺降气平喘的作用。因为哮喘以痰阻气闭为基本病理,痰量不多,治疗关键在于祛寒,使支气管扩张,所以祛痰不是主要的。但是对于少数痰从热化的患者,或者素体阳气旺盛,比如肝火、心火比较旺者,痰量少且质稠,如果能够把痰吐出来,不适可相对减轻,可予以浙贝母、黄芩。在哮病当中,痰不是主要的因素,主要是感受风寒之邪。风邪可以引起哮病突然发作、突然停止,或者吹风后发作,另外还有一个特点就是咽痒咳嗽,不痒就不咳,不咳就不喘,好像鸡毛掉过的一样。所以在哮喘的治疗当中,祛风除痒也是常用的一种治疗手段。祛风除痒的药物较多,如蒺藜、徐长卿、苍耳子、芋环干等,可以从中挑选一到两味治疗。选择药物可从药物的毒性、胃肠不良反应来考虑,但主要还应根据患者素体情况而定,如有没有脾胃不适,也可根据服药后的反应选择,或调整用量。

对于哮喘的治疗,主要用药如麻黄、紫苏子、地龙、细辛,以及补肾温润的巴戟天、补骨脂,加上祛风除痒的药。但是它毕竟是一个病,福州属于南方,气候比较温暖,这种哮喘维持的时间不会很长。哮喘解除以后,细辛的用量及使用与否,就应该斟酌了,其他药可以用久一些,但细辛并不适合用太多,毕竟它是有些毒性的,长期服用即使量不大对肾脏也有一定损害。临床上长期用药后可出现口咽干燥,而一旦出现口咽干燥,甚至咽痒明显等热象表现,可加黄芩、乌梅酸甘养阴,或者芍药甘草汤解痉缓急,从而解除支气管痉挛。杏仁、白前宣肺降气、下气消痰,都是针对它的标证。临床上会有一些人对激素很恐惧,不接受激素治疗,依从性比较差,这个时候可以选用中药治疗,缓解期每天1次,长期坚持下去,哮病也能够得到很好的控制。作为一个病,时间久了以后,痰阻气滞,瘀则内生,特别是慢性哮喘患者,因热致瘀,也可引起支气管重塑,可加用活血化瘀药,如桃仁、路路通,以改善支气管症状。地龙也有活血化瘀作用。早在元代,朱丹溪就认为哮喘的治疗应以"未发以扶正气为主,既发以攻邪气为急"为治疗原则,故笔者在急性期用温阳散寒、补肾固表、下气平喘等药物进行治疗,而缓解期也坚持治疗,以"补益肺脾肾为本,祛痰化瘀攻邪为标"为原则,贵在坚持。参考西医的治疗,规范地、坚持持续地治疗,可以每天服1剂药或者2天服1剂药。症状缓解一段时间后,可根据服药时间的长短,给予慢慢地减药。

值得注意的是,最近这几十年来,发现与哮喘类似的疾病,都有先天禀赋不足,从幼小就发病,或者女性三后(孕后、产后、病后)发作,慢性、季节性发作,有咳嗽、胸闷等症状,并且有家族史,检查提示肺功能异常或基本正常,但多有支气管激发试验阳性等特点的一种疾病。此为特殊类型的哮喘,包括咳嗽变异性哮喘及胸闷变异性哮喘。其中咳嗽变异性哮喘发病率较高,在某些方面甚至比典型的支气管哮喘发病率还高,但是往往容易漏诊、误诊。

一、咳嗽变异性哮喘

对于慢性咳嗽,病程超过两个月,季节性发作,春秋、夜间发作比较多,以干咳为主,或伴有咽痒、胸闷,既往有过敏史、荨麻疹病史,或过敏性鼻炎病史,家族中有类似这种病史的,应该高度怀疑是咳嗽变异性哮喘,中医称之为哮咳、风咳。它同哮喘类似,可以做一些检查,如肺功能、支气管激发试验和变应原的检测,同时要细心、耐心地询问该病的发作特点。比如临床上常见有些患者吹风后、晚上一躺到床上或半夜容易咳嗽,或对气味非常敏感,一旦闻到异味,即咽痒而咳。以咳嗽为主要症状,很容易误诊为支气管炎,并且因为时间比较长,容易把它当作是比较难治的支气管炎,而长期使用抗生素治疗。但很多患者使用多种抗生素,咳嗽仍有,或伴气促、胸闷、气喘等症状,而引起失治、误治,所以需要耐心细致地询问病史、发作的诱因、家族史等。

综上所述,可知较典型的支气管哮喘症状轻,即炎症反应、气道阻塞都比较轻一些。如果说支气管哮喘是以寒邪、阳虚或阴寒内盛为主引起的,那咳嗽变异性哮喘更多的是肺气亏虚,卫外不固,外邪侵袭,所以祛风除痒在咳嗽变异性哮喘中占比较主要的位置。但就风而言的话,一方面,除外感引起的外风,也可由内伤所致的内风引起;另一方面,风为阳邪,容易化热,甚至可以化火。另阳虚阴盛在咳嗽变异性哮喘之中虽有,但不是主要,主要是以风邪为主。

所以在治疗当中,相对于支气管哮喘,它在治以固表、温热补肾、降逆止咳以外,还侧重于祛风除痒,如荆芥、防风、蒺藜、苍耳子、徐长卿等祛风除痒的药可适当加入一些,既能祛风,又能散寒或疏风清热。另外,应养血祛风,咳嗽变异性哮喘的患者可以适当加一些养血的药,比如当归,可以养血祛风兼以平喘。从祛风、扶正的角度,感受风邪主要是由于肺气的亏虚,卫外不固发生的。风产生痒,拂过的地方就会产生痒,患者发病的主要特点是痒则咳。刚才说过的风为阳邪,在一定程度上可以化热,区别于支气管哮喘就是辛热散寒的药不可多用,否则很容易出现风从热化,表现为痰稠、口干、口苦等症状。但是若患者咳嗽很频繁,或以夜间或下半夜咳嗽为主,那在祛风的基础上,可以用辛温、辛燥散寒、温阳的药。

风为阳邪,容易化热,所以咳嗽变异性哮喘可以由风夹热引起。像这种患者多表现为痰稠、咳嗽较频繁,如果不是详细询问其病史、家族史、过敏史,是不易与急、慢性支气管炎区分开来。临床上就有很多医师误诊为感染引起的支气管炎,从而引起误治,频繁使用抗生素。当然即使误治,用些止咳的药也有效果,或者说合并感染时,使用抗生素也有效果,这是因为咳嗽变异性哮喘可以合并细菌感染。这个病是难以根治的,平时调养不得当,容易复发,如果不接受该病是属于哮喘范畴,是变态反应性疾病的这种理念,对后面的治疗可产生相当大的干扰。所以针对这点应详细询问病史,做必要的检查,如肺功能、支气管激发试验、变应原检测等。用药有别于支气管哮喘,不要过用辛温、大辛、大热的药,如干姜、细辛、附子等;可予祛风除痒、益气固表药,佐以温阳益肾、下气止咳的药,如杏仁、前胡、白前、紫菀、款冬花、百部等。因为是以咳嗽作为症状,而不是以支气管痉挛,所以上述药可以适当多用些。

二、胸闷变异性哮喘

沈华浩教授在国内率先提出,胸闷变异性哮喘是以胸闷为唯一或主要症状,伴有呼吸困难、气流受限的一种疾病。患者的主要症状不是气喘、咳嗽、咽痒、干咳,而是胸闷、气短。气憋者呼吸马上停住,严重时患者容易产生恐惧感。这时,特别是老年人,总被误认为是心脏病或是心肌梗死引起的,然后频繁到心血管科就诊,做了很多的检查,甚至做了冠状动脉造影,都没有发现问题。回头重新询问病史,发现症状的发生跟气候的变化、空气不流通、闻到很浓烈的刺激性气味,或者与情绪有关,在此基础上再详细询问,家族中或者本人可有过敏史,少数也有过敏性鼻炎的病史。对于这类患者,就应重点考虑是否是胸闷变异性哮喘。

胸闷变异性哮喘的中医病因病机,包括气滞、寒凝气滞、寒凝血瘀、肝气犯肺、痰阻或痰浊阻滞胸阳不展。①外邪犯肺以后,影响肺气的宣肃,导致肺宣降失常,气机壅滞胸中,引起气滞而胸闷。临床上,如果这种胸闷发生在夜间或下半夜,再通过检测、询问病史排除了心绞痛、胃酸反流、食道炎等，可以考虑胸闷变异性哮喘；②夜间发作，突然引起胸部憋闷，呼吸不畅，像这种情况要多考虑寒凝气滞、寒凝血瘀证，治疗上可以参照支气管哮喘，通过辛温通阳、温肺补肾、解痉平喘、宣肃肺气来治疗。同时寒凝，痰凝容易产生瘀血，可加些活血通络药物，像川芎、路路通、桃仁这类活血的药；③还有一种胸闷病情较轻，就是感觉胸闷不舒，跟疲劳、情志有关，这种比较侧重于肝气犯肺。由于肝气不疏，肝气上逆而犯肺，致肺气不能肃降，又阻滞了肺气的宣发，肝气、肺气交结在气管里、肺里。这种情况治疗上就应该给予疏肝理气、宣通肺气；④因为哮喘患者都有些先天不足、肾气亏虚的疾病基础，所以在疏肝理气、宣通肺气基础上，可以加上一些温肾、益气固表的药，防止由于卫表不固，外邪频繁侵袭肺部，引起肺气不能宣肃而产生胸闷变异性哮喘。

值得注意的是，胸闷变异性哮喘只有少数病情以寒凝为主，治疗上侧重于祛寒温阳，这与支气管哮喘治疗是比较靠近的，但大部分则侧重于益气、行气、降气。以四逆散疏肝理气，四七汤或半夏厚朴汤行气化痰，用这两个方子来宣通肺气、疏理肝气，并兼以扶正。因为本病具有本虚标实的疾病特点，所以加上固表的黄芪，益肾温阳的巴戟天、仙茅、淫羊藿，以及活血的桃仁、路路通等药物。又因行气、益气相对来讲，不像解痉平喘见效那么迅速，对于这些患者应给予止咳的药，但药味不宜多。因为有肺气的壅滞，所以适当加用宣畅肺气的药是必须的，比如四七汤或黄芪、巴戟天等，加上杏仁、桔梗或白前宣通肺气，而不仅仅用四逆散疏肝理气。半夏厚朴汤中把紫苏叶改紫苏梗，有一定的疏肝理气的作用，但在疏通肺气方面，靠厚朴、半夏力量不够，特别是外邪引起的胸闷变异性哮喘，应该宣发肺气，避免肺气壅滞于内，所以加上杏仁、桔梗，这也是提壶揭盖的另外一种用法。肺气向上宣发，或向下肃降，不与肝气胶结在一起，使肺的通道顺畅，重点在于区别情志致病的情况，如痰阻、外邪、寒凝等，这个比较复杂些，不像支气管哮喘，大多属于寒凝、寒盛。

上面讲述了3种哮喘的一般治疗。支气管哮喘轻、中度比较容易治疗，重度的哮喘，通过散寒温阳、解痉平喘大部分也能得到缓解。但是在重度哮喘当中，确实还有三分之一到一半的人，治疗是比较困难的。就抗炎而言，用中药治疗时，遇到病情较重需要抗炎的，一般会用温阳的药，如细辛。细辛温阳的话一般用3g，重度哮喘药量可以酌情加大，疗效也会加大。但这样就要考虑医疗安全问题，以及承担一定的医疗风险，因为细辛含有马兜铃酸，长期服用有肾毒性，而且像这种药物引起的肾毒性是不可逆转的。所以中药在抗炎方面，少不了考虑到药量怎么掌握，处方怎么开出。曾听说过有民间医者细辛用到15g，也有些人不用细辛，选用附子30~60g甚至80g，最终使重度哮喘得到缓解。但是这关系医疗安全的问题，因为个体之间差异很大，不是说所有的难治性重度哮喘患者都能承受这么大量的温阳药，所以中医药治疗重度哮喘需要进一步研究和探讨。对于这个问题，有些人提出可以用些苦寒泻火的药，可以抑制、对抵大剂量辛温、辛燥药物的不良反应问题。也有人提出用些养阴的药，因为温燥后伤阴，即燥热容易耗伤脏腑的阴津。所以从中医来看，对于重度哮喘，有必要进一步深入研究，如果能成功地鉴定、提取一些药物的有效成分，那就可以避免或减少其他与治疗无关的成分摄入过多或者不良反应的发生。至于平喘，可以选择具有抗炎、平喘作用的中药，如麻黄、紫苏子、地龙、紫石英等，有些人亦选用比较寒凉的穿山龙或酸甘缓急的白芍等，但是其产生作用的时间会比较慢，对于重症哮喘的患者从中药煎煮到口服发挥作用时间较长，不利于患者的治疗。在这种情况下，需各取所长。重症哮喘患者，在平喘治疗比较紧急的情况下,可以用些西药,像茶碱类静脉缓慢地滴入,或甲强龙既能抗炎又能解痉平喘的激素等。不可因持有偏见而不用,一切以抢救患者的生命、减轻患者的痛苦、缓解患者的病情为目的。

哮喘这3个类型,不管是哪一种类型,都是慢性病,以本虚标实为疾病特征,在急性期过后,都可发挥中医治疗的特长。坚持治疗的时间越长,控制缓解的时间就越长,症状发生的程度就会减轻,这就是中医的优势、特点。中医治疗不管哪个类型的支气管哮喘,在康复期都是比较安全有效的。西医治疗上,在缓解期让患者使用激素、β受体激动剂等干粉制剂,很多患者都不能按照指南、医嘱执行,因为他们对激素可产生骨质疏松等不良反应有顾虑。我们通过临床观察,确实发现长期使用激素可引起声音嘶哑、口腔真菌感染,甚至有些患者吸入β受体激动剂很快就心动过速等,因此难以维持治疗。所以中医用比较平和的方法,如益气固表、温热固肺,加上活血、祛风或芳香化浊的中药,安全性高,患者的依从性比较好,治疗后能够缓解的时间长,所以能得到比较满意的治疗效果。哮喘的话我们就谈这3个方面。

总之,支气管哮喘应该以风寒致病为主,风为先导,易夹他邪,寒主收引,使气管挛急,气管挛急后呼吸无力,肺气上逆,冲击声门而产生哮喘。治疗可适当加用祛风寒除瘀药;若合并感染,则加上清热化痰药。咳嗽变异性哮喘,虽然有痰凝、气滞、痰阻夹有热邪这些病机,但除了病情比较重的,以寒为主,夜间发作,类似支气管哮喘的,其在治疗上主要还是在益气温肾的基础上加上祛风止痒、降气止咳的药。胸闷变异性哮喘主要以气滞为主,可夹有寒凝、痰阻或血瘀,一般以肝肺的气滞为主,根据不同表现加用益气温阳、温阳散寒药,或加上清热祛痰的药。

第二节　重症哮喘

哮喘急性发作的表现形式、严重程度和发展速度差异很大,可在数小时或数天内出现,偶尔可在数分钟内即危及生命。临床上通常将哮喘急性发作的严重程度分为4级:轻度、中度、重度和危重,其中重度和危重急性发作是哮喘的极端形式,是呼吸系统疾病当中需要紧急处置的急重症,可统称为"急性重症哮喘"。既往所谓的"哮喘持续状态",是指哮喘持续发作24小时不能缓解,现在也归入急性重症哮喘的范畴。此处的"急性重症哮喘",不同于控制不良的哮喘或重度持续性哮喘,后者虽然症状频繁,但在一个时期内(数周、数月)在一个相对稳定的范围内波动,而急性重症哮喘或重度急性发作是在短时间(数天、数小时甚至几分钟)症状突然加重,并超出一般波动的幅度。

支气管哮喘根据其临床特点,属于中医学"哮证""喘证"等范畴,中医学对此有丰富的认识。《黄帝内经》虽无喘证病名,但有关"喘鸣"的记载与本病相类似。如《素问·阴阳别论》说:"……起则熏肺,使人喘鸣。"汉代张仲景《金匮要略·肺痿肺痈咳嗽上气病篇》有"咳而上气,喉中水鸡声""其人喘,目如脱状""咳而上气,时时唾浊,但坐不得眠"等记载,详细地描述了哮喘发作的临床特点。张仲景治疗本病经验丰富,其创制的很多方剂如小青龙汤、射干麻黄汤、桂枝加厚朴杏子汤等,至今仍为治疗哮证常用之方。《诸病源候论》又有"嗽""上气喘息"等形象性病名。元代朱丹溪首创哮喘病名,把本病从笼统的"上气""喘鸣"中划出成为一个独立的病证,并阐明病理因素"专主于痰"提出"未发以扶正气为主,既发以攻邪气为急"的治疗原则,对后世影响颇大。清代叶天士据其发病情况的不同,分为痰哮、咸哮、醋哮、幼稚天哮等类别,有助审因论治。新中国成立以来,对哮喘的病因病理及治疗的认识,较前人更为全面深入,如在发作期使用清热解毒、活血化瘀、涤痰降气的方药,恢复期采用扶正固本等综合防治措施等方面,都有新的进展。

一、病因病机

1.外邪侵袭　外感风寒或风热之邪,未能及时表散,邪蕴于肺,壅阻肺气,气不布津,聚液生痰,或因吸入烟尘、花粉、动物毛屑、异体气味等,影响气体的宣降、津液凝聚、痰浊内生而致哮。

2.饮食不当　过食生冷,寒饮内停,或嗜食肥甘厚味,积痰蒸热,或进食海鲜发物,以致脾失健运,痰浊内生,上干于肺,壅塞气道,而致诱发。

3.体虚病后　肺气不足,阳虚阴盛,气不化津,痰饮内生,或阴虚阳盛,热蒸液聚,痰热胶固,均可致哮。一般而言,体质不强者多以肾为主,而病后所致者多以肺为主。

病理因素以痰为主,如朱丹溪说:"哮喘专主于痰",痰的产生主要由于人体津液不归正化,凝聚而成,如伏藏于肺,则成为发病的潜在"夙根",因各种诱因如气候、饮食、情志、劳累等诱发。如《景岳全书·喘促》曰:"喘有夙根,遇寒即发,或遇劳即发者,亦名哮喘。"发作时的基本病理变化为"伏痰"遇感引触,痰随气升,气因痰阻,相互搏结,壅塞气道,气道狭窄,通畅不利,肺气宣降失常,引动停积之痰,而致痰鸣如吼,气息喘促。若长期反复发作,寒痰伤及脾肾之阳,痰热耗灼肺肾之阴,则可从实转虚,在平时表现为肺、脾、肾等脏气虚弱之候。如长期不愈,反复发作,病由肺脏影响及脾、肾、心,可导致肺气胀满,不能敛降的肺胀重证。

二、诊断

对于一个具有典型的哮喘病史的患者,结合症状、体征,诊断哮喘急性发作并不困难,而对那些既往病史不清楚来就诊而病情危重无法详细询问病史的患者,以及以突发的呼吸困难和意识障碍就诊的患者,诊断有一定的难度。此时需要和急性左心衰所致心源性肺水肿、大气道水肿、梗阻、心脑血管疾病、张力性自发性气胸以及 COPD 急性加重等鉴别。

哮喘急性发作诊断程序中更重要的内容是评估发作的严重程度和对治疗的反应性。严重程度的判断依据临床症状和体征,结合必要的实验室检查如胸部 X 线、动脉血气分析等,简易的床旁肺功能测试(使用支气管舒张药前后第一秒用力呼吸容积)对于判断严重程度和药物反应性均有很大的价值。

另一个很重要的内容是识别可能发展为致死性哮喘的患者,其特点归纳如下。

1.有需要插管和机械通气的濒于致死性哮喘的病史。

2.在过去 1 年中因为哮喘而住院或看急诊的患者。

3.正在使用或最近刚刚停用口服糖皮质激素的患者。

4.目前没有使用吸入性糖皮质激素的患者。

5.过分依赖速效 β 受体激动药,特别是每月使用沙丁胺醇(或等效药物)超过 1 瓶的患者。

6.有心理疾病或社会心理问题,包括使用镇静剂。

7.有对哮喘治疗计划不依从的历史。

三、辨证论治

1.发作期

（1）寒哮

证候：呼吸急促，喉中痰鸣，胸中满闷如窒，难以平卧，咳嗽，痰色白清稀多泡沫，小便清长，口不渴。初起可伴有恶寒、发热、头痛。舌质淡或淡红，苔白或腻，脉浮紧。

治法：温肺散寒，豁痰平喘。

方药：射干麻黄汤合小青龙汤加减。麻黄8g，苏子12g，杏仁12g，法半夏12g，细辛6g，五味子10g，生姜3片，紫菀12g，款冬花12g，射干15g，白芍15g，炙甘草8g。每天1剂，水煎服。

加减：若风寒较盛，恶寒头痛，全身骨节疼痛，加羌活12g、桂枝9g、威灵仙12g以解外束之风寒；若痰多，气逆不得息者，加橘红9g、葶苈子12g、制南星12g以祛痰定喘。

（2）热哮

证候：发热头痛，汗出，气促胸闷，喉中痰鸣，不得平卧，口干口苦，痰色黄稠，咳出困难，或大便秘结，小便黄。舌质红，苔黄或黄腻，脉浮滑数。

治法：清热宣肺，涤痰平喘。

方药：清肺定喘汤加减。鱼腥草30g，苇茎20g，麻黄8g，黄芩15g，桑白皮15g，杏仁12g，蒲公英15g，瓜蒌皮12g，冬瓜仁15g，地龙12g。每天1剂，水煎服。

加减：高热烦渴，痰多，色黄稠，难咳出加生石膏30g、青天葵15g、薄荷6g（后下）清肺热，解表里之热邪；大便不通，腹胀满，舌苔黄厚而干者，加大黄9~12g、枳壳12g以清里热、通腑气。如患者对地龙过敏或服后有恶心、呕吐、胃肠不适者，可去地龙加葶苈子12g。

（3）风哮

证候：时发时止，发时喉中痰鸣有声。反复发作，未发时如常人，或伴咽痒，喷嚏，咳嗽，舌淡苔白，脉浮紧或弦。

治法：祛风宣肺，解痉平喘。

方药：桂枝加厚朴杏子汤加减。炙麻黄8g，桂枝10g，杏仁10g，白芍10g，防风10g，蝉蜕10g，乌梅10g，地龙10g，五味子10g，薄荷6g（后下），甘草6g。每天1剂，水煎服。

加减：急躁易怒，胁肋隐痛加钩藤、牛膝以息风解痉降逆；痰热胶固加葶苈子、黄芩，桑白皮清痰热；顽痰加皂荚、胆南星、磁石以清化顽痰。

（4）痰瘀交阻

证候：气息喘促，喉中痰鸣，咳痰黏腻难出，或咳白色泡沫痰，面色晦暗，口唇肢末青紫。舌边紫暗，舌苔白腻，脉弦或涩。

治法：涤痰祛瘀，宣肺平喘。

方药：蠲哮汤加减。葶苈子10g，青皮12g，陈皮12g，川芎12g，赤芍15g，大黄10g，生姜10g，牡荆子15g，卫矛10g。每天1剂，水煎服。

加减：顽痰胶结加海蛤壳、礞石、皂荚清肺热竭顽痰；瘀结重者加水蛭、桃仁活血化瘀；郁痰化热加黄芩、鱼腥草、青天葵清化热痰；风寒束肺加麻黄、细辛宣肺解表；大便溏薄者去大黄以免再伤脾胃正气。

（5）阳气暴脱

证候：喘息鼻扇，张口抬肩，神疲气短，面色青紫，四肢厥冷，汗出如油，舌色紫暗，舌苔白滑,脉微欲绝。

治法:回阳定喘,扶正固脱。

方药:回阳定喘汤。熟附子15g,干姜9g,炙麻黄12g,杏仁12g,党参30g,肉桂3g(研服),炙甘草10g。每天1~2剂,水煎服。

加减:重证者,可以高丽参12g,另炖代党参,以加强益气固脱之效,回元气于乌有之乡。若汗多气逆,加生牡蛎24g、生龙骨24g、五味子9g、麻黄根12g以加强敛汗固脱之效。

2.缓解期

(1)肺气虚

证候:咳嗽,咳痰清稀色白,面色㿠白,气短,语声低微,自汗畏风,易患感冒。舌质淡红,苔薄白,脉细弱。

治法:益气固表,补肺平喘。

方药:玉屏风散加减。黄芪30g,防风15g,白术10g,桂枝10g,白芍15g,生姜10g,大枣10g,沙参15g,麦冬15g。每天1剂,水煎服。

加减:咳嗽气逆,加杏仁、桔梗以宣降肺气;汗多表虚不固,重用黄芪,另加糯稻根、麻黄根、五味子、生牡蛎以固表敛汗。

(2)肺肾两虚

证候:咳嗽气短,自汗畏风,动则气促,腰膝酸软,遗精盗汗,脑转耳鸣,舌淡脉弱。

治法:肺肾双补。

方药:金水六君煎合四君子汤。熟地黄15g,当归12g,党参15g,陈皮9g,法半夏12g,茯苓12g,白术12g,炙甘草6g。每天1剂,水煎服。

加减:肺气虚明显者加黄芪30g、五味子9g、龙骨24g、牡蛎24g以益气固表;肾气虚明显者加补骨脂15g、熟附子12g、淫羊藿12g、杜仲12g以补肾壮阳、纳气平喘;咳嗽咳痰者配川贝母9g、杏仁12g、款冬花12g、苏子9g以宣降肺气。

(3)肺脾肾虚

证候:哮喘缓解期,咳嗽气短,动则气促,痰色稀白,自汗乏力,食少纳呆,形寒肢冷,大便溏薄。舌淡红,苔白滑,脉细缓。

治法:益气,健脾,补肾。

方药:补芪六君子汤。补骨脂15g,黄芪30g,党参30g,茯苓12g,白术12g,陈皮6g,法半夏12g,炙甘草6g。每天1剂,水煎服。

加减:本方药性平和,可供哮喘缓解期患者长期服用。自汗加五味子9g、防风6g、牡蛎24g以固表敛汗;气虚纳少便溏加炒麦芽15g、鸡内金9g、砂仁6g(后下)芳香化湿健脾醒胃;痰湿素盛者加葶苈子12g、莱菔子9g、苏子12g以蠲顽痰;肾阳不足者加熟附子12g、巴戟天12g、紫河车6g共研细末,每天2次,每次3g,增强补骨脂补肾之功效。

(4)肺脾气虚

证候:咳嗽气短,痰液清稀,面色㿠白,自汗畏风,食少纳呆,大便溏,舌淡有齿印,苔白,脉濡弱。

治法:益气健脾,培土生金。

方药:六君益肺汤。党参20g,黄芪20g,茯苓12g,白术12g,炙甘草6g,防风9g,法半夏12g,陈皮9g。每天1剂,水煎服。

加减:咳嗽痰多可加杏仁 12g、桔梗 12g 以宣通肺气;汗多加麻黄根 12g、牡蛎 30g、五味子 9g 加强益气固表之效;纳少便溏加谷芽 15g、麦芽 15g、山药 15g、砂仁 6g(后下)健脾化湿。

(5)肾不纳气

证候:喘促日久,呼多吸少,动则喘息更甚,消瘦神疲,心悸,腰酸,或畏寒,自汗或盗汗,舌质淡红,脉沉细。

治法:补肾纳气。

方药:金匮肾气丸加味。熟地黄 15g,山茱萸 12g,山药 15g,熟附子 12g,桂枝 6g,补骨脂 15g,冬虫夏草 6g(另施),茯苓 12g,牡丹皮 9g,泽泻 9g,五味子 6g,每天 1 剂,水煎服。

加减:喘息甚者,可加蛤蚧 6g、巴戟天 12g 固肾纳气;形寒肢冷,腰膝酸软,去桂枝加肉桂 3g(焗服)、淫羊藿 15g 温暖肝肾。

(6)脾虚痰阻

证候:咳喘痰多而黏稠,咳吐不爽,痰鸣胸脘满闷,恶心纳呆,大便不实,舌苔白滑或白腻,脉滑。

治法:健脾化痰,降逆平喘。

方药:六君子汤合三子养亲汤。党参 24g,白术 15g,茯苓 15g,炙甘草 6g,陈皮 6g,法半夏 12g,苏子 12g,白芥子 9g,莱菔子 15g,每天 1 剂,水煎服。

加减:若纳呆,恶心明显,或大便溏泄,可加苍术 12g,藿香 12g,砂仁 6g(后下),以芳香化湿,温运脾土;同时苏子,莱菔子减量。因植物种子均有油性,增强肠蠕动,故减少苏子、莱菔子的用量有利患者症状的改善。咳嗽痰多宜加川贝母 9g,桔梗 12g 宣肺行痰。

缓解期虽可见肺、脾、肾虚单独出现,但临床上更多的是多证并见,包括虚实夹杂,治疗上当具体辨证施治。

四、中成药

1. 珠贝定喘丸　理气化痰,镇咳平喘,补气温肾。用于治疗支气管哮喘、慢性支气管炎等久病喘咳,痰涎壅盛等症。含服或用温开水送服。每次 6 粒,每天 3 次。2 周为 1 个疗程。

2. 痰咳净　通窍顺气,止咳,化痰。用于支气管炎、咽炎等引起的咳嗽多痰、气促、气喘。含服。每次 0.2g(一小药匙),每天 3~6 次。2 周为 1 个疗程。

3. 蛤蚧定喘丸　滋阴清肺,止咳平喘。用于肺肾两虚、阴虚肺热所致的虚劳咳喘,气短烦热,胸满郁闷,自汗盗汗。口服。每次 1 丸,每天 2 次。2 周为 1 个疗程。

4. 河车大造丸　滋阴清热,补肾益肺。用于肺肾两亏,虚劳咳嗽,骨蒸潮热,盗汗遗精,腰膝酸软。口服。每次 6g,每天 2 次。8 周为 1 个疗程。

5. 固本咳喘片　益气固表,健脾补肾。用于脾虚痰盛、肾气不固所致的咳嗽、痰多、喘息气促、动则喘剧。口服。每次 3 片,每天 3 次。12 周为 1 个疗程。

6. 玉屏风颗粒　益气,固表。止汗。用于表虚不固,自汗恶风,面色㿠白,或体虚易感风邪者。开水冲服。每次 5g,每天 3 次。2~4 周为 1 个疗程。

7. 百令胶囊　功能:补肺肾,益精气。用于肺肾两虚引起的咳嗽、气喘、咯血、腰背酸痛。口服。5~15 粒/次,每天 3 次。8 周为 1 个疗程。

8. 喘可治注射液　温阳补肾,平喘止咳,有抗过敏、增强体液免疫与细胞免疫的功能。主治哮证属肾虚夹痰证,症见喘促日久,反复发作,面色苍白,腰酸肢软,畏寒,汗多;发时喘促气短,动则加重,喉有痰鸣,咳嗽,痰白清稀不畅,以及支气管炎、哮喘急性发作期间见上症者。肌内注射,每次 4mL,每天 1 次或隔天 1 次。发作期 2 周为 1 个疗程,缓解期 12 周为 1 个疗程。

9.止喘灵注射液　平喘,止咳,祛痰。用于哮喘,咳嗽,胸闷痰多。肌内注射。每次 2mL,每天 2~3 次。1~2 周为 1 个疗程。

五、中医特色治疗

1.体针

(1)哮喘反复

取穴:定喘,膏肓,肺俞,太渊。

操作:补法或补泻兼施。每天 1 次,1 个月为 1 个疗程。

(2)哮喘发作

取穴:鱼际。

操作:直刺或针尖向掌心斜刺,深 5 分左右,留针 20 分钟,每隔 5 分钟捻转行针 1 次。每次针一侧,每天 1 次,左右交替,10 次为 1 个疗程。

(3)虚证哮喘

取穴:中府,云门,天府,华盖,肺俞。

操作:采用补法或补泻兼施法针刺。每天 1 次,10 次为 1 个疗程。

(4)肺脾两虚

取穴:脾俞,肺俞,章门,足三里为主穴,可配用膻中,膏肓,中脘。

操作:补法为主或平补平泻,背俞穴可用温针法或针罐法。隔天 1 次,1 个月为 1 个疗程。

(5)肺肾两虚

取穴:肾俞,肺俞,关元,章门为主穴,可配用太溪,气海,志室,定喘,足三里。

操作:以补法为主,背俞穴用温针或针后加灸。隔天 1 次,1 个月为 1 个疗程。

2.眼针　适用于哮喘发作。

取穴:肺区(双),上焦区(双)。

操作:用 5 分针,45°进针达到眼骨以得气为度(注意不要损伤眼球),留针 15 分钟,每 5 分钟运针 1 次,通常 10 分钟可缓解。

3.耳针适用于咳嗽变异性哮喘。

取穴:肝,肺,气管,神门,皮质下,风溪。

操作:用 30 号 1 寸长毫针针刺一侧耳穴,行中等刺激。留针 40 分钟,两耳交替,隔天 1 次,10 次为 1 个疗程。

4.灸法

(1)寒哮

取穴:大椎、肺俞、膏肓、定喘。

操作:每次悬灸 20 分钟,每天 1 或 2 次,7 天 1 个疗程。

(2)虚哮

取穴:大椎、肺俞、膈俞、肾俞、中府、天突、膻中、气海、关元、足三里。

操作:悬灸或隔姜灸法。每天 1 次,每次取穴 3~5 个,轮流使用,7 天 1 个疗程。

5.穴位敷贴

适应证:哮喘缓解期,体质偏虚寒的患者。

取穴:①双肺俞、双胃俞、双志室、膻中;②双脾俞、双风门、双膏肓、天突;③双肾俞、双定喘、双心俞、中脘。

操作:取白芥子、细辛、甘遂、延胡索按4∶4∶1∶1比例共研细末,取药末10g,以老姜汁(生姜去皮绞汁过滤)10mL调和成1cm×1cm×1cm大小的药饼,用5cm×5cm胶布贴于穴位上。背部穴位均取双侧。每次1组,3组交替使用。每次贴药1小时,10天贴1次,共治疗9次,3个月为1个疗程。

6.推拿按摩

(1)气喘不能平卧:患者取坐位,医师先用双手拇指按压在大椎穴左右旁开1.5寸的位置,随着患者呼吸,双手拇指同时向下按压。患者呼气时用力稍重,吸气时用力略轻。按压时间2~3分钟。然后双手拇指同时向下移动按压,直到第7胸椎位置为1遍,可反复操作2~3遍。

(2)痰鸣哮喘:患者取坐位,医师以双手拇指分别按压在肩峰前下方凹陷处,其余4指分布于腋窝部位,随患者呼吸向其肺尖方向用力。呼气时用力稍重,吸气时用力略轻。待患者呼吸4~5次后,两手拇指移至第1~2肋软骨,向胸内方向按压,其余4指分布于胸肋部位。然后,沿胸正中线旁开2寸的地方,依次向下移动,按压到胸骨剑突连接处,自上而下反复3~5遍。

第八章　慢性阻塞性肺疾病

慢性阻塞性肺疾病(chronic obstructive pulmonary disease,COPD)是一种可预防和治疗的常见疾病,其特征是持续存在的气流受限。气流受限呈进行性发展,与气道和肺脏对有毒颗粒或气体的慢性炎症反应增强有关。患者在疾病进展过程中常出现急性加重,后期可出现多种并发症。急性加重和并发症的出现将影响 COPD 患者整体疾病的严重程度。COPD 是全球范围内首要的致残和致死性疾病,其带来的经济和社会负担逐年增长。由于香烟流行和大气污染的情况各不相同,以及各国调查方法、诊断标准和统计方法的差异,导致了各国的患病率数据差异很大。但总体来看,COPD 患病率在吸烟者中高于非吸烟者,男性高于女性,40 岁以上人群高于 40 岁以下人群。COPD 患者 80% 分布在发展中国家,我国是 COPD 高发国家,40 岁以上人群的 COPD 患病率为 8.2%。在近 20 年我国居民死因排名中,COPD 始终处于第 3 位。

肺功能检查对确定气流受限有重要意义。在吸入支气管舒张药后,第一秒用力呼气容积(FEV_1)/用力肺活量(FVC)<70% 表明存在气流受限,并且不能完全逆转。慢性咳嗽、咳痰常先于气流受限许多年存在,但不是所有有咳嗽、咳痰症状的患者均会发展为 COPD。部分患者可仅有不可逆气流受限改变而无慢性咳嗽、咳痰症状。

COPD 属于中医学的"咳嗽""喘病""肺胀"等范畴,其急性加重期可分为风寒袭肺、外寒内饮、痰热壅肺、痰湿阻肺、痰蒙心窍等证,稳定期可分为肺气虚、肺脾气虚、肺肾气虚、肺肾气阴两虚等证。血瘀既是 COPD 的主要病机,也是常见兼证,故急性加重期应采用清热、涤痰、活血、宣肺降气、开窍等治法,稳定期以益气、养阴为主,兼祛痰活血。COPD 是现代医学病名,但中医学对此早有认识,历代在这方面有不少文献记载。早在 2000 年前的秦汉时期,人们即对包括 COPD 在内的呼吸系统疾病有了一定认识。在中医典籍《黄帝内经》中就有有关"咳嗽""喘证"及"肺胀""肺痹"等病症的论述,如对咳嗽就有专篇《素问·咳论》论述。从其成因来说,《黄帝内经》指出了内外两个方面,外因主要是风寒外感,内因则由于寒饮入胃,冷饮之邪,循胃口上膈,上干肺系而发病。《素问·咳论》指出:"五气受病……肺为咳",但不限于肺,"五脏六腑皆令人咳,非独肺也"。而五脏六腑皆令人咳,"皆聚于胃,关于肺",说明他脏受邪,皆可影响肺而发病。

东汉时期的张仲景在《伤寒论》和《金匮要略》中对咳嗽、喘证、证治做了许多具体论述。如《伤寒论》治疗外寒内饮而致咳喘用小青龙汤,风寒致喘用麻黄汤,"下之微喘者,表不解"用桂枝加厚朴杏子汤;《金匮要略·肺痿肺痈咳嗽上气病脉证治》治表邪夹寒饮咳喘气逆用射干麻黄汤,治寒饮内停用苓甘五味姜辛汤,治虚火咳逆用麦冬汤,治饮邪迫肺、喘而不得卧用葶苈大枣泻肺汤,治"喘息咳唾、胸背痛短气"用瓜蒌薤白半夏汤。有关肺胀亦有专门论述,如"上气喘而躁者,属肺胀,欲作风水,发汗则愈""咳而上气,此为肺胀,其人喘,目如脱状,脉浮大者,越婢加半夏汤主之""肺胀咳而上气,烦躁而喘,脉浮者,心下有水,小青龙加石膏汤主之。"此外,治痰浊壅塞用皂荚丸,水饮内结夹有脾虚郁热者则用泽漆汤,水饮上迫用厚朴麻黄汤,饮热互结(热盛)用越婢加半夏汤,饮热互结(饮盛)用小青龙加石膏汤等,均为后世之治奠定了基础。

隋代巢元方《诸病源候论》，在论述《黄帝内经》五脏六腑皆令人咳的基础上，又把咳嗽分为"风咳""寒咳""咳""肝咳""心咳""脾咳""肾咳""胆咳""厥阴咳"等10种，并做了症状的描述及鉴别，对后世影响较大；其论及喘证时，一方面指出"若气有余则喘满逆上"，一方面又有"阴阳俱伤，或血气偏损"导致"上气"之证。唐、宋时期论咳嗽大多宗巢氏之说，宋代陈无择《三因极一病证方论》将咳嗽分为内因、外因、不内外因3类；对喘证之治，唐代《千金方》《外台秘要》对方书广搜博采，如《外台秘要》所载"肘后疗咳上气，喘息便欲绝，以人参末之"，即为后世治肺虚气脱之独参汤的滥觞；《千金方》论及肺胀多指肺实热证，《圣济总录》说明了肺胀的特点是既咳且喘，而且兼有气满胀感，"其证气满胀，膨膨而咳喘"，已将肺胀作为一个独立的病名出现。

自隋唐以后，金元四大家对于咳嗽的病机分析及辨证治疗做了进一步的阐发，如金代刘完素、张子和更明确地把咳嗽与六气联系起来，提出"风、寒、暑、湿、燥、火皆令人咳"及"嗽分六气，无拘以寒说"，进一步阐明咳嗽与自然界"六淫"的关系，而刘完素及李东垣尤重视湿邪的致病因素，王好古《此事难知》专文阐发了"秋伤于湿，冬生咳嗽"的经义；刘河间《素问·病机气宜保命集·咳嗽论》说："咳谓无痰而有声，肺气伤而不清也；嗽为无声而有痰，脾湿动而为痰也；咳嗽谓有痰而有声，盖因伤于肺气，动于脾湿，咳而为嗽也"，指出了咳嗽与肺气、脾湿的关系。那时对喘证的论述，多各明一义，如刘河间论喘因于火热；张子和在此基础上，提出寒、饮、湿也可引发"嗽急而喘"；朱丹溪认为喘与痰、火、水气有关，其对肺胀的认识也别具一格，提出"肺胀而嗽，或左或右，不得眠，此痰挟瘀血碍气而病"，其治疗宜"养血以流动乎气，降火疏肝以清痰"等观点，对后世各家影响颇大。明代医家对咳嗽的辨证论治又有新的补充，王纶《明医杂著·论咳嗽证治》强调治咳需分六淫七情及五脏相胜，脾肺虚实。王肯堂《证治准绳》、赵献可《医贯》结合脏腑生理功能并从其相互关系研究了咳嗽的病机。张景岳对外感、内伤咳嗽的病因病机证候治疗，论述颇详，提出外感咳嗽由肺而及他脏，故以肺为本，他脏为标；而内伤咳嗽则由他脏及肺，故以他脏为本，肺为标的见解。李中梓《医宗必读·卷九·咳嗽》对外感内伤咳嗽的治疗原则，作了指导性的说明"大抵治表者，药不宜静，静则留连不解，变生他病……治内者，药不宜动，动则虚火不宁，燥痒愈甚""然治表者虽宜动以散邪，若形病俱虚者，又当补中气而佐以和解，倘专于发散，恐肺气益弱，腠理益疏，邪乘虚入，病反增剧也。治内者，虽静以养阴，若命门火衰不能归元，则参芪桂附在所必用，否则气不化水，终无补于阴也……因气者利之，随其所见之证而调治"。喻嘉言《医门法律·卷五·咳嗽门》对于燥咳证治又有发挥，对内伤咳嗽提出"内伤咳嗽，治各不同，火盛壮水，金虚崇土，郁甚疏肝，气逆理肺，食积和中……"等治疗法则。对于喘证的论述也很丰富，如王肯堂《证治准绳》对喘证的临床特点作了较为详细的论述，秦景明《症因脉治》则将喘证的证候分类做了阐述。在治疗上，张景岳主张以虚实论治等。清代沈金鳌《杂病源流犀烛》、程钟龄《医学心悟》等均从不同角度阐发了咳嗽的辨治方法，使咳嗽的有关理论和实践经验不断得到充实；对喘证的论述也渐趋实用，如叶天士、张聿青、蒋宝素、方仁渊等皆有精辟阐发，如方氏说"实喘治肺，须兼治胃；虚喘治肾，宜兼治肺"等。

综上所述，历代医家在《黄帝内经》有关论述的基础上，通过实践，又不断有所丰富和发展，并且积累了许多治疗经验。新中国成立以来，在对肺、脾、肾等脏腑实质的研究方面以及老年性慢性支气管炎、肺气肿的防治方面做了大量工作，使中医对该病的传统认识和治疗方法得以进一步丰富和深化。

第一节 疾病认识与辨证要点

一、中医病因病机

引起 COPD 的病因，总括起来有反复感受外邪和饮食劳倦伤正两方面。外感之中以感受风寒、风热之邪及烟尘雾毒多见;内伤因素则有劳欲体虚、饮食不节及情志失调等。

1.病因

(1)反复感邪:主要是外感风寒、风热及烟尘雾毒等。风寒外袭,或从口鼻,或经皮毛,内舍于肺,而致肺气郁闭,不得宣畅,肺气上逆,发为咳喘。外感风热,邪犯于肺,致使肺气壅实,邪热又可蒸液为痰,痰热留阻,肺失清肃,气机升降失常,肺气上逆而为咳喘。烟尘雾毒,熏灼肺津,损伤肺体,堕阻气道,肺之清肃之令不行而为咳喘;同时烟火熏灼,肺津煎熬成痰,痰阻气道,气失宣畅,亦致气逆咳喘。本病之久发,常由反复感受外邪,或由外邪伤正,而邪恋不解。或由肺经素有痰蕴,肺卫不固而外邪易侵。

(2)饮食不节:恣食生冷,肥甘油腻,或嗜酒伤中,脾失健运,痰浊内生,上干于肺,堕阻肺气,气机上逆,而作咳喘。湿痰郁久化热,或肺火素盛痰受热蒸,可致痰火内郁。若痰湿阻肺或痰热蕴肺而又复感外邪,则见表里同病,寒热错杂的病证。

(3)劳欲过度和年老久病:劳欲太过则肺脾之气耗伤,肺气虚,津液失布,停而为饮;脾气虚,运化失常,痰湿内生,气虚及阳,阳气不足,肺失温养则寒饮内生,肺阻气逆而为咳喘。慢性久病气阴亏损,或年老体衰,或久病及肾,肺肾出纳失司,喘咳不已。

(4)情志刺激:长期的悲忧思虑,悲忧伤肺可致肺气痹阻,气机不利;思虑伤脾致脾气内结,运化失健,痰湿内生,痰湿上干于肺,壅阻肺气,可致痰多而胸闷喘促。精神抑郁,肝失条达,肝气逆肺,亦致肺失肃降,咳而喘逆。

本病在肺气肿阶段,多因久病肺虚,痰浊潴留,再感外邪诱使病情发作加剧。如长期咳嗽、气喘等迁延失治,痰浊潴留,肺失宣降,日久导致肺虚,成为发病的基础。如《诸病源候论·咳逆短气候》说:"肺虚为微寒所伤则咳嗽,嗽则气还于肺间则肺胀,肺胀则气逆,而肺本虚,气为不足,复为邪所乘,壅否不能宣畅,故咳逆、短乏气也"。本病急性发作,往往由外邪(如风寒、风热)引动痰饮而致咳喘加剧;而脾肺气虚又是招致外邪入侵的内在因素。故临床每常表现为反复的外感及咳喘的急性发作。病情经久不愈,常由脾肺损及于肾,致肾气亏虚,摄纳无权,故病情重者常伴有气喘不能平卧、动则尤甚等肾不纳气之候。

2.病机 有学者认为,肺气虚是 COPD 发病的首要条件,肺气虚的实质包括呼吸道特异性和非特异性免疫功能低下,自主神经功能失调等。肺合皮毛,肺虚者呼吸道局部抵抗力下降,各种病邪常乘虚侵入,引起反复发病。发展到脾虚及肾虚,则是病变从呼吸系统逐渐波及全身多系统的一个演变过程。此时呼吸道局部症状加重,同时出现消化、循环系统功能性及器质性改变,内分泌功能低下,自身免疫出现细胞能量代谢下降等病理生理及病理解剖的改变。这些改变反过来成为影响疾病过程的内在因素,使正越虚而邪越盛,邪越盛则正更虚。有学者以肺功能测定作为慢性支气管炎等咳喘病病机的一项客观指标。如咳喘常表现为肺气未虚→肺气虚→脾肺两虚→肺脾肾俱虚,每一阶段均有相应的肺功能改变:肺气未虚,肺功能测定仅有小气道通气功能障碍,表现为50%肺活量最大呼气流速(V_{50})、25%肺活量最大呼气流速(V_{25})最大呼气中段流速(MMEF)测值降低;肺气虚时,表现出气道全程的通气障碍,除上述测值下降外,补呼气量(ERV)、最大呼气1秒量($FEV_{1.0}$)、最大呼气流速(PEF)测值也显著下降;当发展到肺脾两虚,表现出肺的弹性明显减退以及气道阻力增加,出现残气量(RV)、残气量与肺总量之比(RV/TLC)增高及时间肺活量(FVC)、肺活量(VC)、深吸气量(IC)的下降;最后发展至肺脾肾俱虚时,肺的弹性回缩力进一步下降,除上述肺功能测定异常外,常有功能残气量(FRC)增高。这些可作为中医认识本病病理演变过程的客观指标。

　　本病病机,在慢性支气管炎阶段,病变脏器主要在肺,而涉及脾、肾、肝。发病之初,多由反复感邪致肺气失宣,痰阻气逆。发病日久,肺气渐损而邪恋不去。邪滞又重伤正气,以致病久反复。素体不强,或久病之后,或过劳耗气,肺气不足,卫外不固亦易反复感邪。脾为后天之本,又为生痰之源,若饮食伤脾,或劳伤脾气,脾失健运、痰湿内生,而致病程缠绵,咳而多痰,久咳、久喘,病久及肾,肾失摄纳则喘促动甚。肝主调畅气机,肝失疏泄,气逆犯肺,亦致肺气上逆而喘咳。病理因素以痰为主。痰之生成或由肺气亏虚,气不布津,津凝成痰;或由脾运失健、生痰阻肺。如肺气虚寒,易致寒饮内生。若本病久延,气虚阳微,痰饮内阻,寒凝气滞,可进一步导致血行失畅,瘀血内停,而见痰瘀胶固之候。阳气不足,失于蒸化,水饮内停,甚或泛溢于肌肤,还可致水肿等变证。

　　本病发展到肺气肿阶段,多为慢性久病,邪恋正虚,本虚标实,有痰、气、瘀及外邪的不同。本虚以肺、脾、肾不足为主,正虚是肺气肿发生的根本。发病之初以肺虚为主,常由慢性咳喘反复发作,久病伤正,而致肺虚。肺虚有气虚和阴虚之别。反复感受寒邪,或寒痰内饮久伏,常可导致肺气亏虚或肺气虚寒;风热燥邪犯肺,或邪热壅肺日久,肺阴受灼,常致肺阴亏虚。年老体衰,劳欲过度,或肺系病久及肾,均可耗伤肾之精气,肾虚失于摄纳则喘促气急,动则为甚。肾虚多以肾气(阳)亏虚为主。脾虚则由饮食伤脾、痰湿困脾及肺气虚耗,子盗母气所致。标实为痰、气、瘀和外邪。痰之形成,或由肺气郁闭,气不布津,津凝成痰;或由热壅于肺,灼津成痰;或由脾运失健,内生痰浊,上干于肺,而致“膈有胶固之痰”,痰阻肺气,肺失宣降。且肺有痰饮,易为外邪引动,外邪痰饮相搏,阻遏气道,致使咳喘加重。气者,是指“肺有壅滞之气”。外邪、痰浊阻肺,或肝气逆肺,邪阻肺壅,清气不易吸入,浊气不易呼出,痹阻胸间,症见胸膈满闷,胸高息促等。瘀者,或由肺气壅实,气滞而血涩;或由痰阻肺络,血行瘀滞;或由肺失治节,心血运行不利,心运过劳,血脉瘀阻;也可由久病阴阳虚衰,不能鼓动血脉运行,而致血行涩滞,症见唇暗舌紫,舌下青筋紫暗,或颈静脉怒张等。外邪则以风为主,常夹寒、热、燥等侵袭肺卫,肺失宣肃,卫表失和,症见喘咳、咳痰,气急胸闷,恶寒发热,头身疼痛等。外邪反复袭肺,肺气益伤;而肺虚卫表失固,又易复感外邪,越伤越感,越感越伤。反复不已,终成肺气肿之候,后期常病及于心。因肺为气之主,肾为气之根。呼吸之息,赖肺主气以呼浊吸清,赖肾摄纳以引气归元。邪气壅实,肺失宣降,则肺气胀满;病久肺伤,气失所主,则气少不足以息。久病肾元亏虚,摄纳失常,则喘息声低,呼吸浅短难续。肺气肿阶段的主要病理变化,总不离肺、脾、肾诸脏。在病情严重阶段,不但肺、脾、肾俱虚,而且每多及心。心脉上通于肺,肺失治节,血行不利,可致心脉瘀阻;心肾水火互济,心阳根于命门,肾气肾阳亏虚,导致心气心阳衰惫,血脉鼓动无力,可致心悸,发绀,甚至出现喘促虚脱,亡阳亡阴之危候。

二、辨证要点

(一)辨证纲目

本病在慢性支气管炎阶段的辨证,首当辨其虚实,再则分清寒热,根据病程经过分为急性发作期、慢性迁延期、临床缓解期,以便临床治疗有所侧重。急性发作期以痰邪阻肺、气机壅塞之邪实为主;缓解期以肺脾肾之汇气虚损为主;慢性迁延期则多属正虚邪恋。而至肺气肿阶段的辨证,总属本虚标实,一般感邪发作时偏于邪实,平时不发时偏于奉虚;偏实者,须分清风寒、风热、痰浊(水饮)、痰热的不同;偏虚者,当区别气(阳)虚,阴虚的性质以及肺、脾、心、肾病变的主次等。

(二)病性辨证要点

1.慢性支气管炎的病性辨证

(1)辨虚实:可从病势、咳声、呼吸、脉象及全身症状来辨别。属实者,病势多急,咳声有力或咳嗽连声,呼吸深长有余,喘而气粗声高,脉象多数而有力,无全身性虚弱症候表现;属虚者,病势多缓或反复久发,或遇劳易发,咳声低怯无力,喘而短促难续或气快声低,脉多微弱无力或浮大中空,可伴有全身性虚弱证候,如体倦乏力,气短懒言,纳少便溏,四肢不温,头昏腰酸等症。

(2)辨寒热:可从痰色、口、面、二便、脉象等方面辨别。属寒者,痰多清稀色白,口淡不渴,面色多白或晦滞,大便稀溏,小便清白而长,脉象多迟;属热者,痰多色黄黏稠,口下口苦,面红目赤,大便干结,小便黄赤短少,脉象多数。

2.肺气肿病性辨证　阻塞性肺气肿在辨证上,首先应辨邪实与正虚的主次。以邪实为主者,病史相对较短,吸气深长,呼出为快,气粗声高,可伴有痰鸣咳喘,脉象有力,病势亦多急骤;以正虚为主者,病史较久,呼吸浅短,吸气困难,气怯声低,喉中少有痰鸣,脉弱,病势较徐缓,遇劳症状加重。以邪实为主者,还当辨外邪诱发和内伤痰阻的不同:外邪诱发者,发病多急,兼有卫表证候;内伤痰阻者,胸闷痰多,喉中痰鸣有声,兼有胸脘痞闷,纳少泛恶,舌苔厚腻;以正虚为主者,当辨明病变脏器,即应辨别肺虚、肾虚和脾虚的不同,肺虚者,喘促气短,咳声低弱,自汗怕风,易反复感受外邪;脾虚者,气短息促,倦怠乏力,食欲不振,咳痰量多,病情多因进食油腻或不洁饮食而加重;肾虚者,呼多吸少,气不得续,每因活动则加重,常见有腰酸神萎,头昏耳鸣等症。

3.辨证标准

(1)风寒束肺证

主症:咳嗽气喘,胸部闷窒;痰多稀薄色白。

次症:恶寒;无汗或少汗,或伴有发热;头痛,或周身酸楚;舌苔薄白而润;脉浮紧。

具备上述2项主症及2项(或2项以上)次症者,即可诊断为本证型。

(2)表寒里热证

主症:喘咳气粗;咳痰稠粘不爽;形寒,发热。

次症:胸部胀痛,或气急,或鼻翼煽动;身痛,无汗或少汗;烦闷,口渴;苔薄白萎黄;脉浮数。

具备上述2项主症及2项(或2项以上)次症者,即可诊断为本证型。

（3）寒饮伏肺证

主症：咳嗽气急，呼吸不利，胸脘满闷；痰多清稀色白或呈泡沫痰。

次症：形寒背冷，寒冷或冬季发作加重；舌苔白滑；脉细弦滑。

具备2项主症及2项（或2项以上）次症者，即可诊断为本证型。

（4）痰热郁肺证

主症：咳嗽气粗或喘息气急；痰多质稠，咯吐不爽；咯吐黄脓痰；痰有腥味或痰中带血。

次症：胸中烦热或胀满疼痛；面赤身热，口干欲饮；小便短赤或大便秘结；舌红，苔黄腻；脉滑数。

具备2项主症及2项（或2项以上）次症者，即可诊断为本证型。

（5）痰湿阻肺证

主症：咳声重浊或胸闷喘息；痰多粘腻色白或稠厚成块，晨起痰多易咯；苔白腻或厚腻。

次症：脘痞呕恶；口黏纳少；身困；脉濡滑。

具备2项主症及2项（或2项以上）次症者，即可诊断为本证型。

（6）痰阻气痹证

主症：咳嗽阵作，气急胸闷；痰黏难咯，或症状随情绪波动而增减；舌苔粘腻。

次症：胸胁满闷或咽中如窒；失眠或心悸；脉弦滑。

具备2项主症及2项（或2项以上）次症者，即可诊断为本证型。

（7）肺脾气虚证

主症：咳声低弱无力；气喘短促或气短不足以息；食少或便溏；咯痰清稀色白量多。

次症：面色㿠白；自汗畏风；神疲懒言，舌淡苔白；脉细弱。

具备2项主症及2项（或2项以上）次症者，即可诊断为本证型。

（8）肺肾阴虚证

主症：干咳或呛咳，咳声短促或气喘；腰酸腿软，痰少质黏难咯或痰中带血。

次症：口干烦热；面色潮红；咽喉不利；低热；舌红少苔；脉细数。

具备2项主症及2项（或2项以上）次症者，即可诊断为本证型。

（9）肺气阴虚证

主症：气短浅促；咯痰无力，咳声低弱或嘶哑，吸气不利。

次症：体倦乏力，语声低弱；形体消瘦；或有面红、口干、心烦；舌淡，或舌红少苔；脉弱而细数。

具备上述2项主症及2项（或2项以上）次症者，即可诊断为本证型。

（10）脾肾阳虚证

主症：久咳且咳声低弱无力；气短喘息且动则喘甚。

次症：精神疲惫；肢冷汗出或跗肿；纳少便溏，面青唇紫或舌质隐紫；舌苔淡白或黑润，脉沉细。

具备1项主症及2项（或2项以上）次症者，即可诊断为脾肾阳虚证型。

4.简要辨证　结合临床特点，亦可将本病简要分成标证与本证。标证主要见于急性发作期与慢性迁延期，病位主要在肺，在脾，以邪实（寒热、痰浊）为主；本证则主要见于临床缓解期，以正衰（肺、脾、肾虚损）为矛盾的主要方面。

（1）标证：①寒痰：咳嗽、咯痰或喘息，痰清白或粘，或白泡沫状，较易咯出，畏寒肢冷，口不渴。舌苔薄白或腻,脉沉紧或细弱,②热痰:咳嗽或喘息,咳吐黄痰或黄绿痰;或白黏脓痰,不易咯出,身热口渴,便干或结,尿黄。舌质红,苔黄或黄腻,脉滑数。此外,若无明显寒象,仅咳喘痰多而白者,称"湿痰",辨治时可归类于寒痰;无明显热象,以痰稠不易咯出,口干舌燥为主者,称"燥痰",辨治时则宜归类于热痰。③上实下虚:痰多咳嗽,胸闷气促,动则气喘,舌苔腻,脉细尺弱。

(2)本证:①肺脾气(阳)虚:短气乏力,声低气怯,偶咳,自汗,易感冒,或腹胀食少,或便溏,畏寒,形瘦无华,舌淡,苔薄白或腻,脉细弱,②脾肾阳(气)虚:形寒肢冷,腰膝酸软,时而咳喘,少气无力,动则明显,面色淡暗,便溏,纳少,形瘦,小便清长或尿后余沥不净,舌淡嫩或暗,苔白滑,脉沉细无力。③肺肾阴虚:腰膝酸软,五心烦热,干咳少痰,难以咯出,口干舌燥,或潮热盗汗,舌红少津,脉细而数。④肺肾气虚:咳声低微,呼长吸短,气不得续,喘促不已,动则为甚,痰多清稀。腰酸耳鸣,精神疲惫,舌淡苔白,脉沉细无力等。

第二节　中医治疗

一、辨证论治

1.外寒里饮

证候:咳逆喘满不得卧,气短气急,咳痰白稀量多,呈泡沫状,胸部膨满,口干不欲饮,面色青暗,周身酸楚,头痛,恶寒,无汗,舌体胖大,舌质暗淡,舌苔白滑,脉浮紧。

治法:温肺散寒,涤痰降逆。

方药:小青龙汤加减。基本处方:麻黄8g,桂枝10g,白芍12g,干姜10g,射干15g,葶苈子15g,款冬花12g,紫菀12g,细辛3g,五味子6g,甘草6g。每天1剂,水煎服。

加减:饮邪内阻见痰多者加杏仁、炒莱菔子以止咳化痰;饮邪化热去干姜、细辛、桂枝,加桑白皮、黄芩、知母以清热化痰。

2.痰浊阻肺

证候:胸满,咳嗽痰多,色白黏腻或呈泡沫,短气喘息,稍劳即著,怕风易汗,脘腹痞胀,纳少,泛恶,便溏,倦怠乏力,或面色紫暗,唇甲青紫,舌质偏淡或淡胖,或舌质紫暗,舌下青筋显露,苔薄腻或浊腻,脉小滑或代涩。

治法:化痰降逆。

方药:二陈汤合三子养亲汤加减。法半夏15g,陈皮6g,茯苓20g,白芥子10g,甘草6g,莱菔子12g,苏子15g,香附12g,砂仁6g(后下),紫菀12g,款冬花12g,杏仁10g。每天1剂,水煎服。

加减:咳逆胸闷加前胡以宣肺止咳、厚朴以燥湿化浊;脾虚便溏加党参、白术以健脾化湿;形寒肢冷加干姜、细辛以温肺散寒。

3.痰热郁肺

证候:咳逆喘息气粗,胸满,咳痰黄或白,黏稠难咳,身热,烦躁,目睛胀突,溲黄,便干,口渴欲饮,或发热微恶寒,咽痒疼痛,身体酸楚,出汗。舌红或边尖红,舌苔黄或黄腻,脉数或滑数或浮滑数。

治法:清肺化痰,降逆平喘。

方药:定喘汤加葶苈汤加减。麻黄 8g,桑白皮 12g,苏子 10g,枳壳 10g,法半夏 10g,黄芩 15g,葶苈 15g,川贝母 10g,桃仁 10g,天竺黄 10g,杏仁 12g,甘草 6g。每天 1 剂,水煎服。

加减:热邪壅盛见高热者去法半夏、苏子,加青蒿、石膏、柴胡、鱼腥草以清热泻火,解表退热;喉痒加防风、白僵蚕以宣肺祛风。

4.痰蒙神窍

证候:意识蒙眬,表情淡漠,嗜睡,或烦躁不安,或昏迷、谵妄,肢体妄动,抽搐。咳逆喘促,咳痰黏稠或黄黏不爽,或伴痰鸣。唇甲青紫。舌质暗红或淡紫或紫绛,苔白腻或黄腻;脉细滑数。

治法:涤痰,开窍,息风。

方药:涤痰汤加减。胆南星 6g,半夏 12g,枳实 9g,茯苓 9g,橘红 12g,石菖蒲 9g,人参 9g,竹茹 9g,甘草 6g。每天 1 剂,水煎服。

5.肺肾气虚

证候:呼吸浅短难续,甚则张口抬肩,倚息不能平卧,咳嗽,痰白如沫,咳吐不利,胸满闷窒,声低气怯,心悸,形寒汗出,面色晦暗,或腰膝酸软,小便清长,或尿后余沥,或咳则小便自遗,舌淡或暗紫,苔白润,脉沉细虚数无力,或有结代。

治法:补肺纳肾,降气平喘。

方药:补虚汤合参蛤散加减。黄芪 9g,茯苓 9g,干姜 6g,半夏 12g,厚朴 9g,五味子 9g,陈皮 12g,炙甘草 6g,人参 9g,蛤蚧粉 3g(冲服)。每天 1 剂,水煎服。

加减:若肺虚有寒、怕冷、痰清稀如沫者,加肉桂、干姜、钟乳石以温肺化饮;如兼阴伤,见低热、舌红少苔者,加麦冬、玉竹以养阴清热;气虚血瘀,如口唇发绀,面色黧黑者,加当归、丹参、苏木以活血通脉;如见喘脱危象,急用参附汤送服蛤蚧粉或黑锡丹补气纳肾,回阳固脱。

6.阳虚水泛

证候:喘咳不能平卧,咳痰清稀,胸满气憋,面浮,下肢肿,甚则一身悉肿,腹部胀满有水,尿少;脘痞,食欲缺乏,心悸,怕冷,面唇青紫,舌胖质暗,苔白滑;脉沉虚数或结代。

治法:温肾健脾,化饮利水。

方药:真武汤合五苓散加减。炮附子 15g(先煎),白术 12g,茯苓 12g,芍药 12g,生姜 12g,泽泻 9g,猪苓 9g,桂枝 12g。每天 1 剂,水煎服。

二、常用方剂

1.定喘汤

(1)组成:白果 12g,麻黄 5g,苏子 9g,款冬花 9g,半夏 9g,桑白皮 9g,黄芩 6g,甘草 3g。

(2)用法:水煎服。

(3)功效:宣肺降气,祛痰平喘。

(4)主治:外感风寒,内蕴痰热。症见胸闷气喘,咳嗽,痰多气急,喉中有哮鸣音,痰稠色黄或有表证,苔黄腻,脉滑数者。

(5)方解:本方是治疗痰热咳喘的有效方剂。方中以麻黄宣肺定喘,兼解表寒。白果敛肺止咳,化痰平喘。两药相配,一散一收,既可加强止咳平喘之力,又不致耗散,共为主药;以杏仁、苏子、半夏、款冬花降气化痰,加强平喘作用,为辅药;黄芩配桑白皮清泻肺热,止咳平喘,为佐药;甘草调和诸药,兼化痰,为使药。诸药合用,共奏宣肺平喘、清热化痰之效,使外寒解而痰热除,喘咳自平。

（6）注意事项:若新感风寒,虽恶寒发热,无汗而喘,但内无痰热者,本方不宜使用。

（7）临床应用:本方主要用于慢性阻塞性肺疾病证属痰热蕴肺者。

2.麻杏石甘汤

（1）组成:麻黄(去节)6g,杏仁(去皮尖)9g,甘草(炙)6g,石膏(碎棉裹)24g。

（2）用法:水煎服。

（3）功效:辛凉宣泄,清肺平喘。

（4）主治:外感表邪,化热传里,邪热壅肺之证。症见身热不解,有汗或无汗,咳逆气急,甚或鼻煽,口渴,舌苔薄白或黄,脉浮滑而数等。凡因外感表邪化热,痰遏于肺所致的咳嗽,气喘,或见鼻煽等邪热壅肺之证均可用之。

（5）方解:本方所主之病证,乃由表邪化热,痰遏于肺所致。方用石膏辛甘寒,泄肺胃之热以生津,麻黄辛苦温,宣肺解表而平喘,两药相制为用,既能宣肺,又能清热,一辛温,一辛寒,但辛寒大于辛温,以监制麻黄辛温之性而为辛凉之用,清热透邪,清肺定喘,共为主药。杏仁苦降以助麻黄止咳平喘,为佐药,甘草调和诸药,为使药。药仅四味,但配伍严谨,共奏辛凉宣肺、清泄肺热、止咳平喘之功。

（6）注意事项:本方是一首辛凉清宣之剂。若属风寒实喘或虚喘患者,则不宜使用。

（7）临床应用:本方主要用于咳喘症状明显的支气管炎、肺炎、支气管哮喘等疾病,如发热等全身中毒症状重者酌加清热解毒药物,疗效更佳。

3.泻白散

（1）组成:地骨皮 30g,桑白皮 30g,炙甘草 3g。

（2）用法:原方挫散,入粳米一撮,水二小盏,煎七分,食前服。现多水煎服。

（3）功效:泻肺清热,止咳平喘。

（4）主治:肺热咳喘,症见咳嗽,甚则气急,皮肤蒸热,日晡尤甚,舌红苔黄,脉细数。

（5）方解:本方所治乃肺有伏火郁热之证。肺主气、宜清肃下降,肺火郁结,则气逆不降,而为咳喘;肺合皮毛,肺有伏热,则皮肤蒸热,午后热甚;热邪伤及肺阴,故舌红、脉细数。方中桑白皮清泻肺热,止咳平喘,为主药;地骨皮协助主药泻肺中伏火,并退虚热,为辅药;粳米、甘草养胃和中,并防伤肺气,共为佐使。四药合用,泻肺平喘而不伤正。白者肺之色,"泻白"泻肺气之有余也。

（6）注意事项:本方多用于肺热伤阴、肺气不降之喘咳,尤宜正气不太伤,伏火不太甚者。如肺经热重,本方清热之力嫌弱,如阴伤太甚,则滋阴之力也嫌不足。

（7）临床应用:本方主要用于咳喘明显的支气管炎、肺结核、小儿麻疹、小儿肺炎等疾病,临床观察也表明本方对上述疾患有较好疗效。

4.苇茎汤

（1）组成:苇茎 60g,薏苡仁 30g,桃仁 30 枚,冬瓜仁 30g。

（2）用法:水煎服。

（3）功效:清肺化痰,逐瘀排脓。

（4）主治:邪热蕴肺,血脉瘀阻,瘀热内结之证。大凡咳吐脓痰,或痰血相兼,胸中隐隐作痛,肌肤甲错,脉滑数者。

（5）方解:本方原为主治肺痈之方,乃属于热毒蕴肺,痰瘀互结所致的证候。用于慢性阻塞性肺疾病属于痰热夹瘀之候尤为适宜。方中苇茎清肺泻热为主;冬瓜仁、薏苡仁清化痰热,利湿排脓为辅;桃仁活血祛瘀以消热结。方中冬瓜子,在本方中原书是为瓜瓣,前人有不同看法,如张玉路认为是甜瓜子,他说"甜瓜瓣专于开痰,《别录》治腹内结聚,破溃脓血,善逐垢腻而不伤正气,为肠胃内痛要药。"后人常以冬瓜子代瓜瓣,共具清化、逐瘀、排脓之功,以使痰、瘀两化,脓排热清,痛可渐消。

(6)注意事项:本方清热排脓之功虽强,然清热解毒之力尚嫌不足。

(7)临床应用:临床上多用于治疗肺脓肿、肺炎、支气管炎、肺心病、胸膜炎等呼吸系统感染性疾患。

5.小陷胸汤

(1)组成:黄连6g,半夏12g,瓜蒌实30g。

(2)用法:水煎服。

(3)功效:清热化痰,宽胸散结。

(4)主治:痰热互结。症见胸脘痞满,按之疼痛,发热或咳嗽,气急,痰黄黏稠,舌苔黄腻,脉滑数。

(5)方解:方中瓜蒌实清热化痰、通胸膈之痹为君药;黄连清热降火、除心下之痞为臣药;以半夏降逆消痞,除心下之结,与黄连合用,一辛一苦,辛开苦降,得瓜蒌实,则清热涤痰,其散结开痞之功益著。全方共奏清热开结涤痰之效。

(6)注意事项:本方能清热化痰、宽胸散结,故用于慢性阻塞性肺疾病之热痰咳嗽,痰稠色黄,胸膈不快之症。

(7)临床应用:临床多用于多种呼吸系统疾病、消化系统疾病等而属痰热内阻疾病。

6.清金化痰汤

(1)组成:黄芩12g,山栀子12g,知母15g,桑白皮15g,瓜蒌仁15g,贝母9g,麦冬9g,橘红9g,茯苓9g,桔梗9g,甘草3g。

(2)用法:水煎服。

(3)功效:清肺化痰。

(4)主治:治疗热痰蕴肺,咳痰黄稠,舌苔黄腻,脉象滑数。

(5)方解:方中橘红理气化痰,使气顺则痰降;茯苓健脾利湿,湿去则痰自消;更以瓜蒌仁、贝母、桔梗清热涤痰、宽胸开结;麦冬、知母养阴清热、润肺止咳;黄芩、栀子、桑白皮清泻肺火;甘草补土而调和诸药。故全方有化痰止咳、清热润肺之功。适用于痰浊不化、蕴而化热之证。

(6)临床应用:临床应用于慢性阻塞性肺疾病证属痰热蕴肺者。

7.清肺饮

(1)组成:桔梗4.5g,黄芩9g,山栀子9g,连翘9g,天花粉9g,玄参9g,薄荷6g,甘草3g。

(2)用法:水煎服。

(3)功效:宣肺清热,凉血滋阴。

(4)主治:热结上焦,肺失通调,小便不利,喘咳面肿,气逆胸满,脉右寸洪数。

(5)临床应用:临床应用于慢性阻塞性肺疾病证属痰热蕴肺而阴津不足者。

8.苓桂术甘汤

(1)组成:茯苓12g,桂枝9g,白术6g,炙甘草6g。

（2）用法：水煎服。

（3）功效：宣肺降气，祛痰平喘。

（4）主治：中阳不足的痰饮病。症见心下有痰饮，胸胁支满，目眩及伤寒吐下后，心下逆满，气上冲胸，起则头眩，脉沉紧者。

（5）方解：本方为治疗痰饮病之主方。具有温化痰饮之功。方中以茯苓渗湿利水；白术燥湿健脾；炙甘草补中和胃；配以桂枝温通阳气。全方同用共奏健脾燥湿、温化痰饮之效。

（6）临床应用：现临床上广泛用于多种呼吸系统疾病、神经系统疾病、心血管疾病及风湿、神经内分泌疾患等。

9.真武汤

（1）组成：茯苓 9g，芍药 9g，生姜 9g，白术 6g，附子（炮）9g。

（2）用法：水煎服。

（3）功效：温阳利水。

（4）主治：少阴病有水气，腹痛，水便不利，四肢沉重疼痛，自下利；太阳病发汗，汗出不解，发热，咳喘，舌淡嫩，脉沉细，心悸，头眩。

（5）方解：本方为治少阴阳虚水泛的代表方。以附子温肾壮阳、化气行水；白术燥湿行水；茯苓淡渗利水，白术、茯苓还能健脾；生姜温散水气；芍药养血和阴，以防水气消而燥热生。故全方能温肾健脾、化气利水。

（6）临床应用：临床广泛用于肺心病、慢性支气管炎、支气管哮喘等证属阳虚水泛者。

10.小青龙汤

（1）组成：麻黄 9g，芍药 9g，细辛 9g，干姜 9g，甘草 6g，桂枝 6g，半夏 9g，五味子 3g。

（2）用法：水煎服。

（3）功效：温肺化饮，止咳平喘。

（4）主治：外感风寒，内停水饮。症见恶寒发热不渴，无汗，咳喘，痰多而稀，或痰饮咳喘，不得平卧，或身体痛重，头面四肢水肿，舌苔白滑，脉浮者。

（5）方解：本方所主之病证，乃是表寒不解，心下有水气，风寒束表，皮毛紧闭，恶寒发热，口不渴，无汗，身疼脉浮。表寒引动内饮，水气内渍，所传不一，故可见胸痞、干呕、肢体水肿身重等症。对此外寒内饮之证，单纯解表则饮不化，单纯化饮则外邪不解。解表散寒，温肺化饮并用，才能使外邪得以宣解，停饮得以蠲化。方中以麻黄、桂枝发汗解表、宣肺平喘；白芍配桂枝以调和营卫；干姜、细辛以温肺化饮，外可辛散风寒；五味子敛肺以止咳，并防肺气之耗散；半夏燥湿化痰，饮降浊；甘草调和诸药，并能合白芍酸甘化阴，缓麻、桂之辛散太过。药虽八味，配伍严谨，共成散寒解表、化饮平喘之功。

（6）临床应用：临床用于慢性支气管炎、支气管哮喘、慢性阻塞性肺气肿及肺心病等属于痰饮伏肺者。

11.射干麻黄汤

（1）组成：射干 9g，麻黄 12g，生姜 12g，细辛、紫菀、款冬花各 9g，五味子 3g，大枣 7 枚，半夏 9g。

（2）制剂用法：上药以水 1.2L，先煎麻黄二沸，去上沫，纳诸药煮取 300mL，分 3 次温服。

（3）功效：宣肺散寒，化饮止咳。

（4）主治：治疗外感风寒，痰饮上逆，咳而上气，喉中有水鸣声。

（5）方解：方中麻黄宣肺散寒，射干开结消痰，并为君药；生主散寒行水，半夏降逆化饮，共为臣药；紫菀、款冬花温润除痰，下气止咳，五味子收敛耗散之肺气，均为佐药；大枣益脾养胃，为使药诸药相配，共奏宣肺散寒、化饮止咳之功。

（6）临床应用：本方临床应用于慢性支气管炎、支气管哮喘证属痰饮伏肺者。

12.麻黄汤

（1）组成：麻黄 6g（去节），桂枝 4g（去皮），炙甘草 3g，杏仁 9g（去皮、尖）。

（2）用法：上 4 味，用水 900mL，先煮麻黄，去上沫，纳诸药，煮取 300mL，去滓，温服 150mL，覆取微似汗。如一服汗出病瘥者，停后服。汗后不解，当以桂枝汤代之，汗多者，以温粉扑之。

（3）功效：发汗解表，宣肺平喘。

（4）主治：治疗外感风寒表实证，症见恶寒发热，头痛身疼，骨节疼痛，无汗而喘，不渴，苔薄白，脉浮紧。

（5）方解：本方为治疗表寒实证的主要方剂。方中麻黄发散风寒、宣肺平喘为君；桂枝辛温解肌为臣；杏仁宣降肺气、止咳平喘为佐；炙甘草调和诸药为使。

（6）注意事项：全方发汗作用较强，故表虚自汗、外感风热、体虚外感、产后、失血者均应忌用。

（7）临床应用：现代临床用于感冒、流行性感冒、支气管炎及支气管哮喘等病证而见上述症状者。

13.枳实薤白桂枝汤

（1）组成：枳实 3g，厚朴 12g，薤白 9g，桂枝 3g，瓜蒌实 10g（捣）。

（2）用法：上五味以水 1L，先煮枳实、厚朴，取 400mL，去滓，纳诸药，煮数沸，分 3 次温服。

（3）功效：理气宽胸，通络化饮。

（4）主治：治疗水饮停于胸胁、气机不畅、脉络失和而偏于胸阳不振者。症见胸闷不畅，胁肋胀痛，呼吸、咳嗽引痛，舌苔白，脉弦。

（5）方解：本方在《金匮要略》中是治疗胸痹的方剂，症见胸中痞闷满痛，胁下之气上逆，属胸中阳气不振、阴寒水气上逆者。因而方中以枳实、厚朴理气开结，化饮降逆；薤白温通胸阳，瓜蒌利气宽胸化痰，桂枝通阳化气。诸药组合，有通阳行气，宽胸开结，降逆化饮之功。

（6）临床应用：本方以治疗慢性阻塞性肺疾病证邪停胸胁、胸阳不振者为宜。

14.苏子降气汤

（1）组成：紫苏子 9g，半夏 9g，前胡（去芦）6g，厚朴（去粗皮，姜汁焯炒）6g，肉桂 2g，当归（去芦）6g，甘草 4g，陈皮 6g。

（2）用法：水煎服。

（3）功效：降气平喘，祛痰止咳。

（4）主治：上盛下虚之痰涎壅盛，症见咳喘短气，胸膈满闷，舌苔白滑或白腻等。凡因痰涎壅盛，上壅于肺而致咳喘气短、胸膈满闷并有肾阳不足、肾不纳气而见呼多吸少、短气等上盛下虚之证皆可用之。

（5）方解：本方治上顾下，但以降气化痰平喘及祛痰为主，温肾纳气治下虚为辅。方中用苏子、半夏降气化痰，止咳平喘，为主药；厚朴、前胡、陈皮宣降肺气、止咳平喘，协助主药以治上实,肉桂温肾纳气以治下虚,均为辅药;当归既可养血润肺,又能治咳喘气逆,生姜和胃降逆,甘草和中祛痰,调和诸药,均为佐使药。全方共奏降逆平喘、温化寒痰之功。

(6)临床应用:现代临床主要用于治疗支气管哮喘、慢性支气管炎、肺气肿、慢性肺源性心脏病等病证属肾阳不足而湿痰壅盛者。

16.二陈汤

(1)组成:半夏9g,橘红9g,茯苓9g,炙甘草6g。

(2)用法:加生姜1片,乌梅1个,水煎服。

(3)功效:降气平喘,祛痰止咳。

(4)主治:湿痰咳嗽,症见咳嗽痰多色白,胸膈胀满,恶心呕吐,头眩心悸,舌苔白润,脉滑。

(5)方解:本方为治疗湿痰证之主方。方中以半夏为君,取其味辛性温燥,善能燥湿化痰,且可降逆和胃;橘红为臣,理气燥湿,使气顺而痰消;佐以茯苓健脾渗湿;生姜降逆化饮,既可制半夏之毒,且能助半夏、橘红行气消痰;复用少许乌梅收敛肺气,与半夏相伍,有散有收,相反相成,使祛痰而不伤正;使以甘草调和诸药,兼以润肺和中。药仅四味,配伍严谨,共奏燥湿化痰,理气和中之效。方中陈皮、半夏二味,用陈久者,则无过燥之弊,故有"二陈"之名。

(6)临床应用:临床上多用于治疗慢性支气管炎,支气管哮喘,慢性胃炎等。

16.葶苈大枣泻肺汤

(1)组成:葶苈子10~20g,大枣12枚。

(2)用法:水煎服。

(3)功效:逐痰下气,泻肺开闭。

(4)主治:喘不得卧,肺痈,胸满胀,一身面目水肿,鼻塞,清涕出,不闻香臭酸辛,咳逆上气,喘鸣迫塞、支饮胸满者;舌红苔黄腻或薄黄,脉数、弦滑数。

(5)方解:葶苈子消痰逐邪,开泄肺气,使痰浊得驱,肺气宣降自如,则喘息得平。大枣安中护正,使邪去而不伤正。

(6)临床应用:慢性阻塞性肺疾病急性发作期、肺脓肿、慢性支气管肺炎、支气管哮喘等。

17.桂枝加厚朴杏子汤

(1)组成:桂枝9g,芍药9g,生姜9g,甘草炙6g,大枣3枚,厚朴(炙)6g,杏仁6g。

(2)用法:水煎服。

(3)功效:解肌发表,降气平喘。

(4)主治:宿有喘病,又感风寒而见桂枝汤证者;或风寒表证误用下剂后,表证未解而微喘者。

(5)方解:桂枝汤解肌祛风,调和营卫;炙厚朴苦辛温,化湿导滞,行气平喘;杏仁苦温,止咳定喘,表里同治,标本兼顾。

(6)临床应用:现代临床主要用于治疗支气管哮喘,急慢性支气管炎,肺气肿、过敏性鼻炎等。

18.麦冬汤

(1)组成:麦冬60g,半夏9g,人参6g,甘草4g,粳米6g,大枣12枚。

(2)用法:水煎服。

（3）功效：滋养肺胃，降逆和中。

（4）主治：虚热肺痿，咳嗽气喘，咽喉不利，咳痰不爽，或咳唾涎沫，口干咽燥，手足心热，舌红少苔，脉虚数。

（5）方解：麦冬滋养肺胃之阴，使阴复而火降；辅人参、甘草、粳米、大枣养阴益气生津，助麦冬生阴，少用半夏降逆下气，化痰开结。方中大量麦冬配半夏，则无滋腻碍胃、生痰之弊，而半夏因其量小亦无温燥伤阴、助火之嫌，两者相得益彰。

（6）临床应用：慢性阻塞性肺疾病缓解期、慢性支气管炎、支气管扩张、慢性咽喉炎或慢性萎缩性胃炎属胃阴不足、气逆呕吐者。

19.香砂六君子汤

（1）组成：人参 10g，白术 9g，茯苓 9g，炙甘草 6g，半夏 2g，陈皮 9g，木香 9g，砂仁 9g。

（2）用法：水煎服。

（3）功效：益气补中，化痰降逆。

（4）主治：脾胃气虚，痰湿气滞所致脘腹胀满，消化不良及脾胃气虚，痰湿内生。症见气虚痰饮，呕泻痞闷，不思饮食，消瘦倦怠等其他疾病。

（5）方解：本方由六君子汤加木香、砂仁组成。以六君子汤益气补中、健脾养胃、行气化滞、燥湿祛痰；加木香行气，砂仁化湿醒脾、行气宽中。全方功能益气补中，化痰降逆。

（6）临床应用：临床广泛用于呼吸及消化系统等病证属脾虚痰郁气滞者。

20.生脉散

（1）组成：人参 10g，麦冬 15g，五味子 6g。

（2）用法：水煎服。

（3）功效：益气生津，敛阴止汗。

（4）主治：久咳肺虚，气阴两伤，症见呛咳少痰，气短自汗，口干舌燥，苔薄少津，脉虚数或虚细。或暑热汗多，耗气伤津，症见体倦气短，咽干口渴，脉虚细。

（5）方解：本方以人参甘平补肺，大扶元气为君；以麦冬甘寒养阴生津、清虚热而除烦为臣；五味子酸收敛肺止汗为佐使。此即"肺欲收，急食酸以收之"。全方以补肺、养心、滋阴着力，而获益气、生津之效。

（6）临床应用：本方为益气复脉著名方剂，近年本方剂型改为注射液，益气养阴功效尤强，现临床广泛用于呼吸系统、心血管系统疾病证属气阴两虚者。

21.麦冬汤

（1）组成：麦冬 35g，半夏 9g，人参 6g，甘草 4g，粳米 6g，大枣 4 枚。

（2）用法：水煎服。

（3）功效：滋养肺胃，降逆和中。

（4）主治：肺痿而症见咳唾涎沫，气喘，短气，口燥咽干，手足心热，舌干红，少苔等肺阴虚者；对于胃阴不足，胃失和降而呈呃逆、呕吐、便结、舌红少苔等者，也可以用本方加减治之。

（5）方解：本方为治肺痿之要方。重用麦冬为君，以滋养肺胃之阴，且清虚火；半夏为臣，降逆化痰，与大量麦冬配伍，则燥性减而降逆之性存，且又使麦冬滋而不腻；人参为佐，补血益气，与麦冬配伍，大有补气生津之功；复加粳米、大枣、甘草补脾益胃，使中气健运，津液自能上达于肺，于是胃得其养，肺得其润，故诸药合用，润降相宜，既滋肺胃，又降逆气。

（6）临床应用：临床广泛用于治疗呼吸系统疾病、消化系统疾病等证属津液枯燥、肺虚且热者。

22.百合固金汤

（1）组成：生地黄 6g，熟地黄 9g，麦冬 5g，百合 3g，白芍 3g，当归 3g，贝母 3g，生甘草 3g，玄参 3g，桔梗 3g。

（2）用法：水煎服。

（3）功效：益气生津，敛阴止汗。

（4）主治：肺肾阴虚症见咳痰带血，咽喉燥痛，手足心热，骨蒸盗汗，舌红少苔，脉细数。

（5）方解：本方为养阴润肺、化痰止咳、清热止血之剂。方中以二地为君，滋阴补肾，生地黄又能凉血止血；麦冬、百合、贝母为臣，润肺养阴，且能化痰止咳；佐以玄参凉血滋阴清虚火；当归养血润燥；白芍养血益阴；桔梗宣利肺气而止咳化痰；使以甘草调和诸药，与桔梗合用，更利咽喉。合而用之，可使阴液渐充、虚火自清、肺肾得养，诸症自愈。水煎服。

（6）临床应用：现临床常用于肺结核、慢性阻塞性肺疾病、原发性肺癌、支气管扩张等病证属肺肾阴虚者。

三、中成药

1.桂龙咳喘宁

（1）组成：桂枝、龙骨、半夏、黄连、川贝母、白芍、甘草等。

（2）用法：口服，每次 5 粒胶囊，每天 2~3 次。1 个月为 1 个疗程。儿童酌减。

（3）功效：健脾化痰，调和阴阳气血。

（4）主治：脾虚痰湿证，症见咳喘，痰多色白易咳，胸闷，脘痞，舌苔白腻者。

（5）方解：本方主要成分为桂枝、龙骨、半夏、黄连、川贝母、白芍和甘草等；依据中医"肺为娇脏"的理论，该方以"和法"为主；调中补虚而不壅，温化痰湿而不燥，清泄郁热而不寒。融辛开宣肺、苦降利肺、甘调扶正诸法于一炉。中医学有"无痰不作咳，无痰不作喘"。凡患咳喘病者，脾虚生湿，湿聚成痰，上干于肺，即为咳作喘。

（6）临床应用：对支气管哮喘和急慢性支气管炎和阻塞性肺气肿均有较明显的疗效。

2.恒制咳喘胶囊

（1）组成：人参、西洋参、半夏、沉香、陈皮、佛手、砂仁、蔻仁、代赭石等。

（2）用法：每次 2~4 粒，每天 2 次，30 日为 1 个疗程。

（3）功效：扶正祛邪，强身健体，镇咳化痰，纳气平喘。

（4）主治：肺虚久咳，咳痰黏白，嗳气呃逆，或恶心呕吐，神疲乏力者。

（5）方解：方中人参，味甘，微温不燥，善补脾肺之气；西洋参，性凉，益肺养阴，可治肺虚久嗽，与人参合用，寒温相佐，相互制偏；法半夏主治脾胃二经，燥湿健脾化痰，和胃降逆止呕；陈皮、佛手、砂仁、蔻仁、代赭石等理气消痰、降逆镇咳。综观全方，组方严谨，选药精当，肺脾肾同治，标本兼顾，为治疗咳喘的良药。

（6）临床应用：对急慢性咳喘均有良好疗效。

3.止喘灵注射液

（1）组成：主要成分是麻黄、杏仁、洋金花等。

（2）用法：肌内注射，每次 2mL，每天 2~3 次。7 岁以下儿童剂量酌减。1~2 周为 1 个疗程，或遵医嘱。

（3）功效：平喘、止咳、化痰。

（4）主治：咳喘痰鸣，胸闷，痰多稀薄，或呈泡沫样痰。

（5）注意事项：严重高血压、心脏病、前列腺肥大者慎用，青光眼禁用。本品应密闭、避光保存。

（6）临床应用：临床应用于支气管哮喘、慢性喘息型支气管炎急性发作期。

4. 黄芪注射液

（1）组成：黄芪。

（2）用法：肌内注射，1 次 2~4mL，每天 1~2 次；静脉滴注，一次 10~20mL，每天 1 次或遵医嘱。

（3）功效：益气养元，扶正祛邪，养心通脉，健脾利湿。

（4）主治：肺气亏虚、心气虚损、血脉瘀阻之心功能不全及脾虚湿困之肺系病。

（5）注意事项：对本类药物有过敏史患者禁用。

（6）临床应用：用于慢性阻塞性肺疾病、支气管哮喘、肺心病、肺间质纤维化等治疗。

5. 补肾防喘片（原名温阳片）

（1）组成：附片、生地黄、山药、补骨脂等 11 味中药。

（2）用法：咳喘发作季节前 1~3 个月开始服药，每次 4~6 片，每天 3 次，3 个月为 1 个疗程，每年服药 2 个疗程（100 片/瓶）。

（3）功效：温阳补肾，纳气平喘。

（4）主治：肾虚咳喘，症见气短、肢冷、畏寒、神疲、乏力、腰酸腿软、舌质淡胖、苔白、脉沉细无力。

（5）方解：该方由附片、生地黄、山药、补骨脂等 11 味中药组成。附片上助心阳以通脉，中温脾阳以健运，下补肾阳以益火，是温里扶阳的要药；生地清热凉血、生津；山药补脾胃、益肾、益气、养阴用于虚痰久咳之症；补骨脂补肾助阳、补肾纳气。因此，补肾防喘片旨在温阳补肾。

（6）临床应用：用于慢性支气管哮喘和慢性支气管炎的防治，尤适用于病程长的"肾阳虚"哮喘患者。

6. 止嗽化痰颗粒

（1）组成：桔梗、知母、前胡、瓜蒌、半夏、川贝母、苦杏仁、百部等 25 味中药。

（2）功效：清肺止嗽，化痰定喘。

（3）主治：痰热证，表现为咳嗽、痰稠、气喘、口渴、大便干、尿黄、舌红苔黄等。对痰热有伤阴之征及湿痰有化热之象者，也可服用。

（4）方解：药味较多，大致分析其方意，方中以川贝母、马兜铃清肺化痰为主；瓜蒌、桔梗等清热宣肺，化痰降气；陈皮、半夏、款冬花、五味子等有清热、降气化痰、宣散、敛肺等多种功效；杏仁专入肺经；甘草调和诸药；咳嗽证候不一，方药亦各异，本方药性既有寒、凉，又有温、平，但全方偏于寒凉。药味苦、甘、酸、辛均有，而以苦、酸、甘为多；主方以清金肃肺止咳之品占多，清肺又兼润肺，另入半夏、陈皮等燥湿化痰。综观全方用药特点为：温清并用，以清为主，润燥兼施，宣中有降，散中有敛。因此本方功能为宣肺化痰，止咳平喘。

（5）临床应用：主要用于慢性支气管炎及急性支气管炎病程在半个月以上的痰热证型。

7.蛤蚧定喘胶囊

(1)组成:蛤蚧、鳖甲、紫菀、黄连、苦杏仁等。

(2)功效:滋阴润肺,祛痰平喘。

(3)主治:虚劳咳喘,气短胸闷,自汗盗汗等。

(4)用法用量:口服,每次3粒,每天2次,或遵医嘱(每周1个疗程)。

(5)方解:该药以广西特产蛤蚧为主药,辅以鳖甲、紫菀、黄连、麻黄、苦杏仁等十多味中药组方而成。补养肾肺,平喘止咳化痰,并能增强体质,提高机体免疫功能,达到标本兼治的效果。

8.先声咳喘宁

(1)组成:麻黄、石膏、苦杏仁、罂粟壳、百部、桔梗、甘草等。

(2)用法:口服。每次10mL,每天2次或遵医嘱。

(3)功效:宣通肺气,止咳平喘。

(4)主治:久咳,痰喘见于痰热证候者,症见咳喘频作,咳痰色黄,喘促胸闷。

(5)方解:方中麻黄辛散宣肺、苦降下气,以顺肺之宣发肃降之性,发散解表,止咳平喘;生石膏辛、甘、大寒,辛以解肌透表,甘以缓热生津,寒以泻火除烦,清肺热以肃降其气,热气降而咳喘自止,两药相配不失清泄肺热之性,更增宣肺解表、止咳平喘之功,共为主药。杏仁下气止咳平喘;桔梗宣肺、祛痰、利咽,两药同用,升降相因,宣通胸膈气机。百部润肺止咳。罂粟壳敛肺止咳,或使热盛伤阴之肺得润,或使辛散宣肺之药不致耗伤肺气。甘草调和诸药。

9.鱼腥草注射液

(1)组成:鱼腥草挥发油。

(2)用法:注射液,肌内注射,每次2mL,每天2~3次。或30~40mL加入5%生理盐水或5%葡萄糖溶液500mL中静脉滴注。

(3)功效:清热解毒,消肿排脓。

(4)主治:用于肺痈吐脓,痰热喘咳,热病,痈肿疮毒。

(5)注意事项:忌辛辣、刺激、油腻饮食。

(6)临床应用:临床应用于慢性阻塞性肺疾病急性发作期。

10.金水宝胶囊(片)

(1)组成:人工发酵冬虫夏草菌丝。

(2)用法:胶囊,每粒0.33g,片剂每片0.2g,每天3次,每次3粒(5片)。

(3)功效:益肾保肺,秘精益气。

(4)主治:肺肾两虚,精气不足,症见久咳盗汗,痰少或痰白而黏,身重乏力,头晕目眩,足麻肢胀,胸脘气闷或体胖痰多,阳痿,早泄,性欲减退等性功能低下症及老年人腰膝酸软,神疲畏寒,耳鸣失眠,记忆减退,牙齿松动。

(5)注意事项:饭后服用,贮于阴凉干燥处密闭保存。

(6)临床应用:用于慢性支气管炎,肺心病急性期,咳嗽型哮喘,心力衰竭,心律失常等病证。

11.固本咳喘丸

(1)组成:人参、川贝母、五味子、细辛、白芥子等。

（2）用法：丸制，口服。每次 6g，每天 3 次。

（3）功效：益气健脾，补肾固摄。

（4）临床应用：用于支气管炎，支气管哮喘，肺气肿及肺心病。

12.痰热清注射液

（1）组成：黄芩、熊胆粉、山羊角、金银花、连翘、辅料为丙二醇。

（2）用法：常用量：成人一般每次 20mL，重症患者每次可用 40mL，加入 5%葡萄糖注射液或 0.9%氯化钠注射液 250～500mL，静脉滴注，控制滴数每分钟不超过 60 滴，每天 1 次；儿童 0.3～0.5mL/kg，最高剂量不超过 20mL，加入 5%葡萄糖注射液或 0.9%氯化钠注射液 100～200mL，静脉滴注，控制滴数每分钟 30～60 滴，每天 1 次；或遵医嘱。

（3）功效：清热，解毒，化痰。

（4）主治：风温肺热病属痰热阻肺证，症见发热、咳嗽、咳痰不爽、口渴、舌红、苔黄等。可用于急性支气管炎、急性肺炎（早期）出现的上述症状。

（5）注意事项：①对本品、醇类过敏或过敏体质者禁用，过敏体质者或严重不良反应病史者禁用；②肝肾衰竭者禁用；③严重肺心病伴有心衰者禁用；④孕妇、24 个月以下婴幼儿禁用；⑤有表寒证者忌用。

（6）临床应用：用于风温肺热病痰热阻肺证，肺炎早期、急性支气管炎、慢性支气管炎急性发作、慢性阻塞性肺疾病急性加重期以及上呼吸道感染属上述证候者。

四、验方

1.咳喘膏

（1）组成：生川乌 36g，生草乌 36g，当归 12g，马钱子 48g，野百合 36g，官桂 48g，赤芍 48g，仙鹤草 48g，老鹤草 48g，鲜桑枝 30g，鲜枣枝 30g，鲜桃枝 30g，鲜槐枝 30g，鲜柳枝 30g。

（2）用法：将上药放入铜锅内，用菜油 3kg 浸 4 日，熬后去药渣；当熬至滴入水中不散时，将广丹炒如麦色 1kg，徐徐撒入（此时须用文火），并以桃、柳粗枝 2 根（用麻皮扎在一起）不停地搅匀至滴入水中成膏药，再加入乳香、没药细粉各 24g，搅匀冷却后即成膏药。用较薄的牛皮纸和棉布制成膏药布，裁成 5cm² 大小，将膏药放在布面上，摊成 3.2cm 直径的圆形即可。临用时烘软，在膏药中心加入纯净的白信粉 0.2g。将本膏贴于督脉经的身柱穴。根据患者皮肤的老嫩和敏感等情况决定敷贴的时间。一般在春季、深秋、冬季敷贴，成人以三昼夜为宜。儿童及少年可酌减，盛夏及初秋气温较高时，应减少 6～10 小时。在揭去膏药时，要认真观察皮肤的反应，最理想的反应是局部微红，出现十几粒或几十粒像痱子大小的丘疹；若出现绿豆大小的小泡，也是较好的反应，为治疗有效的先兆。反应部位在过 2～4 日后才可轻轻洗揩。一般以敷贴 3 张膏药为 1 个疗程。

（3）功效：温肺散寒，止咳平喘。

（4）主治：支气管哮喘、慢性喘息性支气管炎。

（5）方解：本方用生川、草乌祛风湿，散寒邪；当归、赤芍补血活血散瘀；马钱子通络散结，有较强的止咳作用；官桂暖脾胃，除积冷，以上诸药相伍，能起温肺散寒、止咳平喘作用；仙鹤草益血养心；老鹤草益肺健在；野百合润肺宁心且缓和生川乌、生草乌、官桂之辛温；乳香、没药辛香走窜；而以白信治喘则屡见于前贤著作及民间验方。至于将膏药敷贴督脉经身柱穴之法，此穴内应肺系，外在肺俞之中，故于此敷贴膏药，此穴内应肺系，外在肺俞之中，故于此敷贴膏药,药理能直达病所,获效显著。

（6）注意事项:治疗期间及治疗后半年内应禁鱼腥(特别带鱼、黄鱼等海鲜)、公鸡、鹅、猪头等肉类食物。

2.咳喘穴位敷贴散

（1）组成:白芥子2份,细辛、甘遂、仙茅各1份。

（2）用法:将上药烘干(或晒干),共研细末,过筛后密闭。同时与生姜汁调成糊状,取药适量涂在胶布上,然后敷贴在穴位上。第一组穴位:天突、定喘、丰隆;第二组穴位:肺俞、中喘;第三组穴位:膻中、肾俞、足三里。每年伏天初、中、末三伏的头每日上午敷药,3次为一个疗程。每个患者需连续治疗3个疗程。每次敷贴时间:婴儿1~2小时,儿童3~4小时,成人4~6小时。涂药后局部有针刺样烧灼感或蚁走感,将药取下后局部潮红,不久即起小水疱,而后融合成大水疱,3~4日后水疱逐渐吸收、结痂,7~10日痂盖脱落,不留瘢痕。

（3）功效:宣通温补。

（4）主治:用于防治慢性支气管炎及哮喘等。

3.消喘汤

（1）组成:炙麻黄9g,细辛9g,射干9g,生石膏24g,五味子9g,炙甘草9g,法半夏9g。

（2）用法:水煎服,每天1剂,分3次服。

（3）功效:宣肺化痰,平喘止咳。

（4）主治:咳喘等症。

（5）方解:本方乃小青龙汤、射干麻黄汤、麻杏石甘汤筛选配组而成。方中重用麻黄宣肺平喘,细辛温肺化饮,射干平逆降气,半夏化痰蠲饮,五味子敛肺止咳以制细辛之散,生石膏清肺解热且制麻黄之"汗",炙甘草润肺止咳,调和诸药,得以奏化痰宣肺、平喘止咳之效。喘因肺宣而平,咳因痰降而止。俗称"辛不过钱",本方细辛用至9g,相当3钱,但只要对症准确,配合合法,临床应用尚未见不良反应。

4.安金膏

（1）组成:南、北沙参各120g,大麦冬120g,生、炙甘草各30g,五味子15g,北细辛15g,炙麻黄30g,熟石膏240g,嫩射干30g,炙紫菀90g,炙款冬90g,炒防风60g,生黄芪120g,蒸茅术60g,竹沥、半夏各90g,薄橘红60g,乌梅肉10枚,白果肉50枚,炙桑皮120g,炙枇杷叶120g(去毛,包煎)。

（2）用法:先将药物用清水浸泡半小时,再在火上煎1小时,煎2次,去渣,滤净,浓缩加入白蜜500g,收膏备用。每次15g,早、晚白开水各冲服1次。

（3）功效:益气养阴,利肺化痰。

（4）主治:治疗慢性支气管炎缓解期,或伴发肺气肿者。

（5）方解:本方以玉屏风散、沙参麦冬饮、麦冬汤、二陈汤诸方合并化裁而成。以玉屏风散益气固表;沙参麦冬饮、麦冬汤合甘草、乌梅、五味子、细辛共用,酸以敛肺,甘以润肺,辛以助肺;乌梅与白果收敛;桑皮与枇杷叶肃降;麻黄、紫菀、款冬花、射干等,宣肺祛痰止咳,以期祛邪务尽。

5.清帝汤

（1）组成:麻黄21g,百部21g,人参15g,贝母15g,桔梗15g,公鸭1只,紫河车1个。

（2）用法：让鸭子饿1~2天，将胎盘（紫河车）切碎喂鸭，1天内食完，再让鸭饿一昼夜，宰后去毛和内脏，将诸药用干净纱布包裹好，置鸭腹中，不入油盐，隔火蒸3~4小时。汤肉并食，1~2天食完。按上法，每周1~2次，4~8次为1个疗程。也可用人胚（从健康孕妇人流中收集，每次3~5个）代替胎盘。或简化鸭服食方法，把诸药和人胚用无色纱布包裹好，置鸭腹中，用针线缝好切口，隔水蒸3~4小时；小孩药量减半。药中人参用边条参和红参，贝母用川贝。

（3）功效：温肾益精，补气健脾，平喘止咳化痰。

（4）主治：治疗慢性喘息性支气管炎。

（5）方解：本方为清代太医满福洲治疗光绪皇帝的经验方。方中人参补肺气，益心补脾，胎盘温肾益精，补下元而固上焦；鸭性甘温，入肺肾二经，滋阴清肺。三药同用，增强滋补效力，固本扶正。麻黄平喘，百部润肺止咳，贝母清肺化痰，桔梗宣通上焦之肺气而利咽喉。全方补中有泻，润中有散，急中有缓，升中有降。用治本虚标实之喘咳症，祛邪不伤正气，温补而不留邪。

6.加味麦味地黄汤

（1）组成：紫石英15g，肉桂3g，沉香3g，麦冬10g，五味子5g，熟地黄10g，山萸肉10g，茯苓10g，泽泻10g，牡丹皮10g，山药10g，冬虫夏草6g。

（2）用法：先将上药用水浸泡30分钟，再煎煮30分钟，每剂煎2次。将2次煎出之药液混合，每天1剂，早晚分服。

（3）功效：温肾润肺，纳气平喘。

（4）主治：治疗老年性肺气肿，支气管哮喘等。

（5）方解：老年人喘证，总以肾虚为本，此乃肾为气之根，年老肾气先衰且久病不愈，由肺及肾，以致肾气摄纳无权，逆气上奔而喘。故治应在温肾润肺之中佐以镇纳之味。方中熟地黄、五味子、冬虫夏草温肾纳气；紫石英、沉香温肾纳气，重镇降逆而平喘；麦冬润肺养阴；肉桂既能温补肾阳，又能引火归原，纳气归肾，与六味地黄相伍，肺肾同治，补肾纳气而平喘。此方治老年性肺气肿、支气管哮喘，每获良效。

（6）注意事项：风寒、痰热等实喘者，不宜用本方。平时慎风寒，节饮食，戒烟酒。

7.咳喘丸

（1）组成：苦葶苈30g，北五味子30g，冬虫夏草30g，远志30g，桑皮12g，麻黄60g，川贝母30g，生石膏30g，苏地龙30g，生甘草30g。

（2）用法：共为细面，炼蜜为丸，每丸重6g。每次服2丸，每天2~3次。

（3）功效：清肺化痰平喘，兼益肺肾。

（4）主治：治疗喘息型慢性支气管炎，缓解期肺气肿。

（5）方解：川贝、远志、桑皮化痰降气，以祛肺之邪实；麻黄、地龙、甘草宣肺缓急而平喘；生石膏清肺热；虫草、五味补肝气以补虚固本。全方共奏清肺化痰平喘，兼益肺肾之功。

（6）注意事项：对风寒袭肺或痰饮犯肺之咳喘证，非本方所宜。

8.喘咳合剂

（1）组成：鱼腥草30g，麻黄10g，葶苈子10g，杏仁10g，前胡10g，胆南星6g，黄芩10g，枳壳10g，甘草6g。

（2）用法：将上药按处方剂量比例，以十剂到数十剂，加水浸过药面2~4cm，煮沸半小时,滤渣取汁,将药渣再如法煎 1 次,去渣,将两煎药合并,低温浓缩成浸膏剂。按上方剂数,折合成剂量,每天 1 剂,分 2 次服。

（3）功效：清热化痰,宣肺定喘。

（4）主治：治疗痰热蕴肺,肺失宣降之咳喘实证。症见咳嗽喘满,胸高气逆,痰黄稠,舌苔黄腻,脉弦滑。

（5）注意事项：方中所选诸药,攻邪力雄,体弱肾虚者需慎之。

9.强肺丸

（1）组成：南北沙参、生黄芪、炒白术、麦冬、补骨脂、炒山药、五味子、鱼腥草、法半夏、胆南星、远志肉各 150g,川贝、浙贝各 100g。

（2）用法：上为细末,炼蜜为丸。成人每天 3 次,每次 10g。连服 2 个月为 1 个疗程。

（3）功效：补肺健脾,纳气定喘,化痰止咳。

（4）主治：阻塞性肺气肿。

（5）方解：黄芪、白术补气固表;沙参、麦冬、五味子补益气阴,敛肺止咳;山药健脾补气;补骨脂温肾纳气;鱼腥草清肺化痰;法半夏、胆南星燥湿化痰;远志祛痰安神;川贝、浙贝润肺化痰止咳。

五、针刺疗法

1.体针　①对症取穴：止咳取列缺、尺泽、合谷、太渊穴;化痰取丰隆、阴陵泉、足三里、脾俞穴;平喘取孔最、天突、鱼际、定喘、肺俞穴;②辨证取穴：外感咳喘取合谷、曲池、尺泽、肺俞、定喘等穴。寒邪犯肺者,加外关、列缺;痰多加丰隆;胸憋闷加内关、膻中;邪热壅肺者,加鱼际、大椎;喘重者加天突。内伤咳喘取肺俞、太白、太冲、尺泽、丰隆、章门、足三里、气海等穴。脾胃虚弱加内关、膻中、阴陵泉、中脘;肝火犯肺加行间、鱼际、三阴交;肺肾阴虚加肾俞、太溪、膏肓穴;肾阳不足,肾不纳气加肾俞、关元、涌泉穴。

操作：每次可选 2～4 穴,有风寒表证可加刺;寒证用温针,平补平泻法;热证用强刺;实证用泻法;虚证用补法。外感留针 15～20 分钟,间隔 5 分钟捻转行针 1 次,每天 1 次。内伤久病留针 30 分钟,隔天 1 次,10 次为 1 个疗程。

2.艾灸　取穴：①肺俞、风门、天突、足三里;②大椎、膏肓、膻中、气海。两组穴位交替使用,艾条温和灸法,每天 1 次,每穴灸 20 分钟。适用于寒证、虚证,或痰湿偏虚者。

3.耳针　选耳部、肺、脾、肾、气管、平咽、三焦、神门、支气管等穴,侧重止咳取气管、肺穴,侧重化痰取脾、肾穴,侧重平喘取平喘、交感、神门穴,侧重清热消炎取肾上腺、皮质下穴。

操作：用耳穴埋针或埋豆,每天或隔天 1 次,每次取 2～4 穴,留针 20～30 分钟,10 次为 1 个疗程。或用王不留行橡皮膏固定后贴压上述穴区,每天自行压 3～4 次,每次 2～3 分钟,至酸痛为度,3～4 天取下,隔天再贴,两耳交替使用,连用 1 个月,有较好预防作用。

4.电针　取孔最、定喘、内关、鱼际。毫针得气后接电疗仪,先用密波,5 分钟后改疏密波,10 分钟后,电弱刺激量渐增至中等刺激。每天或隔天 1 次,10 次为 1 个疗程。

5.梅花针　取肺俞、尺泽、孔最、风门、合谷、太渊、风府、华佗夹脊穴。梅花针叩击或弹刺出血,隔天 1 次,10 次为 1 个疗程。

6.三棱针疗法　取大椎、定喘、肺俞、膈俞、脾俞、风门、条口、丰隆穴。用三棱针点刺出血。胸背部穴点刺出血后可拔罐。每周 1 次,5 次为 1 个疗程。

另取肺俞、风门、外喘息（大椎旁开 1.5 寸）、天突、膻中、中府掌 3 点穴,兼风热表证加风池、大椎,慢性期则按所犯脏腑而重点加用相应背俞穴。凡热证、实证,均用泻法,以截根法和挑罐法为主;凡属虚寒证,宜补法,以挑筋法,挑摆法或挑灸法。有较强的止咳平喘功效。

7.拔罐　取穴背部 1~12 胸椎两侧,足太阳膀胱经背部第一侧线上。两侧各拔火罐5~6只,至皮肤瘀血为度。隔 2~3 天拔罐 1 次,5 次为 1 个疗程。

六、外治疗法

1.敷贴疗法

（1）伏天敷贴法:炙白芥子、延胡索各 20g,甘遂、细辛各 12g,将上药共研细末,为 1 年用量（1 人）。每年夏季三伏天使用,每次用 1/3 药面,加生姜汁调成稠膏状（每次用鲜生姜 100g,洗净浸泡后捣碎,挤出姜汁）,分别摊在 6 块直径 5cm 的软纸或塑料布上,贴在背部两侧肺俞、心俞、膈俞 6 个穴位上,然后用橡皮膏固定。一般贴 3~5 小时,如果局部有烧灼感或疼痛,可提前取下,如贴后局部有发痒、发热舒适感,可多贴几小时,待干燥后再揭下。每隔10 天贴 1 次,共贴 3 次。无论缓解期患者或有现症的患者均可使用,一般可连续贴治 2~3年。宜在晴天中午前后贴治,贴药后不宜过多活动。

（2）慢性阻塞性肺疾病膏四季敷贴法:①慢性阻塞性肺疾病 1 号膏药物:组成为芫花、皂角、细辛、肉桂、麻黄、大黄、木鳖子、甘遂、川乌、蓖麻子、白芥子、鹅不食草、川椒、巴豆等,制成膏剂备用血取穴:第一组取天突、大椎、肺俞（双）;第二组取人迎（双）、中府（双）。两组穴位交替贴用,4 天换贴 1 次,10 天为一个疗程;②慢性阻塞性肺疾病 2 号:膏药物组成为白芥子、甘遂、延胡索、细辛、沉香、干姜、洋金花、樟脑等,制成膏剂备用。取穴:甲组取肺俞、膈俞,乙组取大椎、膏肓、膻中、命门、灵台。每 5 天贴药 1 次,两组穴交替贴用,3 次为 1 个疗程,贴药 24~48 小时后即可揭下。以上贴法不分季节,各个时令均可使用。

2.推拿疗法

（1）推大椎:用示指、中指、无名指推大椎穴,1~2 分钟。

（2）推天突:用示指或中指缓推天突穴,1~2 分钟。

（3）揉膻中:双手揉膻中穴,1~2 分钟。

（4）一指法:用一指法,对膀胱、风门、肺俞、膏肓、肾俞等穴施术,可配合擦脊背,以热为度。

3.按摩疗法　常用石砒椒散（白砒 1.5g,白胡椒 9g,研末）。用四层纱布包好,乙醇适量浸渍散药使之微湿润,取少许做按摩用。取穴:肺俞（双）、膻中、大椎、天突。每天 1 组,交替按摩。上药可供 1 人用 10~15 天。初伏开始,连按摩 3 个月;每穴不超过 0.5 分钟;皮肤出现小水疱,涂甲紫数次即愈。

4.穴位注射疗法　取穴法同针灸疗法,每次可选 2~3 穴。可用 6 号半注射器针头刺入穴位得气后,回抽无回血,可注入 0.5~1mL 当归注射液或川芎嗪注射液,缓解期可用黄芪注射液,拔针后,局部轻揉 1 分钟,隔天 1 次,1 个月为 1 个疗程。

5.穴位埋藏　取膻中、肾俞、肺俞、脾俞等穴。

操作:局部麻醉后,将兔脑垂体混悬液埋入上述穴位,1~3 个月后重复埋藏,3 次为 1 个疗程。

另取鱼际、肺俞、脾俞、肾俞、膻中等穴,常规消毒后,局麻,取"0"号羊肠线用三角缝针埋于穴位下肌层内,每个月 2 次,3 个月为 1 个疗程。

第三节　辨治经验与体会

西医认为慢性阻塞性肺疾病(简称慢阻肺)是一个慢性气道炎症性疾病,存在不可逆转的气道阻塞性病变;是一种以持续呼吸道症状和气流受限为特征的可以预防和治疗的疾病,通常由有害颗粒或气体暴露引起的气道和(或)肺泡异常而导致。在急性发作期,患者咳、痰、喘的症状都很明显,应予以抗感染、排痰、解痉等治疗。

慢性阻塞性肺疾病,属于中医"肺胀"范畴。肺胀的病性属于本虚标实。本虚表现为肺脾肾三脏亏损。标实表现为痰饮、瘀血等。中医认为,急性发作期主要表现为咳、痰、喘、发热,主要表现以邪盛为主,患者咳、痰、喘的症状都很明显,大多由于外感引起的。正如《金匮要略·痰饮咳嗽病脉证并治》记载的"咳逆倚息,短气不得卧,其形如肿,谓之支饮",应予以解表祛邪。表邪一旦驱除出去,就应该很快地进入到清热化痰或者排痰解毒的治疗。

临床上常根据痰的色、质及舌、脉等辨其寒热。寒痰宜温化,热痰宜清化。其中以热痰更为常见,症见咳痰不爽,或痰黄质稠,或稀薄之中夹有黄豆大小之坚韧老黄痰,胸膈灼热闷,口干或喜饮,舌红,苔黄腻,脉滑数等。清热化痰之方以千金苇茎汤最为妥当,葶苈子、贝母、浮海石等可以随症加入。

痰黄苔黄乃痰热之征,但痰白苔白者并非尽是寒痰,只要有痰黏难咳,脉数不静者,多属有热,故临床多从痰热着手。有反复发作的咳喘,痰伏于肺是其发病的基础,长期伏痰必从热化,所谓"阴凝之处,必有伏阳";久病咳喘,肺阴常虚,肺家易生虚热,则痰从热化严师认为祛邪重在清化。现代医学认为,急性发作期多伴有病毒、细菌的感染,中医认为是热毒、蕴毒生热;从临床表现看,患者多有咳痰不爽,口渴脉数,也是痰热津伤之象,故祛邪重在清化痰热。清热多用苦寒或合辛寒之药,辛则透,苦则降,苦泄邪热,顺降肺气,以复其清肃之权。苦寒清热之药,大多具有解毒功效,毒解则热除,咳痰喘诸症可平。常用有黄芩、桑白皮、贝母、瓜蒌皮、鱼腥草、大黄、虎杖等。

慢性阻塞性肺疾病提倡中西医综合治疗,分清主次。

1.在慢性阻塞性肺疾病急性发作期,提倡西医治疗为主,中医为辅　急性进展期,应以西医抗感染为主,中医清热化痰或者解毒排痰治疗为辅,甚至不一定都要应用这些寒凉的中药。如果中西医都用,那就会给患者胃肠等相关的脏腑造成非常大的损害或者影响,所以在这种情况下,可以各自发挥所长。发病早期,病情较轻,可以用些抗感染西药,也可以用清热化痰的中药,但是在病情得到一定控制以后,西医抗感染药可以停用或予以序贯治疗。而中医方面,当痰热清除到一定程度时,也要进行快速调整,适当减少清热或泻火的药味或药量,祛痰化痰的药可以适当地保留,必须佐以益气健脾助运化、补肾纳气利平喘之药,或同时给予补肺、健脾、益肾等治疗,也就是祛邪扶正并用,使患者的依从性增加,使患者不至于在清热化痰等治疗过程中,由于脾胃功能差,整个机体的抗病能力减弱,出现疲乏无力,或者胃痛、腹泻或全身乏力、失眠等症状。

2.慢性阻塞性肺疾病都存在不同程度的肺循环障碍　中医认为还存在内脏亏虚,久咳络瘀,临床上可见唇舌紫暗、胸膈闷痛、爪甲紫暗按之不褪色,或痰中夹有紫色血块,口干不欲饮,脉涩等。致瘀之由除痰浊痹阻、气机郁遏等因素外,与经年久咳,由气及血,由肺累心,心主血脉受损,血流不畅,脉络受阻之原因尤为有关。正如《血证论》中言"须知痰水之壅,由瘀血使然,但去瘀血则痰水自消"的思想及"气为血帅,血为气母""气行则血行,气滞则血瘀"理论。可借鉴使用前人方如苇茎汤中桃仁和苏子降气汤中之当归等。

慢性阻塞性肺疾病病情较重者还可存在一定的呼吸衰竭,势必会影响到血液循环的功能而引起循环障碍、脏腑功能的障碍,比如其会引起 I 型呼吸衰竭或 II 型呼吸衰竭,但 II 型呼吸衰竭更多见, II 型呼吸衰竭高碳酸血症会出现种种瘀血的现象,除了痰热、痰浊阻肺以外,还有痰瘀阻肺。

肺脾肾三脏的亏损,会使肺部胀满,肺气胀满不能敛降,则产生肺胀。从脏腑辨证角度看,脾与肺为母子关系,"肺为主气之枢,脾为生气之源""脾为生痰之源,肺为贮痰之器"。肺、脾分别为水之上、下之源,肺虚则不能正常通调水道,脾虚则水谷精微运化失常,水津不布,聚而成痰,上储于肺,则肺之宣发肃降失常,而发为咳喘。故《杂病源流犀烛·咳嗽哮喘源流》有"盖肺不伤不咳,脾不伤不久咳"之说。故依"虚则补其母"的理论,当以"培土生金"法,健脾补肺。"肺为气之主,肾为气之根""久病及肾",肺肾同司气之出纳,肺病久而可累及于肾,肾失摄纳,则气促或喘,动则尤甚,故肾虚是本病发生发展的根本,治疗上可依"金水相生"之法,如《类证治裁·喘证》所云:"喘由外感者治肺,由内伤者治肾,以肺主出气,肾主纳气也。出气阻而喘,为肺病;吸气促而喘,为肾病。"随着肺胀病病理演变,到后期有肺脾肾三脏的亏损,兼痰瘀阻肺,故可以在补益正气,扶助肺脾肾三脏的基础上,加上活血化瘀的药。还应加上通利呼吸,使肺气升降恢复正常的药,那样对于减轻患者的症状,加速感染的控制、急性感染的临床症状的治愈,是很有帮助的。

3.慢性阻塞性肺疾病缓解期宜中医益气固卫,治病求本　重视益气固卫法在治疗本病中的作用。《素问·评热病论》云:"邪之所凑,其气必虚。"《灵枢·五变篇》又云:"肉不坚,腠理疏,则善病风。"《素问遗篇·刺法论》云:"正气存内,邪不可干。"《素问·上古天真论》又云:"真气从之,精神内守,病安从来。"慢性阻塞性肺疾病反复发作,缠绵难愈是患者久病体虚,自身免疫功能低下导致恶性循环引起的。故患者常表现为平素多畏风怕冷,极易感冒,尤其气候交变之时或早晚阴盛之时表现明显,属于卫气不固,气阳两虚证。

此因除与先天禀赋有关,还与寒痰伏肺、痰瘀交结伤及阳气或咳痰喘反复发作重伤阳气有关。所以必须配合益气固表法,多选用黄芪 15g、防风 15g、白术 9g,或加党参 25g、茯苓 15g、陈皮 9g、甘草 6g,另外也常加用紫河车补充先天之气。

4.上下同治,不忘鼻咽　鼻为肺之窍,不仅对呼吸有调节作用,而且对下呼吸道也有保护作用。根据严师长期临床观察,慢性阻塞性肺疾病患者中有 80%伴有鼻腔疾患,如慢性鼻炎、过敏性鼻炎等,故患者多伴鼻塞,流清涕,喷嚏多或鼻痒等症状,以晨起为甚。本病病机重点是肺肾阳虚,所以在治疗慢性支气管炎的同时配合应用温阳通窍利鼻法兼顾治疗鼻腔疾患,收效甚捷。临床上多选用淫羊藿 15g、路路通 30g、辛夷花 15g、苍耳子 15g、白芷 15g,其中淫羊藿、路路通具有抗过敏作用,对于过敏性鼻炎效果尤佳;辛夷花、苍耳子、白芷宣窍利鼻,引药上行。

温肺不忘利咽。慢性阻塞性肺疾病长期迁延不愈易引起咽部炎症,临床上患者多伴有咽部不适,自觉有梗阻感,似有痰黏,但咳之不出,或咽痒难忍作咳,或咽痛等症状,咽部可见局部充血,滤泡增生。所以临床上,在温化寒痰之中加桔梗 6g、瓜蒌皮 15g、射干 9g、牛蒡子 15g、蝉蜕 9g 或僵蚕 15g、牡丹皮 15g 或赤芍 15g。其中牡丹皮、赤芍可改善咽部的微循环,促使局部血液运行。

5.慢性阻塞性肺疾病后期出现喘肿并作,宜通三焦以利之　慢性阻塞性肺疾病患者,病情发展到晚期,可出现咳喘、胸闷短气、不能平卧,痰量多,其行如肿等症状,浮肿可见于面部或下肢,中医称之为"喘肿",多见于慢性阻塞性肺疾病后期肺气肿及肺心病阶段。治疗重在助三焦气化、通利水道,通过宣肺、温肾、疏肝、健脾等诸法助三焦气化而使水道通利,从而可以消水气,化痰饮,最后随着浮肿的消退,咳喘自平,待喘肿缓解后再调五脏虚损以图治本。

第九章 病毒性肝炎

中医对于病毒性肝炎的认识,散见于"黄疸""胁痛""郁证""臌胀""癥积"等病证中。早在《素问·平人气象论》中即指出目黄为黄疸的重要特征,"已食如饥者,胃疸……目黄者,曰黄疸"。《灵枢·论疾诊尺》更明确指出黄疸与食欲缺乏的关系,"身痛而色微黄,齿垢黄,爪甲上黄,黄疸也。安卧,小便黄赤,脉小而涩者,不嗜食"。《素问·脏气法时论》指出:"肝病者,两胁下痛引少腹。"《素问·刺热》说:"肝病者,小便先黄……胁满痛……"《备急千金要方》谓:"肝伤,其人脱肉又卧,口欲得张,时时手足青、目瞑、瞳仁痛,此为肝脏劳伤所致也。"《金匮翼·胁痛统论》说"肝郁胁痛者,悲哀恼怒,郁伤肝气""肝虚者,肝阴虚也。阴虚则脉绌急,肝之脉贯膈布胁肋,阴虚血燥则经脉失养而痛"。《古今医鉴·胁痛》详细阐述了胁痛的病因病机、治疗原则与方法。如曰:"胁痛者……若因暴怒伤触,悲哀气结,饮食过度,冷热失调,颠仆伤形,或痰积流注于血,与血相搏,皆能为痛……治之当以散结顺气、化痰和血为主,平其肝而导其气,则无有不愈矣。"

第一节 疾病认识

慢性肝炎以乙型、丙型、丁型为主,久病迁延,正虚邪实互见。一方面,湿热与瘀毒互结,深入血分,阻滞肝络,临床表现为身目晦滞,胁痛如刺而固定,黄疸残留;另一方面,邪毒伤正,肝脾损伤,气阴亏虚,表现为乏力或不耐劳累、口干、纳呆、腹胀等症。治疗当以凉血、解毒、化湿、调养肝脾为主要方法。亦有少部分患者表现为寒湿瘀毒互结,肝脾两伤,当温化寒湿与化瘀解毒协同治疗。如久病不愈,部分患者可进展为肝硬化,属于"臌胀""癥积"范畴,其病理特点为久病邪实正虚,肝脾肾亏虚,气滞、湿阻、血瘀相互痼结,痞塞三焦。以"癥积"为主要表现者,当行气活血、化瘀通络与柔肝益脾、补气养血并进;以"臌胀"为主要表现者,当行气化瘀利水,补肝健脾益肾。部分患者在病程中,因湿热疫毒内陷心肝营血,邪正相争,多脏同病,可出现急黄重症,相当于急性或亚急性重型肝炎,临床表现为黄疸急剧加深,高热,出血,或见腹水,昏迷,其病机关键为血分瘀热火毒炽盛。

甲型和戊型肝炎多经粪-口传播,其病因主要是饮食污秽不洁,湿热毒邪入侵。病机为湿热蕴结脾胃,困遏肝胆,病变中心在中焦气分,常易出现黄疸,发病急,病程短,正虚较少见,当以清化湿热、疏肝健脾为主法。但须防止少数患者邪毒过盛而内陷营血,形成"急黄",尤其是哺乳期妇女患戊型肝炎者,更应警惕坏证出现,须密切观察黄疸进退。如《金匮要略》指出:"黄疸之病,当以十八日为期,治之十日以上瘥,反剧者为难治。"

乙型肝炎主要通过血液传播,湿热疫毒蕴结,肝脾失调是基本病机。湿热瘀毒贯彻乙型肝炎的发病始终,治疗大法为凉血解毒、化瘀祛湿。急性期病变主要在气分,要防止热毒化火内陷,形成急黄;慢性期病变主要在血分,邪毒可以伤正,要把握邪正虚实的主次。慢性乙型肝炎病机颇复杂,邪实主要是湿热瘀毒,可兼有气滞、痰湿、寒湿等因素。正气受损初期表现为脾虚,继则可出现肝脾气阴两虚、肝肾阴虚和肝肾阳虚。丙型肝炎起病隐袭,临床症状较轻,但更易慢性化,50%以上的患者可转为慢性,输血或使用血液制品是感染的主要途径。

疫毒直接进入血分,留于肝脏,湿热蕴结之气分证很少,多表现为瘀热毒邪夹湿,深伏营血。"瘀毒"是主要病理因素,与乙型肝炎相比,丙型肝炎患者更易发生肝纤维化,进而形成肝硬化,甚至恶变为肝癌,均与"瘀毒"密切相关。

乙型肝炎的发生,是由于湿热疫毒隐伏血分,再加上正虚不能抗邪所致。与甲型肝炎之不同点,犹如外感病中的新感与伏邪之别,甲型肝炎犹如新感,虽然有一定的潜伏期,是因为外邪在气分不发病,深入血分以后再发病。而乙型肝炎犹如伏邪,湿热疫毒感染后,很快隐伏血分,但是当时并不发病,如果体质好、正气足,完全可以不出现任何临床症状。如果因饮食失节、劳倦过度或重感外邪,脏腑、气血功能失调,机体抗病能力降低则湿热疫毒由血及气,以致枢机阻遏、伤及中州,壅滞肝胆则发病。其表现同样可见有湿热浸淫偏于中、上焦,或偏于中、下焦,或弥漫三焦,以及湿重、热重或湿热并重等证候。若湿热疫毒阻于血分,瘀热内燔,血脉受阻,胆汁不能循其常道,逆于肌腠,仍可瘀而发黄出现黄疸。由于湿热疫毒隐伏血分,深侵胶固,所以往往迁延不愈;湿热困脾日久则生化无源,后天不济先天,则肾精不足;肝胆湿热,肝阴劫灼、肾水枯竭,甚至气血两虚,故临床多见有脾肾两虚,肝肾两虚或气血两虚而湿热毒邪未清等证型(《关幼波临床经验选》)。

有人认为:"甲型肝炎以湿热壅滞,气机失调为主,如脾胃困遏,肝胆失疏,每见腹胀、纳呆,并可出现黄疸。因湿热蕴结未深,邪伏部位较浅,经治易获痊愈。乙型肝炎以湿热裹结,瘀滞血分为特点,故较少出现黄疸,临床常有龈血、衄血、红丝赤缕、瘕积不消,面色黧黑等血分见症,病情迁延难愈,易发展成慢性肝炎。"还有人认为:"乙型肝炎的临床表现,多见面萎,腰膝酸软,畏寒肢冷,遗精带下,舌淡,脉细弱等,此乃肾虚。五脏六腑失其真阳之鼓舞,失其元精之滋荣,故取一般补肾药难以奏效。经现代医学实验室检查,这一类肾上腺皮质功能往往低下,免疫功能异常。故治疗上取温肾补肾,佐以清热化湿为法。"现代医学认为新生儿时期的乙型肝炎病毒感染易慢性化,与中医以肾为先天、新生儿肾气未充的认识是颇为一致的,而肝肾同源、补肾法为主治疗慢性乙型肝炎也正是这一观点的具体应用。

中医学无"重型肝炎"这一病名,但有类似病名,如"急黄""瘟黄""疫黄""血证""臌胀"等。《诸病源候论·急黄候》云:"脾胃有热,谷气郁蒸,因为热毒所加,故卒然发黄,心满气喘,命在顷刻,故云急黄。有得病即身体面目发黄者,有初不知是黄,死后乃身面黄者,其候得病但发热心战者,是急黄也。"《沈氏尊生·黄疸》曰:"又有天行疫疠,以致发黄者,俗称之瘟黄,杀人最急。"《济生方·吐衄》曰:"夫血之妄行也,未有不因热之所发,盖血得热则淖溢,血气俱热,血随气上,乃吐衄也。"《张氏医通·杂门》指出:"有瘀血发黄,大便必黑,腹胁有块或胀,脉沉或弦,大便不利,脉稍实而不甚弱者,桃核承气汤,下尽黑物则退。"

近代中医对病毒性肝炎进行了较为系统的研究。新近中国中医药学会内科肝胆病专业委员会已建议把病毒性肝炎的中医病名定为"肝瘟"。"肝瘟"病名出自《古今图书集成医部全录》"肝瘟方(玄参、细辛、石膏、栀子、黄芩、升麻、芒硝、竹叶、车前草)治肝脏温病,阴阳毒,先寒后热,颈筋挛牵,面目赤黄,身重直强"。从方药组合及病机分析,把病毒性肝炎的中医病名定为"肝瘟"似有一定的实际意义。近来,中医药在治疗慢性乙型肝炎方面积累了大量的资料,对其病机的认识也逐渐趋于一致。对乙型肝炎易慢性化的中医病机也有较为清楚的认识。

病毒性肝炎病因不同,临床表现多样,要根据不同的病因,不同临床类型及组织学损伤,区别对待,探索中西医结合的治疗方法,注意调动医护人员和患者的积极性,密切配合,提高疗效。以肠道传播的甲型肝炎病毒、戊型肝炎病毒和以血制品、注射器、密切接触等经血传播的乙型、丙型、丁型肝炎病毒均可引起急性病毒性肝炎。急性病毒性肝炎一般为急性起病，大多有发热、恶心、厌油、纳少、腹胀、便溏等消化道症状，体检有肝脏轻度或中度肿大，肝区叩击痛或压痛。实验室检查可发现肝功能异常和病毒抗原抗体系统的特异性标志物阳性。

第二节　病因病机

病毒性肝炎的病因病机当归纳为毒、痰、瘀、虚四方面，正虚（主要指肝、脾、肾虚）是发病内因，是发病根本所在。整个病变的发展由气及血，由阳入阴，由中焦到下焦，同时"湿毒"之邪贯穿于疾病的始终。

一、湿热疫毒内侵是发病的首要条件

疫毒，又称为"疫疠"，为一类具有强烈传染性的致病邪气。肝炎病毒即属于"疫毒"的范畴，其致病特点及临床表现又具有湿热的性质，当属"湿热疫毒"。湿邪既可以从外感受，也可自内而生。若湿热侵袭人体，内蕴中焦，湿郁热蒸，不得泄越，熏蒸肝胆，以致肝失疏泄，胆汁外溢而发黄。由于致病因素的不同和体质差异，湿的转归有以下几方面：一为湿从热化，湿热交蒸，即出现阳黄证；若湿热壅盛，传变迅速，内陷营血，突然黄疸或迅速加重，且出现神昏谵语等症，谓之"急黄"。二是湿从寒化，寒湿郁滞中焦，胆液为寒湿所阻，不循常道而浸于肌肤，黄疸色晦暗，谓之阴黄证。毒热炽盛，湿气秽浊，湿热痰结，痰热蕴毒，痰热毒火攻心以致内闭。病者或嗜睡，或烦躁；由于毒邪弥漫周身，三焦不利，决渎失司，所以小便少，更使邪无出路，留滞体内，以致出现腹水胀满。

湿热内郁化火，迫血妄行，湿易困脾，脾虚则不统血，痰湿阻络，血络瘀阻而致络伤血外溢。湿浊痰瘀郁闭于内，毒热窜入心包，清窍被蒙，以致终于陷入昏迷。若为正气本亏之体，邪热燔灼于内，营阴被耗，其最终的发展是气阴两虚，正虚邪陷。湿热毒邪为患，壅滞于肝，则肝失疏泄，留阻于脾则脾失健运，病位主要在气分且湿热郁蒸中焦，易发黄疸。病理性质属于邪实。湿热较盛，则病毒复制活跃，谷丙转氨酶（ALT）明显升高，甚至血清胆红素升高。

《金匮要略·黄疸病脉证并治》说"黄家所得，从湿得之""湿热相搏，民病黄瘅"，说明黄疸的发生与湿热邪毒密切相关。湿热毒邪羁留，缠绵不解，既是慢性乙型肝炎的病因，又是其病理产物，大量的临床和基础研究均表明，湿热活动是慢性活动性肝炎的主要病变特征，在本病各种证型中均有湿热活动的表现，湿热活动与血清 ALT 的升高存在正相关关系，辨证属湿热型的慢性活动性乙型肝炎，肝内组织学改变存在灶状坏死、桥形坏死、嗜酸性变、嗜酸性小体、肝细胞内淤胆及汇管区炎细胞浸润等典型的组织学特征。此外还发现，湿热与乙型肝炎病毒复制有一定的相关性。我们亦发现，湿热邪毒与乙型肝炎活动呈正相关关系，即乙型肝炎活动越严重，临床湿热表现越明显，出现口苦、口黏、脘痞腹胀、纳少厌油、恶心、呕吐、或有嗳气、肠鸣、大便溏泄或秘结、小溲色黄、舌质红、苔黄腻、脉濡滑等症；若湿热瘀阻肝络，使胆汁外溢，可出现黄疸及 ALT 持续不降，湿热留恋日久，损伤肝脾，可导致肝脾两虚，气血亏损。可见，在慢性乙型肝炎过程中，标实本虚皆缘于湿热，因此，清利湿热就成为治疗慢性乙型肝炎的基本大法。

东汉张仲景在《金匮要略》中指出:"寸脉浮而缓,浮则为风,缓则为痹,痹非中风,四肢苦烦,脾色必黄,瘀热以行。"这里的"瘀热以行"乃湿热交瘀于血分,导致瘀血发黄之意。正如唐容川在《金匮要略浅注补正》一书中所阐述:"一个瘀字,便见黄皆发于血分,凡气分之热不得称瘀,小便黄赤短涩而不发黄者多矣……故必血分湿热乃发黄也。"因湿热交瘀血分,其邪具有传染性、致病性、滞血性,可引起多脏腑损伤,称为湿热毒邪。

毒邪留恋,脏腑虚损。湿热毒邪内蕴血分,长期留恋不解,是病毒性肝炎从急性发展成慢性乃至肝硬化的主要因素。生理情况下,肝血充足,肝体得养,肝用才能正常发挥。若湿热毒邪内蕴于肝,损其肝体,伤其肝用,初为气血不和,肝脾失调,进而表现为肝肾亏损,心脾两虚,终则脏腑虚损、六郁成积。

根据肝的生理特点,气血不和主要表现在肝体和肝用的关系方面,"柔肝之体即所以养肝之用",正是对这种依赖关系的最好描述。生理情况下,木气冲和条达,不致遏郁,则血脉得畅。若湿热毒邪内蕴血分,血热成瘀,损其肝体,则肝的疏泄条达之性必然失和,进而导致脾胃升降和气血运行紊乱。

以肝脾关系而论,黄元御说得好:"肝随脾升,胆随胃降。"肝血的充盈及肝气的疏泄适度有赖于脾气的运化与滋养,而脾气的运化功能又必须依赖肝气的疏泄作用去协调。脾为气机升降之枢纽,有斡旋气血之功。若脾运失司,可致"土壅木郁";病久脾虚,气血生化不足,肝体失养,又可导致"土不荣木",正如赵羽皇所说:"盖肝为木气,全赖土以滋培,水以灌溉,若中土虚,则木不升而郁。"可见,气郁虽责之于肝,但与脾密切相关。湿热毒邪留恋不解,不仅导致肝脾不和,气滞血瘀,而且久必伤肾。肾受五脏六腑之精而藏之,肝藏血,精血互化,肝肾俱荣,正如石寿棠云"肾中真阴之气,即因肾阳蒸运于上通于各脏腑之阴,阳助阴升,以养肝木,则木气敷荣,血充而气畅矣"(《医原·五行生克论》)。由于肝肾的特殊关系,所以慢性肝炎初病在肝、脾,久病及肾。临床上,除有湿热毒邪内蕴血分见症外,常伴有腰膝酸软、头晕耳鸣、两目干涩、阳痿遗精、月经不调等症,都与肝肾亏损有关。

总之,湿热毒邪内蕴血分留恋不解,是病毒性肝炎慢性化的主要因素。由于邪毒深伏,病在血分,不易外解,必酿生他变,初则气血失调,进而精血亏损,终则气滞血瘀,久必成积。这就是慢性肝炎的主要病机。

外界湿热之邪侵袭难以驱除,内部容易滋生湿热。由于"阴中有阳,阳中有阴,五五二十五阳,五五二十五阴",所以湿热之邪虽与脾虚相关,但会随着气、血、津液而流注五脏六腑、四肢百骸,上可至头,下可至足,内而脏腑,外而腠理,何处虚亏,就会乘虚滞留于何处。此时若肝阴肝血不足,必然招致湿热之邪在肝脏及肝经的滞留。机体湿热可以来自父母的先天遗传、长期湿热性气候的浸淫及饮食长期不慎等。

病毒性肝炎以其感邪之众,发病之广,病状之相似,甚至阖门相染为特点,当属"疫病"范畴。疫毒侵入体内,久留不去,入于血分而隐伏,邪不去反伤正,而且扰乱气血,导致气滞血瘀。外来湿热毒邪侵入人体,素有脾虚或其他正气不足的内在因素,内外合邪,出现一系列相应的临床证候。因湿热毒邪为传染性致病因子,邪毒易于深伏血分,长期留恋不易外解,致使病情缠绵难愈。疫毒病邪,性似湿热,由表及里,郁而不达,内阻中焦,脾胃运化失常,内生湿热,湿热交蒸,则胆汁外溢,出现黄疸,另外,湿阻气机,肝失疏泄而郁,出现胁痛;疫毒伤人,其病势暴急,具有传染性。

二、正气不足是发病的内在条件

吴有性不但创造性地提出了病疫之由是感天地之疠气,同时还指出了疫邪与人体正气在发病中的辨证关系。如《温疫论》中说:"邪之所着,有天受,有传染,所感虽殊,其病则一……若其年气来盛厉,不论强弱,正气稍衰者,触之即病,则又不拘于此也。其感之深者,中而即发,感之浅者,邪不胜正,未能顿发,或遇饥饱劳碌,忧思气怒,正气被伤,邪气始得张溢。"在感受疫毒之后是否发病,正气的强弱起到重要的作用。先天不足,素体虚弱,或久病体虚,或劳欲过度,以致精血亏损,阴阳失调。机体抗病能力低下,不能祛邪外出,以致迁延难愈。

正气不足则毒邪难去,毒邪不去则正气难扶;郁不解则血难通,血不行则气必滞。病毒性肝炎的发生发展,亦经历由急性到慢性的过程,甚至病邪可直入心肝营血,发生重症肝炎,即中医之急黄重症。疫毒之邪,性似湿热;湿为阴邪,易损阳气,湿邪羁留体内,脾阳首受其害;肾阳和脾阳原本存在着先天和后天的互相依存,脾阳需靠肾阳催动才能运而不息,肾阳需靠脾阳不断化生饮食精微,才能继而不竭,脾阳既虚,肾阳最终也就耗损而成脾肾阳虚;热为阳邪,肝阴受灼,造成肝阴亏损,而肝肾同源,肝阴亏损后,渐及肾阴,终致肝肾两阴俱亏。正气虚衰,不足以抗御病邪,故而发病。正虚有三:一是脾虚,中土实则元气充,中土虚则肝木乘之,湿邪内阻,困扰脾阳则毒邪难除;二是肾虚,湿重伤阳,久病及肾,肾之精气亏损则免疫功能低下,元气不足则久病迁延;三是肝阴虚,肝藏血,体阴而用阳,邪毒外羁肝脏,阴血暗耗,或肾虚精亏,肝体失养。

三、饮食不节(洁)

恣食生冷,饮食不洁,饥饱失常,或嗜酒过度,皆能损伤脾胃,以致运化功能失职,湿浊内生;此时更易感受外湿,内湿与外湿相合为病。湿邪久滞又可郁而化热,熏蒸肝胆,胆汁不循常道,浸淫肌肤而发黄。

湿热相互搏结,弥漫三焦,浸于脾胃,结于肝胆,可致湿热内蕴,胃失和降,脾失健运,肝胃不和及肝郁脾虚,湿热壅盛,化火伤阴伤气,可致肝肾不足,气阴两虚。究其病位主要在肝、胆、脾、胃,病久亦可及肾。初病多实,久则每多虚实夹杂。饮食不节(洁)或嗜酒过度,皆能损伤肝、胆、脾、胃,以致脾胃运化功能失常,湿浊内生,郁而不化。食滞不化,阻遏气机,复又致肝气不舒。脾运失司,气血生化无源,日久导致气血亏虚,酒为辛热之品,热邪伤阴耗气,可致气阴亏虚。

四、郁而为瘀

肝郁而气有余,横溢脾土则为肝郁脾湿;肝气犯胃则肝胃不和。大多数乙型肝炎患者长期表现为肝区不适、乏力、纳少、嗳气、腹胀、大便不爽、脉弦等肝脾(胃)见症。湿热壅遏,脉络阻滞;肝失疏泄,血行不畅;脾不统摄,血失常道;肾气亏损,不足以温煦推动血脉,皆可致瘀血阻滞。乙型肝炎多存在微循环灌注不足、血细胞黏附聚集现象和肝纤维化改变,都是脉络瘀阻的基本特征。

情志因素导致的湿热是较为重要的方面,长期肝郁气滞、胃火不降、肝阳上升、心肺火旺都能促进湿热的生成与积累。情志抑郁,或暴怒伤肝,木失条达,气机阻滞,气滞则血行不畅,瘀血阻络,形成积聚;肝郁也可横克脾土,导致脾虚,内湿由是而生,肝气郁久化热,以致湿热蕴结。肝主疏泄,喜条达,肝郁则为病,肝气郁结是基本病机。

脾属土,乃后天之本,主运化水谷精微,为气血生化之源,又为气机升降之枢纽,若脾胃健运,则气机升降如常,气血充盈,可有效地抵抗湿热毒邪之侵袭;反之,若脾失健运,脾胃不能运化水谷精微,则可使气血化生乏源,从而使机体抗病能力减退,易于受湿热邪毒的侵扰;又脾主水湿,脾虚则水湿内停,内湿外湿,同气相求,相互为引,尤易导致湿热之邪为病,故薛生白在《湿热病篇》中说:"太阴内伤,湿饮停聚,客邪再至,内外相引,故病湿热。"陈复正在《幼幼集成》中亦说:"脾土强者,足以捍御湿热,必不生黄。惟其脾虚不运,所以湿热乘之。"可见,脾虚在发病之初即已存在,若在乙型肝炎急性期过用苦寒,清利太过,损伤中气,或是随着病情之发展,湿热邪毒羁留不去,又可进一步加重脾虚,出现周身乏力、纳呆、大便稀溏等临床证候。另外,由于肝脾在生理病理上的密切联系,决定了肝病时脾土最易受病,导致肝郁脾虚,所谓"见肝之病,知肝传脾";反之,脾虚又易导致肝木乘脾,所谓"土虚木贼",如脾胃强健,则可防止木来克土,而阻止病情的发展。

近20年的文献研究表明,有关病毒性肝炎的病因病机有以下几种提法:贺江平等认为慢性重型乙型肝炎内毒素入血,导致血分热毒,而慢性病毒性肝病血瘀贯穿始终,瘀久化热,暗伤营血,血伤气亦伤,故有气阴两伤之本虚,从而认为血瘀血热、气阴两虚为本病的主要病机。彭杰等认为慢性重型乙型肝炎的主要病因为湿热和热毒两个方面,肝胆湿热和热毒炽盛为本病的主要病机。崔丽萍等认为本病为外感湿热疫毒,或内有郁热,蓄而成毒,或正气内虚,邪气内陷;或客于阳明、营血,或逆传心包,而致肝、脾、肾三脏受损,脏腑功能失调。李筠认为湿热邪毒深入血分、瘀热毒蕴胶着难解为本病的病理特点。汪承柏等认为慢性重型乙型肝炎的病机在于脾肾虚损,继则出现湿阻、气滞、血瘀、水聚等邪实标急之象。陶夏平等认为湿热疫毒之邪深入营血,出现瘀热相搏的病理状态,是重型肝炎的重要发病机制。慢性重型肝炎因过用苦寒,或真阴素虚,可致寒湿凝滞血脉,气血败坏而成阴黄之证。"湿热疫毒"伤于肝,湿热交织,必阻遏气机,气机受阻,血行不畅,久则必产生瘀血,而热邪也可直接耗伤阴血。瘀血为继发的主要病理因素,正气受损以肝之体阴损伤为主。然阴阳互根,无阳则阴无以生,无阴则阳无以化,近代名医张锡纯将肝喻作物之萌芽,虽有蓬勃生气,却嫩脆易损,他在《医学衷中参西录》中说:"不知人之元气,根基于肾,而萌芽于肝。凡物之萌芽,皆嫩脆易损。"可见肝气肝阳也会"常不足",本病又受到"湿热疫毒"的侵袭和严重的瘀血阻碍,其肝之生气焉能幸存?故肝气肝阳必遭祸害。总之,"湿热疫毒"损伤肝体,即"毒损肝体",进而导致肝用受损,并产生瘀血,形成肝"体用同损""毒瘀胶着"的局面,是本病最基本的病因病机。

与脾的关系:可导致脾气脾阳受损,运化功能失职。从生理角度来看,肝之疏泄功能正常,气机调畅,则脾的运化功能健旺;脾气健旺,则运化如常,气血得生化,血液得统摄,清气得转输,则肝有所养,方能藏血而主疏泄。从病理角度分析,肝气郁结,失于疏泄,则克伐脾土,使脾失健运,所以,《难经·七十七难》曰:"见肝之病则知肝当传之于脾,故先实其脾气,无令其受肝之邪。"若脾失健运,气血生化无源,气机升降受阻,血液失于统摄,肝血、肝气失其所养,气机疏泄受其阻碍,则肝亦不能藏血、主疏泄,即所谓"土壅木郁"。慢性重型乙型肝炎"毒损肝体""肝体肝用俱损""毒瘀胶着"之病机,一则可出现毒瘀壅滞,肝郁不疏,克于脾土;二则肝阴、肝血、肝气虚损,疏泄严重不及,均可使脾之健运功能严重受挫。脾脏受伤,又可反作用于肝,加重肝体与肝用的损害,而使病情日益严重。

与肾的关系：“毒损肝体”极易导致肾之阴精、阳气受损，临床表现为“肝肾同病，其胶着”是慢性重型乙型肝炎水湿产生的重要原因，而水湿化热又可加重“毒瘀”之邪对肝体肝用的损害。从生理角度来看，明代李士材的《医宗必读·乙癸同源论》对肝肾的密切关系有精辟的论述，即“乙癸同源”，乙癸系以甲乙属木、壬癸属水，而肝属木，肾属水，“乙癸同源”即“肝肾同源”。其基本内涵有三：其一，肝和肾互相滋养；其二，肾水与肝木相生，互为母子；其三，肝肾同司相火。从病理角度分析，肝肾乙癸同源，如唇齿相依，毒瘀损害肝体与肝用，阴血不能疏泄而藏于肾，则肾精失于滋养而亏虚，肝肾同司相火，肝用既损，气损及阴，肝阳不足，相火失于温养，则肾气、肾阳亦衰，严重者可致肾气衰败，肾不主水，而生癃闭之变。肝之精气受损，不能生血而藏于肝，又会加重肝体肝用的损害。

与血分病的关系：由于瘀毒胶着，互为因果，日趋严重，造成肝脏败坏，死血滞著，所以，慢性重型乙型肝炎还有一个突出的特点为肝脾“严重血瘀”，并有“死血滞著”。湿热疫毒入于血分，瘀血、水湿久居亦可化热，所以血热在本病的表现也十分突出，由于脏腑病位以肝胆为主，常表现为“肝胆热毒炽盛”。

综上所述，肝炎的病因是感受疫毒，而正气不足为发病的内在根据，饮食不节(洁)、情志不和是诱发因素。病机不外乎肝胆湿热、肝郁脾虚、肝肾阴虚、脾肾阳虚、瘀血阻络等几个主要方面。临床表现为虚实夹杂之候。其病位在肝，涉及脾、肾两脏和胃、胆、三焦之腑。

第三节　临床表现

一、各型急性病毒性肝炎的临床表现

各型急性病毒性肝炎的临床表现基本相同，可分为急性黄疸型肝炎和急性无黄疸型肝炎。它们病程和病情还有一些差异，并各有一些特殊的临床表现。

1.急性黄疸型肝炎　急性黄疸型肝炎的病程经过可分为黄疸前期、黄疸期和恢复期三个阶段。黄疸前期，因尚未出现黄疸，诊断比较困难。常见的前驱症状为食欲缺乏、发热、上腹不适、右上腹痛、恶心或呕吐等。部分病例有咳嗽、流涕、咽痛等上呼吸道感染症状，少数有关节痛、腹泻、荨麻疹和浮肿等。黄疸前期历时 1~21 天，平均 5~7 天；黄疸出现后，伴有尿如茶色、巩膜和皮肤黄染加深，可伴有皮肤瘙痒，大便色变浅，以及乏力、厌食、肝区胀痛和肝大等。黄疸一般持续 1~6 周，消退后即进入恢复期，仍可有乏力、肝区痛及腹胀等症状。极少数黄疸型肝炎可以发生神经系统障碍的症状，或者并发血小板减少性紫癜、溶血性贫血、再生障碍性贫血、胰腺炎、非典型肺炎和心肌炎等。

另外，有少数黄疸型肝炎以胆汁瘀积为特征，黄疸持续较久较深，伴有瘙痒、白陶土样大便等表现，诊断为急性淤胆型肝炎。

2.急性无黄疸型肝炎　急性无黄疸型肝炎比急性黄疸型肝炎少见，一般症状与黄疸型肝炎相同，但病程中无黄疸出现，有时肝区疼痛和不适较为突出，其余症状比黄疸型肝炎为轻。

3.各型急性肝炎的特点

(1)急性甲型肝炎：甲型肝炎传染期，为潜伏期的后期及症状出现后的最初 1 周内，系粪-口途径传播，可通过食物、饮水和人与人密切接触而传播，食物和饮水传播往往引起暴发性

流行。潜伏期2~6周,平均25~30天。急性黄疸型甲型肝炎一般起病较急,有畏寒、发热、乏力、纳少、厌油、恶心、呕吐、腹胀等,尿黄渐深,经5~7天,巩膜、皮肤出现黄染,随后体温渐退,胃肠道症状好转,部分成人患者胃肠道症状持续或短时间加重。黄疸于3~5天达高峰。黄疸较深时,大便可呈灰白色,皮肤瘙痒。黄疸持续2~6周或稍长,然后进入恢复期。黄疸渐退,症状减轻至消失。此期历时2周至4个月,平均1个月。成人患者黄疸持续时间比儿童长,病程亦较长。体检发现,除黄疸外,甲型肝炎起病后可有肝大,一般肋下1~3cm,质充实,有触痛及肝区叩击痛。部分患者合并轻度脾大。至恢复期,肝脾大回缩。无黄疸型肝炎仅表现为纳少、乏力、恶心、呕吐、腹胀、肝区痛等,病程较短。尚有一部分病例仅有肝大及肝功能异常,在普查时被发现,即所谓"亚临床型"肝炎,以至于隐性感染者数量更多。暴发型肝炎(重症肝炎),占临床病例的0.01%~1%,包括急性重症肝炎及亚急性重症肝炎(亚急性肝细胞坏死),起病较急,黄疸迅速加深,肝脏迅速缩小。急性期病程一般为2~4周,并发重型肝炎者很少。另外,患急性甲型肝炎的孕妇,不会传染给胎儿。

(2)急性乙型肝炎:乙型肝炎的传染源为各型急性、慢性乙型肝炎患者及乙型肝炎表面抗原(hepatitis B surface antigen,HBsAg)携带者。乙型肝炎主要经血液或注射途径而传播,含有乙型肝炎病毒(hepatitis B virus,HBV)的血液或体液(唾液、乳汁、羊水、精液、分泌物等)直接进入或通过破损的皮肤、黏膜进入体内而导致感染。急性乙型肝炎潜伏期为1~6个月(平均60天),起病常比较隐匿,前驱症状大多不明显,多数患者无发热,很少有高热。在前驱期部分患者有皮疹、荨麻疹、血管炎、肾小球肾炎等。急性期症状与一般急性肝炎相同,无黄疸型比黄疸型多见。病程一般较长,至少需3个月或更长时间才能恢复。

(3)急性丙型肝炎:丙型肝炎主要通过输血、血制品输注、注射、性生活、母-婴和密切接触传播。急性丙型病毒性肝炎因起病常不明显,非输血后散发性病例的潜伏期尚待确定,输血后丙型肝炎的潜伏期为30~83天,约8周,潜伏期的长短显然与输入血量,即输入的病毒量有关。急性丙型肝炎亦分黄疸型、急性无黄疸型和急性淤胆型。与甲型肝炎和乙型肝炎比较,无黄疸型占绝大多数,病起时甚少发热,全身症状和消化道症状的出现率亦低。肝功能异常率低于甲型和乙型肝炎,异常者主要是ALT升高,其峰值较甲型和乙型肝炎为低。反复检测ALT,观察其动态曲线,发现有3种类型:单相型、多峰型和双相型。单相型呈一过性升高,初步证实是一种急性自限性丙型肝炎病毒(hepatitis C virus,HCV)感染,预后良好。多峰型呈反复ALT增高,是向慢性肝炎进展的现象。双相型在初期ALT下降后又上升,病情随之加重,易出现黄疸。血清胆红素约为70μmol/L,可表现为淤胆型肝炎,但甚少。急性期血清IgM正常,恢复期血清γ-球蛋白可稍增,不超过20.0g/L。急性丙型肝炎的临床表现一般较轻,亚临床型较为多见。与乙型肝炎比较,本病血清ALT活性和胆红素含量水平较低,黄疸持续时间较短,病情相对较轻,但发展为慢性肝炎的比例较高,有学者认为可达40%~50%,其余为自限性,可自行康复。

(4)急性丁型肝炎:丁型肝炎病毒(hepatitis D virus,HDV)的传播方式与HBV基本相同,是经血或注射途径传播。与HBV相比,HDV的母-婴垂直传播少见,而性传播相对较为重要。HDV与HBV的共感染往往为急性(自限性)肝炎,少数可并发重型肝炎或转为慢性肝炎。共感染的潜伏期4~20周,与典型的急性乙型肝炎一样,部分患者可出现双相的经过,临床表现和血清ALT活性恢复后,于2~4周后再度异常。在第一个高峰时,血清内丁型肝炎病毒抗原(HDVAg)阳性,第二个高峰时出现明显的免疫反应,抗HDV阳性,这种情况可能由于多次接种 HDV 和 HBV 所致。

（5）急性戊型肝炎：戊型肝炎通过粪-口传播，往往呈水源性暴发流行，也可通过密切接触、食物污染等方式传播。潜伏期为 2~8 周，平均为 6 周。感染后可表现为临床型和亚临床型。成人临床型感染较多见，儿童多为亚临床型感染。而妊娠后期患本病易并发重症肝炎及弥散性血管内凝血（DIC）。病程一般为 4~8 周，合并肝内淤胆患者，黄疸可持续较长时间。

二、各型慢性肝炎的临床表现

1.慢性乙型肝炎　慢性乙型肝炎病程较长，在半年以上，具有湿热表现和血分症状同时存在的证候特点，既表现肝区不适、隐痛、腹胀、纳呆、胃纳不振、乏力、下肢酸软、口苦口黏、舌苔黄腻等湿热久恋的症状，又有面色暗滞、舌红绛有瘀斑、肝掌、蜘蛛痣及齿衄、鼻衄、痤疮、关节痛等血分症状表现，为湿热毒邪内蕴血分提供了临床依据。部分患者有头晕、失眠、心悸、胸闷等表现。有些患者可出现黄疸、发热等。另外可有肝外表现，如肾炎、脉管炎、糖尿病、干燥综合征及贫血等。体格检查大多有肝病面容，面色多呈灰黑，面、颈、胸部皮肤可见蜘蛛痣，可有肝掌和轻、中度皮肤、黏膜黄染，肝脏轻、中度肿大，质地中等，有压痛及叩击痛，脾常可触及，严重者可出现腹水，下肢浮肿。

在临床实践中我们还观察到，慢性肝炎患者的湿热表现不同于一般的湿热病证，多病程长，病情缠绵难愈。这主要是湿热入血、气血失调、脏腑被伤所致。清代温病大家吴又可在《温疫论》中指出："正气衰微，不能托出，表邪留而不去因与血脉合而为一，结为痼疾也。客邪交固于血脉，主客交浑，最难得解，久而愈痼。"明确阐述了正气虚弱之人，邪可入于血分，与血脉合而为一，胶瘤难解而成为慢性顽疾。因此，我们提出湿热毒邪内蕴血分是病毒性肝炎主要病因的观点，也是慢性肝炎易于出现邪恋不解、脏腑虚损、气血逆乱等复杂病情表现的病理基础。

2.慢性丙型肝炎　慢性丙型肝炎的临床表现与慢性乙型肝炎相比症状常较轻微，重症病例少见。丙型肝炎的患者大多无明显症状，据报道 HCV 的发病史全世界极为相似，约 1/4 患者有症状，3/4 无症状；1/3 为黄疸型，2/3 为无黄疸型。一般临床可表现为不同程度的倦怠乏力、恶心、呕吐、纳少、厌油、腹胀脘痞、胁肋胀痛、小便黄赤、胁下癥瘕、手掌红斑、血痣赤缕、面色晦暗等。

HCV 重叠感染多发生于慢性 HBV 感染者，其临床表现主要取决于受感染者原是 HBsAg 携带者，还是慢性乙型肝炎患者。如果是 HBsAg 携带者，常突然出现发热、恶心、呕吐及血清 ALT 活性升高等急性肝炎临床表现；若为慢性乙型肝炎患者，则表现为反复肝炎发作史。

三、急性重型肝炎的临床表现

急性重型肝炎发病早期的临床表现与急性黄疸型肝炎相似，但病情进展迅速，患者极度乏力，消化道症状严重，黄疸进行性加深，伴有严重神经精神症状，病死率高。急性重型肝炎的临床特点可概括为：①一因一果：病因以 HBV 感染为主（约占 75%），也可见多种诱因，后果为严重肝细胞坏死；②一少一多（指发病率与年龄、体质的关系）：急性重型肝炎发病率比亚急性重型肝炎、慢性重型肝炎相对少（约占肝炎的 0.1%），40 岁以下的青壮年多发（占78%）。既往体格健壮者，对症状的耐受性较强，因此疾病早期仍能坚持劳动或工作。人们对疾病的发展认识不足，也是使病情加重和迅速恶化的原因之一；③一短一长：起病至出现肝性脑病的时间短，误诊时间长。多数是在 10 天内，故以发病 10 天内为急性重型肝炎，10

天以上为亚急性重型肝炎,但也有少数病例,最长可达2～3周始出现肝性脑病,其病理表现仍是急性肝细胞坏死。这些病例必须做病理检查才能正确诊断,早期(昏迷发生前)极易误诊;④一快一慢:进入深昏迷很快,恢复清醒或死亡相对较慢;⑤一小一大:肝脏绝对浊音界缩小或进行性缩小,而脑水肿突出,脑体积增大。我们曾用B超探测急性重型肝炎的肝脏大小,其中3例肋下1～2cm可测到肝脏,13例剑突下测到肝脏,说明此型肝缩小不显著。而坏死型肝脏均明显缩小,以缩小至少1个肋间隙者居多。张清泉等发现,139例暴发性肝衰竭患者中肝脏不缩小和肝大者占34%。急性重型肝炎的死亡病例则不同,多数肝体积明显缩小,重量减轻。北京佑安医院的20例尸检报告中,肝脏平均重量为(815±236)g,比正常肝脏缩小近半,其中<1000g者为16例。多数患者起病后迅速出现明显乏力,严重食欲缺乏,频繁恶心,呕吐不止,高度腹胀、鼓肠。多数病例在起病3～5天后首先出现欣快、兴奋,性格行为异常,可有多语,答非所问,白天嗜睡,夜间兴奋不眠,步履不稳,视物不清等精神症状,计算力及定向力出现障碍,并可出现扑翼样震颤,锥体束征阳性。若病情继续进展,即进入兴奋状态,患者狂喊尖叫,躁动不安。病情严重者可突然表现为因脑水肿而致颅压增高,如伸肌强直、全身肌张力增强、阵发性强直性痉挛及角弓反张;血压升高,球结膜水肿,甚至可见瞳孔大小不等,忽大忽小。出现颞叶沟回疝和小脑扁桃体疝时,呼吸可突然停止或血压下降而死亡。

急性重型肝炎患者,起病后黄疸迅速加深,数天后就有出血倾向,最早可见皮肤瘀点或瘀斑,尤其是在躁动时受碰撞的肢体及皮肤皱褶处、注射及静脉穿刺部位。急性重型肝炎患者肝脏绝对浊音界缩小或进行性缩小,并可出现腹水、体温急剧上升、顽固性低血压和休克。常见并发症有感染、急性肾衰竭、急性肺水肿、呼吸衰竭、DIC及水电解质酸碱平衡紊乱。

四、亚急性重型肝炎和慢性重型肝炎的临床表现

两者临床表现相似,全身乏力随病程的延长而加重。起床或翻身均需别人帮助,四肢抬举困难,双手握力显著减弱。腹水量随病程延长而增加,后期高度腹胀或腹水,腹胀是严重中毒症状和中毒性肠麻痹的表现,出现消化道出血的比例高于急性重型肝炎。

亚急性和慢性重型肝炎,主要以黄疸加深和出现腹水为主,肝性脑病者多见于晚期,昏迷越深,存活率越低。亚急性与慢性重型肝炎患者的肝脏大小无一定规律性,取决于病期的早晚、病程的长短、肝细胞坏死的程度与增生的比例等。一般肝脏缩小不明显,若肝细胞增生多于肝细胞坏死,加之有明显淤胆存在,有炎症肿胀等因素,肝脏可肿大。若病情继续加重,肝细胞坏死多于增生者,肝脏则进行性缩小。凡亚急性或慢性重型肝炎导致肝衰竭死亡者,肝脏体积多缩小。

第四节　诊断与鉴别诊断

一、诊断标准

(一)急性无黄疸型肝炎

1.病史　与确诊病毒性肝炎(尤其是急性期)患者密切接触史,即同吃、同住、同生活或经常接触肝炎病毒污染物(如血液、粪便)或有性接触而未采取防护措施。在半年内曾接受

输血、血液制品及消毒不严格的药物注射、免疫接种、针刺治疗等。

2.症状 患者近期内出现持续几天以上的,无其他原因可解释的症状,如乏力、食欲减退、恶心等。

3.体征 大部分患者有肝大并有压痛、肝区叩击痛,部分患者可伴有轻度脾大。

4.实验室检查

(1)肝功能:血清 ALT、AST 活性升高。

(2)病原学检查

1)甲型肝炎:血清抗-HAV IgM 阳性。但在慢性乙型肝炎或自身免疫性肝病患者血清中也可出现抗-HAV IgM 阳性,须鉴别。

2)乙型肝炎:①血清 HBsAg 阳性;②血清 HBV-DNA 阳性;③HBV-DNA 聚合酶阳性;④血清抗-HBc-IgM 阳性;⑤肝内 HBcAg 和(或)HBsAg 阳性或 HBV-DNA 阳性。

3)丙型肝炎:①ALT 多呈轻度和中度升高;②抗-HCV 抗体;③HCV-RNA 阳性。HCV-RNA 常在 ALT 恢复正常前转阴,但也有 ALT 恢复正常而 HCV-RNA 持续阳性者。有上述①+②+③或②+③者可诊断。

4)丁型肝炎:临床诊断为 HBV 感染的患者遇到下列情况应进行 HDV 标志的检测:①急性乙型肝炎病程中表现二次黄疸和 ALT 升高过程;②无症状 HBsAg 携带者出现急性肝炎发作的临床表现;③慢性活动性乙型肝炎病程中出现急性恶化征象;④慢性活动性肝炎病情逐渐加重,而 HBV 活动标志反而转阴,无 HBV 复制依据;⑤病情进展较快的亚急性或重型肝炎;⑥HDV 感染高危人群中的乙型肝炎患者。只要从肝组织或血清检测出 HDVAg、HDV-RNA、抗-HDV 或抗-HDV IgM 任何 1 项标志阳性,即有诊断价值。

5)戊型肝炎:血清抗-HEV IgM、抗-HEV IgG 阳性或滴度由低到高,或抗-HEV IgG 阳性>1:20,或斑点杂交法或聚合酶链反应(PCR)检测血清和(或)粪便 HEV-RNA 阳性。

凡肝功能异常(血清 ALT、AST 升高),且病史、症状、体征 3 项中有两项阳性或肝功能及体征(或症状)均明显阳性,并排除其他疾病者可诊断为急性无黄疸型肝炎。凡单项血清 ALT 增高或仅有症状、体征,或仅有流行病学史,均为疑似病例,对疑似病例应进行动态观察或结合其他检查(包括肝组织活检)做出诊断,疑似病例如病原学诊断阳性,且除外其他疾病才可确诊。

(二)急性黄疸型肝炎

凡符合急性无黄疸型肝炎诊断条件,且血清胆红素>17.1μmol/L,或尿胆红素阳性,并排除其他原因引起的黄疸,可诊断为急性黄疸型肝炎。

急性病毒性肝炎确诊的命名形式为临床分型与病原学分型相结合。如病毒性肝炎(甲型;甲型乙型同时感染)、急性黄疸型(或急性无黄疸型)。

(三)慢性肝炎

1.病史与体征 既往有乙型、丙型、丁型肝炎或 HBsAg 携带史或急性肝炎病程超过半年的病史,目前仍有肝炎症状及体征。

2.实验室检查

(1)肝功能:实验室检查是对慢性肝炎进行监测和严重程度分级的常用方法,因能够定量而被广泛应用。大多数患者发病时 ALT 和 AST 水平升高,当疾病减轻或治疗有效时降至正常范围。但 ALT 和 AST 血清水平并不能可靠地反映疾病的严重程度,不如以肝脏组织学来分级,而且血清 ALT 或 AST 正常并不能保证肝病无活动。长期的 ALT 或 AST 升高可反映疾病严重程度,具有预后价值。ALT 升高可以分为轻度升高,在正常值 3 倍以下(或 <100U/L);中度升高,为正常值的 3~10 倍(或 100~400U/L);重度升高,大于正常值 10 倍(或 >400U/L)。氨基转移酶作为评价慢性肝炎分级的可靠性需要进一步研究。根据肝功能损害程度,临床可分为轻度、中度和重度,具体见表 9-1。

表 9-1 慢性肝炎实验室检查异常程度参考指标

项目	轻度	中度	重度
ALT(U/L)	≤正常 3 倍	4~10 倍	>10 倍
总胆红素(μmol/L)	17.1~34.2	34.3~85.5	>85.5
白蛋白(g/L)	≥35	33~34	≤32
A/G	13~15	1.0~1.2	≤0.9
γ-球蛋白(%)	≤21	22~25	≥26
凝血酶原活动度(%)	71~79	61~70	40~60

(2)病原学检查

1)慢性乙型肝炎:下列指标至少有项为阳性。①血清 HBsAg;②血清 HBV-DNA 或 HBV-DNA 聚合酶;③血清抗-HBc IgM;④肝组织内 HBcAg 和(或)HBsAg,或 HBV-DNA,且病程超过半年者均可诊断。

2)慢性丙型肝炎:血清抗-HCV 阳性,或血清和(或)肝内 HCV-RNA 阳性。

3)慢性丁型肝炎:血清抗-HDV IgG 持续高滴度,HDV-RNA 持续阳性,肝内 HDV-RNA 和(或)HDVAg 阳性。

(3)外周血象:部分患者有轻度贫血,白细胞、血小板正常或轻度减少。

(4)免疫学检查

1)体液免疫:血清球蛋白增高,尤其是 IgG、IgM 和 IgA 也可有不同程度增高,活动期抗 LSP 抗体、类风湿因子和单链 DNA 抗体可阳性,静止期转阴。偶可测到低滴度的抗平滑肌抗体、抗核抗体。血清中还可存在血清抑制因子(SIF)。

2)细胞免疫:乙型肝炎 e 抗原(hepatitis B e antigen,HBeAg)阳性患者外周血 $CD4^+/CD8^+$ 值可能会降低,抑制性 T 细胞和 NK 细胞活力降低。总补体和 C3 下降,临床好转时可回升,血清内可测出循环免疫复合物。

(5)影像学检查

1)B 超检查:慢性病毒性肝炎患者可见肝脏较正常人有增大倾向,表面尚平整,肝缘轻度钝化或正常,肝内回声增粗、增强,肝纤维化明显者,可见弥漫性散在的线状回声,血管纹理随病情进展可显示不清,脾静脉及门静脉内径增宽,脾脏可轻度肿大,胆囊壁轻度增厚。肝功能损害严重者,可见胆囊腔内有低回声沉积物。

2)CT 检查:慢性病毒性肝炎患者可见肝脾大,肝内可见弥散性 CT 值增高等。

(6)腹腔镜检查:慢性病毒性肝炎患者肝脏表面粗糙不平,呈橘皮状,肝脏可见轻度肿大或缩小,肝包膜纤维增生呈灰白或黄色,纤维增生不明显处,肝组织隐约可见,呈暗红色,多种色彩相间而形成"大花肝"。

（7）肝穿刺活体组织学检查:肝穿刺活体组织检查、肝脏病理诊断可为临床诊断提供依据,有助于判断疗效和估计预后,但亦有其局限性,如肝穿刺取样少,而且肝脏弥散性病变分布并非绝对均匀,因此可能出现抽样误差。因此,对于肝活检结果应结合临床资料进行综合判断。慢性病毒性肝炎肝穿刺活体组织检查的病理变化已如前述。

（四）重型肝炎

1.急性重型肝炎　既往无肝炎病史的急性黄疸型肝炎患者,伴有高热、严重消化道症状（食欲极度减退、频繁呕吐、腹胀、呃逆等）、极度乏力等。发病 10 天内,出现神经精神症状,昏迷Ⅱ度以上,若有基于肝功能损害基础上Ⅰ度昏迷而无其他原因可解释者,应按照早期急性重型肝炎对待,积极治疗,防止恶化。

急性重型肝炎具有明显的出血倾向,皮肤、黏膜或穿刺部位可见出血点和瘀斑。黄疸迅速加深。胆红素每天上升 17.1μmol/L 以上或血清胆红素>171μmol/L。凝血酶原时间延长 1 倍以上和(或)凝血酶原活动度（PTA）逐渐降低,最后降至 40% 以下。肝脏绝对浊音界进行性缩小。肝穿刺检查符合急性重型肝炎的病理特征。

2.亚急性重型肝炎　急性黄疸型肝炎起病后 10 天以上,凝血酶原时间明显延长（PTA 低于 40%）,同时具备以下指征之一:出现Ⅱ度以上肝性脑病症状;黄疸迅速加重（数日内血清胆红素>171μmol/L）,肝功能严重损害（血清 ALT 升高或酶胆分离、A/G 倒置、γ 球蛋白升高）;高度乏力及明显食欲减退或恶心呕吐,重度腹胀或腹水,可有明显出血现象（对无腹水及明显出血现象者,应注意是否为本型早期）。

3.慢性重型肝炎　发病基础:①慢性肝炎或肝硬化病史;②慢性乙型肝炎病毒携带史;③无肝病史及无 HBsAg 携带史,但有慢性肝病体征（如肝掌、蜘蛛痣等）、影像学改变（如脾脏增厚等）及生化检测改变（如球蛋白升高,A/G 下降或倒置）;④肝穿刺检查支持慢性肝炎;⑤慢性乙型或丙型肝炎,或慢性 HBsAg 携带者重叠甲型、戊型或其他肝炎病毒感染时要具体分析,应除外由甲型、戊型和其他型肝炎病毒引起的急性或亚急性重型肝炎。慢性重型肝炎起病时的临床表现同亚急性重型肝炎,随着病情发展而加重,达到重型肝炎诊断标准（凝血酶原活动度低于 40%,血清总胆红素大于正常值 10 倍）。

为便于判定疗效及估计预后,亚急性重型和慢性重型肝炎可根据其临床表现分为早、中、晚 3 期。

早期:符合重型肝炎的基本条件,如严重乏力及消化道症状,黄疸迅速加深,血清胆红素大于正常值 10 倍,凝血酶原活动度≤40%;或经病理学证实,但未发生明显的脑病,亦未出现腹水。

中期:有重度肝性脑病或明显腹水、出血倾向（出血点或瘀斑）,凝血酶原活动度≤30%。

晚期:有难治性并发症如肝肾综合征、消化道大出血、严重出血倾向（注射部位瘀斑等）、严重感染、难以纠正的电解质紊乱或重度以上肝性脑病、脑水肿、凝血酶原活动度≤20%。

慢性重型肝炎需具备以下几点才能诊断:①有慢性肝炎病史 1 年以上;②无临床肝病史（隐匿发病的慢性肝炎）,但必须具有慢性肝病体征和(或)慢性肝炎的实验室检查结果,如肝病面容、肝掌、蜘蛛痣、肝脏质地硬、脾脏肿大、血清 γ-球蛋白增高、血清 A/G 值异常等。肝硬化基础上发生的重型肝炎,必须具有门静脉高压症和脾功能亢进的表现。

4.各型重症肝炎的实验室检查

（1）肝功能：重型肝炎患者的血清 ALT 活性在起病时可明显升高，但其升高程度不能作为急性肝病的鉴别指标，亦与预后无关。随着病程延长，ALT 活性可逐渐下降，而胆红素却不断升高，因而在某一时期形成特有的酶胆分离现象，按病程估计，此现象在肝细胞严重坏死 10 天以后始为显著，是一个动态变化的过程。因此，并非全部重型肝炎都有此现象。血清 AST/ALT 活性比值在 0.31～0.63 预后良好，1.20～2.26 提示肝细胞坏死，预后极差。除急性重型肝炎早期患者外，血清胆红素均超过 $171\mu mol/L$。

（2）凝血酶原时间（PT）和凝血酶原活动度（PTA）：PT 延长，PTA≤40% 为肝细胞坏死的肯定界限，PTA 与患者预后关系密切。PTA 越低，患者死亡率越高。

（3）血糖和血脂：低血糖常发生在急性重型肝炎极早期，若在静脉滴注葡萄糖前取血查血糖浓度，常可明确诊断。严重肝细胞损害时，胆固醇在肝脏内合成减少，故血浆中的胆固醇明显下降。若<2.6mmol/L，提示预后不良。

（4）血清蛋白电泳：各型重型肝炎患者，若病程延长至 3～4 周，白蛋白可降低；肝硬化转为慢性重型肝炎患者，A/G 多数倒置。各型重型肝炎患者 γ-球蛋白均增高。

（5）血清补体 CH_{50} 和 C3：重型肝炎患者的 CH_{50}、C3 均明显降低，CH_{50}<40U/mL，C3<50mg/dL 者，病死率往往可高达 90% 以上。

（6）血氨：急性重型肝炎患者，血氨可正常，且与预后关系不明显。但亚急性和慢性重型肝炎患者，血氨增高者预后差。

（7）血浆支链氨基酸/芳香氨基酸（BCAA/AAA）值：重型肝炎患者血浆 BCAA/AAA 值低于正常值[（3～4）：1]，除急性重型肝炎患者 BCAA 轻度升高外，其他两种重型肝炎患者的 BCAA 均降低。各型重型肝炎 AAA 均增高，昏迷者 BCAA/AAA 值更低。以 BCAA/AAA 值的高低来估计病情的严重程度及预后，有一定的参考价值。

（8）电解质与酸碱平衡：重型肝炎极易发生电解质紊乱及酸碱失衡。电解质紊乱最常见的是低钾、低氯和低钠、低钙、低磷等。肝性脑病者，呼吸性碱中毒的发生率最高，也可见代谢性碱中毒和代谢性酸中毒。

（9）周围血象：重型肝炎患者的外周血白细胞总数及粒细胞百分比均增高，一般在 $10×10^9/L$ 以上。

（10）病原学检查：甲、乙、丙、丁、戊型肝炎病毒均可单独或混合感染而引起重型肝炎。据报道，以 HBV、HBV+HDV 和 HCV 比例为高。

（11）B 超探查

1）急性重型肝炎的 B 超特点：①随病情恶化，肝脏体积逐渐缩小；②病情恶化时，肝脏表面由光滑变皱褶；③肝内回声及光点较粗且不均匀，肝静脉变细，直至消失。

2）亚急性重型肝炎患者，如肝细胞增生多于坏死，则肝脏缩小不显著，并可能增大。如坏死多于增生，则肝脏形态变小、失常，肝包膜有皱褶，常易误诊为肝硬化。

3）慢性重型肝炎的 B 超表现具有慢性肝炎或肝硬化的形态特点。脾大和（或）增厚是其特征之一。

二、鉴别诊断

(一)急性肝炎

1.慢性肝炎急性发作　症状不明显的慢性肝炎如有急性发作,往往类似急性肝炎,特别是乙型肝炎、丙型肝炎较常见。下列各点可资鉴别。

(1)既往有肝炎发作史或黄疸史。

(2)血清 ALT 活性及胆红素含量升高程度较轻,持续较久。

(3)血清球蛋白增加而血清白蛋白减少。

(4)病程已逾半年。

(5)肝活体组织检查呈慢性肝炎病理改变。

(6)各种病毒急性感染指标阴性。

(7)抗-HBc IgG 阳性。

2.传染性单核细胞增多症

(1)有发热、咽峡炎及颈后淋巴结肿大。发热较高,持续较久。

(2)肝大及肝功能改变明显或轻微,厌食不明显,但脾大及触痛较明显。

(3)外周血象:白细胞计数正常或增多,淋巴细胞增多,主要是异常淋巴细胞增多,可超过白细胞计数的 10%。

(4)嗜异性凝集试验阳性,效价>1∶64 或血清抗 EBV 效价递增。

(5)肝活检可见弥漫性单核细胞浸润及局灶性肝细胞坏死。

3.其他病毒所致肝炎　巨细胞病毒、风疹病毒、麻疹病毒、腺病毒及柯萨奇病毒等感染可引起血清 ALT 活性升高,但较少见,且罕有黄疸,确诊依靠血中分离病毒、双份血清抗体效价及肝脏组织学检查。

4.钩端螺旋体病

(1)流行区夏秋季节的 1~3 周内有疫水接触史。

(2)起病急骤,有畏寒、发热、头痛、身痛、腿痛、乏力、结膜充血、腓肠肌明显压痛、腋下及腹股沟淋巴结肿大。

(3)血象常见白细胞计数增高、中性粒细胞增多、血沉增快,可有出血及肾损害。

(4)肝内病毒的病原学或血清学检查阴性。

5.药物性肝炎　是仅次于病毒性肝炎的常见肝炎,主要根据发病前的用药史来诊断。

6.脂肪肝　一般有肥胖、糖尿病病史及饮酒史。另外,一些药物及营养不良也可导致脂肪肝,其确诊有赖于肝脏活体组织检查。

7.其他疾病　疟疾、胆囊炎、胆石症、胆道蛔虫症、原发性肝癌、胆管癌、胰头癌等疾病,有时亦能出现类似症状,应仔细询问病史、全面体格检查及重点进行相关检验,以资鉴别。

(二)慢性病毒性肝炎

1.药物性慢性肝炎　能诱导慢性损伤的药物有双醋酚汀、甲基多巴、呋喃妥英、异烟肼、氨烷、磺胺药、阿司匹林、氯丙嗪及丙硫氧嘧啶等。其中以双醋酚汀、甲基多巴和呋喃妥英等药物引起的肝损害与慢性病毒性肝炎临床表现相似。结合服药的病史和病毒标志物等病原学检查,有助于两者的鉴别。

2.乙醇性肝炎　肝脏是乙醇代谢的器官,乙醇代谢产物乙醛可损伤肝细胞线粒体的氧化功能和脂肪酸的代谢功能。乙醇性肝炎的临床表现与慢性肝炎非常相似,但其饮酒史、病毒标志物均为阴性,GGT 增高较明显、AST/ALT 值≥2 等特点有助于两者的鉴别。

3.自身免疫性肝炎

(1)约 70% 的患者起病隐袭,逐渐出现肝炎症状。

(2)可出现满月脸、多毛、紫纹、皮疹、男性乳房发育,以及心、肺、肾等脏器功能损害。

(3)本病 3/4 发生于青年女性。

(4)球蛋白升高,常能检出自身抗体。

(5)用肾上腺皮质激素治疗本病,效果较好。

(6)病毒标志物均为阴性。

4.肝脏 Wilson 病(肝豆状核变性) 为一种常染色体隐性遗传病,系由于铜代谢障碍导致肝、脑、角膜等组织内铜的沉积。有些患者可出现进行性食欲缺乏、黄疸、肝大,或皮肤出血点、鼻衄、关节痛、脾大、肝功能异常等,易误诊为慢性病毒性肝炎。在病程进展过程中,若仔细检查能发现肌张力改变或病理反射,少数患者巩膜 K-F 环阳性,可有阳性的家族史。

(三)重型肝炎

1.深度黄疸型急性肝炎 血清胆红素在 171μmol/L 以上,但全身中毒症状如乏力、全身不适及消化道症状较轻,肝脏不缩小,无腹水及出血倾向,更主要的是 PT 延长不超过正常值 3 秒,PTA 在正常范围或略低于正常值。

2.淤胆型肝炎 症状轻而黄疸深,血清 ALT 增高,但 PTA 正常,ALP、胆固醇和胆汁酸浓度升高;因淤胆而致肝脏肿大。

3.妊娠急性脂肪肝 常于肝衰竭症状出现前就出现严重出血及肾功能损害,其特征性改变为黄疸虽深,但尿中胆红素阴性,B 超可见脂肪肝声像,肝病理检查可见肝小叶至中带细胞增大,胞质中充满小的脂肪空泡,呈蜂窝状,无大块肝细胞坏死现象。

4.药物性肝损害 严重者可致急性或慢性肝细胞坏死。导致药物性肝损害的常见药物有四环素、对乙酰氨基酚等。详细询问病史及服药史有助于鉴别诊断。

5.化学性毒剂致肝细胞坏死 化学性毒剂有机磷、砷等制剂,如灭鼠药、DDV 等可引起肝细胞坏死及中枢神经系统症状。详细询问病史有助于鉴别诊断。

6.毒蕈中毒 进食毒蕈后数分钟至 10 多个小时,可发生肝细胞坏死的症状,其肝肾损害及中枢神经系统症状类似急性重型肝炎。询问病史是否服用毒蕈是最可靠的诊断依据。

7.急性溶血性黄疸致脑水肿昏迷 急性溶血可发生黄疸、溶血性贫血而致缺氧性脑水肿昏迷。据贫血貌,并追问病史以确认昏迷前是否有服食蚕豆史,即可明确诊断。

第五节 辨证要点与治疗

辨证是论治的前提,辨证的过程就是分析疾病病机变化的过程。由于肝病症情复杂,临床表现变化多端,脏腑病机涉及肝、脾、肾、胆、胃诸脏腑,因此,为了达到准确辨证的目的,除了要熟悉掌握中医学系统理论和诊断方法外,还要详细掌握从以下几个方面来对肝病进行辨证:识别邪正虚实;辨清在气在血;洞察阴阳偏盛;分清证候主次,注意主证转化;详查病症标本,分清轻重缓急;注重八纲、气血、脏腑三大辨证互参。

一、肝炎辨证的基本证型

肝炎的辨证大致分为肝胆湿热、肝火内蕴、肝郁气滞、气滞血瘀、肝肾阴虚等五大类型。

1.肝胆湿热证　肝胆湿热因湿邪与热邪合而为患,治当清热利湿,然湿为阴邪,缠绵难愈,难以速去,热为阳邪,其患易除,故临床上治疗除注意辨别湿热轻重外,尤要注意除湿邪,湿邪一去,则热无所附。最忌热去湿留,徒伤正气,湿邪残留,致使病情迁延难愈。且肝胆相连、表里相关,治疗时应注意利胆药的运用。

代表方剂:茵陈蒿汤。茵陈、栀子、大黄。方中茵陈清热利湿、利胆退黄;栀子清利三焦湿热,引热下行,使湿热自小便排出;大黄泻瘀热利大便,三药合用,前后分消,为清利湿热之良方。临床上常加苍术、车前子、白茅根、茯苓等渗湿利尿药,以求除湿务尽,杜绝后患。

2.肝火内蕴证　肝气郁滞,久则化火,治当苦寒清热泻火。治疗时应注意使邪出有路,或利小便使热从小便出,或通大便以泻热清腑。肝藏血,肝有热常易耗伤阴血,治疗时宜滋养阴血,顾护肝体。另外,清热泻火之药多苦寒,易伤脾胃,应注意用量,把握时机,中病即止,以防伤正。

代表方剂:龙胆泻肝汤。龙胆草、黄芩、栀子、泽泻、木通、车前子、当归、生地、柴胡、甘草。方中龙胆草大苦大寒,清肝泻火;配黄芩、栀子增加泻火之力;泽泻、木通、车前子清热利小便;当归、生地滋养阴血,标本兼顾;柴胡为肝引经药。若湿热明显,可去当归、生地以防恋邪。

3.肝郁气滞证　肝郁气滞是肝脏气机失常所致,治当舒肝解郁,应用疏肝理气药,但治疗时应避免过用辛散条达之品,以免耗伤肝血。在选方用药时注意加用柔肝养阴之品,既防辛燥伤阴,又可提高疗效。肝郁气滞日久,常伤及脾胃,使脾虚失运,治疗时,佐以健脾开胃之品,有助于肝病的早日恢复。

代表方剂:丹栀逍遥散。丹皮、栀子、茯苓、柴胡、白芍、白术、当归、甘草、薄荷。方中柴胡以疏肝解郁为主,助肝升发条达;白芍敛阴柔肝;丹皮、栀子清理肝内湿热,白术、茯苓健脾化湿;少量薄荷清肝郁之火。诸药合用疏肝而不劫,调阴敛肝而不碍邪。

4.气滞血瘀证　肝病日久,气血运行不畅,必导致气滞血瘀,治疗应理气舒肝、活血化瘀。

代表方剂:柴胡舒肝散。柴胡、香附、川芎、枳壳、白芍、陈皮。方中柴胡、香附疏肝理气;川芎活血行气;枳壳行气消痞。临床上可根据病情,加入桃仁、红花、蒲黄、五灵脂等活血化瘀药;若病程日久,胁下积块,可加入三棱、莪术、鳖甲等软坚散结药物,以期标本兼治。

5.肝肾阴虚证　肝藏血,肾藏精。肝病日久,往往精血亏损,致使肝肾阴虚,治当从肝肾两方面着手,滋补肝肾。

代表方剂:一贯煎。沙参、生地、当归、麦冬、枸杞、川楝子。方中重用生地滋阴养血,以补肝肾;麦冬、沙参养阴生津;当归补血养血;枸杞平补肝肾;少量川楝子疏通肝气。临床治疗中,常加入砂仁、三仙等健脾开胃药及木瓜、茯苓等淡渗利湿药,以防滋腻留邪;尚应加入解毒通络之品,如虎杖、白花蛇舌草、郁金、重楼等以抗病毒,使患者早日康复。

在临床实践中,肝炎的辨证论治要注意以下几个方面:①在整个肝炎病变过程中,要抓住湿热为患的病理机制,不仅在湿热表现明显时注意清热利湿,而且在湿热表现不明显或以其他证候为主时,也要注意清理蕴伏之湿热;②肝炎患者往往表现出本虚标实之证,尤其慢性肝炎更为突出,在治疗时要注意扶正,补益气血,补益肝肾;③在肝病整个病变过程中,要注意湿热毒邪入血的病理机制,这是肝病病程长、病情重、变化多端的病机关键所在。因湿热蕴毒,深伏营血,使病情反复发作,缠绵难愈,故应运用一些直入血分的药物,活血化瘀,以遏制病邪深入,达到清理肝脏的目的。

二、各型肝炎的辨证要点

1.急性病毒性肝炎

(1)察舌辨湿热之轻重与转化:湿热交蒸为本病的病理特征,察舌对湿邪的辨析具有重要意义,大凡感受湿邪,舌苔多呈白滑或白腻,应注意的是苔的厚薄、兼色及进退变化,苔厚湿重,苔薄湿轻,兼热者则呈黄腻。湿邪弥漫三焦则舌苔满布全舌;湿郁中焦脾胃则苔多限于舌中部;湿邪残留则苔存于舌后根部。若见舌中轴线部分腻苔渐消而两侧腻苔依旧,此乃湿邪久留,肝气受遏,郁久化热之象;倘若舌中线出现裂纹,则说明肝阴已伤。

(2)辨湿热之偏重:急性病毒性肝炎乃湿热郁蒸为病,身目发黄为湿热俱盛,便干为热重,便稀为湿盛,脉数为热重,脉缓为湿重。同时要注意病情的转归,湿为阴邪,易伤阳气;热为阳邪,易耗阴液。

(3)辨阳黄与阴黄:不可仅凭黄色鲜明与否而定阴阳,湿重或夹瘀者的黄疸色泽也可较为晦滞不鲜。阴黄辨证除肤黄晦暗如烟熏外,尚有口和不渴、便溏、喜温、脉虚无力等,可资鉴别。

2.慢性病毒性肝炎 由于素体禀赋、条件、年龄、性别、性格等各个方面的差异,以及病因的不同,慢性肝炎临床表现差异亦较大,在临床辨证过程中,要注意辨病邪的性质与盛衰;辨脏腑、气血、阴阳等正虚的属性与程度;辨血瘀与气滞的主次。由于慢性肝炎病情复杂,必须广泛收集四诊资料,分清主症和次症,确定病位和病性。

3.重型肝炎 重型肝炎的病因病机为湿热疫毒炽盛,痰瘀互结,毒火攻心以致内闭,痰蒙心窍。始为实热之证,但邪盛伤正,很快就有正虚之候。临床辨证应辨清虚实,实证当清当攻,虚实夹杂者且攻且补,后期一派虚象时,且任受补。

4.淤胆型肝炎 患者黄疸病程多为1个月以上。舌苔黄而垢腻,表示湿盛;舌质淡而晦暗,为阳气被遏之象;舌下络脉青紫、迂曲怒张,为瘀血凝滞之征。本病不可仅据黄疸鲜明或晦暗而判定阳黄或阴黄,因多瘀血阻络,痰浊凝滞,为时日久色质多呈现晦暗;因而判定阴黄尚须参照是否出现其他阴证证候,如口不渴、舌质淡、纳呆、神疲乏力、脉虚无力。小便自利是血瘀黄疸的特点之一。有些患者面部尤其眼睑或身体其部位的皮肤出现黄色斑块,属痰浊凝滞之征。

三、辨证施治

(一)急性肝炎

湿热为急性病毒性肝炎的主要病因,祛湿清热是其基本治则。但在临床上应根据病机演变灵活应用,或以祛湿为主,或以清热为主,并可兼疏肝、和胃、健脾、补肾等治法,后期也可兼用活血化瘀法。

1.基本治法

基本治法:祛湿清热,解毒活血。

基本方药:茵陈、栀子、黄柏、虎杖、车前子、连翘、泽兰、板蓝根。

方中以茵陈、车前子、虎杖清热利湿;茵陈、黄柏燥湿、利湿退黄;栀子、连翘、板蓝根、虎杖清热解毒;配泽兰活血、利湿。

随症加减:热偏重者加大黄、黄芩;湿偏重者加茯苓、猪苓、泽泻、藿香;恶心、胃脘满闷明显者,可加厚朴、杏仁;腹泻频作者,加薏苡仁、煨葛根;大便黏滞不爽或见黏液者,可加白头翁、秦皮;有出血倾向者加生地、丹皮、白茅根。

2.分型施治

(1)急性黄疸型肝炎

1)阳黄证

主症:尿黄,身目俱黄,色泽鲜明,恶心,厌油,纳呆,口干苦,头身困重,胸脘痞满,乏力,大便干,小便黄赤,苔黄腻,脉弦滑数。

治则:清热解毒,利湿退黄。

例方:茵陈蒿汤合甘露消毒丹。

药物:茵陈、栀子、大黄、滑石、黄芩、石菖蒲、川贝母、木通、藿香、射干、连翘、薄荷、白蔻仁。

肝区疼痛者,加柴胡、延胡索;大便黏滞不爽或有黏冻者,加全瓜蒌;恶心欲吐者,加橘皮、竹茹;心中懊侬者,加黄连、豆豉。

用药时,还须注意区别湿重于热或热重于湿。湿重于热可用茵陈五苓散加减;热重于湿则以茵陈蒿汤化裁。

2)阴黄证

主症:身目发黄,色泽晦暗,形寒肢冷,大便溏薄,舌质淡,舌体胖,苔白滑,脉沉缓无力。

治则:健脾和胃,温化寒湿。

例方:茵陈术附汤。

药物:茵陈、附子、白术、干姜、甘草、肉桂。

胁痛者,加郁金、厚朴;身痒者,加赤芍、丹皮、白鲜皮;舌质瘀斑者,加丹参、赤芍、穿山甲;头身困重、下肢酸软者,加苍术、茯苓、怀牛膝、黄柏;腹胀者,加枳壳、薏苡仁;大便干结,嗳腐恶食,苔垢浊者,去干姜、肉桂,加生大黄、枳实。

(2)急性无黄疸型肝炎

1)湿阻脾胃证

主症:脘闷不饥,肢体困重,怠惰嗜卧,或见浮肿,口中黏腻,大便溏泻,苔腻,脉濡缓。

治则:清热利湿,健脾和胃。

例方:茵陈五苓散。

药物:茵陈、泽泻、猪苓、白术、茯苓、桂枝。

若脾虚明显者,加党参、砂仁;纳呆者,加麦芽、神曲;舌苔厚腻、腹胀明显者,加厚朴、藿香、紫苏梗。

2)肝郁气滞证

主症:胁肋胀痛,胸闷不舒,善太息,情志抑郁,不欲饮食,或口苦喜呕,头晕目眩,苔白滑;妇女月经不调,痛经或经期乳房作胀,舌苔薄白或白滑,脉弦。

治则:疏肝理气。

例方:柴胡疏肝散。

药物:柴胡、香附、枳壳、陈皮、川芎、白芍、甘草。

胁痛重者,酌加青皮、郁金;若气郁化火,症见胁肋掣痛,心急烦躁,口干口苦,溺黄便秘者,去川芎,加丹皮、山栀、黄芩、八月札、延胡索;若为阴伤而见舌红少苔无津者,去川芎,加当归、何首乌、枸杞子、菊花;若为脾虚而见肠鸣腹泻,加白术、茯苓、薏苡仁;若为胃失和降,症见恶心呕吐者,加陈皮、制半夏、藿香、砂仁、生姜。

(二)慢性肝炎

1.基本治法

基本治法:凉血活血解毒,益气养阴补肾。

基本方药:丹参、丹皮、生地、猫人参、车前草、党参、白术、枸杞子、女贞子、菟丝子、巴戟天、桑寄生、青皮。

方中以丹参、丹皮、生地、猫人参、车前草凉血活血解毒;党参、白术益气健脾;枸杞子、女贞子养阴柔肝;巴戟天、菟丝子补肾益精;佐以青皮疏肝理气。

随症加减:舌苔黄腻,大便干结者,加大黄、制半夏;黄疸明显者,加茵陈、栀子、赤芍;腹胀、纳呆者,加炒谷芽、炒麦芽、神曲等;胁痛明显者,加延胡索、郁金等;大便稀溏者,加薏苡仁、山药、葛根;齿衄、鼻衄者,加白茅根、小蓟、水牛角片;肝脾大者,加鳖甲、穿山甲等;热毒较盛而见口干、口臭、舌质红绛、苔黄厚、尿赤、便干者,可加虎杖、白花蛇舌草、蒲公英。

2.分型施治

(1)湿热中阻证

主症:右胁胀痛,脘腹满闷,恶心厌油,身目黄或无黄,小便黄赤,大便黏滞臭秽,舌苔黄腻,脉弦滑数。

治则:清利湿热,凉血解毒。

例方:茵陈蒿汤合甘露消毒丹加减。

药物:茵陈、栀子、大黄、滑石、黄芩、石菖蒲、川贝母、藿香、射干、连翘。

口苦而黏,小便黄赤者加车前子、泽泻、竹叶等;发热,口干、口臭,舌苔黄厚者加黄连、银花、虎杖、白花蛇舌草;皮肤瘙痒或有皮疹渗液,口中黏腻、腹满、便溏者,加炒薏苡仁、土茯苓、炒白术等;齿龈红肿渗血或鼻衄者加丹皮、青黛、小蓟。

(2)肝郁脾虚证

主症:胁肋胀满,精神抑郁,性急,面色萎黄,纳食减少,口淡乏味,脘腹痞胀,大便溏薄,舌淡苔白,脉沉弦。

治则:疏肝解郁,健脾和中。

例方:逍遥散。

药物:柴胡、当归、白芍、白术、茯苓、薄荷、甘草。

胁痛明显,妇女月经愆期,加香附、川芎、延胡索;疲乏无力、肢倦嗜卧、食入不化、苔白质淡、边有齿痕者,加炒党参、山药、黄芪、莲子肉。

(3)肝肾阴虚证

主症:头晕耳鸣,两目干涩,咽干,失眠多梦,五心烦热,腰膝酸软,女子经少、经闭,舌红体瘦少津或有裂纹,脉细数。

治则:养血柔肝,滋阴补肾。

例方:一贯煎加减。

药物:沙参、麦冬、生地、何首乌、枸杞子、山萸肉、女贞子、墨旱莲、桑葚子、鳖甲。

眩晕、耳鸣较甚者,加天麻、钩藤、磁石;腰膝酸软较甚者,加桑寄生、牛膝、杜仲、川断;如属气阴两虚而兼见面黄无华、全身乏力、气促、心悸者,加入黄芪、党参、山药、白术等益气之品。

(4)脾肾阳虚证

主症:畏寒喜暖,少腹腰膝冷痛,食少便溏,食谷不化,甚则滑泄失禁,下肢浮肿,舌质淡胖,脉沉无力或迟。

治则:健脾益气,温肾扶阳。

例方:附子理中汤合五苓散或四君子汤合肾气丸。

药物:黄芪、党参、白术、茯苓、甘草、炮姜、附子、炙桂枝、山药、黄精、生地、山萸肉、枸杞子、菟丝子、肉苁蓉。

兼有畏寒、四肢不温或男子阳痿、女子经少或闭者,加巴戟天、仙茅、仙灵脾、补骨脂。

(5)瘀血阻络证

主症:面色晦暗或见赤缕红斑,肝脾大、质地较硬、蜘蛛痣、肝掌,女子行经腹痛、经水色暗有块,舌质暗紫或有瘀斑,脉沉细或细涩。

治则:活血化瘀,散结通络。

例方:膈下逐瘀汤。

药物:当归、桃仁、红花、川芎、丹皮、赤芍、延胡索、八月札、丹参、鳖甲。

兼有气滞者加陈皮、木香、厚朴等;舌质光红无苔者可加生地、北沙参、麦冬、五味子;有齿衄、鼻衄等出血倾向者加青黛、仙鹤草、墨旱莲、茜草;女子痛经、经水色暗有块者可加鸡血藤、小茴香或合失笑散。

上述分证在临床具体运用时要注意各证型之间相互联系、转化和相兼,如兼郁、兼痰及两证或多证交叉互见,形成虚实夹杂、寒热互见的复杂病机变化。

(三)重型肝炎

1.基本治法

基本治法:清热凉血解毒,开窍醒神。

基本方药:水牛角片、生地、赤芍、丹参、茵陈、大黄、黄芩、连翘、石菖蒲、远志、玄参、郁金、栀子、秦艽。

随症加减:神志昏迷者,佐以开窍,用安宫牛黄丸、至宝丹;热甚者用紫雪丹或神犀丹;肝风内动者加钩藤、羚羊角粉(另吞),严重者可用生铁落;血络瘀阻者加桃仁、红花、大黄、川芎等;气阴两竭者加炙甘草、人参、枸杞子、白芍;偏于阳脱者加人参、附子。

2.分型施治

(1)毒热炽盛证

主症:病势凶险,高热烦渴或渴不欲饮,胸腹胀满,黄疸迅速加深,烦躁不安,神昏谵语,皮肤瘀斑,舌绛红,苔黄腻,脉弦数。

治则:清热解毒,凉血救阴。

例方:神犀丹。

药物:犀角(用水牛角片代之)、鲜生地、石菖蒲、板蓝根、豆豉、玄参、天花粉、紫草、金银花、连翘。

阳明腑实者加大黄、厚朴、枳实、芒硝等;痰热蒙闭心包而见神志昏迷者可用安宫牛黄丸,或以生大黄、生槐花等保留灌肠;黄色深重者加茵陈、赤芍、山栀、大黄。

(2)脾肾阳虚,痰湿蒙闭证

主症:黄疸色不鲜,面色㿠白,神疲倦怠,口中黏腻,喉中有痰声,腰膝冷痛,腹胀尿少,便溏,舌淡胖,脉细小。

治则:健脾温肾,行气利水,化痰开窍。

例方:茵陈四逆汤合菖蒲郁金汤加减。

药物:茵陈、干姜、附子、甘草、茯苓、白芍、白术、藿香、瓜蒌、石菖蒲、郁金。

如阴寒重,嗜睡,或表情淡漠者,加用苏合香丸;患者陷入深度昏迷,色败脉微,呼之不应,宜急用生脉注射液静脉滴注;四肢逆冷者用大剂量参附汤,从胃管灌入;伴有消化道出血者可用白及、生大黄、生地炭、白茅根煎汤,加人参、三七粉或云南白药2g,从胃管灌服。

(3)气阴两虚,脉络瘀阻证

主症:极度乏力,面色黧黑,黄疸晦暗,皮肤花纹瘀斑,两胁胀痛,尿少甚或无尿,舌质暗红或绛,苔少或薄白,脉弦细涩。

治则:益气救阴,活血化瘀。

例方:生脉饮合桃红四物汤。

药物:人参、麦冬、五味子、玄参、桃仁、红花、当归、赤芍、生地、生甘草。

尿少甚或无尿、昏迷者,取生大黄30g,芒硝30g,地榆15g,槐米15g,水煎至150~200mL,加10mL食醋,保留灌肠,每天1~2次,导泻灌肠;出血重者可加地榆、茜草根、仙鹤草、白茅根、三七粉等。

(四)淤胆型肝炎

1.基本治法

基本治法:凉血活血解毒,祛湿化痰。

基本方药:茵陈、赤芍、虎杖、大黄、丹皮、郁金、车前子、白茅根、茜草、瓜蒌。

方中茵陈清肝胆湿热;虎杖、大黄清热解毒;赤芍、丹皮、郁金、白茅根、茜草凉血活血、消瘀化滞;大黄、车前子使邪从二便而出;配瓜蒌开启中焦气机,化痰散结解毒;茵陈、大黄、郁金利胆退黄。

随症加减:胸腹满闷,按之不舒者,加厚朴、黄连、半夏;心烦欲呕者,加炒栀子、淡豆豉、藿香、蔻仁;口不渴、神疲困乏、舌质淡胖、脉弱者,加制附片;大便溏或泄泻者,去大黄,加炒白术、干姜、党参、山药、薏苡仁;发热者,加银花、连翘;寒热往来、咽干、胸胁苦满者,加柴胡、黄芩;身痒甚者,加当归、地肤子、防风、凌霄花;身黄日久、神疲乏力者,加黄芪、党参。如黄疸经久不退或苔垢厚腻者,可加黛矾散(硝石12g、矾石10g、青黛30g,共研细末)每次2g,每天3次。

2.分型施治

(1)湿热发黄

主症:面目发黄,继之全身发黄,颜色鲜明,黄色如橘子色。湿者重,兼有头身困重,大便溏薄,腹胀脘闷,口淡不渴,苔薄白,脉濡数。热重者,兼见发热,烦渴,尿少,便结,苔黄腻,脉弦数。

治则:热重者,清热化湿;湿重者,利湿解热。

例方:热重者,茵陈蒿汤;湿重者,茵陈五苓散。

药物:热重者,茵陈、栀子、大黄;湿重者,茵陈、桂枝、猪苓、泽泻、白术、茯苓。

腹胀脘闷加厚朴、香附、砂仁化湿理气;胁肋痛者,理气止痛加川楝子、延胡索;便秘者加元明粉、枳实;发热者加银花、连翘清热解毒;恶心呕吐者加陈皮、半夏化湿和胃;纳呆者加鸡内金、生山楂消食。

（2）疫毒发黄

主症:身目黄染,迅速加深,色泽鲜明,腹胀满闷,高热口渴,烦躁易怒,神志不清,齿鼻出血,斑疹隐隐,舌质绛,苔黄干燥,脉细弦或弦细。

治则:清营凉血。

例方:犀角散加减。

药物:犀角（可用水牛角代替）、黄连、升麻、山栀、茵陈、大黄、生地、丹皮、赤芍、紫草。

烦躁不安、神志不清者加服安宫牛黄丸或至宝丹;风动抽搐者加服羚羊角粉、紫雪丹;齿鼻出血加青黛、茜草、仙鹤草凉血止血;腹部满胀、尿不利者加马鞭草、车前草、瞿麦。

（3）胆郁发黄

主症:身目发黄,色鲜明,常突然出现。伴有两胁肋部疼痛,或伴有怕冷发热,恶心呕吐,大便呈陶土色,小便色赤。或疼痛如钻顶状,时作时止,呕吐蛔虫。苔黄厚,脉细弦。

治则:疏肝利胆。

例方:柴胡疏肝汤加减。

药物:柴胡、赤芍、陈皮、枳壳、川芎、香附、郁金、茵陈、金钱草、虎杖、甘草。

疼痛明显者加川楝子、延胡索理气止痛;呕吐蛔虫者加乌梅、黄连、生山楂安蛔止痛;恶心呕吐者,加黄连、竹茹、制半夏。

（4）瘀血发黄

主症:身目发黄,面色晦暗,胁肋痞块,身体消瘦,午后低热,齿鼻出血,唇舌暗紫边有瘀斑,脉沉涩。

治则:活血化瘀。

例方:血府逐瘀汤。

药物:当归、生地、桃仁、红花、枳壳、赤芍、柴胡、甘草、川芎、大黄。

胁肋痞块疼痛者加活血软坚之品如穿山甲、鳖甲;午后低热加青蒿、银柴胡、龟甲;口干欲饮、苔黄、脉数者为瘀热互结,加水牛角、丹皮、丹参、茵陈。

（5）寒湿发黄

主症:黄色晦暗,欠光泽,乏力脘闷,便溏心悸,神疲畏寒,舌质淡,苔薄白或腻,脉濡缓。

治则:温化寒湿。

例方:茵陈术附汤。

药物:茵陈、附子、干姜、白术、甘草、茯苓、泽泻、瞿麦、猪苓。

腹胀脘闷、泛恶、舌苔厚腻者,加厚朴、藿梗;胁肋隐痛作胀者加柴胡、郁金、香附等理气疏肝之品。

四、西药治疗

(一)急性肝炎

西医治疗急性病毒性肝炎缺乏特效药,重点在于对症治疗。

1.恶心、呕吐者,甲氧氯普胺口服,或肌内注射 10 毫克/次,必要时可重复 2~3 次。

2.腹胀、食欲缺乏者,可口服多酶片、胰酶、酵母片等。

3.恶心、呕吐明显,胃纳不佳者,可静脉滴注 10%葡萄糖溶液。

4.黄疸持久不退者,可采用天冬氨酸钾镁 10~20mL 加入 10%葡萄糖溶液 250mL 中,静脉滴注;也可使用甘草酸二铵欣注射液 20~30mL 加入 10%葡萄糖溶液 250mL 中,静脉滴注,每天 1 次,或维生素 K_1 10~20mg 静脉滴注,每天 1 次。

5.其他 可口服维生素 B、维生素 C。

(二)慢性肝炎

1.抗病毒治疗

(1)干扰素(IFN)疗法:为最常用的抗病毒疗法,有不同的制剂可供选用。如国产重组 IFN-α1 型和 IFN-α2 型、威康大药厂的类淋巴母细胞干扰素、上海罗氏制药有限公司的 IFN-α2a、美国先灵葆雅(北京)动物制药有限公司的重组人干扰素(IFN-α2b)、美国安进公司的合成干扰素(IFN-CONL)等。

IFN 与受体结合刺激肝细胞产生 3 种抗病毒蛋白,即 RNA 依赖性蛋白激酶、2′-5′寡腺苷合成酶及蛋白 MX,抑制病毒复制。此外,IFN 有免疫调节活性,可增强抗原递呈细胞作用。由于它可增强肝细胞膜上 HLA-Ⅰ类抗原的表达而增强毒性 T 细胞破坏感染的肝细胞的作用,增强 NK 细胞作用等,因而在抗病毒药中是作用最强的。

IFN 的各种亚型疗效近似,剂量亦相似,常用剂量为 3~5MU/d,第一周每天 1 次,然后改为隔天 1 次或每周 3 次。β-IFN 比 α-IFN 剂量大些,这种方案要比一开始就隔天给药效果为好。疗程:慢性乙型肝炎多采用 6 个月疗程,而慢性丙型肝炎多采用 6~12 个月疗程,以防止复发。目前多数专家认为最好以 5MU 治疗 6 个月以上。慢性丁型肝炎对干扰素治疗亦有反应,但远期疗效欠佳。

在慢性乙型肝炎的干扰素治疗过程中,为取得满意疗效,多选择病程不超过 5 年,HBV 复制的患者作为治疗的对象(HBeAg、HBV-DNA 和 DNA-P 阳性及血清 ALT 升高者)。也可阿糖腺苷或皮质激素与干扰素联合应用,可提高干扰素疗效。

干扰素治疗各型肝炎的第 1 周内,常见的不良反应是发热畏寒、肌肉疼痛、头痛、疲乏、纳少、恶心。如使用>$5×10^8$U/次,个别患者可出现低血压、发绀、意识模糊,甚至癫痫等不良反应。

在干扰素治疗数周后,较多患者可出现疲乏无力、食欲减退、肌痛嗜睡、易发怒激忿及情绪波动、体重下降等现象;部分患者有脱发、轻度骨髓抑制及自身抗体形成等可逆性不良反应。少数患者有抑郁、无法控制的激动、呕吐、干扰素抗体形成、自身免疫性甲状腺病等。

(2)核苷类药物:拉米夫定是新一代抗病毒核苷类药物,目前已被我国批准为治疗乙型肝炎的药物。在体外和动物模型中,拉米夫定显示出很强的抑制 HBV 复制的作用。国内、外临床试验证明拉米夫定可迅速降低 HBV-DNA 浓度,改善肝组织学的病变。在临床上,用拉米夫定治疗乙型肝炎的最大问题是该药可以引起 HBV 产生变异,其中以 P 基因 C 区 YM-DD 变异最为常见,从而影响拉米夫定的疗效。其他核苷类药物如阿德福韦酯、恩替卡韦、替比夫定等可以根据临床实际情况酌情使用。

(3)其他药物:如阿昔洛韦、阿糖腺苷、膦甲酸钠等,有抑制 HCV 的作用,但其适应证、剂量、疗程、远期疗效及和其他药物的联合应用,尚需进一步确定,利巴韦林对 HCV-RNA 有抑制作用,但疗效不如干扰素,可作为干扰素的替代方案。

2.免疫调节剂　抗乙肝免疫核糖核酸、聚肌胞、转移因子、胸腺素、左旋咪唑、白细胞介素 2 及干扰素-γ 等,抗病毒的疗效有待进一步证实。另外,猪苓多糖加乙肝疫苗疗法,以及肝炎灵注射液疗法等均可作为抗病毒药物治疗的替代方案,这些方案通过宿主免疫功能的增强而清除病毒,但其确切机制尚未阐明。

3.保肝治疗　护肝药物对慢性病毒性肝炎的疗效大多未能肯定,适当补充一些维生素如复合维生素 B、维生素 C 及维生素 K 是必要的。临床上常用的有以下几种。

(1)易善力:为磷脂和维生素等的复合制剂,能保护肝细胞结构。

(2)水飞蓟宾:为水飞蓟的提取物,能保护细胞膜及肝细胞生长,促进肝脏代谢功能。

(3)肌苷:可促使受损肝细胞恢复,防止脂肪肝,改善肝病患者症状。

(4)齐墩果酸:能减轻肝细胞变性、坏死及肝脏炎症和纤维化过程,改善症状和恢复肝功能。

(5)促肝细胞生长素:能促进肝细胞再生。

(6)甘草酸二铵:具有抗感染、保护肝细胞、免疫调节和抗病毒多种作用。

(7)甘草甜素:能减轻肝细胞脂肪变性及炎症反应,促进肝细胞再生。

(8)葡醛内酯:能抑制肝糖原分解,促进肝糖原量增加、脂肪量减少。

(9)肉毒碱:具有保肝、降脂等作用。

(三)重型肝炎

重型肝炎病情凶险,进展迅速、变症丛生,必须及时发现才能在治疗上争取主动。对病情的发展应该定时进行下列动态观察:①生命体征如体温、呼吸、脉搏、血压、神志和瞳孔大小等的变化;②脑电图、心肺功能、血气分析、血糖、血氨、凝血酶原时间及肝肾功能;③注意肝性脑病程度、扑翼样震颤、肝臭、计算能力、定向能力等。

1.注意水、电解质及热量平衡　进食量少的患者宜静脉补充水、电解质及葡萄糖,但要防止输液过多引起脑水肿。葡萄糖输入也要适量,须经常监测血糖水平,过多的糖使肝细胞内糖原大量积聚可导致脂肪积聚,不利于肝细胞功能的恢复。

2.病原治疗　清除病毒有利于疾病恢复。重型肝炎时血中干扰素的水平低,可用干扰素治疗,但易引起病情加重,须密切观察。针对乙型重型肝炎,可选用拉米夫定、膦甲酸钠。

3.免疫调控　重型肝炎患者有免疫调节功能紊乱,抑制性 T 细胞功能低下。每天用胸腺素 20mg 加入葡萄糖溶液中静脉滴注或肌内注射,每天 1 次,作为辅助治疗措施。其他免疫促进剂如转移因子、左旋咪唑、LAK 细胞也可选用。

4.防止肝细胞坏死,促进肝细胞再生

(1)血制品、白蛋白静脉输注:输注血浆或白蛋白可提高患者的血浆蛋白含量,促进肝细胞的修复和再生,对利尿、消腹水也有作用。贫血及出血者宜输新鲜全血,不仅能补充调理素及凝血因子,而且能提高血液的带氧能力,有利于患者康复。

(2)胰高血糖素-胰岛素疗法:胰高血糖素 1mg 加普通胰岛素 10U,每天静脉滴注 1 次,可防止肝细胞坏死,促进肝细胞再生,还可降低血氨,提高支链氨基酸/芳香氨基酸(BCAA/AAA)值。

(3)肝细胞生长素(HGF):可促进肝细胞再生;前列腺素 E_1(PGE$_1$)可防止肝细胞坏死,临床可试用。另外,适当补充 ATP、辅酶 A,对保护肝细胞亦有好处。

5.肝性脑病的治疗

(1)清除和抑制肠道有毒物质(内毒素)及氨的产生和吸收:①清洁灌肠:可用水 100mL 加食醋 30mL 灌肠以减少氨的吸收;②口服新霉素 4g/d,或甲硝唑 0.6~0.8g/d,或诺氟沙星 0.6~0.9g/d,以清除肠道细菌,减少蛋白质分解;③口服乳果糖或 β-半乳糖-山梨醇苷,可抑制消化道细菌的繁殖,减少氨的吸收。

(2)降血氨:常用谷氨酸钠 23g,谷氨酸钾 25.2g 或精氨酸 10~20g 加入葡萄糖溶液中静脉滴注,每天 1 次。根据血钾、钠浓度和 pH 调整用量,以早期使用为佳。

(3)脑水肿的治疗:及时、足量、反复使用高渗性脱水剂是重要措施。常用方法:①降低颅压:采用 20%甘露醇,每次 1~2g/kg,在 20 分钟内快速静脉注射,4~6 小时 1 次,疗程 3~5 天,最长 7 天;②早期使用地塞米松 5~10mg/d,静脉滴注或注射,连用 3~5 天;③在用高渗性脱水的同时予利尿、导泻,并反复应用缓解脑血管痉挛药物,如东莨菪碱、山莨菪碱、阿托品等;④50%甘油 50~100mL,鼻饲注入,每 3~4 小时 1 次,或 10%甘油溶液 1.2g/kg,每天 1 次静脉滴注,有较好的降颅压作用,且维持时间长。

6.纠正氨基酸代谢紊乱 补充支链氨基酸,恢复其与芳香族氨基酸的正常比例,可预防及治疗肝昏迷,同时又补充了氨基酸营养。目前,临床常用的主要有肝安注射液、6AA-520 等。

7.改善微循环

(1)654-2:每天 40~60mg 静脉滴注,心率过快或高热者慎用。

(2)肝素:每天 50mg 缓慢静脉滴注。如确诊有 DIC 发生,肝素的剂量可加大,但要定期监测凝血时间以掌握用量。也可输注新鲜血浆。

8.控制出血

(1)每天输液中加维生素 K_1 30~40mg 以改善凝血酶原时间;或补充凝血酶原复合物,剂量为 300U,静脉注射,每天 1 次。

(2)口服雷尼替丁 150mg,每天 2 次;或奥美拉唑 20mg,每天 1 次,以预防消化道出血。如已有上消化道出血可服用凝血酶 2000~20 000U,每 1~6 小时 1 次,也可灌注。必要时用三腔二囊管压迫止血。

9.预防及控制继发性感染 细菌感染和真菌感染是重型肝炎常见并发症,且往往无发热和白细胞增多。主要感染菌是肠道革兰阴性杆菌。口服抗生素(新霉素和制霉菌素加多黏菌素或制霉菌素加诺氟沙星)后,患者细菌感染的发生率显著降低。

10.预防及治疗肾功能不全 积极控制感染,消除高度黄疸、血容量不足、低血钾、出血等肾功能损害的诱因,对预防肾功能不全具有重要意义。肾衰竭时持续滴注多巴胺[2~4μg/(kg·h)]可增加肾血流量,逆转或减慢肾功能恶化。

(四)淤胆型肝炎

由于淤胆型肝炎的发病机制尚未完全阐明,因而缺乏特异性治疗方法,一般采取对症治疗。

1.退黄 目前常用肾上腺皮质激素,如泼尼松,每天 30mg,间隔 5~7 天减量,若第 1 周内黄疸无下降趋势,立即停药,继用无效。此外还可采用苯巴比妥 30~60mg,每天 2~3 次,5~7天黄疸开始下降,2 周后减量,疗程为 4~8 周。其他一些利胆药物如熊去氧胆酸每次 150mg,每天 3 次,S-腺苷甲硫氨酸每天 800~1800mg,可根据病情适当采用。

2.止痒 考来烯胺每天 6~15g,分 3 次口服,起效后逐渐减量至每天 1~3g 维持。其他常用药有氢氧化铝、氯苯那敏、地西泮等。

3.一般支持治疗 病情严重时,可采用输注冰冻血浆或新鲜血浆等以支持。另外,胰高血糖素-胰岛素疗法可抑制肝细胞坏死,促进肝细胞再生,尚有促进胆汁分泌作用。其给药方法通常是将胰高血糖素 1mg 与胰岛素 10U 加入 5%~10% 葡萄糖溶液 250~500mL 内,每天早、晚各 1 次,静脉滴注。

4.抗病毒治疗 在慢性淤胆型肝炎病因治疗中可采取抗病毒疗法。

5.保护肝细胞 可予维生素类如施尔康、维生素 B、维生素 C 和维生素 E,黄疸深者可加用维生素 K_1 10~20mg 肌内注射,每天 1~2 次。另外,天冬氨酸钾镁、甘草酸二铵或甘草甜素也可使用。

五、非药物治疗

(一)精神治疗

俗话说:"善治不如善养,三分吃药,七分调养。"肝病的调养意义重大。喜、怒、忧、思、悲、恐、惊是人体 7 种主要的精神情志活动,长期慢性情绪刺激或突然的情志活动,超过了人体的调节适应能力,往往会成为致病因素。肝为刚脏,喜条达而恶抑郁。怒则伤肝,致肝失调达,疏泄失常,可导致气血逆乱。忧思伤脾,脾伤则运化失常,湿浊内生,最易导致内湿与湿热疫毒相合,使病情迁延难愈。肝脾不和,为许多肝脏病常见的病理变化。若肝病而脾不虚者,则病情较为单一;若忧思伤脾,则肝病易于传脾,使肝脾同病,使病情趋于复杂。《金匮要略》有云:"见肝之病,知肝传脾,当先实脾。"即此寓意。由此可见,肝病的精神调养极为重要。总的原则是避免思虑过度,过度的思虑易于损伤脾气,暗耗心血,不利于肝病的康复,肝病的调养宜保持平和的心态,淡泊宁静;防止怒伤肝,精神抑郁、强烈的暴怒皆可导致肝气血失调,影响肝的疏泄功能,加重病情,肝病患者宜节情志,避免过度的精神刺激,尤须慎怒;保持乐观的精神状态,调养期间宜保持心情舒畅、情绪乐观,树立与疾病做斗争的勇气,切莫产生悲观、消沉、畏惧等情绪。对急性病毒性肝炎患者,要解除其思想负担,保持乐观情绪,安心静养,不可过分忧虑。慢性病毒性肝炎患者大多有情志不畅,不仅会影响其社会关系,而且也不利于康复,应加强心理疏导,增强其战胜疾病的信心。实践证明,性格开朗,心胸宽阔,情绪饱满者,可较好地调节自身的免疫功能,减轻病痛,有利于治疗和病体的恢复。气功有入静作用,患者可参加一些有益的气功锻炼,有助于康复。对淤胆型肝炎患者,应注意达理怡情,和颜制怒,宽以待人,开朗乐观,心情舒畅,则病易早愈。

(二)起居

有规律的生活、工作,对于保持身体健康有着十分重要的作用。同样,合乎适宜的起居对于肝炎患者的恢复来说有着重要的意义。做到起居有常,主要从以下 3 个方面入手:避免劳累,肝主筋,司全身筋骨关节之运动,过劳则耗血损气而伤肝,致正虚邪恋,疾病缠绵难愈;慎避外邪,肝炎患者大多体质虚弱,极易受外邪侵袭,随时注意居室通风,防寒保暖,须做到"虚邪贼风,避之有时";节情抑欲,房劳伤肾,肝肾同源,精血互生,母病及子,致肝肾同病,从而使肝病缠绵难愈,因此肝炎患者宜节制房事,使神气充沛,增强机体的抗病能力。

急性肝炎早期,应住院或留家隔离治疗休息。在肝炎症状明显期,应让患者卧床休息,有黄疸的病例更应注意。卧床休息时间要持续到症状和黄疸明显消退,方可起床活动。初起活动时可在室内散步;如症状继续好转,体力增强,可以逐步扩大活动范围,并延长活动时间。活动量一般以不觉疲乏为度。卧床休息,不仅能减少机体体力和热量消耗,而且能减少活动后的肝糖原过多分解、蛋白质分解及乳酸形成而增加肝脏负担。另外,卧床休息可增加肝脏的血流量,有利于肝脏营养和氧气供给,但不能过分强调卧床休息,以免营养过度,活动太少而形成脂肪肝,不利于肝炎的痊愈。急性病毒性肝炎患者应保持情绪稳定、生活规律、避免感冒、节制房事。肝功能正常后,仍需休息 1~2 个月,待情况稳定后,可恢复半天工作,逐步过渡到全天工作,并在 1 年内避免重体力劳动和剧烈运动。

对于慢性肝炎无明显自觉症状或症状轻微,血清氨基转移酶未见明显升高者,一般不需卧床休息,但要做到生活规律、睡眠充足、情绪乐观、饮食合理,并适度运动,如散步、做广播体操、打太极拳、练气功等。总的原则是运动量的增加以不疲劳为度。运动后如果食欲好转,身心愉快,乏力减轻,肝功能改善,则可在此基础上量力而行地加大活动量。适当的运动可强身健体,有利于疾病的康复。

重型肝炎患者必须绝对卧床休息,注意个人卫生,预防感染。

淤胆型肝炎患者一般不主张卧床休息,但症状明显,肝功能不正常的患者例外。待症状明显好转,可适量增加活动量,但以不引起疲劳为原则。饮食宜清淡而富含营养。有条件的情况下,可于每晚临睡前洗 1 次温水澡,可缓解皮肤瘙痒症状。

药物性肝炎患者应注意休息,高热量高蛋白饮食,多吃蔬菜。

(三)饮食

《黄帝内经》中即有"谷肉果菜,食养尽之"的记载,清代医家王孟英也有食物药用"性最平和,味不恶劣,易办易服"之说,因此饮食疗养对肝炎患者尤为重要。肝炎患者的饮食应坚持合理搭配、饮食有节、饮食宜忌、食宜清淡四大原则,坚持辨证施食,即根据疾病的寒热虚实,选用不同寒、热、温、凉或平性的食物而施用,以取得良好的"养"和"疗"的效果。

1.急性肝炎　合理安排肝炎患者的饮食对促进其康复很重要。急性期应以流质、半流质或易消化食物为主,少量多餐,保证水分的供给,以利于利尿退黄。恢复期可以根据患者的饮食习惯加以调剂,注意适当增加蛋白质和维生素的摄入。蛋白质按每天 1.5~1.8g/kg 补充,对脂肪不必严格限制,以免影响食欲的恢复,但须防止医源性糖尿病和脂肪肝的形成。

在饮食宜忌方面,急性肝炎早期大多有食欲缺乏、恶心、呕吐等消化道症状,往往会导致对食物中的蛋白质和脂肪的消化、吸收障碍,所以不能片面强调营养,应选择清淡、易消化的食物,或是流质、半流质,如牛奶、豆浆、稀粥、面条之类;蔬菜如西红柿、竹笋、冬瓜、茭白;水果如西瓜、橘子、橙子、柚子、山楂等。少量多餐,除三餐外,上、下午各多加一餐。待食欲好转后,再逐渐增加蛋白质类食品。常用食疗食物:芹菜、菠菜、生梨、豆腐、墨鱼、鲫鱼、田螺、赤小豆、蘑菇等。忌食香燥、动火、滋腻食品,如大蒜、辣椒、韭菜、羊肉、狗肉、鸽肉、烧鹅、烧鸭等。

食疗方如下。

（1）河鱼 250g，绿豆 120g，陈皮 6g，炖烂，吃豆及鱼，喝汤。

（2）黄花菜 10g，玉米须 20g，茅根 30g，煎水服，连服 10 天。

（3）1%王浆蜂蜜（由王浆与蜂蜜调和而成），4 岁以下每次口服 5g，5～10 岁每次服 10g，10 岁以上及成人每次服 20g，每天 2 次。

（4）雪梨 10 个，洗净切片，浸于米醋中，放置 4 小时，口服，每天 3 次。

（5）赤小豆 30g，茵陈 18g，洗净加水煮沸。服汤，每天 2 次，每次 1 小杯。

（6）黄瓜根捣烂取汁，每天早晨温服 1 小杯。

2.慢性病毒性肝炎　患者一般忌偏食，一切以有利于肝脏的营养、修复而不加重其损害为原则，宜选择清淡易消化、富含维生素和矿物质的新鲜瓜果、蔬菜及适量的瘦肉、鱼及兔肉等。烹调尽量避免用煎、炸等方法。辛辣及刺激性食物也不宜食用。

食疗方如下。

（1）米醋 1000g，鲜猪骨 500g，红、白糖各 120g，置锅内共熬（不加水），至煮沸后 30 分钟取出过滤，成人每次口服 30～40mL，小儿（5～10 岁）每次服 10～15mL，每天 3 次，饭后服。1 个月为 1 个疗程。慢性者可服 2～3 个疗程。

（2）活鲤鱼 500g，赤小豆少许放入锅内，加水 2～3L 炖之，炖至鱼熟豆烂；除去鱼头、骨、内脏，分次将鱼肉、豆、汤全部吃完。

（3）鸡骨草煲鸡蛋：鸡蛋 2 个，鸡骨草 60g，共放煲内加清水适量同煎，鸡蛋熟后，取出去壳，再放进煲内煮一会儿，喝汤吃蛋。每天 1 次，连续服用 1 周。

（4）泥鳅粉：泥鳅若干条，放进烤箱内烘干，取出研末，每服 10g，每天 3 次，饭后服用，小儿酌减。

（5）红萝卜、100g，鲜车前草 60g，芹菜 100g，共洗净切碎捣汁，加蜜糖适量调服。

（6）鲜鸡肫 1 个，萝卜 1 个，陈皮 1 片，生姜 2 片，同放入砂锅中，微火炖至烂熟。连汤带渣服用。

3.重型肝炎　患者宜食用低蛋白、低脂等食物，以及新鲜水果、蔬菜。饮食宜柔软，避免粗糙、带刺及煎炸的生硬食品，以免损伤食管引起消化道大出血。严禁饮酒，忌食辛辣有刺激性的食品及调味品。

食疗方如下。

（1）豆枣黄花粥：绿豆、黄花菜各 30g，红枣 10 枚，粳米 100g，白术 3g，共煮烂成粥，每天服 1～2 次。

（2）猪皮红枣羹：猪皮 500g，红枣 250g，冰糖 30g，共煮烂炖熟成羹，分多次吃，有清热止血功效。

（3）绿豆赤小豆汤：绿豆 30g，赤小豆 30g，白糖 15g，将前两味加水煮烂，加入白糖，分 2 次服用。

（4）栀子粥：栀子 5g，大米 60g，将栀子研成细末，大米煮粥，粥熟后加入栀子末，分 2 次服用。

（5）西瓜汁：西瓜 1 只，剖开，用纱布滤汁。每天少量频服。有清热解毒、凉血救阴的功效，适用于亚急性重型肝炎。

4.淤胆型肝炎　患者应卧床休息,进流质、易消化的饮食,禁饮酒,避免应用对肝脏有损害的药物,宜食用蔬菜、水果、瘦肉、豆制品等清淡有营养的食品,忌食肥甘、辛辣、滋腻之品。

食疗方如下。

(1)生猪胆、冰糖各适量,置锅内隔水蒸熟,配以20%糖浆,每天服3次,每次服33mL,可连服1个月。

(2)茯苓赤豆薏米粥:白茯苓粉20g,赤小豆50g,薏仁米100g,先将赤小豆浸泡半天,与薏仁米共煮粥,赤小豆煮烂后,加茯苓粉再煮成粥,加白糖少许,随意服食,每天数次。

(3)鲜茅根150g,瘦猪肉丝250g,加水适量共煮熟,加食盐、佐料,分顿服用。

(4)百合蒸,和蜜食之。治黄疸有效。

(5)芹菜煮食,治黄疸。

(6)其他一些既是食物又是药物且具有利胆退黄功效的有茵蓿、甘薯、柳叶、茭白、荸荠、麦芽等。

第十章　肝癌

肝癌可分为原发性和继发性两大类。原发性肝癌简称肝癌，是指由肝细胞或肝内胆管上皮细胞发生的恶性肿瘤。肝癌主要包括肝细胞癌、肝内胆管癌和肝细胞癌-肝内胆管癌混合型3种不同病理类型，三者在发病机制、生物学行为、组织学形态、治疗方法及预后等方面差异较大，其中肝细胞癌占到85%~90%甚至以上。目前，全世界每年肝癌新发病例约55万，是世界范围内最常见的10种恶性肿瘤之一。在我国，肝癌是第4位常见的恶性肿瘤及第3位的肿瘤致死病因，严重威胁我国人民的生命和健康。全世界每年约有25万人死于肝癌，而我国约占全球肝癌死亡数的45%。本病可发生于任何年龄，多见于中年男性，男女之比为5：1。肝癌的发病有着显著的地区分布差异性，表现为沿海高于内地，东南地区高于西北地区，沿海岛屿和江河海口又高于沿海其他地区。例如，江苏启东、海门，上海崇明，广西扶绥，广东顺德，福建莆田等地区都是我国肝癌高发区域。流行病学资料还表明，越是肝癌高发地区的患者的中位年龄越低，如广西扶绥地区为42.5岁，而低发地区如甘肃省为55岁。由于肝癌起病隐匿，早期没有症状或症状不明显，病情发展迅速，确诊时大多数患者已经达到局部晚期或发生远处转移，因此治疗困难，预后很差。

肝癌是现代医学病名。中医对肝癌的认识，散见于"肝积""肥气""脾积""痞气""伏梁""癥瘕""积聚"等病证中。早在《灵枢·邪气脏腑病形》中载："肝脉急甚为恶言，微急为肥气，在胁下如覆杯。"《难经·五十六难》曰："肝之积名曰肥气，在左胁下，如覆杯，有头足，久不愈。"又《诸病源候论·积聚病诸候》述有："诊得肝积，脉弦而细，两胁下痛，邪走心下，足胫寒，胁痛引小腹……身无膏泽，喜转筋，爪甲枯黑，春瘥秋剧，其色青。"可见，中医古籍文献中多次记载了一类具有巨大、坚硬、固定、久不愈等特点的腹部胁下肿块，发病时多伴见消瘦、胁肋腹部疼痛、黄疸、食欲消退、腹水、出血等症状，这些都与肝癌证候极其相似。

第一节　疾病认识

由于缺乏系统的解剖学知识，古人对肝癌的认识比较模糊，在我国古代医书中并无"肝癌"的病名，但对相关的症状、体征、诊治及预后等都做了较为细致的观察和记载。临床上，肝癌多以上腹部肿块、右胁肿硬疼痛剧烈、向肩背部放射、肿块进行性增大、质地坚硬而拒按及消瘦、食欲缺乏、乏力、腹胀等为主症，以发热、腹泻、出血等为兼症，晚期或伴有黄疸、腹水、昏迷等表现。根据其临床表现，早在《黄帝内经》就有类似记载，其中医病名可归属于"肝积""肥气""脾积""痞气""伏梁""癥瘕""积聚""胁痛""黄疸""膨胀""虚劳"等范畴。如《难经》中记载："脾之积，名曰痞气，在胃脘，覆大如盘，久不愈，令人四肢不收，发黄疸，饮食不为肌肤。"《圣济总录》云："积气在腹中，久不差，牢固推之不移者……按之其状如杯盘牢结，久不已，令人身瘦而腹大，至死不消。"这些记载中详细描述了发病于胁下、腹部的肿块，具有巨大、久不愈、坚硬、固定等特点，发病时可伴有黄疸、恶病质等表现，这些描述均与现代的腹腔恶性肿瘤相似。另外，《灵枢·邪气脏腑病形》曰："伏梁，在心下，上下行，是唾血。"《肘后备急方·治卒心腹癥坚方》曰："诊得肝积，脉弦而细，两胁下痛，邪走心下，足胫

143

寒,胁痛引小腹……身无膏泽,喜转筋,爪甲枯黑,春瘥秋剧,其色青。"《太平惠民和剂局方》曰:"心腹积聚,久癥癖块,大如杯碗,黄疸宿食,朝起呕吐,支满上气,时时腹胀,心下坚结,上来抢心,旁功两胁。"《太平圣惠方·治虚劳积聚诸方》言:"虚劳积聚结块,心腹胁肋刺痛。"《肘后备急方·治卒心腹癥坚方》曰:"治卒暴症,腹中有物坚如石,痛如矿刺,昼夜啼呼,不治之百日死亡。"更加详细地记录了胁下肿块伴见消瘦、胁肋腹部疼痛、黄疸、食欲消退、腹水、出血等症状,这些都与肝癌证候极其相似,并对肝癌不易早期诊断、临床进展迅速、晚期出现恶病质、临床上难以治疗、预后差等都做了较为细致的观察。

第二节　病因病机

一、中医病因病机

中医认为肝癌是受多种因素影响的复杂发病过程,感受邪毒、饮食不节、七情内伤是肝癌的主要病因,而正气亏虚、脏腑失调则是其发病的内在条件,其病机关键可归纳为毒、湿、痰、瘀、虚几方面,以正虚于内、脏腑亏虚为根本,以气滞血瘀、痰湿毒蕴为标。现将肝癌的病因病机分述如下。

1.感受邪毒　《灵枢·九针论》曰:"四时八风之客于经络之中,为瘤病者也。"《灵枢·百病始生》曰:"积之始生,得寒乃生,厥乃成积也。"张子和在《儒门事亲》中也提道"积之成也……或受风、暑、燥、寒、火、湿之邪"。中医认为外感六淫之邪,均能入侵脾胃,留着肝胆,导致脏腑功能失衡,邪毒内蕴,日久而发本病。另外,《诸病源候论》提道"积聚者,由阴阳不和,脏腑虚弱,受于风邪,搏于脏腑之气所为也",已经认识到积聚的成因既有内因正虚,又复感外邪所致,充分说明了感受外邪可以引发肿瘤,同时又与机体的内在因素密切相关。就肝癌的发生而言,外感湿热疫毒是重要外因之一。外感湿热疫毒等邪气内郁体内,恰逢正气本虚不能逐邪外出,湿浊、湿热蕴于脾胃,熏蒸肝胆,脾失健运,肝失疏泄,邪凝毒结,痰浊、血瘀、湿毒相互交阻,黄疸、积聚乃有发生。

2.饮食因素　饮食有度、卫生清洁、营养均衡则脾胃健运,气血生化充足,是维持健康的基本条件;反之,饮食不节极易损伤脾胃,气血化源受损,后天不充,致使脏腑气血虚亏。《金匮要略》中说:"秽饭、馁肉、臭鱼,食之皆伤人。"即指出进食不洁之物对身体有害。脾胃损伤,脾虚则饮食不能化生精微,而化痰浊,痰气交阻,肝脉阻塞,痰血互结,形成肝癌。《卫生宝鉴》曰:"凡人脾胃虚弱或饮食过常或生冷过度,不能克化,致成积聚结块。"《诸病源候论》说:"人之积聚癥瘕,皆由饮食不节,脏腑虚弱而生,久则成形。"都明确指出了积聚的形成与饮食因素密切相关。

3.情志因素　《灵枢·百病始生》言:"内伤于忧怒则气上逆,气上逆则六输不通,凝血蕴裹而不散,津液涩渗,著而不去,则积皆成矣。"严用和的《济生方》中亦述及"忧思喜怒之气,人之所不能无者,过则伤乎五脏,逆于四时,传克不行,乃留结而为五积",可见情志太过或不及与积病的发生有关。肝主疏泄,调畅一身之气机。肝脏与情志关系最为密切,情志改变也往往首先影响到肝,情志久郁,疏泄不及,终致气滞血瘀形成积聚而发本病。正如《素问·通评虚实论》曰:"膈塞闭绝,上下不通,则暴忧之病也。"清代《金匮翼·积聚统论》中也提道:"凡忧思郁怒,久不得解者,多成此疾。"

4.素体禀赋　中医认为肾藏精,其中"先天之精"是禀受于父母的生殖之精,它与生俱来,是构成胚胎发育的原始物质,即《灵枢·本神》所说的"生之来,谓之精"。而"后天之精"是出生后来源于摄入的饮食物,通过脾胃运化功能而生成的水谷之精气。肾为先天之本,脾为后天之本。肾中所藏精气是机体生命活动的根本,其盛衰影响着机体的生、长、壮、老、己。由此可以看出,如若一个人素有先天之精亏虚,禀赋不足,机体的气、血、津液和经络、脏腑等生理功能均会受到影响,生理功能较弱,正气不足,极易出现某些先天性疾病、生长发育不良、生殖免疫功能低下等。正如《灵枢·百病始生》言"正气存内,邪不可干""邪之所凑,其气必虚"。《景岳全书》中提道:"凡脾肾不足,及虚弱失调之人,多有积聚之病。"

另外,由于"先天之精"在人出生以后有赖"后天之精"的不断滋养,肾中精气是在不断地盛衰变化中的。《灵枢·天年》曰:"四十岁……腠理始疏,荣华颓落,发鬓斑白……"《素问·阴阳应象大论》曰:"年四十……起居衰矣;年五十,体重,耳目不聪明矣;年六十,阴痿,气大衰,九窍不利,下虚上实,涕泣俱出矣。"可见,随着年龄的增长,肾中精气不断衰退,身体功能也逐渐衰退,加之平素饮食起居不节,则肿瘤也相应多发。如明代申斗垣在《外科启玄》中言:"癌发初起时,不作寒热疼痛,紫黑色不破,里面先自黑烂,二十岁后,不慎房事,积热所生。四十岁以上,血亏气衰,味厚过多,所生十全一二,皮黑者难治,必死。"

5.正气亏虚,脏腑失调　在以上几点古人对积病发生的认识中,我们不难看出古人对正气的重视。可以说身体功能的好坏决定了疾病的发生、发展与变化。《医宗必读》中说:"积之成也,正气不足,而后邪气踞之。"《活法机要》说:"壮人无积,虚人则有之。脾胃怯弱,气血两衰,四时有感,皆能成积。"《诸病源候论·虚劳积聚候》说:"虚劳之人,阴阳伤损,血气凝涩,不能宣通经络,故积聚于内也。"禀赋不足、年老体弱、劳倦过度或他病迁延等原因均可导致正气亏虚,脏腑气血虚弱,功能失调,脾虚湿聚,痰凝血瘀而发生肝癌。正是由于正气亏虚,脏腑功能失调,成为发生肝癌的根本原因。华佗在《中藏经》中曰:"积聚、癥瘕、杂虫者,皆五脏六腑真气失而邪气并,遂乃生焉。盖因内外相感,真邪相犯,气血熏搏,交合而成也。积者系于脏也。"宋代陈无择也在《三因极一病证方论》中提道:"五积者,五脏之所积,皆脏气不平,遇时相逆而成。"

肝癌的预后转归与脾、肾、胆等密切相关。肝癌病变过程中每多兼见肝气郁结、肝克脾土、肝肾两虚等。肝为刚脏,体阴而用阳,主疏泄,性喜条达。若肝癌患者肝气郁结、土虚木乘,则易导致病情进展。肝肾精血同源,在肝癌发生发展中,肝血亏耗易连及肾水亏虚。肝、胆互为表里,肝失疏泄则影响胆汁排泄不利。

综上所述,肝癌的发生以正虚于内、脏腑功能失调为根本,气、血、湿、热、瘀、毒互结为标,受外邪侵袭、饮食不节、情志失调等多因素综合作用而发病。其病位在肝、胆,与脾、肾、胃等密切相关,病机复杂,统而言之为本虚标实、虚实夹杂之证。肝癌病证危重,防治棘手。

二、西医病因

原发性肝癌的病因和发病机制尚未完全明确,目前认为其发病是多因素、多步骤的复杂过程,受环境、遗传等因素影响,已经产生共识的是任何原因导致的慢性肝病都可能在肝癌发生和发展过程中起到重要的作用。其中,各种环境因素是肝癌发病过程的外因,而机体本身的缺陷如遗传、免疫状态低下等是肝癌发病的内因,肝癌是在内外因协同作用下,多基因突变和异常累积引发的。流行病学及实验研究已表明,病毒性肝炎与肝癌的发生有着特定的关系,目前比较明确的与肝癌有关系的病毒性肝炎有乙型、丙型和丁型3种。其他危险因素尚有长期摄入黄曲霉素、饮水污染、酒精性肝硬化、性激素、亚硝胺类物质等。

1.病毒性肝炎　慢性病毒性肝炎是原发性肝癌诸多致病因素中最主要的病因。在我国,肝癌患者中约90%有乙型肝炎病毒(HBV)感染的背景。研究表明,在HBV感染诱发肝癌的过程中,病毒DNA整合入肝细胞基因组后可激活一系列癌基因,使一些抑癌基因失活,HBV持续感染引起的肝细胞炎症、坏死及再生本身又可使某些癌基因激活,并改变肝细胞遗传的稳定性,导致细胞突变概率增加,细胞周期失控。西方国家以丙型肝炎病毒(HCV)感染常见。据报道,非甲型、乙型肝炎患者中约90%以上为HCV感染,20%~30%的HCV感染者可转变为肝硬化,此类肝硬化患者最终约有1/3会转变为肝癌,因此,HCV感染也是肝癌发生的主要危险因素之一。一般认为,HBV、HCV感染后,肝脏的病理变化遵循着慢性病毒性肝炎→肝硬化→肝癌这一发展过程,部分患者在慢性肝炎阶段就可直接发展为肝癌。

2.饮酒、饮食与饮水　嗜酒是肝癌发生的重要危险因素。在西方国家,饮酒是慢性肝病病因中最主要的因素。一些回顾性研究和前瞻性的临床与流行病学研究发现,乙醇和肝癌尚无直接关系,乙醇可增强HBV、黄曲霉素、亚硝胺等诱发肝癌的作用,因此乙醇可能是一种共同致癌物质。长期进食霉变食物或含亚硝胺食物、食物缺乏微量元素如硒元素及饮用藻类毒素污染的水等都与肝癌的发生有密切关系。流行病学调查发现粮食受到黄曲霉素污染严重的地区,肝癌发病率高。黄曲霉素产生于黄曲霉菌,为一群毒素,在肝内可很快转化为具有活性的物质,并可与大分子物质直接结合,其代谢产物黄曲霉素B有强烈的致癌作用。已检测发现,食物中黄曲霉素B的含量及人尿内黄曲霉素代谢物的排出量与肝癌死亡率明显相关。黄曲霉菌素B可能是一种环氧化物,可与DNA分子的鸟嘌呤碱基在N位行共价键结合,改变DNA的模板性质,干扰DNA的正常转录。黄曲霉素与HBV有协同致癌作用。20世纪70年代,著名的疾病预防与控制专家苏德隆教授和俞顺章教授等主持完成了"饮水污染和肝癌关系的研究",首次证实了饮水污染是肝癌的一个独立危险因素。1981年在启东等4个县进行的流行病学调查结果表明,饮沟塘水的居民肝癌死亡率大于100/10万,而饮深井水和井水居民肝癌死亡率约低于20/10万。进一步通过排除法对不同饮用水源居民体内乙肝标志物、黄曲霉素摄入量对比调查显示组间并无显著区别,得出饮水污染是一项独立危险因素的结论。反之,饮用新水源(其中腐殖酸、亚硝胺、硫酸盐等污染指标较低)的居民肝癌死亡率明显降低。近年来的研究进一步证实,在富营养化的水中存在的微囊藻类毒素是肝癌的一种致病因子,但其确切的致癌机制仍在进一步研究之中。微量元素在肝癌发生、发展过程中具有一定影响,缺硒被认为是肝癌的一个重要发病因素。

3.毒物与寄生虫　亚硝胺类、偶氮芥类、有机氯农药等化学物质是可疑的致肝癌物质。华支睾吸虫感染是导致原发性胆管细胞癌的常见病因之一。

4.遗传因素　肝癌有时出现家族聚集现象,尤其以共同生活并有血缘关系者的肝癌罹患率高,因此有人认为肝癌发生与遗传易感性有关,同时也与家族饮食生活习惯有关。有研究显示,α_1-抗胰蛋白酶缺乏症患者发生肝癌的危险性增加,肝癌与血色素沉着症的联系仅仅存在于那些患此病且能长期生存,以致发生肝硬化的患者。

三、病理

1.肝癌的大体形态及分类　肝癌结节外观多数呈球状,边界欠规则,肿瘤周围可出现卫星结节。肝脏周边部靠近薄膜的癌结节一般凸出表面但无中心凹陷。癌结节切面多呈灰白色，部分可因脂肪变性或坏死而呈黄色，也可因含胆汁呈绿色或出血呈红褐色。出血坏死多见于大结节的中央部。癌结节质地与组织学类型有关。多数肝癌伴大结节性或混合性肝硬化，部分门静脉、肝静脉腔内可见癌栓形成。

全国肝癌病理协作组在 Eggel 分类基础上又提出以下分型：

（1）块状型：最多见。呈单个、多个或融合成块，直径 5～10cm，>10cm 者称巨块型。此型肝癌中心易坏死、液化及出血；位于肝包膜附近者，肿瘤易破裂，导致腹腔内出血及直接播散。

（2）结节型：为大小和数目不等的癌结节，直径<5cm，与周围组织的分界不如块状形清楚，常伴有肝硬化。单个癌结节<3cm 或相邻两个癌结节直径之和<3cm 者称为小肝癌。

（3）弥漫型：最少见。癌结节小，呈弥漫分布，不易与肝硬化区分。

2.组织学分型

（1）肝细胞肝癌：最多见，约占原发性肝癌的 90%。癌细胞来自肝细胞，异型性明显，胞质丰富，呈多角形，排列成巢状或索状，血窦丰富，有包膜者生长较缓慢。肝细胞肝癌的肝动脉供血超过 90%，这成为目前肝癌影像学诊断及介入治疗的重要组织学基础。

（2）胆管细胞癌：较少见，癌细胞来自胆管上皮细胞，呈立方形或柱状，排列成腺样，纤维组织较多、血窦较少。

（3）混合型肝癌：最少见，具有肝细胞肝癌和胆管细胞癌两种结构，或呈过渡形态。

3.肝细胞癌分级　根据癌细胞的分化程度，将肝细胞癌分为 Ⅰ、Ⅱ、Ⅲ、Ⅳ四级，其中Ⅰ级为高分化型，Ⅱ、Ⅲ级为中分化型，Ⅳ级为低分化型，以中分化型肝细胞癌最多见。

Ⅰ级：癌细胞形态与正常肝细胞相似。一般呈索条状排列，胞质嗜酸性，细胞核圆，大小较规则，核分裂少见。

Ⅱ级：癌细胞形态轻度变形，呈索条状或巢状排列，核浆比例明显增大，胞质轻度嗜碱性，常可见到胆汁小滴，细胞核分裂增多。

Ⅲ级：癌细胞明显变形，呈巢状排列，核浆比例增大，胞质染色呈嗜酸性，胆汁小滴少见，核的大小、染色不规则，核分裂多见，有时见癌巨细胞。

Ⅳ级：癌细胞呈明显异形，可见到梭形细胞和多核巨细胞，胞质少而核深染，核分裂多，细胞排列紊乱，偶见胆汁或无胆汁颗粒。

4.特殊类型的肝癌　纤维板层型肝癌的病理诊断标准：①强嗜酸性颗粒状的癌细胞质；②在癌细胞巢间有大量平行排列的板层状纤维基质。此型是近年发现和认识的一种特殊类型的肝癌，在西方国家肝癌中所占比例较高。此型具有许多不同于肝细胞癌的特点：多见于青年人，少有 HBV 感染背景，少伴有肝硬化，甲胎蛋白（AFP）常呈阴性，癌灶多为单发，肿瘤生长缓慢，手术切除率高，预后较好。肝细胞癌患者的中位生存期为 6 个月，而纤维板层型肝癌可达 32～68 个月。手术切除肝细胞癌中位生存期为 22 个月，纤维板层型肝癌达 50 个月。

5.肝癌癌前病变　癌前病变是指具有癌变倾向，但不一定演变成癌的病变。肝癌的癌前病变有肝细胞不典型增生、肝硬化和腺瘤样增生。

（1）肝细胞不典型增生：与正常细胞比较，体积明显增大，为正常肝细胞的 2～3 倍，排列紧密，形成的细胞索较厚，胞质丰富，细胞核大且略不规则，苏木素染色深，核膜厚，染色质分布不均匀,核仁大而明显,有时出现双核。

（2）肝硬化：大量研究提示肝硬化与肝癌的发生关系密切。流行病学数据显示,在我国肝硬化合并肝癌人数占比40%,大结节性肝硬化合并肝癌则高达73%,绝大多数肝癌是在大结节性肝硬化基础上发生、发展而来。肝硬化与肝癌在分子基础上具有一定程度的一致性。病理研究显示,在肝硬化假小叶内发现不典型增生肝细胞的频率很高,有可能肝硬化发生肝癌转化的过程就是由肝细胞不典型增生恶性演化形成的。

（3）腺瘤样增生：其病理特征是肝脏呈弥漫性结节性改变。在腺瘤样增生肝组织中,可以发现不典型增生肝细胞。对腺瘤样增生患者的追踪调查证明,部分患者可以发展为肝癌。

6.肝癌的恶性生物学特征　肝癌细胞生长活跃,侵袭性强,周围血供丰富,极易侵袭包膜和血管,导致局部扩散或远处转移。

肝癌的转移有肝内转移和肝外转移,可通过血道、淋巴道和直接播散、局部扩散等方式转移到其他器官或组织。

（1）血行转移：肝内血行转移发生最早,也最常见。肝癌易侵犯门静脉及分支并形成癌栓,脱落后在肝内引起多发性转移灶。肝外最常见的转移部位为肺,其他部位有胸、肾上腺、肾及骨骼等,甚至可见肝静脉中癌栓延至下腔静脉及右心房。

（2）淋巴转移：转移至肝门淋巴结最为常见,也可转移至胰、脾、主动脉旁及锁骨上淋巴结。

（3）种植转移：少见,从肝表面脱落的癌细胞可种植在腹膜、膈、胸腔等处,引起血性腹水、胸腔积液。女性可有卵巢转移癌。

第三节　临床表现

原发性肝癌起病隐匿,早期缺乏典型症状。肝癌的亚临床前期是指从病变开始至诊断亚临床肝癌之前,患者没有临床症状和体征,临床上难以发现,通常约需10个月。经AFP普查检出的早期病例可无任何症状和体征,称为亚临床肝癌。亚临床期肝癌瘤体大小为3~5cm,但因患者多无典型症状,诊断仍较困难,平均8个月,其间少数患者可以出现上腹胀闷不适、腹痛、食欲缺乏、乏力等慢性基础肝病的相关症状。自行就诊患者多属于中晚期,如不治疗,常于3~6个月内死亡。因此,对于具备高危因素,出现上述症状者,应该警惕肝癌的可能性。

一、症状

1.肝区疼痛　是肝癌最常见的症状,右上腹疼痛最常见,多呈间歇性或持续性隐痛、胀痛或钝痛,随着病情发展加剧。疼痛部位与病变部位密切相关,如病变位于肝右叶为右季肋区疼痛,位于肝左叶则为剑突下区疼痛,癌变侵犯至膈,疼痛可牵涉右肩或右背部。疼痛原因主要是肿瘤生长压迫薄膜所致。当肝癌包块出现坏死、破裂至腹腔内大出血时可突然出现上腹部剧痛和急腹症的表现。

2.消化道症状　患者常出现食欲减退、饭后上腹饱胀腹胀、消化不良、恶心、呕吐等症状。因症状缺乏特异性,容易被忽视。

3.全身性表现　呈进行性消瘦、乏力、营养不良、发热和恶病质等。肝癌比较常见发热,多为 37.5～38℃ 的持续性低热,也可呈不规则或间歇性、持续性或者弛张性高热。此类发热多为癌性热,与肿瘤坏死物的吸收有关;如果因癌肿压迫或侵犯胆管而致胆管炎,或因恶病质抵抗力减低合并感染也可发热,此时多伴有寒战,抗生素治疗有效。

4.肝外转移灶症状　如有肺、骨、脑、胸腔等处转移,可产生相应的症状。

5.黄疸　肝癌晚期可出现黄疸,多为阻塞性黄疸,少数为肝细胞性黄疸。

6.伴癌综合征　即肝癌组织本身代谢异常或癌组织对机体产生的影响引起的内分泌或代谢紊乱的症候群,但比较少见,如自发性低血糖症、红细胞增多症、高钙血症、皮肤卟啉症、类癌综合征等,其特点是临床表现多样但缺乏特异性。

二、体征

在肝癌早期,多数患者没有明显的相关阳性体征,仅有少数患者体检可以发现轻度的肝大、黄疸和皮肤瘙痒,多是基础肝病的非特异性表现。原有肝炎、肝硬化背景的患者,可以发现肝掌、蜘蛛痣、红痣、腹壁静脉曲张、脾大等。中晚期肝癌,常见黄疸、肝大和腹水等。

1.肝大　肝脏呈进行性增大,触之质地坚硬、表面凹凸不平,有大小不等的结节甚至巨块,边缘不整齐,常有不同程度的压痛。肝癌突出于右肋弓下或剑突下时,上腹可呈现局部隆起或饱满。如癌肿位于肝脏的横膈面,则主要表现为横膈局限性抬高,肝浊音界上移,肝界扩大。肝区扪及肿物常为肝癌患者的首诊原因。

2.血管杂音　约50%的肝癌患者可在相应部位听诊到吹风样血管杂音,这是由于肝癌血管丰富而迂曲,动脉骤然变细或因肿块压迫肝动脉或腹主动脉所致。

3.黄疸　在肝癌晚期,还常出现皮肤、巩膜黄染,多是由于癌肿或肿大的淋巴结压迫胆管引起胆道梗阻所致,也可因肝细胞损害而引起。

4.肝硬化征象　在肝硬化失代偿基础上发生肝癌者有基础疾病的临床表现,如门静脉高压和脾大。原有腹水可迅速增加且具有难治性。肝癌侵犯肝包膜或向腹腔内溃破可引起血性腹水。

三、常见并发症

并发症常发生在肝癌晚期,为本病致死的主要原因。

1.肝性脑病和肾综合征　肝性脑病即肝昏迷,往往是肝癌终末期最严重的并发症之一,常因消化道出血、电解质紊乱、继发感染等诱发,一旦出现肝性脑病预后不良,约 1/3 的患者因此而死亡。肝癌晚期尤其是弥漫性肝癌,可以发生肝功能不全甚至肝衰竭,引起肝肾综合征,主要表现为显著少尿,血压降低,伴有低钠血症、低血钾和氮质血症,且多呈进行性发展。

2.上消化道出血　约占肝癌死亡原因的15%。肝癌患者多伴有肝硬化背景。肝硬化门静脉高压,尤其是门静脉和肝静脉癌栓可以进一步加重门静脉高压,进而引起食管中下段或胃底静脉曲张破裂出血。大量出血可以导致休克和肝昏迷。

3.肝癌结节破裂出血　约有10%的肝癌患者发生肝癌结节破裂出血,为肝癌最紧急而严重的并发症。癌灶晚期结节出现坏死液化,可以自发破裂或因外力而破裂,因此对肝癌患者的临床查体触诊时宜手法轻柔。如果癌结节破裂局限于肝包膜下可产生局部疼痛,肝脏迅速增大,局部可触及软包块;如破入腹腔,可引起急性腹痛、腹膜刺激征和血性腹水,大量出血可致休克甚至迅速死亡。

4.继发感染　患者因长期消耗、卧床或手术等,抵抗力减弱,容易并发多种感染,如肺炎、自发性腹膜炎、肠道感染和真菌感染等。

第四节 诊断与鉴别诊断

一、筛查和诊断

1.高危人群的监测筛查 对肝癌高危人群的筛查,有助于早期发现、早期诊断、早期治疗,是提高肝癌疗效的关键。在我国,肝癌的高危人群主要包括:具有 HBV 和(或)HCV 感染、长期酗酒、非酒精脂肪性肝炎、食用被黄曲霉素污染的食物、各种原因引起的肝硬化及有肝癌家族史等的人群,尤其是年龄 40 岁以上的男性风险更大。血清甲胎蛋白(alpha-fetoprotein,AFP)和肝脏超声检查是早期筛查的主要手段,建议高危人群每隔 6 个月至少进行一次检查。

2.影像学检查 各种影像学检查手段各有特点,应该强调综合应用、优势互补、全面评估。

(1)超声检查:腹部超声检查因操作简便、灵活直观、无创、便携、价格低廉等特点,是临床上最常用的肝脏影像学检查方法,也是目前肝癌筛查的首选方法。常规超声筛查可以早期、敏感地检出肝内直径 1cm 以上的可疑占位性病变,准确鉴别是囊性或实质性占位,并观察肝内或腹部有无其他相关转移灶。彩色多普勒血流成像不仅可以观察病灶内血供,也可明确病灶与肝内重要血管的毗邻关系,为临床治疗方法的选择及手术方案的制定提供重要信息。实时超声造影技术可以揭示肝肿瘤的血流动力学改变,帮助鉴别和诊断不同性质的肝肿瘤,凭借实时显像和多切面显像的灵活特性,在评价肝肿瘤的微血管灌注和引导介入治疗方面具有优势。

(2)电子计算机断层成像:目前电子计算机断层成像(CT)是肝癌诊断和鉴别诊断最重要的影像检查方法,用来观察肝癌形态及血供状况、检出、定性、分期及治疗后复查。CT 的分辨率高,特别是多排螺旋 CT,数秒内即可完成全肝扫描,可避免呼吸运动伪影;能够进行多期动态增强扫描,最小扫描层厚为 0.5mm,显著提高了肝癌小病灶的检出率和定性准确性。通常在平扫下,肝癌多为低密度占位,边缘有清晰或模糊的不同表现,部分有晕圈征,大肝癌常有中央坏死液化;可以提示病变性质和了解肝周围组织器官是否有癌灶;增强扫描方式(常用碘对比剂)除了可以清晰显示病灶的数目、大小、形态和强化特征外,还可以明确病灶和重要血管之间的关系、肝门和腹腔有无淋巴结肿大及邻近器官有无侵犯,为临床上准确分期提供可靠的依据,且有助于鉴别肝血管瘤。CT 检出和诊断小肝癌的能力总体仍略逊于磁共振成像。目前,CT 除常见应用于肝癌临床诊断及分期外,更多应用于肝癌局部治疗的疗效评价,特别对经导管肝动脉栓塞化疗(transcatheter arterial chemoembolization,TACE)后碘油沉积观察有优势。同时,借助 CT 的三维肝体积和肿瘤体积测量、肺和骨等其他脏器转移评价,临床应用广泛。

(3)磁共振成像(MRI):常规采用平扫+增强扫描方式(常用对比剂 Gd-DTPA),因其具有无辐射影响,组织分辨率高,可以多方位、多序列参数成像,并具有形态结合功能(包括弥散加权成像、灌注加权成像和波谱分析)综合成像技术能力,成为临床肝癌检出、诊断和疗效评价的常用影像技术。若结合肝细胞特异性对比剂(Gd-EOB-DTPA)使用,可提高≤1.0cm

肝癌的检出率和对肝癌诊断及鉴别诊断的准确性。在 MRI 或 CT 增强扫描动脉期（主要在动脉晚期），肝癌呈不均匀明显强化，偶可呈均匀明显强化，尤其是 ≤5.0cm 的肝癌，门脉期和（或）实质平衡期扫描肿瘤强化明显减弱或降低，这种"快进快出"的增强方式是肝癌诊断的特点。肝癌 MRI 和 CT 诊断，尚需结合其他征象（如假包膜等），尤其是对 MRI 其他序列上相关征象进行综合判断，方能提高肝癌诊断准确性。

（4）数字减影血管造影（DSA）：是一种侵入性创伤性检查，多主张采用经选择性或超选择性肝动脉进行 DSA 检查，当增强 CT/MRI 对疑为肝癌的小病灶难以确诊时，选择肝动脉造影，是肝癌诊断的重要补充手段。DSA 通常可以发现直径在 1cm 的肝癌，甚至可以发现直径为 0.5cm 的肝癌。对直径 1～2cm 的小肝癌，肝动脉造影正确率达 90% 以上。该技术更多用于肝癌局部治疗或急性肝癌破裂出血治疗等。肝癌在 DSA 的主要表现是肿瘤血管和肿瘤染色，还可以明确显示肝肿瘤数目、大小及其血供情况。DSA 能够为血管解剖变异、重要血管解剖关系及门静脉浸润提供正确客观的信息，对于判断手术切除的可能性和彻底性及决定合理的治疗方案有重要价值。

（5）核医学影像检查

1）正电子发射计算机断层成像（PET/CT）：氟-18-脱氧葡萄糖（^{18}F-FDG）PET/CT 全身显像通过 1 次检查能够全面评价淋巴结转移及远处器官的转移，对肿瘤进行分期，可准确显示解剖结构发生变化后或者是解剖结构复杂部位的复发转移灶，因此具有明确肿瘤分期、评价肿瘤恶性程度和预后、评价疗效等优势。碳-11 标记的乙酸盐（^{11}C-acetate）或胆碱（^{11}C-choline）PET 显像可提高对高分化肝癌诊断的灵敏度，与 ^{18}F-FDG PET/CT 显像具有互补作用。PET/CT 全身显像的优势在于：①对肿瘤进行分期，通过 1 次检查能够全面评价淋巴结转移及远处器官的转移；②再分期，因 PET 功能影像不受解剖结构的影响，可准确显示解剖结构发生变化后或者是解剖结构复杂部位的复发转移灶；③疗效评价，对于抑制肿瘤活性的靶向药物，疗效评价更加敏感、准确；④指导放疗生物靶区的勾画、穿刺活检部位；⑤评价肿瘤的恶性程度和预后。

2）发射单光子计算机断层扫描仪（SPECT-CT）：已逐渐替代 SPECT 成为核医学单光子显像的主流设备，选择全身平面显像所发现的病灶，再进行局部 SPECT-CT 融合影像检查，可同时获得病灶部位的 SPECT 和诊断 CT 图像，诊断准确性得以显著提高。

（6）肝穿刺活体组织检查：具有典型肝癌影像学特征的占位性病变及符合肝癌临床诊断标准的患者，通常不需要以诊断为目的进行肝穿刺活检。对于缺乏典型肝癌影像学特征的占位性病变，在超声或 CT 引导下细针穿刺行组织学检查，是确诊肝癌的最可靠方法，但因属创伤性检查，存在出血或针道转移等风险，在经肿瘤标志物、影像学检查等未能确诊者可视情况考虑应用。肝穿刺活检时应注意防止肝脏出血和针道癌细胞种植；禁忌证是明显出血倾向，患有严重心、肺、脑、肾疾患和全身衰竭的患者禁用。

3.肝癌的实验室辅助检查

（1）肿瘤标志物检测：AFP 测定是诊断肝细胞癌特异性的标志物，是当前诊断肝癌常用而又重要的方法，阳性率约为 70%，现已广泛用于肝细胞癌的普查、诊断、治疗效果判断、预测复发等。普查中发现 AFP 阳性可早于症状 8～11 个月出现。AFP 检查诊断肝细胞癌的标准为：在排除妊娠和生殖腺胚胎瘤的基础上，AFP ≥400μg/L 为诊断肝癌的条件之一。对 AFP 逐渐升高不降或 >200μg/L，持续 8 周者，应结合影像学及肝功能变化作为综合分析或动态观察。慢性活动性肝炎和肝硬化病例有 20%~45% 的 AFP 呈低浓度阳性,多不超过200μg/L,常先有血清 ALT(GPT)明显升高,AFP 呈同向活动,一般在 1~2 个月内随病情好转、ALT 下降而随之下降。AFP 低度升高者,应作动态观察,并与肝功能变化对比分析,有助于诊断。如 AFP 呈低浓度阳性持续达 1 个月或更久,ALT 正常,应特别警惕亚临床肝癌的存在。约 30% 的肝癌患者 AFP 水平正常,检测甲胎蛋白异质体,有助于提高诊断率。

其他肝癌标志物还包括血清岩藻糖苷酶(AFU)、γ-谷氨酰转移酶同工酶Ⅱ(GGT2)、异常凝血酶原(APT)、α₁-抗胰蛋白酶(AAT)、碱性磷酸酶同工酶(ALP-Ⅰ)等,有助于 AFP 阴性肝癌的诊断和鉴别诊断。

(2)血液生化检查:肝癌可以出现天冬氨酸氨基转移酶(AST)、谷丙转氨酶(ALT)、血清碱性磷酸酶(AKP)、乳酸脱氢酶(LDH)或胆红素的升高,白蛋白降低等肝功能异常表现,以及淋巴细胞亚群等免疫指标改变。

4.肝癌的诊断标准

(1)病理学诊断标准:肝脏占位病灶或者肝外转移灶活检或手术切除组织标本,经病理组织学和(或)细胞学检查诊断为肝癌,此为金标准。病理诊断须与临床证据相结合,全面了解患者的 HBV/HCV 感染史、肿瘤标志物及影像学检查等信息。

(2)临床诊断标准:在所有的实体瘤中,国内外都认可的是唯有肝癌可采用临床诊断标准。一般认为肝癌诊断主要取决于三大要素,即慢性肝病背景、影像学检查结果及血清 AFP 水平。国内外学术界对于肝癌的诊断标准各有不同,下面列举原发性肝癌诊疗规范(2017年版)中的临床诊疗标准。

1)有乙肝或丙肝,或者有任何原因引起肝硬化者,至少每隔 6 个月进行一次超声及 AFP 检测,发现肝内直径≤2cm 结节,动态增强 MRI、动态增强 CT、超声造影及普美显动态增强MRI 4 项检查中至少有 2 项显示有动脉期病灶明显强化、门静或延迟期强化下降的“快进快出”的肝癌典型特征,则可做出肝癌的临床诊断;对于发现肝内直径>2cm 的结节,则上述 4 种影像学检查中只要有 1 项有典型的肝癌特征,即可临床诊断为肝癌。

2)有乙肝或丙肝,或者有任何原因引起肝硬化者,随访发现肝内直径≤2cm 结节,若上述 4 种影像学检查中无或只有 1 项检查有典型的肝癌特征,可进行肝穿刺活检或每2~3个月密切的影像学随访以确立诊断;对于发现肝内直径>2cm 的结节,上述 4 种影像学检查无典型的肝癌特征,则需进行肝穿刺活检以确立诊断。

3)有乙肝或丙肝,或者有任何原因引起肝硬化者,如 AFP 升高,特别是持续增高,应该进行上述四种影像学检查以确立肝癌的诊断,如未发现肝内结节,在排除妊娠、活动性肝病、生殖胚胎源性肿瘤以上消化道癌的前提下,应该密切随访 AFP 水平及每隔 2~3 个月进行 1次影像学复查。

二、鉴别诊断

1.AFP 阳性肝癌的鉴别诊断

(1)慢性肝病:如肝炎、肝硬化,应对患者的血清 AFP 水平进行动态观察。

(2)妊娠、生殖腺或胚胎型等肿瘤:鉴别主要通过病史、体检及相关的影像学检查。

(3)消化道肿瘤:某些发生于胃肠及胰腺的腺癌也可引起血清 AFP 升高,称为肝样腺癌。除详细了解病史、体检和影像学检查外,测定血清 AFP 异质体有助于鉴别肿瘤的来源。

如胃肝样腺癌时,AFP 以扁豆凝集素非结合型为主。

2.AFP 阴性肝癌的鉴别诊断

(1)继发性肝癌:多见于消化道肿瘤、肺癌和乳腺癌转移。患者可以无肝病背景,血清 AFP 正常,而 CEA、CA199、CA724 等肿瘤标志物可能升高。影像学检查可以辅助鉴别:①肝内多发占位;②典型的转移瘤影响,可见"牛眼征"(肿物周边有晕环,中央缺乏血供而呈低回声或低密度);③增强 CT 或 DSA 造影可见肿瘤血管减少,血供没有肝癌丰富;④消化道内镜或 X 线造影检查可能发现胃肠道的原发癌灶病变。

(2)肝内胆管细胞癌:好发于 30~50 岁人群,是原发性肝癌的少见病理类型,主要依赖手术后病理检查确诊。临床症状无特异性,患者多无肝病背景,多数 AFP 不高,而 CEA、CA199 等肿瘤标志物可能升高。影像学检查 CT 平扫表现常为大小不一的类圆形低密度区,密度不均匀,边缘一般模糊或不清楚,但是最有意义的是 CT 增强扫描可见肝脏占位的血供不如肝癌丰富,且纤维成分较多,有延迟强化现象,呈"慢进慢出"特点,周边有时可见肝内胆管不规则扩张;可有局部肝叶萎缩,肝包膜呈内陷改变,有时肝肿瘤实质内有线状高密度影(线状征)。

(3)肝肉瘤:影像学检查显示为血供丰富的均匀实性占位,不易与 AFP 阴性的肝细胞癌相鉴别,患者常无肝病背景,手术后病理检查可确诊。

(4)肝血管瘤:以肝海绵状血管瘤多见,女性多发,常无肝病背景,无症状。直径<2cm 的血管瘤在超声检查时多呈高密度影,与小肝癌的低密度影迥异。直径在 2cm 以上血管瘤做 CT 增强扫描时可见自占位周边开始强化充填,呈"快进慢出"特点,MRI 呈典型的"灯泡征"。

(5)肝脓肿:多有发热、肝区叩击痛、白细胞计数和中性粒细胞分类增高等炎症征象。可能有阿米巴痢疾或化脓性疾病史而无肝病史。超声检查肝脓肿部位在未液化或脓成时易与肝癌混淆,液化后呈液性暗区则需与肝癌的中央坏死相鉴别。DSA 造影无肿瘤血管与染色,必要时可在压痛点做肝细针穿刺。抗阿米巴试验治疗显效。

(6)肝包虫:有流行牧区居住及与犬等接触史者,一般病程较长,进展缓慢,肝脏进行性肿大,质地坚硬和结节感,晚期肝脏大部分被破坏,叩诊有震颤的"包虫囊震颤"特征性表现。包虫皮内试验为特异性试验,阳性率达90%~95%。超声检查在囊性占位腔内可发现漂浮子囊的强回声,CT 有时可见囊壁钙化的结节。

(7)肝腺瘤:女性多于男性,常有口服避孕药史,多无肝病背景,^{99m}Tc 核素扫描,肝腺瘤能摄取核素,且延迟相表现为强阳性显像。

第五节　辨证要点与治疗

一、肝癌的中医药辨治

中医药治疗可改善症状,提高生活质量,延长生存期,在一定程度上稳定或缩小肝癌。结合肝癌的病因病机特点,肝癌的治疗原则总体上可归纳为扶正和祛邪两个方面。急则治其标,当以祛邪为主,采用解毒法、活血化瘀法、软坚散结法等;治病必求于本,注重扶正培本法在肿瘤治疗中的运用。治疗中,结合肿瘤发病虚实错杂的病机特点,一般宜攻补兼施,扶正祛邪并用。而在癌瘤的治疗中如何辨证运用扶正与祛邪之法,参考先贤的证治经验,早在张仲景时就已经对积聚治疗中攻、补二法的运用有着精辟的论述"治积之要,在知攻补之宜,而攻补之宜,当于孰缓孰急中辨之",指出"凡积聚未久而元气未损者,治不宜缓……速攻可也",而"积聚渐久,元气日虚,此而攻之,则积气本远,攻不易及,胃气切近,先受其伤,愈攻愈伤,则不死于积而死于攻矣"。可见,医师于肿瘤治疗中,不知辨证运用攻补二法,使用不当,一味求攻邪,不但不能治积,反而会导致胃气受损,机体正气进一步亏虚,加重病情,此乃医之过也。金元时期的著名医家刘完素于《宣明论方》中也提道"五脏之气虚,而内外诸邪所侵,故留稽不行,遂成积聚",故在治疗上主张扶正与祛邪兼顾。明代王肯堂在《证治准绳》中首先提出了积聚的初、中、末分期治疗,初期宜"治其始感之邪与留结之客者,除之、散之、行之,虚者补之";病至中期,"当祛湿热之邪,其块坚者消之,咸以软之,此时因邪久凑,正气尤虚,必以补泻迭相为用";后期则应注意"补益其气,兼导达经脉,使荣卫流通则块自消矣"。这种结合病期分别攻补的治疗原则为后世倡导和沿用。肝癌的病程中也随着发展阶段的不同,正、邪发生着长消变化。如肝癌早期正气未衰,治则重在祛邪;病至中期,随着癌肿的发展,癌毒耗损正气,邪盛正虚,宜攻补兼施;肝癌晚期,已正气大伤,虽邪毒鸱张,但机体不能耐受攻伐,故治疗宜采用以补为主的措施。

(一)肝癌的治则治法

1.治疗原则　结合肝癌的病机发展特点,治疗宜分初、中、末3个阶段:初期针对邪实,以消积攻邪为主;中期邪实正虚则宜攻补兼施;后期正虚应予以养正除积。《医宗必读·积聚》指出:"初者,病邪初起,正气尚强,邪气尚浅,则任受攻;中者,受病见久,邪气较深,正气较弱,任受且攻且补;末者,病魔经久,邪气侵凌,正气消残,则任受补。"

2.治法

(1)扶正培本法:肝癌的发病特点是本虚标实、正虚邪实、虚实夹杂,其中正气亏虚是肝癌发生的内在基础和根本原因。《素问·阴阳应象大论》曰:"治病必求于本。"故易水派代表人物张元素提出积聚的治疗之法当"养正积自除,犹之满座皆君子,纵有一小人,自无容地而出。今令真气实,胃气强,积自消矣",强调充实真气、强壮胃气,则积聚自消。肾为先天之本,脾为后天之本,正气亏虚多以脾肾亏虚为主。本病病位在肝,肝木易克制脾土,病理上肝病极易传脾,故汉代张仲景于《金匮要略》中首先提出实脾主张,指出"见肝之病,知肝传脾,当先实脾""四季脾旺不受邪"。临床中,就肝癌而言,脾虚的临床表现更为多见,因此健脾益气法成为治疗肝癌的基本治法。补土派代表人物李东垣师承易水之学,更加强调疾病的内因皆可归咎于"内伤脾胃,百病由生",治疗中尤其强调固护脾胃的重要性,提出"治脾胃即所以安五脏""善治病者,唯在调和脾胃""有胃气则生,无胃气则死"等论点。其所创立的补中益气汤现在仍在肝癌的治疗中广泛应用。目前临床中还经常运用的健脾益气类方药有四君子汤、归脾汤、人参养荣汤、十全大补汤等。常用的药物有人参、党参、生黄芪、白术、茯苓、黄精等。另外根据辨证的需要,扶正培本法中尚有益气养血法、养阴生津法、滋阴补肾法等。临床与实验结果表明,健脾理气药具有免疫调节、刺激骨髓造血、预防肿瘤及调理胃肠等作用。

(2)解毒法:古代医家很早就认识到应用解毒药治疗发病峻猛的痈疽创疡类疾病。而对于癌肿治疗应用解毒药则见于宋代东轩居士的《卫济宝书》,其曰:"一曰癌,癌疾初发者却无头绪,只是肉热痛。过一七或二七,忽然紫赤微肿……宜下大车螯散取之。然后服排脓、败毒、托里、内补等散。然后用麝香膏贴之。五积丸散,疏风和气。"提道应用败毒之剂治疗癌疾。后又言:"猛烈之疾,以猛烈之药,此所谓以毒攻毒也。"从而提出了"以毒攻毒"之法的含义。在古代,毒的概念比较广泛,包括药性,如《素问·五常政大论》曰:"大毒治病,十去其六;常毒治病,十去其七;小毒治病,十去其八;无毒治病,十去其九。"毒还包括一些食物、药物、虫兽之害,《中华大字典》有"凡恶物皆为毒"之说,即是指对于人体有害之物而言,如风毒、寒毒、湿毒、热毒等。故以毒攻毒法是指使用有毒之品、性峻力猛之药解除癌毒而抗癌的一种方法。对肝癌,将其视为"恶物",因其具有恶性增生的特点,极度危害机体。临床常用的以毒攻毒药物有全蝎、蜈蚣、蟾皮、土鳖虫、炮山甲、露蜂房、半夏、马钱子等。此类药物多具有毒性,属于虫类药或大辛大热之植物药,多具有开结拔毒之功效。

另一类解毒药物为清热解毒之品。清热解毒法针对热毒内蕴及其所致的肝癌癌毒及情志内伤或其他因素所导致的郁久化火,热毒内蕴肝胆的情况具有很好疗效。临床上常用的清热解毒药有露蜂房、白花蛇舌草、山豆根、猫爪草、龙葵、夏枯草、红豆杉、半枝莲、半边莲、穿心莲、七叶一枝花、板蓝根、大青叶、虎杖、蒲公英、苦参、龙胆草、土茯苓等。药理研究提示,清热解毒药如黄连、黄芩、半枝莲、七叶一枝花等在体外、体内均有较好的抗癌作用,并能显著延长荷瘤小鼠的生存期,减少转移的发生。清热解毒药还具有良好的消炎、抗菌、抗病毒、抗内毒素、保肝、利胆、退热、清除自由基、调节免疫等作用。清热解毒之品多苦寒伤胃,使用中须注意药物配伍。

(3)活血化瘀法:瘀血是指体内有血液停滞,包括离经之血积存体内,或血运不畅、阻滞于经脉及脏腑内的血液,它既是疾病过程中形成的病理产物,又能直接或间接作用于人体某一脏腑组织,发生多种病证。瘀血积于体内,久聚不散,则可形成癥积。清代王清任在《医林改错》中说:"积聚一症,不必论古人立五积、六聚、七癥、八瘕之名……气无形不能结块,结块者,必有形之血也。血受寒,则凝结成块,血受热,则煎熬成块。"庆云阁在《医学摘粹》中也提道:"积聚者,气血凝瘀也。积者所谓血滞而不濡者也。"瘀血也是肝积形成的重要病理基础之一,故针对癌毒以瘀血为著而设立了活血化瘀法。本法不仅可对应治疗瘀血,也是治疗肿瘤、防止肿瘤扩散与转移的一个常用方法。肝癌患者临床常见各种瘀血症状如胁下肿块坚硬刺痛、面色黧黑、肌肤甲错、胸腹壁青筋、青紫舌、舌下脉络迂曲等均为瘀血征象。临床上常用的活血化瘀药有丹参、当归、赤芍、莪术、郁金、桃仁、三棱、石见穿、乳香、没药、炮山甲、九香虫、王不留行、生大黄等。药理研究证实,活血化瘀药可直接杀伤肿瘤细胞,改善血液流变性、抗凝、抗血栓、促纤溶、调节机体免疫等,对放化疗还具有增效作用,因此广泛用于恶性肿瘤的治疗,使用中须注意辨证用药。另外,晚期肝癌需慎用活血破血之品,临床有因活血化瘀疗法使用不当或用药过于峻猛而加重病情甚至危及生命的案例报道。究其原因:①凝血功能不全,肿瘤易发生破裂出血;②肝癌患者多伴有肝硬化、门静脉高压,有消化道出血倾向。

(4)软坚散结法:肿瘤古时有"岩""石瘕"等名,突出了肿瘤为有形之物、坚硬如石的特点。软坚散结法是古代医家对一些坚硬肿块特有的治疗方法,是使用药物使肿块软化、缩小、消散的治疗方法。《黄帝内经》中虽然对积聚的治疗没有明确提出具体的治法与方药,但《素问·至真要大论》中载有的"坚者削之""结者散之""坚者软之"可视为积聚病证的治疗原则。而汉代医家张仲景虽然对积聚的论述甚少,但其创制的如鳖甲煎丸、大黄䗪虫丸、桂枝茯苓丸等都体现了软坚散结消癥的治疗大法,均为目前临床肝癌治疗的常用方剂。治疗肝癌常用的软坚散结类药物有穿山甲、龟板、鳖甲、牡蛎、海蛤壳、地龙、海藻、昆布等。

(5)疏肝理气法:肝癌病位在肝,肝主疏泄的功能影响着全身气机、血和津液的运行输布及调畅情志等功能表现。《血证论》曰:"肝属木,木气冲和条达,不致遏郁,则血脉得畅。"反之,肝气郁结,气滞则血瘀,瘀血凝结于腹中,日久可变生积块。治疗肝癌常用的疏肝理气类药物有八月札、柴胡、青皮、木香、枳壳、金铃子、延胡索、香附、乌药、槟榔、紫苏梗等。现代药理研究显示,本类药物大多表现出对肿瘤细胞的抑制作用,可诱发癌细胞向正常细胞转化。该类药物还对消化道有兴奋作用,使肠蠕动加速、收缩加强,促进积气、粪便等代谢产物排出,增加胆汁分泌等。

(二)肝癌的辨证论治

1.辨证要点　肝癌的辨证必须根据病史长短、邪正盛衰及伴随症状,辨其虚实主次,初期以正气未虚、邪实为主;中期则积块坚硬,正气渐伤,邪实正虚;疾病后期,正气衰耗,以正虚为主。

2.分型证治　由于研究者对肝癌辨治的认识不尽相同,故迄今尚未建立起统一的肝癌基本证型和治疗法则。

(1)气滞血瘀证

主症:两胁肋胀满作痛,或胁下有癥块,推之不移,拒按,甚或胁痛引背,入夜痛甚,脘腹胀闷,嗳气泛酸,恶心呕逆,纳呆食少,大便不调,或溏或结,倦怠乏力。舌质红或紫暗,可伴瘀点瘀斑,苔薄白或薄黄,脉弦细或涩。

治则:疏肝理气,活血消癥散结。

例方:复元活血汤加减。

药物:柴胡、当归、桃仁、川芎、瓜蒌、陈皮、白术、红花、大黄、䗪虫、甘草等。

若疼痛较甚者,可酌加三七粉、郁金、乳香、没药;气滞较甚者,加木香、香附、青皮、枳壳;腹胀甚者加厚朴、枳壳、大腹皮等。

(2)湿热蕴结证

主症:右胁下上腹肿块坚实,腹部胀满,胁肋刺痛,或腹大如鼓,烦躁易怒,身目俱黄如橘色,日见加深,口干口苦,便结溲赤。舌质红,苔黄腻,脉弦滑数。

治则:清利湿热,解毒软坚散结。

例方:茵陈蒿汤合鳖甲煎丸加减。

药物:茵陈、栀子、大黄、半枝莲、薏苡仁、郁金、八月札、鳖甲煎丸。

湿热重甚,还可加七叶一枝花、白花蛇舌草等清热凉血解毒之品;口苦而黏,小便黄赤者加车前子、滑石、泽泻、竹叶等;发热,口干、口臭,舌苔黄厚者,加黄连、金银花、虎杖、白花蛇舌草、知母等;皮肤瘙痒或有皮疹渗液,口中黏腻、腹满、便溏者,加炒薏苡仁、土茯苓、炒白术等;齿龈红肿渗血或鼻衄者加丹皮、青黛、小蓟;胁部痛甚者,可酌加徐长卿、蒲黄、五灵脂等。

(3)肝郁脾虚证

主症:右胁胀痛或右胁下肿块日渐增大,形体消瘦,神疲乏力,面色萎黄,胸闷泛酸,纳呆嗳气,腹胀腹泻。舌质淡胖,苔微白腻或黄腻,脉弦细。

治则:健脾化湿,疏肝活血。

例方:四君子汤合逍遥散加减。

药物:党参、丹参、大腹皮、白术、薏苡仁、茯苓、白花蛇舌草、陈皮、柴胡、当归、泽泻、甘草。

短气乏力甚者,可用生晒参易党参;胁痛、腹胀甚者,加香附、槟榔、木香、郁金、乳香、没药等;嗳气泛酸者加法半夏、竹茹、海螵蛸等;胁下肿块坚硬者加鳖甲。

(4)肝肾阴虚证

主症:右胁下上腹癥块膨隆,胁肋隐痛,形体消瘦,神疲乏力,头晕耳鸣,五心烦热,潮热盗汗,间或发热、烦渴,食少腹大,大便干结,小便短赤,甚则呕血、便血、皮下出血。舌红少津,苔薄黄或光剥苔,脉弦细数。

治则:滋阴柔肝,软坚散结。

例方:一贯煎加减。

药物:生地、芍药、丹皮、鳖甲、龟甲、北沙参、麦冬、枸杞子、女贞子、墨旱莲、当归、川楝子。

本型多见于终末期重症患者,多有危殆险症出现。大便秘结者加瓜蒌仁;烦热盗汗者加地骨皮、知母;吐血、便血者可加仙鹤草、蒲黄炭、三七粉等;神志异常者可酌加石菖蒲、远志;神昏谵语者可急用安宫牛黄丸类。

(三)常用中成药

中医中药治疗能够改善症状,提高机体的抵抗力,减轻放化疗不良反应,提高生活质量。除了采用传统的辨证论治、服用汤剂之外,我国药监部门已批准了若干种现代中药制剂如槐耳颗粒、华蟾素片、肝复乐胶囊(片)、西黄丸、艾迪注射液、康莱特注射液、鳖甲煎丸等用于治疗肝癌,具有一定的疗效,患者的依从性、安全性和耐受性均较好。

1.槐耳颗粒 主要成分为槐耳清膏,具有扶正固本、活血消癥的药用功效。适用于正气虚弱,瘀血阻滞,原发性肝癌不宜手术和化疗者辅助治疗用药,有改善肝区疼痛、腹胀、乏力等症状的作用。在标准的化学药品抗癌治疗基础上,可用于肺癌、胃肠癌和乳腺癌所致的神疲乏力、少气懒言、脘腹疼痛或胀闷、纳谷少馨、大便干结或溏泄、气促、咳嗽、多痰、面色㿠白、胸痛、痰中带血、胸胁不适等症,可改善患者生活质量。现代药理研究显示:①本品有抗肝癌作用,可抑制肿瘤生长、诱导肿瘤细胞凋亡、诱导机体产生多种细胞因子、提高机体免疫力等。槐耳颗粒和沙利度胺联合用药有明显抑制肿瘤生长的作用,其机制可能是通过下调血管内皮生长因子(VEGF)蛋白表达和降低微血管密度,促进肿瘤细胞凋亡,并且两者有协同作用。临床研究显示,槐耳颗粒治疗中晚期肝癌有一定疗效,能够提高患者肝移植术后的无瘤生存率和生存时间,对抑制肿瘤复发转移有一定的作用,尤其是针对晚期肝癌肝移植患者,能够明显改善生存状况,且并不增加免疫排斥反应的发生概率;②减毒增效作用:槐耳颗粒联合化疗治疗原发性肝癌术后复发/转移患者显示安全有效,可降低甲胎蛋白水平与不良反应发生率,改善预后。槐耳颗粒联合索拉非尼治疗小肝癌切除术后或晚期肝癌均显示临床疗效显著,患者身体功能状态变好,治疗临床有效率、临床控制率、1年生存率等提升,而患者的炎症反应指数、VEGF、甲胎蛋白(AFP)和白蛋白(ALB)水平均显著降低,联合用药的不良反应发生率低。

2.华蟾素片 主要成分为干蟾皮提取物,具有解毒、消肿、止痛等作用。适用于中、晚期肿瘤及慢性乙肝等。现代药理研究显示：①抗肿瘤作用：华蟾素 $3g/kg$ 对小鼠移植性肿瘤 H_{22} 肝癌具有抑瘤作用。体外药物试验表明华蟾素生药 $2mg/mL$ 对消化系统肿瘤株人肝癌 SMMC-7721 有杀伤作用，其机制为直接杀伤肿瘤细胞 DNA，导致肿瘤细胞坏死。从分子水平观察华蟾素有使 H_{22} 肝癌荷瘤小鼠血浆内 cAMP 含量升高，并使 cAMP/cGMP 值恢复正常的作用。临床资料表明，华蟾素与索拉菲尼联合应用或联合放射性[125]I 粒子植入术均具有协同作用，疗效比单独用药有所提高，并能减轻放疗辐射与化疗的不良反应；②免疫促进作用：华蟾素对 CTX 所致白细胞减少症有防治作用，能提高小鼠淋巴细胞比率，也可提高小鼠血清中 IgG、IgA、IgM 的含量；试验资料也表明华蟾素具有增强体液免疫和细胞免疫的功能；③抗病毒作用：试验证明，华蟾素对肝细胞及乙肝病毒均有抑制其复制的作用。

3.肝复乐胶囊（片） 主要成分为党参、醋制鳖甲、重楼、炒白术、黄芪、陈皮、土鳖虫、大黄、桃仁、半枝莲、败酱草、茯苓、薏苡仁、郁金、苏木、牡蛎、茵陈、木通、制香附、沉香、柴胡等。具有健脾理气、化瘀软坚、清热解毒作用。适用于肝瘀脾虚为主证的原发性肝癌，症见上腹肿块，胁肋疼痛，神疲乏力，食少纳呆，脘腹胀满，心烦易怒，口苦咽干等。现代药理研究显示：①抗肝癌作用：本品具有抑制 Hep G2 细胞增生的作用，对荷瘤小鼠肝癌也有一定的抑制作用，可诱导正常荷瘤小鼠产生干扰素，提高小鼠 NK 细胞活性和增强小鼠巨噬细胞吞噬功能。临床观察发现，单纯使用肝复乐胶囊可以改善肝癌患者的临床症状，恢复患者的体力状况，改善其生活质量，降低 AFP 值，延长患者的生存期；配合手术治疗、化疗、TACE、门静脉穿刺化疗、射频治疗及联合索拉非尼治疗等均提示抗肝癌疗效较好，并可以提高患者免疫能力和改善其生活质量；②保肝作用：本品对对乙酰氨基酚和四氧化碳所致小鼠急性肝损伤有一定保护作用。对原发性肝癌经导管动脉化疗栓塞后肝损伤具有预防作用。

4.西黄丸 本方来源于清代王维德的《外科证治全生集》，主要由牛黄、麝香、醋乳香、醋没药组成，具有清热解毒、消肿散结功效。适用于热毒壅结所致的痈疽疔毒、瘰疬、流注等，现代也广泛用于癌肿的治疗。现代药理研究显示：①抗肝癌作用：可提高荷肝癌 H_{22} 小鼠生存状态，延长其生存时间，提高荷瘤小鼠生存率。其抗肿瘤作用机制主要体现在体外抑制肿瘤细胞增生、诱导肿瘤细胞凋亡、抗新生血管生长及调节免疫功能等方面；②改善肝癌患者生活质量：研究显示本品能明显改善肝癌患者的生活质量，缓解肝癌引起的腹胀、纳少等临床症状，并对疼痛有较好的控制作用。晚期癌症患者或化疗、放疗失败后的肝癌患者，有规律地口服西黄丸，可以提高生活质量，改善肝癌患者腹胀、腹痛、纳少等症状明显，肝功能损害及肝区疼痛也有所改善。

5.艾迪注射液 主要成分为斑蝥、人参、黄芪、刺五加，具有清热解毒、消瘀散结作用。适用于原发性肝癌、肺癌、直肠癌、恶性淋巴瘤、妇科恶性肿瘤等。现代药理研究显示：①抗肝癌作用：本品对癌细胞有直接杀伤和抑制作用，对小鼠 H_{22} 实体瘤有明显的抑制作用，可增强小鼠自然杀伤细胞（NK）的活性；可抑制体外培养 Bel-7402 人肝癌细胞的增生并诱导癌细胞分化，显著降低反映肝细胞恶变的 AFP 的分泌量和 γ-谷氨酰转肽酶（γ-GT）、醛缩酶（ALD）活性。艾迪注射液常联合化疗用于原发性中晚期肝癌的治疗，同时对肝转移瘤疗效显著；②免疫调节作用：能增强机体的非特异性和特异性免疫功能，提高机体的应激能力；③减毒增效作用：本品常和抗癌药 5-氟尿嘧啶（5-FU）、环磷酰胺（CTX）联合应用及与放疗同步治疗有协同增效作用，能使白细胞和血小板保持在正常范围，可对介入化疗起到协同、增效、减毒及提高免疫力的作用;④逆转多药耐药:本品具有逆转肝癌细胞多药耐药(MDR)的作用,其机制可能与下调多药耐药相关蛋白 MRP1、P-gp 表达,上调凋亡相关蛋白 PDCD5的表达有关。

6.康莱特注射液　主要成分为注射用薏苡仁油,具有益气养阴、消肿散结功效。适用于手术前及不宜手术的脾虚痰湿型、气阴两虚型原发性非小细胞肺癌及原发性肝癌。配合放、化疗有一定的增效作用。对中晚期肿瘤患者具有一定的抗恶病质和镇痛作用。现代药理研究显示:①抗肝癌作用:本品对裸鼠移植性人体肝癌有一定抑制作用,能有效抑制 C57 小鼠肝癌模型的成瘤率及肿瘤的生长;②减毒增效作用:康莱特注射液分别和 5-FU、卡铂(CP)、顺铂(DDP)、丝裂霉素(MMC)联用比单纯化疗有明显的增敏作用,对 5-FU、CTX 或 CP 引起的小鼠白细胞降低、谷丙转氨酶(ALT)升高,以及 DDP 引起的小鼠血清尿素氮(BUN)升高有抑制作用;③免疫调节作用:本品能促进荷瘤小鼠的脾淋巴细胞增生,提高 NK 细胞的活性,促进巨噬细胞吞噬功能;对荷瘤和正常小鼠的常压耐缺氧存活时间、游泳时间有一定延长作用;④镇痛作用:本品可抑制乙酸所致的小鼠疼痛反应,使扭体次数减少。

7.鳖甲煎丸　本方来源于东汉张仲景的《金匮要略》,由鳖甲胶、阿胶、炒蜂房、鼠妇虫、炒土鳖虫、蜣螂、精制硝石、柴胡、黄芩、制半夏、党参、干姜、姜制厚朴、桂枝、炒白芍、射干、桃仁、丹皮、大黄、凌霄花、葶苈子、石韦、瞿麦组成,具有益气养血、活血化瘀、软坚散结等功效,是治疗肝脏疾病的常用古方,临床多用于治疗肝纤维化、肝硬化及肝癌,疗效显著。现代药理研究显示:①保肝抗感染作用:鳖甲煎丸能够明显缓解肝脏炎症,促进 ALT、AST 等肝功能指标恢复正常,同时可调控如 SOD、MDA、HYP、$TGF-\beta_1$、CTGF、$TNF-\alpha$ 等各项细胞因子的表达水平,从而达到缓解肝脏炎症、保护肝脏的目的;②抗肝纤维化、肝硬化:本品可显著抑制肝纤维化患者血清中 HA、LN、PCⅢ、Ⅳ-C 等胶原的表达水平,同时能够调节 MMPs/TIMPs比例,抑制肝脏中 ECM 的生成及促进其降解,减少其在肝脏中的沉积。另外,鳖甲煎丸还可通过调控 Wnt 及 NF-κB 信号通路,从而抑制 HSC 增生、缓解肝脏炎症,从而达到抗肝纤维化、肝硬化的目的;③抗肝癌及抑制其侵袭转移:本品可显著抑制癌细胞增生及促进其凋亡,同时可抑制肿瘤组织中血管生成。鳖甲煎丸还可通过调控肝癌细胞中 RhoA/ROCK、STAT及 Wnt 等信号通路,显著抑制肿瘤组织生长、减少新生血管数量,从而达到抗肿瘤的目的。此外有研究表明,鳖甲煎丸可介导细胞炎症反应,改善肝癌细胞微环境,影响肿瘤的发生发展;④调节机体免疫功能:鳖甲煎丸可显著提高荷瘤小鼠的抗体水平,同时能够调控荷瘤小鼠外周血中 $CD4^+T$ 细胞亚群的比例和降低 $CD8^+T$ 细胞亚群的比例,纠正 $CD4^+T/CD8^+T$ 的失衡,改变 Th1/Th2 漂移现象,维持 Th1 功能亚群的优势,表明鳖甲煎丸对机体免疫功能有显著的改善作用。

(四)中医外治法

1.双柏散　侧柏叶 2 份,大黄 2 份,泽兰 1 份,黄柏 1 份,薄荷 1 份,配药后共研细末,备用。临用时加等份量的开水和适量(约 1/10 份量)蜂蜜调成糊状,或经煲煮,或用微波炉加热,待凉至 60℃左右时外敷疼痛局部,外盖玻璃纸及棉絮,并以多头带绑扎固定。每例每次用 150~300g,外敷持续 6 小时左右,每天 1 次。对于肝癌轻、中度疼痛患者,使用双柏散外敷能够简单、有效地控制疼痛,不良反应极少。

2.消瘤止痛外敷散 青黛40g,雄黄30g,明矾30g,芒硝10g,制乳香50g,制没药50g,冰片10g,蟾蜍20g,麝香2g,上药除芒硝、麝香外,共研细末再加入芒硝搅匀,分成15份,每取1份,用50%以上的白酒和红醋将其调成糊状,取1/15麝香均匀撒在药面上,若外敷局部出现发红、瘙痒、皮疹者,则停用1~2天,症状好转后继续使用。本品具有良好的镇痛作用,对中晚期肝癌疼痛的缓解效果优于布桂嗪;具有抑癌作用,可抑制癌瘤组织生长,缩小癌块面积,并能降低AFP水平。

3.加味金黄膏贴敷 冰片50g,甘油50g,陈皮75g,厚朴75g,胆南星75g,大黄75g,白芷75g,天花粉75g,黄蜡100g,苍术125g,姜黄125g,黄柏250。按比例研成粉末,过筛后加辅型剂调制成药膏。治疗时将药膏均匀地涂抹在防水油纸上,覆盖一层纱布,面积以稍大于疼痛范围为宜,敷贴在上腹部或右上腹部疼痛处,用胶带紧贴周围,每8小时更换1次,持续治疗7天。皮肤感染或有溃疡、皮疹者禁止使用。

4.温阳止痛膏 由附片、白芥子、乳香、没药、蟾酥、雄黄、全蝎、蜈蚣、大黄、丹参各等份,冰片0.5份组成,使用时贴于肝区疼痛部位及肝俞、章门处,每天1贴,保留24小时,连用2周为1个疗程。温阳止痛膏对原发性肝癌具有较好的止痛功效。

5.肝舒贴 主要由虎杖、姜黄、川芎、乳香等药物组成,贴于肝区胁肋疼痛部位(期门、日月、章门穴)处,2~3天换贴1次,2周为1个疗程。肝舒贴治疗肝癌肝区疼痛疗效显著,且无明显不良反应。

6.消肿止痛散结膏 由三棱、莪术、天花粉、土贝母、夏枯草、山慈菇、半夏、芒硝各30g,冰片20g,蟾酥10g,青黛10g组成。贴于期门、肝俞穴处,保留贴敷时间3~5天换贴1次,10天为1个疗程,观察2个疗程。针对肝癌肝区疼痛,消肿止痛散结膏有很好的疗效,且不良反应小,更具有安全性。

7.消痰通络凝胶 由天南星、半夏、山慈菇及威灵仙等组成,于疼痛部位局部涂擦消痰通络凝胶,用药面积直径大于痛处皮肤1cm,剂量为$1mL/cm^2$,每天规律使用3次,共1周。消痰通络凝胶对癌性疼痛有明确疗效,可以改善患者的生活质量,是治疗癌性疼痛的有效方法之一。

8.癌痛宁巴布剂 川乌头9g,魔芋10g,山豆根15g,丹参10g,莪术10g,红花5g,麝香0.5g,冰片3g,规格:每张8cm×12cm,实验研究显示,癌痛宁巴布剂对正常小鼠及荷瘤小鼠有明显的镇痛作用。临床和实验研究均提示本品具有良好的安全性。

(五)食疗

肝癌患者要注重保证营养的摄入,可适当选用具有"软坚散结"作用的食品,如甲鱼及增强免疫功能的食物;要保持大便通畅,因此应保证食物中的纤维素成分,适当摄入新鲜蔬菜、水果;忌烟酒和辛辣刺激,慎食油腻食物,食物不宜坚硬粗糙或过烫,以防诱发消化道出血,有腹水时应限制盐的摄入。

根据辨证可选用食疗方如下。

1.鲤鱼赤小豆冬瓜汤 适用于湿热蕴结者。鲜鲤鱼1条,赤小豆30g,冬瓜50g。鲤鱼去鳞及内脏,与赤小豆加水煮,至半熟时加入冬瓜至熟烂即可。

2.藤梨根瘦肉汤 适用于热毒蕴结者。鲜猕猴桃根100g,瘦猪肉200g,姜3片。共煮至熟,调味即食。

3.西洋参甲鱼汤 适用于肝肾阴虚、气血亏虚者。活甲鱼1只，西洋参25g,枸杞20g。甲鱼去头和内脏,洗净斩块。将甲鱼块、壳和姜片一起放入水中煮沸后加入西洋参,煮开后慢炖50~60分钟,最后加入枸杞,调味后即可食用。

二、肝癌的西医治疗

(一)肝癌治疗决策

随着对肝癌研究的不断深入及各种肝癌治疗新技术和新药物的发展,目前肝癌的治疗呈多样化。合理治疗的选择需要考虑患者的全身情况、患者肝功能的储备情况及肿瘤局部本身所具有的特点等多方面因素,目前在国际上尚无统一的治疗选择标准。

肝癌的分期对于预后的评估、合理治疗方案的选择至关重要。影响肝癌患者预后的因素很多,包括肿瘤因素、患者一般情况及肝功能情况,据此国外有多种分期方案,如 BCLC、TNM、JSH、APASL 等。依据我国的具体国情及实践积累,中华人民共和国国家卫生健康委员会发布的《原发性肝癌诊疗规范(2019 年版)》推荐下述肝癌的分期方案及治疗决策路径,包括Ⅰa期、Ⅰb期、Ⅱa期、Ⅱb期、Ⅲa期、Ⅲb期、Ⅳ期。

(二)原发性肝癌的治疗原则

1.早期诊断和治疗 早期发现、早期治疗仍是提高患者生存率的重要途径,此部分患者治疗预后最佳。但因为肝癌发病的隐蔽性,如何早期发现,寻找新的诊断筛查标准是重点难点问题。加大对肝癌高危人群的科普宣传教育,提高患者的体检及危患意识也是提高诊断率的关键环节。

2.治疗规范合理 治疗过程中应注重治疗的规范性和合理性原则。"规范化"一是为首诊的患者选择合适的首次治疗方法;二是为进行过初次治疗后的患者选择合适的后续和序贯治疗。"合理性"应充分结合我国的具体国情及实践积累,可依据国家抗癌协会推出的肝癌治疗指南。以目前提供的肝癌循证医学证据,主要包括:①肝癌早期切除(微创治疗、肝移植)可提高患者的无瘤生存率;②TACE 可延长中晚期肝癌患者带瘤生存期;③索拉菲尼可延长中晚期肝癌患者生存时间。

3.综合治疗 肝癌的治疗手段逐步丰富多样化,使得肝癌的临床疗效也有了很大提升。综合治疗是患者生存的重要保证。对于早期肝癌而言,手术切除、微创治疗及肝移植等均可取得较好的疗效,但最佳效果的取得仍涉及多种方法的合理应用,如根治性治疗本身、围术期处理、肝癌术后最佳辅助与新辅助治疗方案的确定及不同复发情况下治疗方案的确定等。国内外的肝癌研究者对综合治疗进行了多方面的研究和探索,由多种治疗方法的单纯组合发展为多个学科之间的协同联合研究。

(三)原发性肝癌治疗方法的选择

目前肝癌的治疗方案主要包括四大类:手术切除治疗、肝移植、TACE、局部消融治疗、放射治疗、全身治疗及对症支持治疗。

1.手术切除治疗 肝癌治疗性切除术是目前治疗肝癌最有效的方法之一,凡有手术指征者均应不失时机争取手术切除,特别是早期肝癌患者。

肝切除术的基本原则:①彻底性:完整切除肿瘤,使切缘无残留肿瘤;②安全性:保留有足够功能的肝组织(具有良好血供及良好的血液和胆汁回流)以术后肝功能代偿,降低手术死亡率及手术并发症。肝癌术后残留肝的功能储备是否能维持患者的生命需求是决定手术成败的关键。我国大多数肝癌患者合并肝硬化,肝脏储备功能下降,手术风险大。

手术适应证:①肝脏储备功能良好的Ⅰa期、Ⅰb期和Ⅱa期肝癌是手术切除的首选适应证,尽管以往有研究显示对于直径≤3cm肝癌,切除和射频消融疗效无差异,但最近的研究显示外科切除的远期疗效更好;②在部分Ⅱb期和Ⅲa期肝癌患者中,手术切除有可能获得比其他治疗方式更好的效果,但需更为谨慎的术前评估。对于多发性肝癌,相关研究显示,在满足手术安全性的条件下,肿瘤数目≤3枚的多发性肝癌患者可能从手术获益;若肿瘤数目>3枚,即使已手术切除,在多数情况下其疗效也并不优于TACE等非手术治疗;③对于其他Ⅱb期和Ⅲa期肝癌,如有以下情况也可考虑手术切除:如肿瘤数目>3枚,但肿瘤局限在同一段或同侧半肝者,或可同时行术中射频消融处理切除范围外的病灶;合并门静脉主干或分支癌栓者,若肿瘤局限于半肝,且预期术中癌栓可完整切除或取净,可考虑手术切除肿瘤并经门静脉取栓,术后再结合TACE、门静脉化疗或其他全身治疗措施;如合并胆管癌栓且伴有梗阻性黄疸,肝内病灶也可切除的患者;伴有肝门部淋巴结转移者,切除肿瘤的同时行淋巴结清扫或术后行放射治疗;周围脏器受侵犯,但可一并切除者。

此外,对于术中探查不适宜切除的肝癌,可考虑术中肝动脉结扎(已少用,有时用于肝癌破裂出血时的手术止血)和(或)肝动脉、门静脉插管化疗或术中其他的局部治疗措施等。

术前治疗:对于不可切除肝癌,肝动脉结扎插管、TACE、外放射等治疗可能导致肿瘤降期从而使部分患者获得手术切除的机会,降期后切除的肝癌患者可能获得较好的长期生存效果。对于可切除肝癌,术前TACE并不能改善患者生存率。

术后治疗(转移复发的防治):肝癌手术切除后5年肿瘤复发转移率高达40%~70%,这与术前可能已存在微小播散灶或多中心发生有关,故所有患者术后需要接受密切随访。一旦发现肿瘤复发,根据肿瘤复发的特征,可选择再次手术切除、局部消融、TACE、放疗或系统治疗等,以延长患者生存期。对于高危复发者,有临床研究证实术后TACE治疗有一定的效果,能发现并控制术后肝内微小残癌,但该结论需要进一步证实。此外,对于伴有门静脉癌栓患者术后经门静脉置管化疗联合肝动脉化疗栓塞,也可延长患者生存期。尽管有临床研究提示,干扰素-α可减少复发、延长生存期,但仍存争议,目前仅推荐应用于合并慢性乙肝背景的肝癌术后患者。亦有大会报道,国内多中心随机平行对照研究结果表明,中药槐耳颗粒对肝癌根治性切除术后患者有一定的预防复发转移作用。

2.肝移植 对于肝硬化肝癌治疗具有优越性,但不适用于肝癌已有血管侵犯及远处转移者。第一,肝移植术能将肝内病灶完全祛除,降低了复发率;第二,当合并有肝硬化及门静脉高压等其他病变时,移植能将这些因素一并解决;第三,切除的肝脏方便做全面的病理学检查,以便更加准确地评估预后。目前国际上比较通用的肝移植标准是Milan标准,即单个肿瘤直径<5cm,或肿瘤数目<3个,最大直径<3cm。肝移植的缺点是供肝源缺乏、手术风险大、手术费用高等。

3.TACE 因原发性肝癌起病隐匿,约80%的患者在就诊时已经丧失了外科手术治疗的机会。因此,以介入治疗为主的非手术治疗是十分重要的手段之一。TACE治疗在国内亦称介入治疗,目前被公认为肝癌非手术治疗的最常用方法之一,具有靶向明确、创伤小、可重复、患者容易接受等特点,是目前不能手术切除的中、晚期肝癌的常用治疗方法。

TACE的基本原则:①要求在数字减影血管造影机下进行;②必须严格掌握临床适应证;

③必须强调超选择插管至肿瘤的供养血管内治疗;④必须强调保护患者的肝功能;⑤必须强调治疗的规范化和个体化;⑧如经过4~5次TACE治疗后,肿瘤仍继续进展,应考虑换用或联合其他治疗方法,如外科手术、局部消融和系统治疗及放疗等。

适应证:①Ⅱb期、Ⅱa期和Ⅱb期的部分患者,肝功能分级Child-Pugh A或B级,ECOG评分0~2分;②可以手术切除,但由于其他原因(如高龄、严重肝硬化等)不能或不愿接受手术的Ⅰb期和Ⅱa期患者;③多发结节型肝癌;④门静脉主干未完全阻塞,或虽然完全阻塞但肝动脉与门静脉间代偿性侧支血管形成;⑤肝肿瘤破裂出血或肝动脉-门脉静分流造成门静脉高压出血;⑧控制局部疼痛、出血及栓堵动静脉瘘;⑦肝癌切除术后,DSA造影可以早期发现残癌或复发灶,并给予介入治疗。

禁忌证:①肝功能严重障碍(Child-Pugh C级),包括黄疸、肝性脑病、难治性腹水或肝肾综合征;②凝血功能严重减退,且无法纠正;③门静脉主干完全被癌栓栓塞,且侧支血管形成少;④合并活动性肝炎或严重感染且不能同时治疗者;⑤肿瘤远处广泛转移,估计生存期<3个月者;⑥恶病质或多器官功能衰竭者;⑦肿瘤占全肝比例≥70%癌灶(如果肝功能基本正常,可考虑采用少量碘油乳剂分次栓塞);⑧外周血白细胞和血小板显著减少,白细胞<3.0×10^9/L(非绝对禁忌,如脾功能亢进者,与化疗性白细胞减少有所不同),血小板<50×10^9/L;⑨肾功能障碍:肌酐>2mg/dL或者肌酐清除率<30mL/min。

术后常见不良反应:栓塞后综合征,是TACE治疗的最常见不良反应,主要表现为发热、疼痛、恶心和呕吐等。发热、疼痛的发生原因是肝动脉被栓塞后引起局部组织缺血、坏死,而恶心、呕吐主要与化疗药物有关。此外,还有穿刺部位出血、白细胞计数下降、一过性肝功能异常、肾功能损害及排尿困难等其他常见不良反应。介入治疗术后的不良反应会持续5~7天,经对症治疗后大多数患者可以完全恢复。

影响TACE远期疗效的主要因素:①肝硬化程度、肝功能状态;②血清AFP水平;③肿瘤的容积和负荷量;④肿瘤包膜是否完整;⑤门静脉有无癌栓;⑥肿瘤血供情况;⑦肿瘤的病理分型。

随访及TACE间隔期间治疗:一般建议第一次TACE治疗后3~6周复查CT和(或)MRI、肿瘤相关标志物、肝肾功能和血常规等;若影像学检查显示肝脏瘤灶内的碘油沉积浓密、瘤组织坏死并且无增大和无新病灶,暂时不做TACE治疗。至于后续TACE治疗的频率应依随访结果而定,主要包括患者对上一次治疗的反应、肝功能和体能状况的变化。随访时间可间隔1~3个月或更长时间,依据CT和(或)MRI动态增强扫描评价肝脏肿瘤的存活情况,以决定是否需要再次进行TACE治疗。目前主张综合TACE治疗,即TACE联合其他治疗方法,目的是控制肿瘤、提高患者生活质量和让患者带瘤长期生存。

4.局部消融治疗 影像引导下经皮局部消融技术(PIGTA)作为一种肿瘤微创治疗方法,近几年在国内外发展迅速,已逐渐成为肿瘤非手术治疗的常用手段之一。PIGTA是借助影像技术的引导,对肿瘤进行靶向定位,应用物理或化学方法杀死肿瘤组织。局部消融最常用超声引导,具有方便、实时、高效的特点。CT及MRI结合多模态影像系统可用于观察超声无法探及的病灶。CT及MRI引导技术还可应用于肺、肾上腺、骨等转移灶的消融等。治疗特点包括:①直接作用于肿瘤,具有高效快速杀伤肿瘤的优势;②治疗方位局限于肿瘤及其周围组织,对机体影响小,可以反复应用。常用的PIGTA包括射频消融(RFA)、微波消融(MWA)、激光消融、冷冻消融、无水乙醇瘤内注射(PEI)和超声聚焦刀(HIFU)等。治疗途径包括经皮、腹腔镜手术和开腹手术3种。目前,PIGTA已经成为继手术切除和介入治疗之后的第三大肝癌治疗手段,特别是在小肝癌的治疗方面,射频消融(RFA)目前已被推荐为早期肝癌的一线治疗手段。

适应证:局部消融治疗适用于单个肿瘤直径≤5cm;或肿瘤结节不超过3个、最大肿瘤直径≤3cm;无血管、胆管和邻近器官侵犯及远处转移,肝功能分级为Child-Pugh A级或B级的肝癌患者,可获得根治性的治疗效果。对于不能手术切除的直径为3~7cm的单发肿瘤或多发肿瘤,可联合TACE。

常见消融手段:①RFA:是肝癌微创治疗最具代表性的消融方式,其优点是操作方便,住院时间短,疗效确切,花费相对较低,特别适用于高龄患者。对于直径≤3cm的肝癌患者,RFA的无瘤生存率略逊于手术切除。与PEI相比,RFA具有根治率高、所需治疗次数少和远期生存率高的显著优势。RFA治疗的精髓是对肿瘤整体灭活并尽量减少损伤正常肝组织,其前提是对肿瘤浸润范围和卫星灶的确认。超声造影技术有助于确认肿瘤的实际大小和形态,界定肿瘤浸润范围,检出微小肝癌和卫星灶,为制定消融方案灭活肿瘤提供了可靠的参考依据;②MWA:是我国常用的热消融方法,在局部疗效、并发症发生率及远期生存方面与RFA相比都无显著差异。其特点是消融效率高,避免RFA所存在的"热沉效应"。现在的MWA技术也能一次性灭活肿瘤,血供丰富的肿瘤可先凝固、阻断肿瘤主要滋养血管,再灭活肿瘤,可以提高疗效。建立温度监控系统可以调控有效热场范围,保证凝固效果。随机对照研究显示,两者之间无论是在局部疗效和并发症方面,还是生存率方面都无统计学差异。MWA和RFA这两种消融方式的选择可根据肿瘤的大小、位置选择;③PEI:适用于直径≤3cm肝癌的治疗,局部复发率高于RFA,但PEI对直径≤2cm的肝癌消融效果确切,远期疗效类似于RFA。PEI的优点是安全,特别适用于癌灶贴近肝门、胆囊及胃肠道组织,而热消融治疗(RFA和MWA)可能造成损伤的情况下。

5.放射治疗　目前认为,肝细胞癌属于放射线敏感的肿瘤,其放射敏感性仅次于骨髓、淋巴组织和肾。临床试验结果表明,肝癌患者能够从放射治疗剂量大于45~50Gy中得到生存期获益。不能切除的原发性肝癌,需要接受包括放射治疗在内的多模式综合治疗。放射治疗分为外放疗和内放疗,外放疗是利用放疗设备产生的射线(光子或粒子)从体外对肿瘤进行照射,内放疗是利用放射性核素,经机体管道或通过针道植入肿瘤内。

(1)外放疗:适用于伴有门静脉/下腔静脉癌栓或肝外转移的Ⅲa期、Ⅲb期肝癌患者,多属于姑息性放疗,有一部分患者肿瘤缩小或降期,可获得手术切除机会。肝外转移包括淋巴结转移、肺转移、骨转移、肾上腺转移、脑转移、腹膜和胸腔内膜转移等,也可用于等待肝癌肝移植前的治疗。对肝外转移的患者,外放疗可减轻疼痛、梗阻或出血等症状,使肿瘤发展减缓,从而延长患者生存期。中央型肝癌切缘距肿瘤≤1cm的窄切缘术后可以辅助放疗。

(2)内放疗:放射性粒子植入是局部治疗肝癌的一种有效方法,包括 ^{90}Y 微球疗法、^{131}I 单克隆抗体、放射性碘化油、^{125}I 粒子植入等,放射性粒子可持续产生低能X射线、γ射线或β射线,在肿瘤组织内或在受肿瘤侵犯的管腔(门静脉、下腔静脉或胆道)内植入放射性粒子后,通过持续低剂量辐射,最大程度杀伤肿瘤细胞。粒子植入技术包括组织间植入、门静脉植入、下腔静脉植入和胆道内植入,分别治疗肝内病灶、门静脉癌栓、下腔静脉癌栓和胆管内癌或癌栓。

6.全身治疗　对于没有禁忌证的晚期肝癌患者,全身治疗可以减轻肿瘤负荷,改善肿瘤相关症状,提高生活质量,延长生存时间。

(1)分子靶向药物:分子靶向治疗是现代肿瘤治疗领域的突破性进展,代表了肿瘤生物治疗的最新发展方向。迄今为止,索拉非尼(Sorafenib)仍然是唯一获得批准治疗晚期肝癌的分子靶向药物。索拉非尼是一种多靶点信号转导抑制剂,一方面通过抑制 Raf 激酶活性来抑制 Raf/MEK/ERK 信号转导途径,而该信号转导通路在肝细胞癌细胞的生存和生长中具有重要作用;另一方面通过抑制 VEGFR 和 PDGFR,阻断涉及血管生成的信号通路。两项大型国际多中心Ⅲ期临床试验均充分证明了索拉非尼对于不同国家地区、不同肝病背景的晚期肝癌都具有一定的生存获益。常规推荐用法为400mg,口服,每天2次,应用时需注意对肝功能的影响。最常见的不良反应为腹泻、体重下降、手足综合征、皮疹、心肌缺血及高血压等,一般发生在治疗开始后的2~6周,可用于肝功能 Child-Pugh A、B 级的患者。而相对于肝功能 Child-Pugh B 级患者,Child-Pugh A 级的患者生存获益更明显。

(2)系统化疗:传统的细胞毒性药物,包括阿霉素、表柔比星、氟尿嘧啶、顺铂和丝裂霉素等。在肝癌中单药或传统联合用药有效率均不高,且不良反应大,可重复性差。一个主要原因为化疗药物不但会激活乙肝病毒复制,还会损害患者的肝功能,加重肝炎肝硬化,导致化疗无法带来生存效益。根据 EACH 研究后期随访的数据,含奥沙利铂的 FOLFOX4 方案在整体反应率、疾病控制率、无进展生存期、总生存期方面均优于传统化疗药物阿霉素,且耐受性和安全性较好。因此,奥沙利铂在我国被批准用于治疗不适合手术切除或局部治疗的局部晚期和转移性肝癌。全身性药物化疗在胆管细胞癌中,特别是不可手术的局部进展期和晚期胆管细胞癌中有重要地位,吉西他滨方案提高了进展期胆管细胞癌患者的总生存率。

化疗适应证:①合并有肝外转移的晚期患者;②虽为局部病变,但不适合手术治疗和TACE 者,如肝脏弥漫性病变或肝血管变异;③合并门静脉主干或下腔静脉瘤栓者;④多次TACE 后肝血管阻塞和(或)TACE 治疗后复发的患者。

化疗禁忌证:①ECOG PS 评分>2 分,Child-Pugh 评分>7 分;②白细胞计数<3.0×10^9/L 或中性粒细胞计数<1.5×10^9/L,血小板计数<60×10^9/L,血红蛋白<90g/L;③肝、肾功能明显异常,氨基转移酶(AST 或 ALT)>5 倍正常值和(或)胆红素显著升高(>2 倍正常值),血清白蛋白<28g/L,肌酐(Cr)≥正常值上限,肌酐清除率(CCr)<50mL/min;④具有感染发热、出血倾向、中-大量腹水和肝性脑病。

其他药物:三氧化二砷治疗中晚期原发性肝癌具有一定的姑息治疗作用(证据等级3)。在临床应用时,应注意监测肝肾毒性。

(3)免疫治疗:肝癌免疫治疗主要包括免疫调节剂[干扰素 α、胸腺素 α1(胸腺法新)等]、免疫检查点阻断剂(CTLA-4 阻断剂、PD-1/PD-L1 阻断剂等)、肿瘤疫苗(树突细胞疫苗等)、细胞免疫治疗(细胞因子诱导的杀伤细胞,即 CIK)。这些治疗手段均有一定的抗肿瘤作用,但尚待大规模的临床研究加以验证。

(4)抗病毒治疗及其他保肝治疗:目前,对乙肝相关性肝细胞癌患者进行抗病毒治疗已得到国内外的共识。合并有乙肝病毒感染且复制活跃的肝癌患者,口服核苷(酸)类似物抗病毒治疗非常重要,属于 HBV 相关性肝细胞癌的三级预防,宜选择强效低耐药的药物如恩替卡韦、替比夫定或替诺福韦酯等,通过治疗可以改善并稳定肝功能,无论是肝癌的手术切除还是 TACE 等治疗,良好的肝功能是各种治疗的前提。TACE 治疗可能引起乙型肝炎病毒复制活跃,目前推荐在治疗前即开始应用抗病毒药物。抗病毒治疗还可以降低术后复发率,明显地改善肝细胞癌患者的预后,提高患者生活质量,延长其生存期。因此,抗病毒治疗应贯穿肝癌治疗的全过程。

肝癌患者在自然病程中或者治疗过程中可能会伴随肝功能异常,因此应及时适当地应用保肝药物,如异甘草酸镁注射液(甘草酸二铵肠溶胶囊)、复方甘草酸苷、还原型谷胱甘肽、多磷脂酰胆碱等;抗感染治疗药物如广谱水解酶抑制剂乌司他丁等;利胆类药物如腺苷蛋氨酸、熊去氧胆酸等。这些药物可以保护肝功能,提高治疗安全性,降低并发症,改善患者生活质量。

7.对症支持治疗 适度的康复运动可以增强机体的免疫功能。另外,应加强对症支持治疗,包括在晚期肝癌患者中的积极镇痛、纠正贫血、纠正低白蛋白血症、加强营养支持。控制合并糖尿病患者的血糖,处理腹水、黄疸、肝性脑病、消化道出血等伴随症状。肝癌结节破裂时,应考虑肝动脉结扎、大网膜包裹填塞或紧急肝动脉栓塞等治疗。对不耐受手术的病例,只宜作补液、输血、止痛、止血等对症处理。其他并发症如上消化道出血、肝性脑病、感染等的治疗参照有关章节对症处理。

第十一章 原发性肾小球疾病

第一节 急性肾小球肾炎

急性肾小球肾炎是急性起病,以血尿、蛋白尿、高血压、肾小球滤过率下降及水钠潴留为主要表现的一组临床综合征。本病常出现于感染之后,以链球菌感染后急性肾小球肾炎最为常见。该病好发于3~10岁儿童,成人也可发病。本病属中医学"水肿""尿血""肾风"等范畴。

一、中医病因病机

急性肾小球肾炎病因不外乎内、外两端。内因主要是禀赋不足,饮食不节,或劳逸不当,导致脾肾亏虚;外因则多为六淫外袭,尤以风邪袭表为主,疮毒内陷。

1.病因

(1)六淫外袭:六淫之邪外袭,以风邪为主,首先犯肺,肺失宣降,水道通调失司,以致风水相搏,水气外不得越于玄府而为汗,下不得达于膀胱而为尿,水湿泛溢肌肤而发病。《景岳全书·肿胀》所言:"凡外感毒风,邪留肌肤,则亦能忽然浮肿。"

(2)疮毒内陷:肺主皮毛,脾主肌肉,疮疡湿毒侵于肌肤,犯于肺脾,导致肺失治节,宣降失职;脾失运化,水湿内停,进而引起三焦水道失畅,外侵皮肤,内渍脏腑;如热毒之邪灼伤血络,可见尿血。

(3)饮食失节:脾为后天之本,脾主运化,若平素嗜食肥甘厚味或饮饱失常,则易损伤脾气,以致脾失健运,转输失司,水液内停聚而成湿,水湿滞而发病。

(4)禀赋不足,劳逸不当:先天禀赋不足,或过劳,或纵欲无节,导致肾元亏虚,脾肾损伤,肾气化失常,水湿内聚,泛溢肌肤,发为水肿;肾失固摄,精微外泄,可见蛋白尿;脾失统血,则见尿血。

2.病机 外邪侵袭是导致急性肾小球肾炎的主要病因,而肺、脾、肾三脏功能失调是本病发生的内在基础,也是本病进一步发展的根源;水湿、湿热、瘀血等既是病理产物,又可作为致病因素影响病程和疾病的发展。故本病病位在肺、脾、肾;病理因素为六淫(以风邪为主)、水湿、疮毒、瘀血。

全身水液正常代谢平衡,有赖于肺之通调,脾气之转输,肾气之开阖,三焦之决渎,膀胱之气化。若各脏腑受邪,功能失调,则致疾病发生。外邪犯肺,致肺失宣降,水气外不得越于玄府而为汗,下不得达于膀胱而为尿,泛溢肌肤而为肿;疮疡湿毒浸于肌肤,或饮食劳逸等损伤脾气,水液不能正常运化与敷布,溢于肌肤而发病;湿邪内蕴日久化热,湿热下注,灼伤血络;或下焦血瘀,损伤血络;以及脾虚受损,气不摄血,故本病也可引起尿血。肾元亏虚可因先天不足,也可因后天失养,调理失宜,先有脾胃虚弱,后有肾元不足,肾元亏虚,精微外泄,故可见蛋白尿。

急性肾小球肾炎证候演变趋向是从表及里,由上焦、中焦而达下焦,从标实为主逐渐向正虚邪实、虚实夹杂演变。急性水肿期为正邪剧争的病理过程,水肿消退期则进入正虚邪恋阶段。若经治疗邪去正安,疾病向愈;若失治误治,病情发展,以致五脏俱病,诸证丛生,迁延难愈,严重者可有水气凌心,上蒙清窍,甚至肾元衰竭,血脉受阻,湿毒滞留,危及生命。

二、西医病因病机

多数急性肾小球肾炎是由 A 族溶血性链球菌感染引起的免疫反应性肾小球肾炎,即急性链球菌感染后肾小球肾炎(acute post streptococcal glomerulonephritis,APSGN);A 族溶血性链球菌感染占该病病因的 80%;肺炎球菌、葡萄球菌、病毒等也可导致急性肾炎综合征。

目前研究认为体液免疫和细胞免疫机制共同参与 APSGN 的发病。多种带正电荷的链球菌抗原成分种植于肾小球基底膜(GBM),引发原位复合物形成而致病。A 族溶血性链球菌的 IgG Fc 受体蛋白可诱导血液循环免疫复合物中 IgG 增多,同时 IgG Fc 受体蛋白激活炎症因子(如 TNF-α 等)、补体,诱导产生抗 A 族溶血性链球菌 IgG Fc 受体蛋白的抗体,并在肾小球沉积,破坏肾小球结构。主要致病抗原有:

1.链球菌蛋白酶或链球菌致热原外毒素 B(streptococcal pyrogenic exotoxin B,Spe-B) Spe-B 是一种阳离子性蛋白,通过选择性通路激活补体系统,因此,容易种植于具有阴离子电荷的 GBM 上。

2.肾炎相关纤溶酶受体(nephritis-associated plasmin receptor,NAPLr) 此蛋白被鉴定为链球菌胞质抗原,可强烈激活补体 C,具有容易与系膜基质及 GBM 结合的特性。

3.链球菌蛋白酶(红细胞毒素 B)及它的前体胶素原 是纯化的肾炎性抗原,与肾小球基底膜有共同抗原。与其他感染相比,APSGN 罕见再发,但也有报道 APSGN 再发的发生率为 0.7%~7.0%。

三、临床表现

1.前驱期 多数有前驱感染,以呼吸道感染最常见,如急性扁桃体炎、咽峡炎;其他如胰腺炎、风疹、猩红热、淋巴结炎、中耳炎;皮肤感染如胶皮病、脓疱疮;皮疹伴感染如疣疮、疱疹;无明显前驱感染史者占少数。

2.一般表现

(1)水肿、少尿:由于水钠潴留可导致眼睑、下肢水肿,全身性水肿少见,且症状较轻,但小儿患者有时可见肺水肿。

(2)高血压:高血压是由于水钠潴留、循环血容量增多所致。80% 的患者可出现,多为中等程度高血压,舒张压升高者较为多见。

(3)血尿、蛋白尿:几乎所有患者均有血尿,肉眼血尿发生率 40% 左右;蛋白尿一般不重,常为非选择性蛋白尿,少数患者可出现肾病水平蛋白尿(>3.5g/24h)。

(4)氮质血症:由于肾小球滤过功能受损,常出现一过性血肌酐(Scr)、血尿素氮(BUN)升高,严重者可出现急性肾衰竭。

(5)全身表现:患者常出现与氮质血症程度不平行的疲乏、厌食、恶心;部分患者有头晕、嗜睡、视物模糊(与高血压、脑水肿有关)、腰痛等。

(6)肾病综合征(nephrotic syndrome,NS):国内外学者报道 ASPGN 并发 NS 的概率达 19%~32%。有学者报道 NS 既可出现于 APSGN 的急性期,也可出现于 APSGN 的急性期后。

3.并发症

（1）心力衰竭：由于循环血容量急骤增加导致心力衰竭，多见于成年及老年人。

（2）脑病：儿童患者较多见，主要表现为剧烈头痛、呕吐、嗜睡、神志不清，严重者有阵发性惊厥及昏迷。

（3）急性肾损伤55岁以上患者中易出现GFR下降，常伴高钾血症。

四、实验室及其他辅助检查

1.尿液检查　除血尿、蛋白尿外，还常见红细胞管型（此类患者常出现较明显的氮质血症）、颗粒管型。出现非感染性白细胞尿的比例较高，与肾小球内白细胞浸润有关。尿检改变常迁延数月至1年，少数患者镜下红细胞尿可迁延1~2年恢复。

2.血液学检查　可有轻度正细胞性贫血和（或）低白蛋白血症（主要与水钠潴留血液稀释有关）少数呈NS表现者可有明显的低白蛋白血症。血沉增快，补体下降是本病的重要特点，以C3下降多见，少数有C1q、C4下降，常于8周内恢复（如持续低补体血症需考虑其他疾病）。

3.肾脏病理检查　在急性期，急性肾小球肾炎典型病理表现为毛细血管内增生性肾炎（EPGN）。

（1）光镜：毛细血管内皮细胞增生肿胀和系膜细胞增生，伴有中性粒细胞在肾小球浸润。

（2）免疫荧光：IgG和（或）C3在肾小球系膜和毛细血管壁沉积（APSGN均有C3系统的激活，故肾组织C3免疫荧光的阳性率高达100%）。

（3）电镜：系膜细胞和内皮细胞增生肿胀，毛细血管腔狭窄，上皮侧电子致密物沉积，呈驼峰状，上皮细胞足突融合、扁平。

五、诊断要点

1.中医辨证要点　本病多分阶段论治。水肿急性期，多为风邪外袭，风邪常兼热、寒、湿等合而为病，以头面部浮肿为著，恶寒、发热、咽痛等症常见；因脓毒者，多于脓毒疮疡感染后出现浮肿、小便不利；因湿热蕴结者，症见周身浮肿、脘闷纳少、小便黄赤。疾病恢复期，肿势渐退，以身倦乏力、气短懒言、纳少为主要表现，多为脾肾气虚邪恋；神倦乏力，腰酸盗汗，或手足心热者，多属阴虚邪恋。

2.西医诊断要点

（1）有明确的前驱病（上感、扁桃体炎或脓皮病）及一定的前驱期。

（2）有水肿、少尿、血尿和高血压的表现。

（3）尿检查红细胞>5个/高倍视野，可有蛋白、管型[颗粒和（或）透明管型]。

（4）血液检查血沉增快（>20mm/h），抗链球菌溶血素"O"升高（>400U），血液补体C3下降（C3<600mg/L）。

六、中医治疗

1.治疗原则　治疗方面，急性肾小球肾炎分为急性期与恢复期两个阶段，急性期以祛邪为主，治疗原则多为疏风清热、宣肺利水、清热活血、解毒利湿；恢复期以扶正祛邪为要，治疗宜补气养阴，兼以清利湿热，并根据正虚与余邪胜负，确定补虚与祛邪的轻重，以补益不助邪、祛邪不伤正为原则。

2.辨证施治

(1)急性期

1)肺失宣肃,风水泛滥

临床表现:外感后出现尿少,浮肿、腰以上为著,伴恶风(寒),发热、咳嗽等,舌质淡、苔薄白或薄黄,脉浮紧或浮数。

治法:疏风清热,宣肺利水。

方药:越婢加术汤合五皮饮加减(越婢加术汤出自《金匮要略》,五皮饮出自《中藏经》)。

参考处方:炙麻黄6g,生石膏(先煎)15g,生白术12g,茯苓15g,陈皮12g,大腹皮15g,桑白皮12g,生姜6g,浮萍9g,泽泻15g,泽兰12g,车前草15g,大枣3枚,甘草3g。

方中麻黄、浮萍、生姜疏风宣肺;白术、茯苓、泽泻、大腹皮、泽兰、车前草淡渗利水;石膏、桑白皮清热宣肺。

临床应用:咳嗽气喘者加葶苈子、紫苏子、射干宣肺平喘;发热、汗出、口干渴、苔薄黄者,加金银花、黄芩清热解毒;头痛者加夏枯草、钩藤平肝潜阳;血尿明显者加地榆、小蓟、白茅根、侧柏叶凉血止血。

2)热毒壅盛

临床表现:发热、咽痛、扁桃体或颌下淋巴结肿大,皮肤病肿,尿少、尿黄赤,浮肿,舌红、苔黄,脉数或滑数。

治法:清热解毒,利水消肿。

方药:五味消毒饮合麻黄连翘赤小豆汤加减(五味消毒饮出自《医宗金鉴》,麻黄连翘赤小豆汤出自《伤寒论》)。

参考处方:金银花15g,野菊花12g,蒲公英15g,紫花地丁12g,连翘15g,麻黄6g,赤小豆9g,黄芩12g,茯苓15g,泽泻12g,车前草15g,甘草3g。

方中金银花、野菊花、蒲公英、紫花地丁、连翘、栀子清热解毒;麻黄、赤小豆宣肺利水;黄芩清热宣肺;茯苓、泽泻、车前草利水渗湿。

临床应用:咽痛甚者加大青叶、板蓝根、蝉蜕清热利咽;小便赤涩者加白花蛇舌草、石韦、金钱草清热利湿通淋;皮肤有丘疹瘙痒或病肿者,加白鲜皮、土茯苓、苦参、地肤子燥湿祛风止痒。

3)湿热内蕴

临床表现:周身浮肿,胸脘痞闷,恶心纳少,头晕,烦热口渴,舌质红,苔黄腻或厚腻,脉数或滑数。

治法:清热利湿消肿。

方药:四妙散合三仁汤加减(四妙散出自《圣济总录》,三仁汤出自《温病条辨》)。

参考处方:苍术12g,黄柏12g,怀牛膝12g,生薏苡仁30g,汉防己12g,草薢12g,泽泻12g,茯苓15g,车前草15g,白蔻仁9g,杏仁9g,六一散12g。

方中杏仁宣肺利水;白蔻仁化湿行气;薏苡仁、泽泻、茯苓、车前草、六一散渗湿利水;苍术、黄柏燥湿利水;草薢清热利湿;汉防己清热利水。

临床应用:蛋白尿多者加金樱子、芡实固肾涩精;脘胀、纳少者加鸡内金、焦三仙、莱菔子消食和胃;口苦口黏者加黄连、吴茱萸清肝泻火、降逆止呕;氮质血症者加生大黄通府泄浊。

（2）恢复期

1）脾肾气虚，邪毒未尽

临床表现：水肿渐消，身倦乏力，气短懒言，纳少，小便短少，舌质淡红，苔薄、白腻，脉漏缓。

治法：健脾益肾，清化余邪。

方药：参苓白术散合竹叶石膏汤加减（参苓白术散出自《太平惠民和剂局方》，竹叶石膏汤出自《伤寒论》）。

参考处方：太子参 12g，生黄芪 15g，茯苓 12g，白术 12g，泽泻 12g，淡竹叶 6g，麦冬 10g，清半夏 6g，车前草 15g，白茅根 15g，生甘草 6g。

方中太子参、黄芪益气健脾；白术、茯苓、甘草健脾补气；泽泻、车前草利水消肿；半夏燥湿健脾；白茅根清热利水。

临床应用：纳食呆滞者加谷麦芽、山楂、神曲、砂仁消食和胃；为防止邪毒未尽，加连翘、鱼腥草清热解毒；镜下血尿明显者加小蓟、仙鹤草凉血止血。

2）阴虚湿热，肾络瘀阻

临床表现：腰酸、神疲乏力，或手足心热，或盗汗，镜下血尿长期迁延，舌质红，苔薄白或薄黄，脉细滑。

治法：滋阴清热，活血化瘀。

方药：知柏地黄合桃红四物汤（知柏地黄汤出自《医宗金鉴》，桃红四物汤出自《医宗金鉴》）。

参考处方：生地 24g，山药 12g，山茱萸 12g，丹皮 12g，泽泻 12g，茯苓 12g，知母 12g，黄柏 12g，桃仁 6g，红花 6g，川芎 8g，当归 10g，赤白芍各 12g，甘草 3g。

方中生地、山药、山茱萸、泽泻、茯苓、丹皮、知母、黄柏养阴补肾，滋阴清热；桃仁、原发性肾小球疾病红花活血通络；川芎、当归、赤白芍养血活血。

临床应用：气阴两虚者，加生黄芪、太子参益气养阴；血尿明显者加阿胶、茜草、地榆等滋阴止血；血尿长期不愈者加血余炭、三七粉、藕节炭、蒲黄炭等活血止血；咽喉肿痛者加蝉蜕、牛蒡子、连翘、金银花等清热利咽。

七、西医常规治疗

急性肾小球肾炎以休息、对症支持治疗为主。

1.前期感染灶治疗　青霉素、头孢菌素可作为首选（青霉素可使链球菌感染后血 ASO 的阳性率从 70%～80% 降为 15%），红霉素、阿奇霉素可作为替代。由于柯萨奇病毒和支原体抗体等的检出率有所增高，如有明确的病原血清学证据，可配合抗病毒治疗。

2.对症治疗

（1）水肿、少尿：水肿通过适当限制钠盐摄入等饮食疗法和休息可以改善，轻症水肿可口服氢氯噻嗪，严重时需使用袢利尿剂。因该病容易导致高钾血症，故不推荐使用保钾利尿剂。如果对利尿剂及原发病的治疗无反应，持续少尿甚至心力衰竭者，可透析治疗

（2）高血压：轻度高血压应控制饮食（低盐、适当限水），中度以上时合理应用以利尿剂为基础的降压药治疗。使用利尿剂会激活肾素-血管紧张素-醛固酮系统，可进一步导致出球小动脉收缩，血管紧张素Ⅱ增加使肾小球毛细血管内压（PGC）升高，因此，使用 ACEI/

ARB 可抑制血管紧张素 Ⅱ 的增加,起到抑制 PGC 升高作用。临床实际工作中以舒张压降至 90mmHg 以下为目标值,如果单独应用利尿剂不能有效控制血压时,常首选 ACEI 或 ARB。

大部分病例两种药物合用能够控制血压,若治疗效果不佳时可联用钙离子通道阻滞剂、α 受体阻滞剂和中枢性交感神经抑制剂等。

（3）氮质血症:SCR、BUN 持续上升达到尿毒症水平时,需考虑透析治疗。

（4）血尿、蛋白尿:血尿以及非肾病范围的蛋白尿多无需特殊治疗。

（5）临床表现为 NS 和(或)肾活检病理伴有大量新月体:对处于病变急性期,临床呈 NS 和(或)肾组织病理表现严重的成年患者,可考虑给予激素治疗,从而明显减少疾病进一步发展和出现严重后遗症的危险。肾活检病理呈新月体肾炎或新月体较大且多于 40% 的肾小球出现新月体,则需大剂量免疫抑制剂治疗。

（6）心力衰竭:控制心力衰竭主要措施为利尿、降压,必要时可用硝普钠静脉滴注以减轻心脏前后负荷;对于限盐、利尿后仍不能控制心力衰竭时,可考虑透析治疗。

八、预防与调护

1.预防措施

（1）注意保暖,加强体能锻炼,提高机体防御疾病的能力,防止感染细菌、病毒后免疫反应性损害的发生。

（2）加强个人卫生,注意保持皮肤、口腔的清洁,预防皮肤疖肿等皮肤化脓性感染。

（3）劳逸结合,起居规律。多摄入高热量、高维生素、易消化的饮食。

（4）预防或慎重用肾毒性药物。

2.调护

（1）休息:无论病情轻重,早期均应卧床休息,直至水肿显著消退,血压正常及肉眼血尿消失。通常需要休息 2~3 周。

（2）饮食:急性期 1~2 周内应限制水、钠盐、蛋白质的摄入,予以低钠盐、低蛋白、高糖、高维生素饮食,每天钠盐量 1~2g,尿多后要多饮果汁或服用钾片,以防出现低血钾。

（3）其他:注意监测尿量、尿色,若尿量持续减少,出现恶心、呕吐等,要警惕发生急性肾衰竭;观察血压变化,若血压出现突然增高、剧烈头痛、头晕眼花、呕吐等,提示高血压脑病;密切观察呼吸、心率或脉率、生命体征等变化,警惕发生心力衰竭。

九、临证提要

急性肾小球肾炎多是由链球菌感染后以急性肾炎综合征为主要临床表现的疾病,具有自限性,预后良好,但尤要警惕合并急性肾衰竭、急性心力衰竭的发生。西医治疗以休息、对症支持为主。其多属中医学“水肿、尿血”范畴,以本虚标实为基本病机,病变部位多在肺脾肾三脏,辨病论治分急性期与恢复期,急性期以祛邪为主,治疗原则多为疏风清热、宣肺利水、清热活血、解毒利湿;恢复期以扶正祛邪为要,治疗宜补气养阴,兼以清利湿热,并根据正虚与余邪胜负,确定补虚与祛邪的轻重,把握补益不助邪、祛邪不伤正的原则。

第二节 慢性肾小球肾炎

慢性肾小球肾炎(chronic glomerulonephritis,CGN)是指各种病因引起双侧肾小球弥漫性或局灶性炎症性或非炎症性改变,是临床起病隐匿、病程冗长、病情发展缓慢的一组原发性肾小球疾病的总称。

慢性肾小球肾炎是我国最主要的慢性肾脏病,也是导致慢性肾衰竭的主要原因。慢性肾小球肾炎可发生于任何年龄阶段,青壮年及儿童发病率较高,男性多于女性,多数患者病程较长而缠绵,轻者可以治愈,重症及发展迅速者,可以在起病数月内直入尿毒症阶段。1982年全国13个省市自治区中188 697人接受尿检普查,泌尿系统疾患的检出率是2.25%,其中肾小球肾炎患者占21.63%。对1397例慢性肾衰导致死亡者病因分析发现慢性肾小球肾炎占首位(64.1%)。

中医古籍对类似慢性肾炎的论述散见于"水肿""虚劳""腰痛""血尿"等篇章中。历代医家根据水肿出现的部位不同而有不同的名称,如眼睑浮肿有"目窠上微肿""目下肿";下肢浮肿的有"胕肿""足胫肿"等;四肢浮肿有"四肢肿""结阳"等;全身肿有"面跗庞然肿""通身肿""一身悉肿"等。还有"腰以上肿""腰以下肿"等名称。

一、中医病因病机

1.病因　慢性肾炎主因先天禀赋不足或劳倦太甚、饮食不节、情志不遂等引起肺、脾、肾虚损,气血阴阳不足所致,又常因外感风、寒、湿、热之邪而发病。

(1)禀赋不足,肾元亏虚:先天禀赋不足、后天失养、房劳过度、生育不节等,内伤肾元,使肾之精气内耗,肾阳亏虚,气化不行。肾阳受伤则火不暖土,脾失温煦不能转输水液而成肿。张景岳:"夫所谓气化者,即肾中之气也,阴中之火也,阴中无阳则气不能化,所以水道不通,溢而为肿。"

(2)饮食劳倦,内伤脾胃:过食肥甘,酗酒成瘾,或过食生冷,或思虑劳倦太过,或为寒凉之药误治,饮食不足,脾胃虚弱,使湿蕴中焦,脾失健运,津液不化,聚留为水,泛溢肌肤而成水肿。脾虚不能升清,而致精微下泄,尿中可见蛋白;脾虚不能统摄,致血溢脉外而成尿血。

(3)湿热内盛,三焦壅滞:三焦为水液运行的通道,也是气化的场所。湿热内盛,三焦为之壅滞,直接导致水道不通,发为水肿。

(4)风邪外袭,肺失通调:肺为水之上源,外合皮毛,最易遭受外邪侵袭,一旦为风邪(兼热或夹寒)所伤,则宣发肃降失常,不能通调水道而下输膀胱,以致风遏水阻,风水相搏,溢于肌肤,发为水肿。《景岳全书·肿胀》篇所言:"凡外感毒风,邪留肌肤,则亦能忽然浮肿。"《医宗金鉴》:"风水,得之内有水气,外感风邪。"

(5)水湿浸渍,脾阳受困:久居湿地,冒雨涉水,衣着冷湿,或水中劳作,汗出渍衣,水湿之气内侵,脾阳为寒湿所困,失健运之职而难以升清降浊,水湿既不能下趋,则泛于肌肤成肿;或湿邪化热,湿热留恋,灼伤肾络,损伤肾阴,精微失固而成蛋白尿、血尿之证。《医宗金鉴·水气病脉证》曰:"皮水,外无表证,内有水湿也。"

(6)湿毒浸淫,内归脾肺:肌肤之痛疡疮毒,大多因湿毒所致,若未能及时清解消透,疮毒内归脾肺,致脾失健运而不能运化水湿,肺失宣降而致水道不通,水湿不行,运行受阻,溢于肌肤四肢,发为水肿;或热毒内归,下焦热盛,则可灼伤肾络而为血尿。《沈氏尊生书·杂病源流犀烛》:"有血热生疮,变为肿病。"

(7)药毒伤肾:用药不当,长期滥用中、西药物,可直接损伤肾气,而出现肾病或加重肾病。对某些肾气不足或已患肾疾者药毒可直接克伐肾气,而致气化失司,水湿不行,泛溢肌肤,而成水肿、蛋白尿、血尿或肾功能损害。

2.病机　本病病机为本虚标实,虚实夹杂。正虚为肾精亏虚,邪实为风邪、水湿、湿热、瘀血。病位主要在肾,但可影响肺脾,出现多脏同病。其原因之一是脏腑相互传变,如肾病及脾,脾病及肾,肺病及肾等。《素问·玉机真脏论》说:"五脏相通,移皆有次,五脏有病,则各传其所胜。"二是因为水液代谢主要由肺脾肾共同完成,肺主通调,脾主运化,肾主开合,通利三焦,使得水精四布,五经并行。故水湿为患,多影响数脏,而表现为几脏兼病。肺脾肾三脏虚损,尤其是肾之精气损伤,可导致肾不藏精,封藏失职,开阖失节,水湿内蕴导致水肿、蛋白尿、血尿的产生。风邪、湿热、瘀血与本虚相互作用,是本病复发、加重及病程迁延难愈的原因。

二、西医病因病机

1.病因　大多数慢性肾小球肾炎的病因不明,可能与细菌、病毒或病原虫感染、过敏等因素有关。急性链球菌感染后肾炎迁延不愈,病程超过 1 年者可转入慢性肾炎,但仅占 15%～20%。大部分慢性肾炎并非由急性肾炎迁延所致。

2.病机　慢性肾炎发病机制有免疫和非免疫机制两类。

(1)免疫因素:①循环免疫复合物(circulating immunocomplex,CIC)沉积引起的肾小球肾炎:外源性抗原或内源性抗原刺激机体产生相应抗体,在血液循环中形成 CIC,CIC 在某些情况下可沉积或为肾小球所捕捉,沉积于肾小球系膜区和内皮下;②原位免疫复合物(in situ immune complex,in situ IC)所致的肾小球肾炎:循环中游离抗体(或抗原)与肾小球固有抗原或已种植于肾小球的外源性抗原(或抗体)相结合,在肾脏局部形成免疫复合物;③细胞免疫、炎性介质(如补体、白细胞介素、活性氧、多肽生长因子和细胞因子等)等可导致肾小球损伤,产生临床症状。

(2)非免疫因素:①肾小球内血流动力学改变:当肾小球硬化及肾实质减少后,其健存肾单位出现代偿,毛细血管内静水压和单个肾小球滤过率上升,形成过度滤过,促使肾小球进一步硬化;②肾小球系膜基质合成增加:肾小球内压的升高,可增加系膜细胞机械性伸展的程度,系膜细胞合成Ⅰ型、Ⅱ型、Ⅳ型胶原增加,层粘连蛋白及纤维结合素也增加,可导致系膜细胞基质的改变,形成肾小球硬化;③肾内动脉硬化:高血压通过影响肾小球毛细血管静水压、引起肾小球高滤过,导致或加速肾动脉硬化,肾内动脉的硬化可进一步引起肾缺血,从而加速肾损害;④脂质代谢异常:脂质代谢异常是肾小球硬化的重要机制之一。

三、临床表现

1.起病特点

(1)隐匿起病:有的患者可无明显临床症状。偶有轻度水肿,血压可正常或轻度升高,多通过化验检查发现此病。

(2)慢性起病:患者可有乏力、疲倦、腰痛、纳少,眼睑和(或)下肢水肿,伴有不同程度的血尿或蛋白尿,部分患者可表现为肾病性大量蛋白尿。也有患者以高血压为突出表现,伴有肾功能正常或不同程度受损。

(3)部分患者因劳累、感染、血压增高、水与电解质紊乱使病情呈急性发作,或用肾毒性药物后病情急骤恶化。

2.症状表现

（1）水肿：多数患者有不同程度的水肿，轻者仅有面部、眼睑等组织松弛部位的水肿，晨起比较明显，进而可发展至踝、下肢。重者则全身普遍水肿，并可有腹腔积液、胸腔积液（少见）。

引起肾性水肿的主要原因是：①肾小球滤过率降低，水钠潴留；②全身毛细血管通透性改变，使体液进入组织间隙；③球管失衡；④血浆白蛋白水平降低，引起血浆胶体渗透压水平降低；⑤有效血容量减少，致继发性醛固酮增多。

（2）高血压：慢性肾炎患者高血压的程度差异很大。引起肾性高血压的原因有：①水钠潴留；②肾素-血管紧张素-醛固酮系统激活；③肾炎后期继发肾小动脉硬化，外周血管阻力增高等。慢性肾炎病变过程中逐渐出现高血压或高血压持续不降，甚至持续上升，是病情进一步恶化的征兆。

（3）尿液异常改变：尿液异常是慢性肾炎的基本标志。水肿期间尿量可能减少，无水肿者一般尿量接近正常；肾功能明显减退，尿浓缩功能障碍者，常有夜尿及多尿，尿比重不超过1.020，疾病晚期常固定在1.010，禁水12小时后尿渗量低于$550mOsm/(kg \cdot H_2O)$，至尿毒症期，即可出现少尿（$<400mL/d$）或无尿（$<100mL/d$）；有不同程度的尿蛋白，从微量蛋白尿到大量蛋白尿不等，一般在$1\sim3g/24h$，也可呈大量的蛋白尿（$>3.5g/24h$），蛋白尿可呈选择性或非选择性；尿沉渣可见颗粒管型和透明管型；血尿一般较轻，甚至可完全没有，但在急性发作期可出现镜下血尿，甚至肉眼血尿，尿沉渣镜检多为肾小球源性血尿。

（4）贫血：水肿明显时可有轻度贫血，可能与血液稀释有关；中度以上贫血与机体内促红细胞生成素减少、红细胞寿命缩短有关，提示肾单位损坏及肾功能损害已很严重。慢性肾炎发展到晚期可出现严重的贫血。

（5）肾功能不全：主要表现为肾小球滤过率（GFR）下降，肌酐清除率（CR）降低。但由于肾脏的代偿功能很强，当CR降至正常值的50%以下时，血清肌酐及尿素氮才会升高。

四、实验室及其他辅助检查

1.尿液检查　可见轻重不等的蛋白尿，多为非选择性蛋白尿，可有镜下血尿，尿畸形红细胞$>80\%$，尿红细胞MCV（平均红细胞体积）$<75fL$，可见颗粒管型。

2.肾功能　早期正常或轻度受损（CR下降或轻度氮质血症），晚期出现血清肌酐升高、CR下降。

3.超声　双肾病变呈一致性，早期双肾多大小正常，或见双肾弥漫性损害，回声不均匀，后期双肾对称性缩小、肾皮质变薄或肾内结构紊乱。

4.肾脏病理　如无禁忌证，或治疗效果欠佳且病情进展者应做肾脏穿刺病理检查。根据病理类型，可有助于指导治疗方案，判断预后。我国常见慢性肾炎的类型有系膜增生性肾小球肾炎（包括IgA肾病和非IgA系膜增生性肾小球肾炎）、局灶节段性肾小球硬化、膜性肾病及系膜毛细血管性肾小球肾炎等。病变后期均可转化为硬化性肾小球肾炎。

五、诊断要点

1.中医辨证要点（参照中华中医药学会肾病分会2006年拟定标准进行诊断）

（1）起病隐匿，进展缓慢，病情迁延，临床表现可轻可重，或时轻时重。随着病情发展，肾功能逐渐减退，后期可出现贫血、电解质紊乱、血尿素氮、血清肌酐升高等情况。

（2）尿检查异常，常有长期持续性蛋白尿，尿蛋白定量常<3.5g/24h,血尿(相差显微镜多见多形态改变的红细胞)，可有管型尿,不同程度的水肿、高血压等表现。

（3）病程中可因呼吸道感染等原因诱发急性发作,出现类似急性肾炎的表现。

（4）排除继发性肾小球肾炎后,方可诊断为原发性肾小球肾炎。

2.西医诊断要点　一般而言,凡有尿检异常(血尿、蛋白尿、管型尿)、水肿及高血压,病程迁延,无论有无肾功能损害均应考虑此病。慢性肾炎个体间差异较大,临床表现多样,易造成误诊,肾活检病理检查可确诊并有利于指导治疗。

六、中医治疗

1.治疗原则　慢性肾炎的中医病机特点为本虚标实,虚实相兼。肺、脾、肾虚为本;风寒湿热浊毒侵袭、瘀血交阻为标。脏虚损与外邪侵袭为本病的中心环节,故慢性肾小球肾炎的治疗,以治本和治标相兼为原则。脏腑虚损以脾肾两脏气虚为主,故以培补脾肾、温阳化气为基础,兼以活血化瘀、清热利水祛湿为法。

2.辨证施治　中医辨证分型:国家中医药管理局慢肾风(慢性肾炎)中医诊疗方案(2012年)将本病的证候分为本证与标证,本证包括5型,标证包括4型。

（1）本证

1）脾肾气虚证

临床表现:腰脊酸痛,疲倦乏力,或浮肿,纳少或脘胀。大便溏,尿频或夜尿多。舌质淡红、有齿痕,苔薄白,脉细。

治法:补气健脾益肾。

方药:异功散加减(出自《小儿药证直诀》)。

参考处方:党参10g,生黄芪20g,生白术20g,茯苓10g,薏苡仁20g,杜仲10g,怀牛膝10g,泽泻10g,甘草10g。

方中党参、黄芪、山药、茯苓、白术、薏苡仁、甘草补益脾气,利水消肿,杜仲、怀牛膝、泽泻温阳补肾,活血利水。

临床应用:脾虚湿困者可加制苍术、藿香、佩兰、厚朴化湿健脾;脾虚便溏者加炒扁豆、炒芡实健脾助运;水肿明显者加车前子、猪苓利水消肿。

2）肺肾气虚证

临床表现:颜面浮肿或肢体肿胀,疲倦乏力,少气懒言,易感冒,腰脊酸痛。面色萎黄,舌淡,苔白润、有齿痕,脉细弱。

治法:补益肺肾。

方药:益气补肾汤加减(经验方)。

参考处方:党参10g,黄芪20g,白术10g,茯苓10g,山药10g,炙甘草10g,大枣10g。

方中党参、黄芪益肾补肺气,白术、茯苓健脾理气,山药益气补肾,甘草、大枣调和众药。

临床应用:兼有外感表证者宜先解表,兼风寒者可用麻黄汤加减,兼风热者可用银翘散加减;若头面肿甚,咽干咽痛者,可用麻黄连翘赤小豆汤;若水气垂滞,遍及三焦,水肿甚,尿少,大便干结者,可用己椒苈黄丸合五苓散加减;尿蛋白多者可加芡实、金樱子;尿中红细胞多加旱莲草、白茅根、茜草。

3）气阴两虚证

临床表现：面色无华，少气乏力，或易感冒，午后低热，或手足心热，腰痛或浮肿，口干咽燥或咽部暗红、咽痛。舌质红或偏红，少苔，脉细或弱。

治法：益气养阴。

方药：参芪地黄汤加减（出自《杂病源流犀烛》）。

参考处方：人参（另煎兑入）10g，黄芪20g，熟地10g，山药15g，茯苓10g，丹皮10g，山茱萸10g。

方中人参、茯苓、山药、黄芪益气健脾，熟地、山茱萸滋补肾阴，丹皮凉血活血。

临床应用：若大便干者可加玄参、柏子仁、生大黄以清热润肠通便；若口干咽燥，干咳少痰，小便短赤、大便干者，可改用人参固本丸加减；若痛日久，咽喉暗红者，可加沙参、麦冬、桃仁、赤芍以活血养阴；若兼见纳呆腹胀者，可加砂仁、木香以理气和胃；若兼心气虚者，可加麦冬、五味子以养心气；若肾气虚甚者，可加菟丝子、覆盆子以养肾气。

4）脾肾阳虚证

临床表现：全身浮肿，面色㿠白，畏寒肢冷，腰脊冷痛（腰膝酸痛），纳少或便溏（泄泻、五更泄泻），精神萎靡，性功能失常（遗精、阳痿、早泄）或月经失调。苔白，舌嫩淡胖，有齿痕，脉沉细或沉迟无力。

治法：温补脾肾。

方药：附子理中丸或济生肾气丸加减（附子理中丸出自《太平惠民和剂局方》，济生肾气丸出自《张氏医通》）。

参考处方：附子9g（先煎），灸桂枝10g，党参15g，炒白术15g，生黄芪30g，茯苓皮15g，车前子15g（包煎），泽泻9g，干姜9g，灸甘草9g。

方中附子、桂枝温阳祛寒、化气利水，配以党参益气健脾，炮姜温运中阳，炒白术健脾燥湿，泽泻、车前子、茯苓利水渗湿消肿，山药滋补脾肾，灸甘草补中扶正，调和诸药。全方配伍，共奏温补脾肾、利水消肿之功。

临床应用：若肾阳虚甚，形寒肢冷、大便溏薄明显者，可加肉桂、补骨脂以助温补脾肾之力；水肿明显者，可用实脾饮合真武汤以温阳利水；伴有胸腔积液而咳逆上气，不能平卧者，可加用葶苈大枣泻肺汤，泻肺行水，下气平喘；若伴腹水者，可加用五皮饮以利其水。

5）肝肾阴虚证

临床表现：目睛干涩或视物模糊，头晕耳鸣，五心烦热或手足心热或口干咽燥，腰脊酸痛。遗精、滑精，或月经失调。舌红少苔，脉弦细或细数。

治法：滋养肝肾。

方药：杞菊地黄丸加减（出自《医级宝鉴》）。

参考处方：熟地15g，山茱萸15g，山药15g，泽泻9g，丹皮15g，茯苓15g，枸杞子15g，菊花9g。

方中熟地、枸杞子益肾阳，养精髓；泽泻泻肾降浊；丹皮泻肝火；山茱萸滋肾益肝；山药滋肾补脾；茯苓利脾湿；菊花清肝明目。全方配伍，有滋肾养肝、益精明目之疗效。

临床应用：肝阴虚甚者可加当归、白芍以加强养肝阴之力；兼心阴虚者可加柏子仁、炒枣仁、五味子以养心安神；兼肺阴虚者可加天冬、麦冬、五味子以养肺滋阴；兼有肝阳上亢者可加天麻、钩藤、蚕沙以平肝潜阳；兼有下焦湿热者可加知母、黄柏、石韦以清热利湿；伴血尿者可去熟地,加生地、大蓟、小蓟、白茅根以清热凉血止血;若大便干结者可加生大黄以泻热通便。

（2）标证

1）水湿证

临床表现:颜面或肢体浮肿。舌苔白或白腻,脉细或细沉。

治法:利水消肿。

方药:五皮饮加减(出自《中藏经》)。

参考处方:生姜皮9g,桑白皮9g,陈皮9g,大腹皮9g,茯苓皮9g。

方中以茯苓皮利水化湿,兼以补脾益运;生姜皮辛散水饮;大腹皮行水气,消胀满;陈橘皮和胃气,桑白皮肃降肺气,以通调水道、化湿浊。五药配伍,共奏理气健脾、利湿消肿之效。

临床应用:若腰以上肿甚兼风邪者,当加防风、羌活以散风除湿;腰以下肿甚为水湿下注者,加防己、生薏苡仁以利水消肿;兼寒者,加制附子、干姜以温阳行水;兼热者,加通草、滑石以利湿清热。

2）湿热证

临床表现:皮肤疖肿、疮疡,咽喉肿痛,小便黄赤、灼热或涩痛不利,面目或肢体浮肿,口苦或口干、口黏,脘闷纳呆,口干不欲饮。苔黄腻,脉滑数。

治法:清利湿热。

方药:龙胆泻肝汤加减(出自《兰室秘藏》)。

参考处方:龙胆草9g,柴胡9g,泽泻6g,车前子12g(包煎),通草3g,生地15g,当归9g,栀子9g,炒黄芩9g,生甘草9g。

方中龙胆草泻肝胆之火;黄芩、栀子清热解毒;生地凉血解毒;泽泻、通草、车前子、生甘草清热通利除湿;当归补血;柴胡疏肝解郁。全方配伍,共奏清利湿热、解毒消肿之效。

临床应用:湿热蕴积上焦,见咯吐黄痰甚者,可用杏仁滑石汤加减;湿热中阻,以痞满腹胀为主者,可用黄连温胆汤加减;湿热蕴结下焦者可用八正散加减;热结咽喉,咽喉肿痛明显者,可用银翘散合玄麦甘桔汤加减。

3）血瘀证

临床表现:面色黧黑或晦暗,腰痛固定或呈刺痛,肌肤甲错或肢体麻木。舌色紫暗或有瘀点、瘀斑,脉象细涩。

治法:活血化瘀。

方药:血府逐瘀汤加减(出自《医林改错》)。

参考处方:桃仁12g,红花10g,当归9g,生地9g,川芎5g,赤芍6g,柴胡3g,牛膝9g,桔梗5g,枳壳6g,甘草3g。

方中当归、川芎、赤芍、桃仁、红花活血化瘀;牛膝祛瘀血,通血脉,引瘀血下行。柴胡疏肝解郁,升达清阳;桔梗开宣肺气,载药上行,又可合枳壳一升一降,开胸行气,使气行则血行;生地凉血清热,合当归又能养阴润燥,使祛瘀而不伤阴血;甘草调和诸药。全方的配伍特点是既行血分瘀,又解气分郁结,活血而不耗血,祛瘀又能生新。合而用之,使瘀去气行,则诸症可愈。

临床应用:患者虚实皆重,可按正虚辨证中加入丹参、赤芍、泽兰、红花活血化瘀治疗;若兼气虚、阳虚者,可改用桂枝茯苓丸加味,以益气活血。

4）湿浊证

临床表现：纳呆，恶心或呕吐，口中黏腻，脘胀或腹胀，身重困倦，精神萎靡。舌苔腻，脉滑。

治法：健脾化湿泄浊。

方药：胃苓汤加减（出自《丹溪心法》）。

参考处方：制苍术 10g，白术 12g，茯苓 15g，泽泻 10g，猪苓 15g，车前子 20g（包煎），姜半夏 9g，陈皮 10g，制大黄 6g，六月雪 15g。

方中以苍术、陈皮、姜半夏燥湿运脾、行气和胃；以白术、泽泻、茯苓、猪苓健脾助阳、化气利水渗湿；加车前子利水消肿。诸药配伍，共奏除湿泄浊、健脾利水之功。

临床应用：若恶心呕吐较甚者，可加姜竹茹以和胃降逆；若血清肌酐、尿素氮升高明显者，可配合生大黄、蒲公英、六月雪、煅牡蛎保留灌肠，也可于方中加六月雪以化湿降浊。

七、西医常规治疗

慢性肾炎早期应该针对其病理类型给予相应的治疗，抑制免疫介导炎症、抑制细胞增生、减轻肾脏硬化。并应以防止或延缓肾功能进行性恶化、改善或缓解临床症状以及防治并发症为主要目的。可采用下列综合治疗措施。

1.积极控制高血压　可以防止肾功能减退或使已经受损的肾功能有所改善，防止心血管并发症，并改善远期预后。

（1）治疗原则：①力争达到目标值如尿蛋白<1g/24h，血压应该控制在 130/80mmHg 以下；如蛋白尿≥1g/24h，无心脑血管并发症者，血压应控制在 125/75mmHg 以下；②降压不能过低过快，保持降压平稳；③一种药物小剂量开始调整，必要时联合用药，直至血压控制满意；④优选具有肾保护作用、能延缓肾功能恶化的降压药物。

（2）治疗方法

1）非药物治疗：限制饮食钠的摄入，伴高血压患者应限钠（<3g/d），钠入量控制在 80～100mmol，降压药物应该在限制钠摄入的基础上进行；调整饮食蛋白质与含钾食物的摄入；戒烟、限制饮酒；减肥；适当锻炼等。

2）药物治疗：常用的降压药物有血管紧张素转换酶抑制剂（ACEI）、血管紧张素Ⅱ受体阻滞剂（ARB）、长效钙通道阻滞剂（CCB）、利尿剂、β 受体阻滞剂等。由于 ACEI 与 ARB 除具有降低血压作用外，还有减少尿蛋白和延缓肾功能恶化的肾保护作用，应优选。使用 ACEI 与 ARB 类药物应该定期检测血压、肾功能和血钾。部分患者首次应用 ACEI 与 ARB 两周左右出现血清肌酐升高，需要检查有无危险因素，如果未超过基础水平的 30%，仍然可以继续应用；有双侧肾动脉狭窄者禁用。肾功能不全患者应用 ACEI 与 ARB 要慎重，尤其注意防止高血钾。少数患者应用 ACEI 有持续性干咳的不良反应，可以换用 ARB 类。发生急进性高血压和高血压危象时，需用硝普钠 0.5～1mg/（kg·min）静脉滴注，控制血压在正常上限并严密观察血压和心功能的变化。

2.减少尿蛋白并延缓肾功能的减退　蛋白尿与肾脏功能减退密切相关，ACEI 与 ARB 具有降低尿蛋白作用，其用药剂量常需要高于其降压所需剂量，需预防低血压的发生。

3.限制食物中蛋白及磷的摄入　低蛋白与低磷饮食可以减轻肾小球高压力、高灌注与高滤过状态，延缓肾小球硬化，根据肾功能的状况给予优质低蛋白饮食，保证进食优质蛋白质(动物蛋白为主)。在进食低蛋白饮食时,应适当增加碳水化合物的摄入以满足机体生理代谢所需要的热量,防止负氮平衡。限制蛋白入量后同样可以达到低磷饮食的作用。

4.避免加重肾脏损害的因素 感染、低血容量、脱水、劳累、水电解质和酸碱平衡紊乱、妊娠及应用肾毒性药物(如氨基糖苷类抗生素、含有马兜铃酸中药、非甾体抗炎药、造影剂等)均可能损伤肾,应避免使用或者慎用。

5.糖皮质激素和细胞毒性药物 由于慢性肾炎是包括多种疾病在内的临床综合征,其病因、病理类型及其程度、临床表现和肾功能等差异较大,故是否应用应根据病因及病理类型确定。

6.其他 抗血小板聚集药、抗凝药、他汀类降脂药、中药也可以使用。

八、预防与调护

1.生活起居 预防感冒,节制房事,忌食烟酒,减肥,适当锻炼。重症患者应绝对卧床休息。高度水肿而致胸闷气短者,可取半坐卧位。下肢水肿严重者,适当抬高患肢。水肿减轻后可适当活动。

2.饮食调护 低盐、低脂、优质蛋白质饮食。伴高血压患者应限盐<3g/d,调整饮食蛋白质与含钾食物的摄入。避免辛辣刺激之物及海鲜发物。

3.情志调摄 鼓励患者树立与疾病做斗争的信心,消除恐惧、忧虑、急躁、悲观失望情绪,使其采取积极态度配合治疗。

4.严密观察水肿的部位、程度、消长规律,尿量及颜色。保持皮肤清洁干燥,避免溃破感染。

5.本病一般为慢性过程,如出现肾功能急剧恶化,或蛋白尿增多,需及时行肾活检穿刺明确诊断,并根据各种不同的病因及时采取正确的治疗。肾病理有活动性表现,根据病情需要增加糖皮质激素和(或)细胞毒类药物。对已发生急性肾衰竭的患者,要及时行血液净化治疗。

九、临证提要

本病临床多表现为慢性肾炎综合征。一般而言,凡有尿检异常(血尿、蛋白尿、管型原发性尿)、水肿及高血压,病程迁延,无论有无肾功能损害均应考虑此病,肾活检病理检查可确诊并有利于指导治疗。多属中医学"水肿""尿血""慢肾风""关格"范畴,慢性肾炎的中医病机特点为本虚标实,虚实相兼。肺、脾、肾虚为本;风寒湿热浊毒侵袭、瘀血交阻为标。脏腑虚损与外邪侵袭为本病的中心环节,故慢性肾小球肾炎的治疗,以治本和治标相兼为原则。脏腑虚损以脾肾两脏气虚为主,故以培补脾肾、温阳化气为基本治疗大法。

慢性肾小球肾炎分级治疗:轻型以中医药治疗为主,如果伴有高血压,应用血管紧张素转换酶抑制剂(ACEI);重型在中医药治疗基础上,加用雷公藤多苷片、激素或其他免疫抑制剂控制尿蛋白。出现肾功能急剧恶化,或病情进展至终末期肾衰,需要肾替代治疗。

第十二章　继发性肾脏疾病

第一节　糖尿病肾病

中医虽无糖尿病肾病的名称,但按糖尿病肾病的临床表现,参考历代中医消渴病文献,可归属消渴病相关之"水肿""肾消""虚劳""尿浊""关格"等病范畴。《三消论》:"夫消渴者,多变为聋盲疮癣痤痱之类……或水液妄行而面上肿也",提出了消渴可变生水肿一病。《外台秘要》引《古今录验》:"渴而饮水不能多,但腿肿,脚先瘦小,阴痿弱,数小便者,此为肾消病也",《证治准绳》提出"渴而便数有膏为下消(经谓肾消)"之病名。因糖尿病肾病病位始终不离肾脏,而这种肾病是继发于消渴病,故亦有中医学者直接称之为"消渴病肾病"。中医学对消渴病及类似糖尿病肾病表现病证的病因病机及证治等早有论述,此后历代医家对其也各有补充发挥,特别是随着当代西医对糖尿病及糖尿病肾病认识的加深,中医对糖尿病肾病的病因病机及证候治疗学说也有了更进一步的发展,现参照有关文献并结合我们的经验,概述如下。

一、中医病因

目前大多公认,糖尿病肾病其发病因素除与"糖毒"有关外,与素体禀赋不足,脾肾亏虚、饮食失宜、六淫侵袭、失治误治、情志郁结等多种原因也密切相关。

1.禀赋不足,五脏柔弱　《灵枢·五变篇》首先提出:"五脏皆柔弱者,善病消瘅。消渴日久,正气耗伤,变生他疾",认为消瘅是消渴病的并发症,得之于五脏先天不足。《灵枢·本脏篇》又说:"心脆则善病消瘅热中,肺脆肝脆脾脆肾脆,则俱善病消渴易伤",说明先天禀赋不足,五脏柔弱是消渴病肾病的内在因素,五脏藏精,五脏虚弱则藏精不力而致阴津素亏。其后医家更强调肾脾两脏亏虚在消渴病发病中的重要性,如《医学衷中参西录》:"消渴一证,皆起于中焦而及于上下,因中焦病,而累及于脾也";《石室秘录》:"消渴之证,虽分上中下,而肾虚以致渴,则无不同也";《圣济总录》:"消渴病久,肾气受伤,肾主水,肾气虚衰,开阖不利,能为水肿"。现代中医体质学也认为,病情从体质而变化,即"从化",体质决定是否发病,决定疾病的证型、传变与转归。现代医学认为糖尿病视网膜病变及糖尿病肾病同属于微血管并发症,但临床观察证实到同是病程相当的消渴病患者,眼病和肾病的发病率不同;另外,在同一患者身上,眼病和肾病的程度往往也不一定是平行的,有人眼病重,有人则是肾病重,可见先天禀赋不足是消渴病肾病发病的重要内在原因。

2.毒邪伤肾　中医认为,"亢则为害,邪盛谓之毒""物之能害人者皆谓之毒""毒是对机体生理功能有不良影响的物质""万病唯一毒",有人将糖尿病升高的血糖以及因此产生的各种病理产物称之为"糖毒","糖毒"既是糖尿病之因,也是糖尿病之果,在糖尿病整个病程中糖毒还常易化生"热毒""湿毒""瘀毒""痰毒""溺毒"等,几毒蓄积胶结,内外相合,侵淫肾体,损伤肾用,最终导致肾元衰败,五脏俱伤,三焦阻滞,浊毒内留,水湿泛滥,变证峰起。

3.饮食不节,蕴热伤津　饮食全赖脾胃运化,脾主运化,胃主受纳,脾为胃行其津液,共同完成水谷精微吸收过程。长期过食肥甘厚味醇酒,则"肥者令人内热,甘者令人中满,故其气上溢……"(《素问·奇病论》),或饮食失宜,积痰生热,导致损伤脾胃,肠胃积热,渐消津液,热伏于下,肾体受伤,水谷精微混杂趋下,则生肾消。《丹溪心法·消渴》指出"酒面无节,酷嗜炙烤……于是炎火上熏,脏腑生热,燥热炽盛,津液干焦,渴饮水浆而不能自禁";清代钱一桂《医略》认为"肥甘膏粱之疾,同属于热,然非酒色劳伤,脾失传化之常,肾失封藏之职,何以至此",可见,饮食失宜,脾失运化,胃失和降,湿热内生,耗伤津液,能加重消渴病肾病发生发展。

4.六淫之邪内侵　素体虚弱,或久病正气虚弱,六淫之邪侵袭或从肌肤而入,或从口鼻而入,犯肺袭胃,日久化燥伤阴;或寒、湿之邪痹着肾络,日久化热,致痰、湿、浊、瘀内阻,肾之气血不畅,日久伤肾。《素问·移精变气论》说:"贼风数至虚邪朝夕,内至五脏骨髓,外伤空窍肌肤",《灵枢·五变篇》则更明确指出"百疾之始期也,必生于风雨寒暑,循毫毛而入腠理……或为消瘅……"六淫之邪侵入人体后,伤及肾体,影响水液运化,脾不升清,开阖失司,封藏失职,甚则内外相合,从阳化湿化热,蕴结肾体,耗散肾阴,灼伤肾络,常导致肾病反复加重,迁延不愈。

5.情志失调,郁火伤阴　平素气机失调,肝气郁滞,郁久化火,消烁津液,热盛于下,伤及于肾,渐生肾消。《灵枢·五变》篇指出情志引起消瘅的过程为"怒则气上逆,胸中蓄积,气血逆流,腕皮充饥,血脉不行,转而为热,热则消肌肤,故为消瘅",《临证指南医案》更直接指出"心境愁郁,内火自燃,乃消症大病",可见长期过度精神刺激,或思虑忧郁,或耗乱精神,过违其度,致肝失疏泄,化火伤阴,上灼肺津,中伤胃津,下劫肾阴,阴虚于内,阳亢于上,且火甚扰动肾关,肾之闭藏失职,则火炎作渴于上,精微走失于下而发病。

6.劳欲过度,肾精亏损　过劳则伤津耗气,房劳过度,则肾精亏损,一则阴虚内热,耗伤真阴,虚火内生,且"火因水竭而益烈,水因火烈而益干",终至肾虚肺燥胃热俱现,积微成损,积损成衰;一则肾元不足,气化失司,闭藏无力而精微下注而为消肾。

7.失治、误治　因患者病急乱投医,依从性差,不听从医嘱,不科学正规防治,消渴病过用温燥之品或有肾毒性药物,伤阴耗液,热积越盛,脏腑经络失濡;或医者不能准确把握患者病情,正确辨证施治,遣方用药,过用寒药、峻药,损伤正气,均可致病情加重,耗气伤津,阴精亏损,脏腑经络失濡,五脏之伤,累及于肾,最终肾脏虚衰,肾体不用,无力蒸化水湿,水湿潴留,湿浊内蕴,而为消渴病肾病。

二、中医病机及演变规律

现代医家对本病病机认识尚不完全统一,大多认为本病是消渴病迁延日久所致,其基本病机是消渴日久,五脏受损,气化失常,湿浊、瘀血、痰毒、溺毒"混处经络",形成"微型癥瘕",如此循环往复,最终肾元衰败,浊毒泛滥,三焦壅滞,气机逆乱,甚至可以造成关格危候。其中医病机演变和症状特征可分为以下3个阶段。

1.发病初期　此期的主要病机是消渴病阴虚燥热,日久不愈,病情发展,脾不固精,精微渗漏,伤阴耗气,而致气阴两虚、肾气不固。气阴不足,经脉失于濡养,久则由虚致瘀,而成肾络瘀阻。目前糖尿病肾病西医以微量白蛋白尿的间断或持续出现为发病初期主要表现,而中医认为尿中蛋白也是人体精微物质,其化生由脾,固摄由脾,封藏由肾,本应营养人体四肢百骸而不流失。水谷精微之运化吸收过程正如《素问·经脉别论》所说"饮入于胃,游溢精气,上输于脾,脾气散精,上归于肺,通调水道,下输膀胱,水精四布,五经并行"和"食入于胃,(脾)散精于肝,淫气于筋,食气入胃,浊气归心,淫精于脉,脉气流经,经气归于肺,肺朝百脉,输精于皮毛",中医认为脾为后天之本,气血生化之源,人体之气血津液等精微物质,全赖脾之"运化"而产生,但脾之生化功能依靠肾阳之鼓舞,而肾之封藏又赖脾之生化阴津以涵育,脾肾在糖尿病肾病发病中更密切相关。明朝戴元礼所著《证治要诀》:"三消久而小便不臭,反作甜气,在溺桶中滚涌,其病为重。更有浮在溺面如猪脂,溅在桶边如柏烛泪。此精不禁,真元竭也",清代医家陈士铎《辨证录》中就说"夫消渴之症,皆脾坏而肾败。脾坏则土不胜水,肾败则水难敌火。二者相合而病成。倘脾又不坏,肾又不败,亦无消渴之症矣",均阐述了脾肾受损是消渴病肾病发病的关键环节。中医认为糖尿病肾病多由消渴病日久发展而来,在消渴病阶段若患者长期饮食不节,过食肥甘、醇酒厚味,或劳倦过度,或情志失调,思虑伤脾,木郁克土,均导致脾胃受损,脾失健运则升清失职,精微物质不能输布于全身,则"脾气不足,则津液不能升,故口渴欲饮"(《东垣十书》),见有口干欲饮;脾气不升反降,谷气下流,精微下注,"中气不足,溲便为之变"(《灵枢·口问篇》),中气下陷,脾不能固摄精微,人体精微化源不足,正气日益耗损,而出现间断白蛋白尿、面色萎黄、倦怠乏力等,日久则后天生化不足,精微不布,气阴两虚,损及肝肾,致肝肾阴精亏损,故见腰酸膝痛、口干眼燥等症;肾主水,司开阖,肾阴久亏,耗伤肾气,开阖不利,则见夜尿频多;肝肾同源,肾阴既虚,损及肝阴,肝肾阴虚,精血不能上承,头目失养,则见头晕,视物不清等。此时,消渴病初常见的"三多"燥热之象反而已不明显。

此期病机演变中已开始出现"瘀""痰""湿""郁""热"等各种糖尿病肾病中医病理要素,特别是"瘀",它贯穿于糖尿病肾病病程始终。以下就其分述如下:第一"瘀":其形成的主要原因如下:①气虚致瘀:糖尿病患者多脾胃气虚,脾虚水谷精微化生不足致人体气虚,气为血帅,气行则血行,气虚不能鼓动血液运行,血液停滞成为瘀血。②气滞致瘀:糖尿病患者多喜食肥甘厚味,易生痰湿,其性黏滞,易阻滞气机而致瘀;或情志失调,肝失条达,气机阻滞,阻碍血之运行而致血瘀。③阴虚致瘀:糖尿病阴液流失,阴虚燥热,煎熬津液,更加津亏液少,而津血同源,互为滋生,津亏则不能载血畅行而致瘀血。④阳虚致瘀:消渴日久,阴损及阳而致阴阳两虚,血宜温,温则通,阳虚则寒,寒则血凝而致血瘀。⑤久病致瘀:消渴为久病顽疾,久病入络,血脉瘀滞,形成瘀血。糖尿病肾病之瘀血作为病理产物一经形成,又可成为新的致病因素作用于机体。瘀血阻气碍津,化热伤阴,使糖尿病肾病之消渴加重;瘀血阻滞于肾,阻碍气化,使肾主水的功能不能正常发挥,导致水肿发生,如《血证论·阴阳水火气血论》论述:"瘀血化水亦发水肿,是血瘀而兼水也";瘀血阻塞肾关,使肾主开阖之职失常,致使精微失摄而下泄,形成糖尿病肾病的蛋白尿。第二"痰":痰有狭义、广义之分。此所说的痰浊是广义之痰,其形成主要原因:①糖尿病初期燥热,热灼津液,炼津成痰;②糖尿病进一步发展燥热伤阴而致阴虚,虚火炼血为瘀,灼液为痰;③糖尿病由阴虚发展为气阴两虚,气虚不能行津,津停为痰;④糖尿病日久,阴损及阳,阳虚失于温煦,液凝为痰。第三"湿":湿邪为病,有内湿、外湿之分,在此则是指内生之湿浊,其形成的主要原因:①气虚所致:主要是脾肾气虚,对水液的蒸腾、输布、气化功能失司,以致水湿停聚,湿浊潴留。②气阴两虚、阴阳两虚所致:由于气阴两虚和阴阳两虚以致中焦升降之枢、下焦出入之窍失于气推、阴滋和阳运,致使升降开合之机失常,肾关不开,小便不得泄而导致湿浊、溺浊内储。第四"郁":"忧郁伤肝,思虑伤脾""盖五积者,因怒忧思七情之气,以伤五脏,遇传克不行而成疾也"。究其原因,或"因郁致病",或"因病致郁",或家庭、社会、心理等多种因素所致。因恐惧疾病而产生的抑郁情绪及对突发事件的焦虑绝望常是诱发和加重糖尿病肾病的主要因素。由于体内阴阳内环境平衡失调,从而影响五脏功能,使之亏损。抑郁恼怒,肝失疏泄,气机不畅,脉络受阻,气滞血瘀;思虑伤脾,木郁克土,脾胃呆滞,运化传导功能障碍,气血生化不足,水湿内停;肝郁化火,肝阳上亢的眩晕、中风、昏厥等。从而使糖尿病肾病虚者更虚,湿阻、瘀结、毒热之实证更加明显。由此可见,情志抑郁等不正常的心理因素的刺激,可以加速糖尿病肾病病情的进展。因此,配合药物的同时进行心理因素调节,保证机体内环境的稳定,保持乐观的情绪,可以减少糖尿病肾病的诱发和加重。第五"热":①燥热。《金匮要略·消渴》将消渴病发病机理归结于胃热肾虚,认为"营气不足,燥热内生""胃热亢盛,耗伤津液";金元刘河间、张子和等发展了三消理论,提倡三焦燥热学说;明代医家李梴《医学入门》曰:"消者,烧也",认为热伏三焦是导致消渴发病之本。叶天士在《临证指南医案》曾指出消渴病"阴虚为本,燥热为标"。②胃肠结热。如《素问·阴阳别论》篇谓:"二阳结谓之消。"③湿热。饮食致消渴也是非常重要的一部分,《素问·奇病论》篇谓:"此人必数食甘美而多肥也,肥者令人内热,甘者令人中满,故其气上溢,转为消渴。"指出了长期嗜食肥甘厚味、醇酒辛燥之物,损及脾胃,胃中火盛,脾阴消灼,致使水谷精微不能濡养全身,水液不能运化而湿浊内停,湿郁久化热,则可产生湿热。④郁热。情志不畅,气机阻滞,郁而化热,则为郁热。气郁久化热,火热炽盛,上灼胃津,下耗肾液,而且火甚扰动肾关,肾之闭藏失职,精微流失于下而为糖尿病肾病。⑤阴虚火旺。先天不足、房劳、药石多为肾阴不足,阴虚火旺,煎熬脏腑,属于虚火。可见,内热包含燥热、结热、湿热、郁热等,内热炽盛则可伤津耗液,而肾为先天之本,主人体一身之元阴元阳,津液燥竭过甚必耗及真阴,导致五脏精气虚乏。肾气不能固摄,精微走泄,可致糖尿病肾病的产生。糖尿病肾病之"痰""湿""郁""热"等与前述之瘀血一样,作为病理产物一经形成,又可成为新的致病因素作用于机体。痰湿壅塞三焦,阻碍气机,影响气化,导致脏腑功能失调加重;痰浊阻塞经络,壅滞气血,又成为引起和加重血瘀证的要素;痰湿浊蕴结日久,而化热生毒,浊毒上逆,可引起神志不清、恶心呕吐等症状。

综上所述,此期的核心病机是脾不摄精,兼夹"瘀""痰""湿""郁""热"等,故此期其治疗重在健脾,同时针对兼夹证,或调达肝气,以防木郁克土,或祛湿化痰,或理气活血,或清热养阴,总以补益中气,固脾摄精为主。

2.病变进展期　此期为糖尿病肾病进一步发展加重,出现大量蛋白尿及肾病综合征。此期的主要病机是在早期气阴两虚、血脉瘀阻基础上,病情进一步发展,肾元进一步受损,气虚及血,阴损及阳,而致气血俱虚,脾肾阳虚,血脉瘀阻进一步加重,"血不利则为水",而致水湿血瘀互结。一方面,脾失固摄,肾虚不能封藏,大量精微外泄,表现为大量蛋白尿,尿起泡沫;另一方面,肾虚气化不行,脾阳不振,气不化水,水湿泛滥而悉身水肿,甚则胸水、腹水;肾阳衰微,阴盛于下,则腰膝以下肿,按之凹陷不起;肾虚水气内盛则腰痛酸重;肾阳不足,膀胱气化不利而尿少不畅;肾阳虚惫,命门火衰而见恶寒肢冷。

与发病初期相比,此期病变已由脾及肾,由中焦至下焦,由气及血,阴损及阳。病机核心是脾肾两虚,脾肾气机升降失常,清浊逆乱。中医认为人体津液的代谢输布,与肺气宣发肃降,脾气分清别浊,肾气蒸腾气化密切相关,但在探讨水液与气机升降关系中,要注意两个枢机:"第一,气机升降的枢机,责之于脾胃。第二,升清降浊的枢机,责之于肾",可见,脾肾在气机运行中占重要地位,而糖尿病肾病至此期由于脾肾虚弱,脾失健运,肾失气化,脾肾气机升降失常,三焦不利,升清降浊失职,产生水湿、痰浊、瘀血诸邪,此为因虚致实;诸邪又可反伤脾肾,加重正虚,形成恶性循环。如清代卢云乘在《医学体用》中注:"……肾消者实即上中消之传变,肺胃之热入肾,火势大盛,势必劫夺真阴。……《经》云肾者胃之关,关门不利则水无输泄而为肿满,关门不闭是水无底止而为消渴。"脾气亏虚,升运失职,阴津下流,上不能奉心肝则燥热,下不滋肝肾则阴虚,日久病情进展,正如《圣济总录》所云"消渴病久,肾气受伤,肾主水,肾气虚衰,气化失常,开阖不利,能为水肿",脾肾同病,先有清浊不分,浊留清流,继而开阖失司,阳不化气,气化失常,肾不能主水,肾关不利,不能蒸腾水液上承,膀胱气化不行,水道不通,水湿内停,甚而泛滥浸渍肌肤,而周身浮肿。

此期除可能兼见"痰""湿""瘀""热"等以外,"水饮"也是此期病程中最为常见的病理要素。究其原因:①正如《诸病源候论·水肿病诸候》中指出水肿发病机理是"营卫否涩,三焦不调,脏腑虚弱所生",关于脏腑的虚弱主要责之脾肾俱虚,糖尿病肾病患者至病变进展期,脾肾俱虚,"肾虚不能宣通水气,脾虚又不能制水,故水气盈溢,渗液皮肤,流遍四肢,所以通身肿也。"(《诸病源候论·水通身肿候》)。但在糖尿病肾病病变进展期中发生的脾肾俱虚所致水肿却主要责之于肾,此种情况与明代大多医家重视命门学说,并认为《内经》肺脾肾三脏气化功能失调的发病机理中主要责之于肾之机理非常相似。明代医家李中梓在《医宗必读·水肿胀满》说:"虚人气胀者,脾虚不能运气也。虚人水肿者,土虚不能制水也。水虽制于脾,实则统于肾,肾本水脏,而元阳寓焉;命门火衰,既不能自制阴寒,又不能涵养脾土,则阴不从阳,而精化为水,故水肿之证多属火衰也"。②消渴久病入络,损伤血络肾络,"血不利则为水";或因水湿内逗,气不化水,气行水行,气滞水停;或因三焦停滞,经脉壅塞,血瘀水停。日久伤及肝肾,气机不畅,不疏水道,开阖不利,而致水肿。水湿逗留日久,累及肝肾阴虚,甚则水不涵木,木火上升,则见头晕目眩,血压升高等肾病综合征常见症状。

简而言之,糖尿病肾病病变进展期病位不但在脾,而是由脾及肾,脾肾两虚,而又以肾虚为主。病程中"正虚""血瘀""痰浊""气滞"等各种病理要素,阻碍气化,使肾主水功能不能正常发挥而出现水湿泛滥,周身浮肿;阻塞肾关,脾肾气机不利,在脾不摄精基础上加之肾关开阖启闭失常以致小便清浊不分,精微失摄不固而大量漏出。此期肾脏已出现结构性损害,病情较重,难以完全逆转。

3.病变晚期　此期为糖尿病肾病肾功能不全期,是基于以上气血阴阳已虚、瘀血痰浊水湿郁热互阻基础上,病情继续恶化进展演变而成。此期的核心病机是肾体劳衰,肾用失司,浊毒内停,五脏受损,气血阴阳衰败,特点是患者体内产生一系列的"虚证"和一系列的"实证",虚实夹杂,病情危重复杂,变证丛生。

糖尿病肾病病变晚期因肾体劳衰,正常体内代谢废物,按中医"对机体有危害作用的致病因素可称之'毒'的概念,此时因不能由尿、便、汗等人体管道排出,蓄积体内,日久三焦气化严重障碍,分清泌浊功能减退,秽浊积久,酿为浊毒;或聚浊生痰,痰湿内蕴,阻遏气机,水病累血,郁而成瘀,肾络瘀阻,肾体"微型癥瘕"形成,肾元受损不用。正与前述,糖尿病肾病发病及病变晚期均与"毒邪"密不可分,所谓毒,至少应具备3个方面:①能够对机体产生毒害或损害;②损害致病的程度;③应与人体相互作用。外毒包括外感六淫毒邪及药毒等。本病多从内毒论治:因脏腑和气血运行失常,使机体的生理或病理产物不能及时排出,出现气滞、痰凝、血瘀、湿阻水停等病理产物,蕴积体内而化生,既是病理产物,又是新的致病因素,包括热、湿、瘀、浊、溺五毒。①热毒(燥毒):见大渴引饮,消谷善饥,心烦失眠,头晕目眩,咽干而痛,大便燥结,小便频数,尿色浑黄,舌红,苔黄燥或少泽,脉多弦数。②湿毒:见周身困重,四肢酸痛,沉重难耐,面垢眵多,大便不爽或溏泄。妇人白带过多,味臭,男子则阴囊潮湿,还可并发痈疽疮疡等。③瘀毒:表现为病情沉痼,反复不愈,肢麻,腰痛如针刺或固定不移,面色紫黑或晦暗,紫癜,舌质紫暗,或有瘀点瘀斑,舌下络脉粗大青紫,脉涩;妇人见经色紫暗有血块等。④浊毒:表现为头重晕蒙,恶心呕吐,浮肿,尿少尿闭,口苦而黏,苔腻或垢等,脉滑。⑤溺毒:表现为面色苍黄垢暗,皮肤时有白霜,或口中有尿味,血中毒素升高,苔老黄或见黑腐,脉弦滑。如《重订广温热论》所说"溺毒入血,血毒上脑之候,头痛而晕,视力朦胧、耳鸣、耳聋、恶心呕吐,呼吸带有溺臭,间或猝发癫痫状,甚或神昏惊厥,不省人事,循衣摸床,撮空理线,舌苔起腐,间有黑点"。

此期病变过程往往是因虚致实,实更伤正,"大实有羸状,至虚有盛候",产生一系列五脏气血阴阳劳损证候。如:①脾肾气虚:症见倦怠乏力,气短懒言,纳呆腹胀,腰膝酸软,大便溏薄,或不实,夜尿清长,脉细,舌质淡红。②脾肾气血两虚:表现为面色少华,气短乏力,腰膝酸软,大便不实,或干结,夜尿多,脉细,舌质淡。③肝肾阴虚:表现为头昏头痛,耳鸣目涩,腰酸乏力,脉弦细,舌质偏红,苔少。④脾肾阴阳两虚:表现为精神萎靡,极度乏力,头晕眼花,指甲苍白,腰酸肢冷畏寒,舌质淡而胖,或见灰黑苔,脉沉细或细弦。如此等等,五脏气血阴阳在此病变晚期俱可受损,而外现相应本虚证候。

此期变证蜂起,由于阳虚气化不利,升降出入失司,清阳不升,浊阴不降,湿浊中阻而见胸闷泛恶,纳呆身重;浊毒上泛,胃失和降,则恶心呕吐、食欲不振;湿毒外泄肌肤,则瘙痒无度;水饮凌心射肺,则心悸气短、胸闷喘憋不能平卧;阳虚寒凝,血脉瘀阻,浊瘀交阻而见肢体麻木疼痛;久病入络,肾络瘀阻,络瘀外溢发为鼻衄、齿衄;肾阳衰败,水湿泛滥,浊毒内停,重则上下格拒,形成"关格"之证,如《证治汇补》说"关格者…既关且格,必小便不通,且夕之间,徒增呕恶,此因浊邪壅塞三焦,正气不得升降,所以关应下而小便闭,格应上而生呕吐,阴阳闭绝,一日即死,最为危候";肾阳不足,水湿内蕴,蕴久化热,热灼成浊,浊毒上蒙清窍,溺毒入脑,则神志恍惚、意识不清,甚则昏迷不醒。邪毒不得外解,势必内溃,溺毒入血,清窍被蒙,肾虚风动,神识昏迷,抽搐惊厥,危象显露;水气凌心,喘促骤生,终以心肾俱败,阴阳离绝而告终。

综上可见,病变晚期正虚邪实贯穿始终,"虚、瘀、浊、毒"相互兼夹,弥漫三焦,另外正气虚弱易感外邪使病情加剧,易于反复,从而形成此期虚实并见、寒热错杂、缠绵难愈之痼疾,形成"热毒、湿毒、瘀毒、浊毒、溺毒"顽证。

总之,消渴病肾病最终将按虚、损、劳、衰的不可逆方向恶化进展,此病贵在早期预防、早期治疗,积极控制危险因素,"谨守阴阳,以平为期",在整个病程中,明辨糖尿病肾病各期主要和核心病机,兼顾"热、湿、瘀、浊、溺"等病机环节,在病初固脾摄精,兼调肝气,滋补肾气;病情进展期则脾肾双补,固肾摄精;病变晚期,本着"有者求之,无者求之,盛者责之,虚者责之"的原则,灵活加减,努力发挥中医"辨证论治"的特色和优势,积极提高中医临床疗效。

三、辨证分型

(一)辨证要点

1.辨明病位　糖尿病肾病病位早期主要以脾、肾为主,病程迁延,阴损及阳,脾肾阳虚;病变后期,肾元虚衰,常可累及肺、心诸脏腑,表现为二脏或三脏同病,甚或五脏俱损,阴阳两虚。

2.辨明病性　糖尿病肾病病程较久,不同阶段病机有所侧重,但总以本虚标实,虚实夹杂为病机特点,糖尿病肾病早期患者普遍存在肾气不足,同时本虚证可兼有阴虚、阳虚或阴阳两虚,其中气阴两虚最为多见。标实证有血瘀、气滞、痰湿、热结、湿热、郁热、水湿之分,其中以血瘀、热结、痰湿为多见,中期可见有水湿。而糖尿病肾病晚期肾体劳衰,肾用失司,浊毒内停,五脏受损,气血阴阳衰败,本虚证可兼有阴虚、阳虚,甚或气血阴阳俱虚,三者均存在气血之虚。标实证有血瘀、气滞、痰湿、结热、湿热、郁热、水湿、湿浊内留、饮邪内停、虚风内动、浊毒动血、浊蒙神窍之分,同时普遍存在湿浊毒邪内留证候。

3.辨明主证、兼证、变证　中医在临证时可以遵循"但见一证便是,不必悉具"的原则,体现了"抓主证"的思想方法,如乏力、夜尿频数、蛋白尿、贫血、水肿等,常是不同阶段糖尿病肾病的主症。消渴病的一个主要特点是易发生并发症,"消渴病多传变,宜知慎忌""夫消渴者,多变为聋盲疮癣痤痱之类……或水液妄行而面上肿也"(《三消论》),消渴病迁延日久,瘀血、痰湿等实邪丛生,可形成"肝胃郁热""气滞血瘀""湿热中阻""水湿泛滥""外感热毒""血虚生风"等一系列兼证;而糖尿病肾病病变晚期除上述常见兼证外,由于痰浊瘀血痹阻脉络,久病入络,形成"微型癥瘕",引起肾元衰败,浊毒内停,五脏气血阴阳俱虚,甚者还可以发生"浊毒犯胃""水凌心肺""关格""溺毒入脑"等一系列变证,此时,还必须遵循"急则治其标,缓则治其本"的原则,在辨明主证同时,辨明兼证、变证。总之,只有心中明晰糖尿病肾病各期的中医主证、兼证、变证,临证时才能分清标本缓急,有的放矢地去辨证施治,灵活加减,才能最终提高中医临床疗效。

4.辨病势顺逆　主要从中医"精气神"、西医理化指标、病变部位及患者一般情况等方面判别病势顺逆,凡经治之后,患者"精气神"见好转,尿蛋白漏出减轻,肾功能基本稳定,患者体力提高,一般情况较好,生活质量提高者为顺,反之为逆;中医辨证病位由肝肾到脾肾到五脏,由气血到阴阳为逆,反之为顺。

(二)分期辨证

目前中医辨证论治方法尚不统一,其中以糖尿病肾病的现代理化检查指标为分期依据,再进行中医辨证论治,宏观辨证与微观指标相结合的方法,因其思路简明清晰,临床可操作性较强,更有利于疗效的判定和病情的控制,被临床广泛采纳。

1.早期辨证

(1)基本证型

脾气虚证:尿中有微量白蛋白,气短乏力,纳少腹胀,四肢不温,腹泻腹痛,大便溏薄,舌淡胖、大边有齿痕,脉沉细弱。

气阴亏损证:微量白蛋白尿,面色黑黄,疲乏无力,多汗,心慌气短,口渴多饮,小便频数而多,头晕眼花,大便秘结,舌尖红苔薄,脉细数无力。

肾气不足证:微量白蛋白尿,腰膝酸软,夜尿清长,气短乏力,面色无华,四肢不温,舌淡胖、大边有齿痕,脉沉弱。

(2)兼夹证

肝胃郁热证:形体壮实,面色隐红,口干口渴,口苦口臭,多饮多食,急躁易怒,胸胁满闷,小便频多黄赤,大便干结,舌质红,苔黄,脉弦数。

气滞血瘀证:胸脘胀满,纳食不香,情志抑郁,善太息,肢体麻痛,胸痹心痛,唇紫暗,舌暗,舌下青筋显露或舌有瘀斑,苔薄,脉沉弦,或涩。

湿热中阻证:胸脘痞闷或腹部胀满,纳谷不香,大便溏,面足浮肿等,舌胖嫩红,苔黄厚腻,脉滑数。

痰湿不化证:背部发冷,时有咯痰,纳食不香,疲乏无力,形体消瘦等。舌胖苔白,脉沉细数。

脾虚湿困证:形体胖而不壮,面色偏白,倦怠乏力,纳呆便溏,口淡无味,食后腹胀,小便短少,舌淡,苔白腻,脉濡缓。

2.中期辨证

(1)基本证型

脾肾气虚证:明显蛋白尿,气短乏力,纳少腹胀,四肢不温,腰膝酸软,下肢微肿,夜尿清长,尿有泡沫,舌体胖大、质淡齿痕,脉虚弱。

气血两虚证:明显蛋白尿,神疲乏力,气短懒言,面色淡白或萎黄,头晕目眩,唇甲色淡,心悸失眠,腰膝酸痛,舌淡脉弱。

肝肾阴虚证:明显蛋白尿,眩晕耳鸣,五心烦热,腰膝酸痛,两目干涩,小便短少,舌红苔少,脉细数。

脾肾阳虚证:颜面及周身浮肿,腰以下尤甚,少尿或无尿,纳差恶心,或伴呕吐,畏寒肢冷,面色㿠白,体倦乏力,大便溏,腰冷酸痛,舌体胖润,舌淡苔白,脉沉细或微细无力。多呈大量蛋白尿。

(2)兼夹证

水湿泛滥证:尿少浮肿,腰以下肿甚,纳差呕恶,胸闷气短,舌苔白腻或水滑,脉弦或涩。

水不涵木,肝阳上亢证:兼见头晕头痛,口苦目眩,脉弦有力。

3.晚期辨证

(1)基本证型

气血阴虚证:神疲乏力,面色苍黄,头晕目眩,五心烦热,纳谷不香,便干。舌淡胖,脉弦细数。

气血阳虚证:神疲乏力,面足浮肿,畏寒肢冷,肤色苍黄、粗糙,时有恶心。舌胖暗淡,边有齿印,苔白,脉细。

气血阴阳俱虚证:精神萎靡不振,嗜睡,面黄晦暗,胸闷纳呆,心悸气喘,肢冷怯寒,面足浮肿,肌肤甲错,时有恶心,大便干稀无常。舌胖有裂纹,舌质暗淡,脉沉细无力。

(2)兼夹证

血脉瘀阻证:口唇舌暗,舌下络脉瘀曲,或呈串珠状。

水饮停聚证:里有停饮,背部怕冷,周身水肿。

湿热中阻证:胸脘腹胀,纳饮不香,时有恶心,身倦头胀,舌胖嫩红,苔黄腻,脉弦滑数。

肝郁气滞证:口苦咽干,胸胁苦满,纳饮不香,舌暗苔黄。

外感热毒证:咽喉肿痛,发热恶寒,便干尿黄,舌红苔黄。

浊毒伤血证:见鼻衄,齿衄,肌衄等。四肢沉重,大便秘结,脉弦。脉浮数。

肝胃结热证:胸胁苦满,大便秘结,口苦咽干,苔黄,脉数。

血虚生风证:手颤,转筋,四肢酸痛,舌淡,脉弱。

（3）变证

浊毒犯胃证:恶心呕吐频发,头晕目眩,周身水肿,或小便不行,舌质淡暗,苔白腻,脉沉弦或沉滑。

水凌心肺证:胸闷气憋,短气不足以息,烦躁不安,甚或有濒死感,心悸怔忡,张口抬肩,不能平卧,口唇青紫,四肢厥冷,大汗淋漓,常于夜间熟睡时发作或加重,舌质紫暗,苔白,脉疾数无力或细小短促无根或结代。

关格证:或见恶心呕吐,呼吸深大,头晕目眩等上关格之症;或见少尿、尿闭,呼吸短促,周身水肿等下关格之症。舌质淡黯,苔白薄腻,脉沉弦或沉滑。

溺毒入脑证:神志恍惚或昏迷,目光呆滞无神,或突发抽搐,四肢痉挛,牙关紧闭,或手指蠕动,四肢震颤,口吐痰涎,胸闷气憋,舌质淡紫有齿痕,苔白厚腻腐,脉沉弦滑数。

四、分期辨证治疗

糖尿病肾病前期临床上诊断较困难,中医辨证论治可参考中医消渴病辨证论治进行;糖尿病肾病早期主要针对糖尿病进行辨证治疗,兼顾脾肾不足和络脉瘀滞,以期延缓和逆转肾脏病变;中期主要针对蛋白尿进行辨证论治,旨在调节肝脾肾三脏功能,延缓病程进展;晚期虚实夹杂,病机最为复杂,当根据主症灵活辨治,旨在减慢病情的恶化,改善症状,提高生活质量。

（一）早期辨证论治

本病早期应以健脾为主,调达肝气,兼顾益肾,针对"瘀""痰""湿""郁""热"等兼证,注重应用活血化瘀药物,酌情或祛湿化痰,或清热养阴,灵活加减。

1.基本证型及辨证治疗

（1）脾气虚证

治法:健脾益气,固摄精微。

方药:补中益气汤加减。黄芪30g,人参15g,白术15g,当归10g,陈皮10g,升麻10g,金樱子10g,芡实10g,甘草6g。

加减:腹胀甚者加厚朴、枳实;口渴者加天花粉、麦冬、石斛。

（2）气阴亏损证

治法:益气滋阴清热。

方药:生脉散合玉女煎加减。方以党参20g,山药10g,黄芪15g,生地10g,玄参10g,天花粉10g,石膏30g(先煎),知母10g,丹皮10g,赤芍15g,竹叶(清)10g。

加减:心悸气短甚者加山茱萸,五味子;大便干结者加火麻仁、大黄、当归。

（3）肾气不足证

治法:补肾摄精。

方药:六味地黄丸方加减。生地10g,山萸肉10g,山药10g,茯苓10g,泽泻10g,牡丹皮10g,黄芪10g,白术10g,补骨脂10g,甘草6g。

加减:阳痿早泄者加金樱子、芡实;腰膝酸软者加牛膝、杜仲。

2.兼夹证辨证治疗

（1）肝胃郁热证

治法:理气活血,内泻热结。方用大柴胡汤加减。

（2）气滞血瘀证

治法：活血通脉。方用血府逐瘀汤加减。

（3）湿热中阻证

治法：健脾和胃，清热利湿。方用平胃散合茵陈五苓散加减。

（4）痰湿不化证

治法：补中益气，健脾化湿。方用补中益气汤合苓桂术甘汤加减。

（5）脾虚湿困证

治法：健脾益气，通阳化湿。方用升阳益胃汤加减。

（二）中期辨证论治

糖尿病肾病中期主要是出现大量蛋白尿并可伴有肌酐清除率的下降，治疗以减少尿蛋白、延缓肾功能的下降为原则，并改善症状，缓解病情。病机虽以脾肾虚弱，封藏收敛失司为主，但又常与气滞、血瘀、湿阻或外邪侵袭有关。补虚毋忘祛邪，而在祛邪之时更应注意扶助正气。

1.基本证型及辨证治疗

（1）脾肾气虚证

治法：健脾固肾。

方药：补中益气汤合水陆二仙丹加味。生黄芪 30g，白术 12g，陈皮 12g，升麻 12g，柴胡 12g，人参 6g，当归 20g，炙甘草 6g，金樱子 15g，芡实 15g。

加减：夹瘀血者加丹参、鸡血藤、桃仁、红花、川芎；兼水湿者加牛膝、车前子、冬瓜皮等。

（2）气血两虚证

治法：补气养血，滋补肝肾。

方药：当归补血汤合济生肾气丸加减。生黄芪 30g，当归 10g，炮附片 10g，肉桂 10g，熟地 10g，山药 10g，山茱萸 10g，茯苓 10g，牡丹皮 10g，泽泻 10g。

加减：尿蛋白量大者加芡实、金樱子；心悸失眠甚者加酸枣仁、阿胶。

（3）肝肾阴虚证

治法：养阴清热，补益肝肾。

方药：杞菊地黄丸加减。枸杞子 15g，菊花 10g，熟地黄 10g，山茱萸 10g，山药 10g，茯苓 10g，泽泻 10g，牡丹皮 10g。

加减：若眩晕耳鸣甚者加牛膝、钩藤；腰膝酸痛、四肢麻痛者，加牛膝、狗脊、全蝎、蜈蚣等。

（4）脾肾阳虚证

治法：温肾健脾利湿。

方药：真武汤合实脾饮加减。炮附子 6g，干姜 9g，白术 12g，厚朴 10g，大腹皮 12g，草果仁 9g，木香 12g，木瓜 15g，茯苓 20g，赤芍 15g。

加减：尿蛋白较多者加金樱子、芡实、白果仁；小便短少者加桂枝、猪苓、泽泻；肿甚喘满者加麻黄、葶苈子；心悸、唇绀、脉虚数或结代者，宜重用附子，再加桂枝、炙甘草、人参、丹参。

2.兼夹证辨证治疗

（1）水湿泛滥证

治法：补肾利水，活血化瘀。方用真武汤合桂枝茯苓丸加减等。

（2）水不涵木，肝阳上亢证

治法：镇肝息风。方用生脉散合葶苈大枣泻肺汤加减，太子参、麦冬、五味子、葶苈子、桑白皮、猪苓、茯苓、大枣等。

（三）晚期辨证论治

糖尿病肾病的晚期以维护肾气、保摄阴阳为基本原则，同时还应分清标本虚实、主次缓急，扶正祛邪，标本兼治，急则治标，缓则治本，不得滥用克伐之品以损伤肾气。必要时用西医手段积极抢救治疗。

1.基本证型及辨证治疗

（1）气血阴虚证

治法：益气养血，滋阴降浊。

方药：八珍汤合调味承气汤加减。太子参15g，当归20g，猪苓15g，白术15g，川芎6g，旱莲草10g，枳壳10g，白芍15g，生地10g，牛膝15g，熟大黄6g等。

加减：气血亏虚明显者加黄芪、当归、鹿角胶、阿胶；阴虚明显者加北沙参、玄参、地骨皮。

（2）气血阳虚证

治法：益气养血，助阳降浊。

方药：当归补血汤、八珍汤合温脾汤等加减。生芪20g，当归10g，猪苓20g，苍术10g，川断15g，杜仲10g，砂仁10g，陈皮10g，半夏10g，冬虫夏草2g，川芎15g，熟大黄8g等。

加减：阳虚明显者加巴戟天、仙茅、仙灵脾；水肿较甚者加猪苓、泽泻、防己；恶心呕吐较重者加旋覆花、代赭石、苏叶、黄连，亦可用生大黄、附子、丹参、牡蛎，合药水煎，高位保留灌肠，以加强通腑泄浊之力。

（3）气血阴阳俱虚证

治法：调补气血阴阳，降浊利水。

方药：调补阴阳方（验方）。黄芪30g，当归10g，熟地15g，竹茹10g，苍术10g，旱莲草10g，五味子10g，狗脊10g，黄连6g，猪苓20g，牛膝20g，郁金10g，大黄6～12g等。

加减：气血亏虚明显者加人参、黄芪、当归、鹿角胶等；喘闷心悸者加桂枝、丹参、葶苈子等；瘀血重者加益母草、川芎、红花。

2.兼夹证辨证治疗

（1）血脉瘀阻证

治法：破瘀消癥。主方中加入三棱、莪术等。

（2）水饮停聚证

治法：温阳化饮。主方中加桂枝、茯苓、白术、泽泻。

（3）湿热中阻证

治法：清化通利法。方用平胃散合茵陈蒿汤化裁。

若兼夹湿热下注证，症见便秘，腰腿沉重，小便不爽，舌胖嫩红，苔黄白厚腻，脉弦滑数者。治法：化湿清利，用四妙散加减。

（4）肝郁气滞证

治法：舒肝解郁，用四逆散合加味逍遥散化裁。

（5）外感热毒证

治法:疏风清热解毒。方用银翘散合五味消毒饮加减。

（6）浊毒伤血证

治法:解毒活血凉血止血。方用犀角地黄汤送服三七粉。

（7）肝胃结热证

治法:和解肝胃,缓泻结滞。方用大柴胡汤加减。

（8）血虚生风证

治法:养血活血熄风。方用当归补血汤合四物汤加味。

3.变证辨证治疗

（1）浊毒犯胃证

治法:降逆化浊。

方药:旋覆代赭汤加减。旋覆花(包煎)10g,代赭石20g,党参15g,法半夏10g,生姜三片,大枣5枚,炙甘草6g。

加减:呕恶甚加吴茱萸、黄连。

（2）水凌心肺证

治法:泻肺逐水。

方药:己椒苈黄汤加减。防己30g,葶苈子30g,大腹皮30g,车前草30g,桑白皮30g,椒目9g,大黄6g。

加减:气短乏力者加黄芪、茯苓各30g,白术9g;口唇发绀者加川芎12g,桃仁9g;四肢厥冷、汗出淋漓者,加淡附片、人参(单煎)各9g,山萸肉30g。

（3）关格证

治法:温补脾肾,启闭降浊。

方药:旋覆代赭汤加减。旋覆花(包)15g,法半夏15g,代赭石(包)30g,吉林人参(单煎)6g,生姜6g,黄连6g,吴茱萸6g,竹茹9g,苏叶9g,苏梗9g,藿梗9g。

加减:大便不通者加枳实15g,黑白丑各9g,生大黄6g;呕吐剧烈者以生姜汁为引,送服玉枢丹;以下关格为主症者方用真武汤合五苓散加减。

（4）溺毒入脑证

治法:开窍醒神,镇惊熄风。

方药:菖蒲郁金汤合镇肝息风汤加减。石菖蒲30g,杭白芍30g,全瓜蒌30g,土茯苓30g,珍珠母(先煎)30g,生龙骨(先煎)30g,生牡蛎(先煎)30g,广郁金15g,法半夏15g,生山楂15g,黄连6g,生大黄6g,苏合香丸(化冲)6g。

加减:四肢抽搐者加全蝎9g,蜈蚣4条;喉中痰鸣加制南星9g,陈皮15g;胸闷泛恶者加藿梗、苏叶、苏梗各9g。

总之,由于糖尿病肾病是一种慢性疾病,其早期诊断和治疗对预后关系重大,目前西医多以控制血糖血压、限制蛋白质摄入等治疗措施为主,而在西医标准治疗基础上结合中医分期辨证论治,在其早中期常可逆转或延缓病情发展。但一旦发生临床期糖尿病肾病(DN),则肾功能呈持续性减退,直至发展为终末期肾功能衰竭,晚期糖尿病肾病除中医辨证加减、灵活治疗外,常需联合肾脏替代治疗,以积极救治患者。

五、中成药

目前用于治疗糖尿病肾病的中成药品种繁多,大致可以归纳为以下几类,临床可根据患者的情况,结合四诊信息,进行辨证选用。

1.虫草制剂 虫草制剂被广泛应用于糖尿病肾病的治疗,研究证实在基础治疗上加用虫草制剂可进一步降低 DN 患者的尿蛋白及改善肾功能。虫草制剂包括百令胶囊、至灵胶囊、金水宝胶囊。与基础治疗相比,DN 早期患者加用百令胶囊可显著降低患者 UAER 水平,降低血肌酐,而对于生存率、全因死亡率、心血管事件并发症等方面,目前尚无确切数据报道,有待进一步研究证实。此外,有研究显示百令胶囊具有免疫调节作用,可改善 2 型糖尿病肾病患者细胞免疫功能紊乱。百令胶囊联合 ACEI/ARB,也可起到保护肾功能、降低蛋白尿的治疗作用。其他常与百令胶囊联合应用的药物包括:他汀类降脂药,前列地尔、阿魏酸哌嗪、川芎嗪、羟苯磺酸钙等血管活性药物。对于早期、临床期 DN 患者,常规治疗基础上使用金水宝胶囊可降低尿蛋白排泄、降低血 Scr、BUN 水平,以及降低血 TC、TG。有研究显示,金水宝联合缬沙坦胶囊,可改善 DN 并发勃起功能障碍。至灵胶囊治疗 DN 则常与 ARB 类药物联合使用。

2.地黄丸类 六味地黄丸是中医治疗 DN 的常用方剂,治疗 DN 的自拟方组方也多为六味地黄丸的加减化裁。与常规治疗组相比,六味地黄丸可降低 DN 患者的 UAER 及空腹血糖,对肾功能无明显改善作用。也有报道显示,金匮肾气丸与替米沙坦联用可降低早期 DN 患者 UAER 及血肌酐。

3.治疗蛋白尿的中成药 黄葵胶囊治疗 DN 常与其他药物联合使用:与单用 ACEI 或 ARB 类药物相比,黄葵胶囊与 ACEI/ARB 类药物联用能明显降低 DN 早期和临床期患者 UAER、24 小时 UTP、Scr、BUN、TC、TC。与单纯应用黄葵胶囊比较,黄葵胶囊联合氟伐他汀可进一步降低早期 DN 患者 UAER、Scr,同时改善高脂血症;黄葵胶囊联合雷公藤多苷片可降低 DN 临床期患者尿蛋白。肾炎康复片与 ARB 类药物联合,可降低早期及临床期 DN 患者的尿蛋白。

4.治疗慢性肾功能不全的中成药 肾康注射液用于 DN 的治疗可保护肾功能、降低蛋白尿。常与肾康注射液配合使用的药物有黄芪注射液、前列地尔。尿毒清颗粒主要用于 DN 肾功能衰竭期的治疗,初步研究表明具有延缓肾功能进展的作用。

5.治疗糖尿病的中成药 研究发现,一些治疗糖尿病的中成药同时具有肾脏保护作用,这些药物也被纳入 DN 的临床治疗:芪药消渴胶囊能调节早期、临床期 DN 患者糖脂代谢,改善 Scr、BUN、CFR 及降低尿蛋白。止消通脉宁颗粒可改善临床期 DN 患者肾功能、调节血脂代谢,提高患者生活质量。参芪降糖颗粒可改善早期 DN 患者的中医症状、降低血糖及 UAER,参芪降糖胶囊还具有调节 DN 患者血脂的功效。其他药物如芪蛭降糖胶囊、糖脉康颗粒、金芪降糖片,也有个别文献报道具有降低 DN 蛋白尿、保护肾功能的作用。

6.活血化瘀中成药 对于血黏度高、肾病综合征等 DN 患者,配合使用活血化瘀中药及中药提取物,可降低血黏稠度,有利于降低血脂:复方丹参滴丸可降低早期 DN 患者尿蛋白及 TC 水平,而对肾功能无明显改善作用。与常规基础治疗比较,丹红注射液也降低早期 DN 患者 UAER。与常规治疗组相比,川芎嗪组可降低 DN 患者尿蛋白、Scr,有报道显示丹参川芎嗪注射液也具有相似的功效。舒血宁注射液用于治疗糖尿病肾病,常与其他中成药配合使用,但也有个别文献报道与对照组相比单独应用舒血宁可改善早期、临床期 DN 肾损害。通心络胶囊也具有改善 DN 的作用,一项 Meta 分析显示通心络胶囊可降低 DN 患者 Scr 和改善血脂紊乱,但所纳入文献质量相对较低,结果尚需进一步验证。其他具有相似功效的药物,如血塞通、血栓通、银杏叶胶囊(片)、杏丁注射液、银杏达莫注射液、葛根素注射液、刺五加注射液、灯盏花素注射液、灯盏细辛注射液、脑心通胶囊,也可作为辅助治疗药物的备选。

7.具有降血脂作用的中成药　血脂康胶囊在降低 DN 患者血脂的同时,还可降低尿蛋白水平,而对肾功能的改善作用不明显。绞股蓝总苷片也显示出了一定的降低 UAER 作用。

第二节　高血压肾损害

高血压肾损害通常指由高血压所导致的肾脏小动脉或肾实质损害,根据肾小动脉病理特征的不同分为良性肾小动脉硬化症和恶性肾小动脉硬化症两类。临床常见的高血压肾损害多为良性肾小动脉硬化,病理表现为广泛肾小球入球动脉透明样变和小叶间动脉肌内膜增厚。恶性肾小动脉硬化症是指由恶性高血压导致的肾损害,病理表现为小动脉纤维素样坏死。目前我国成人高血压患病率高达 29.6%,高血压肾损害也成为我国慢性肾脏病和终末期肾病的第 3 位病因。

中医学对于高血压肾病尚无准确统一的命名,根据本病临床表现,多归于"眩晕""腰痛""虚劳""水肿"等范畴。

一、中医病因病机

本病患者多因年老体虚、饮食不节、情志失调、房事不节等久病迁延所致。

本病属本虚标实之证,肝脾肾三脏气血不足、阴阳亏虚为本,肝阳上亢、痰湿瘀血阻络为标,相互影响,最终导致本虚标实、虚实夹杂的终末期肾衰竭。肾虚精亏,腰府失养,故腰膝酸软;肾失气化,分清泌浊失职,精微下注,故可见蛋白尿;肝肾阴虚,肝阳上亢,则见眩晕耳鸣、失眠多梦。脾肾亏虚,水湿不化,聚湿成痰,阻气机,气血运行不畅,气滞血瘀或瘀血阻络,痰湿瘀血交阻,三焦气化不利,水液代谢失常,故发为水肿。

二、西医病因病机

高血压肾损害的发病机制复杂,包括高血压血流动力学改变、肾素-血管紧张素系统异常、交感神经系统异常、血管内皮细胞功能障碍等多个学说。

1.高血压血流动力学改变　血压升高程度和持续时间与肾血管损伤密切相关。随着高血压的持续进展,逐步出现肾小动脉的组织形态学改变,表现为小动脉的透明样变和动脉内膜增厚。入球小动脉透明样变导致小动脉顺应性下降和管腔狭窄,对血管扩张剂的舒张反应迟钝或消失;血管内应力增加引起血管中膜平滑肌细胞和细胞基质增生,管壁增厚,血管重塑,引起肾血浆流量下降,当肾血浆流量低于 450mL/min 时,肾小球滤过率开始降低,最终导致肾小球和肾小管缺血性损害。肾小球损伤在高血压时可以表现为缺血性损伤和高灌注性损伤两种不同类型,但引起肾小球硬化的主要因素还是高灌注引起的肾小球内高压力。肾小球毛细血管的高灌注、高跨膜压和高滤过会影响肾小球固有细胞的增生,诱导局部细胞因子、血管活性物质增加,足细胞损伤导致肾小球基底膜通透性增加,引起蛋白尿。

2.肾素-血管紧张素-醛固酮系统(RAAS)　高血压状态下,肾血管对血管紧张素 Ⅱ

（AngⅡ）敏感性显著增强，少量的 AngⅡ 就能引起肾小动脉广泛收缩，导致肾血管阻力增加，肾血流量降低。高肾素活性可以引起广泛的肾小血管破坏和纤维化，导致恶性肾小动脉硬化的级联性损伤。足细胞膜上存在丰富的 AngⅡ 受体，RAS 活性增高时 AngⅡ 增加必然影响足细胞的结构和功能，导致足细胞裂隙膜损害、滤过膜通透性增加。醛固酮在肾小动脉硬化、血管重塑、胶原形成、调节内皮功能等方面发挥效应，参与肾脏纤维化过程。

3.交感神经系统　高血压患者交感神经系统活性升高，去甲肾上腺素从肾上腺释放，导致外周血管收缩、心率增加，血压变异性显著增加，导致血管的增生和硬化。去甲肾上腺素等介质还能通过与肾脏 α-肾上腺素能受体结合，直接收缩肾脏血管，使肾脏血管阻力增加、肾血流量减少、肾单位缺血缺氧、氧化应激增加、促进肾素从肾小球旁器释放，加重肾脏损害。肾脏交感神经系统激活可以直接刺激近端肾小管 Na^+ 的重吸收，导致钠水潴留，循环容量增加。

此外，非血流动力学因素，如氧化应激、炎症反应也参与了高血压肾脏损害过程。年龄、性别、吸烟、嗜酒、盐负荷和基因多态性等均是高血压肾损害的相关因素。

三、临床表现

高血压肾损害常首先出现远端肾小管功能受损表现及轻度蛋白尿，而后肾小球功能受损。

早期：肾小管对缺血敏感，远端肾小管浓缩功能障碍常最早出现，包括夜尿增多、尿比发性肾脏疾病重及尿渗透压降低。

中期：随着时间的推移，肾小球缺血性病变发生后，可出现蛋白尿，多为轻度蛋白尿，部分血压较高的患者可为中度蛋白尿。

后期：出现肾小球功能损害，最初肾小球滤过率降低，而后失代偿血清肌酐升高，肾小球功能进展较慢，可逐渐发展至终末期肾病。

与此同时，高血压的其他靶器官损害（左室肥厚、心力衰竭、脑卒中）也常同时发生。

四、实验室及其他辅助检查

1.尿液检查　高血压肾损害进展至中期，发生肾小球缺血性病变后，可出现蛋白尿，多为轻度蛋白尿，尿蛋白定量一般不超过 2.0g/24h。正常人禁水 12 小时后尿渗透压 $600mOsm/(kg \cdot H_2O)$，高血压肾损害常表现为尿渗透压降低、尿比重降低。

2.肾功能检查　高血压肾损害会逐步出现肾实质损害，导致肾功能受损，肾小球滤过率降低。

五、诊断要点

1.中医辨证要点　首先辨虚实，本病属本虚标实之证，本虚需辨肝、脾、肾之阴阳亏虚，标实证有肝阳上亢、痰湿、瘀血阻络。其次辨病位，本病与肝、脾、肾有关，甚至表现为多脏同病。

2.西医诊断要点　基于患者的临床表现可以确定高血压肾损害的诊断，通常并不一定需要肾穿刺活检病理证实。当高血压患者在疾病进程中出现夜尿次数增多、持续微量白蛋白尿、肾小管间质功能异常或肾功能减退等临床表现时，应考虑高血压肾损害的可能。诊断要点如下：①患者有确切的高血压病史，血压控制不佳者肾损害的发生率越高；②高血压病程多在 5 年以上;③持续尿微量白蛋白增多,尿 β_2-微球蛋白、α-微球蛋白、视黄醇结合蛋白等可能升高;④夜尿增多,尿液检查提示低比重尿,尿渗透压降低;晚期可出现肾功能减退,肾小球滤过率降低;⑤伴有高血压其他脏器损害;⑥肾活检显示肾小动脉硬化为主的病理改变,可伴有不同程度的缺血性肾实质损害和小管间质病变。

六、鉴别诊断

高血压引起的肾脏损害与原发性肾脏疾病引起的高血压在临床上有时很难鉴别,鉴别诊断思路如下:若先出现高血压,数年后出现微量白蛋白尿等尿检异常,应考虑高血压肾损害;若先出现尿检异常,其后出现高血压,要考虑原发性肾脏疾病;若首次就诊同时发现高血压和尿检异常,需排除原发性肾脏疾病可能。此外,高血压肾损害临床诊断需除外肾动脉粥样硬化、肾小动脉胆固醇栓塞、尿酸性肾病、肾小球肾炎、遗传或先天性肾脏病及其他系统疾病导致的肾损害,必要时需通过肾脏活检病理进行鉴别诊断。

七、中医治疗

1.治疗原则　中医治疗当以补虚为主,兼以活血化瘀、清热解毒为法。

2.辨证施治

(1)肝肾阴虚

临床表现:眩晕耳鸣,失眠多梦,头痛头晕,五心烦热,潮热盗汗,腰膝酸软,咽干颧红,溲黄便干,舌红少苔,脉沉细。

治法:滋补肝肾。

方药:杞菊地黄汤加味(出自《医级宝鉴》)。

参考处方:枸杞子 10g,菊花 10g,熟地黄 20g,山茱萸 10g,牡丹皮 10g,山药 15g,茯苓 10g,泽泻 10g。

方中枸杞补益肝肾,熟地黄滋肾填精,辅以山茱萸滋养肝肾而固肾气,山药健脾益胃助消化,佐以泽泻淡泄肾浊,茯苓渗利脾湿,牡丹皮凉泄肝火。方中诸药以补为主,以泻为次,相辅相成。

临床应用:头晕明显可加天麻、钩藤、白蒺藜以平肝潜阳;大便干结加肉苁蓉、火麻仁、玉竹以润肠通便。

(2)脾肾阳虚

临床表现:少气乏力,畏寒肢冷,气短懒言,纳少腹胀,浮肿,腰膝酸软,腰部发冷,便溏,舌淡有齿痕,脉象沉弱。

治法:温肾健脾,行气利水。

方药:实脾饮加减(出自《济生方》)

参考处方:白术 15g,厚朴 10g,木瓜 10g,木香 10g,草果 10g,大腹子 5g,茯苓 15g,干姜 10g,制附子(先煎)10g,炙甘草 10g,生姜 3 片,大枣 3 枚。

方中干姜振奋脾阳、温化水湿,附子辛热、温肾助阳,二味同用,温养脾肾、扶阳抑阴;白术、茯苓健脾和中、渗湿利水;木瓜祛湿利水,使木不克土而肝和,配伍厚朴宽肠降逆;木香调理脾胃之气;大腹子行气之中兼能利水消肿;草果辛热燥烈之性较强,善治湿郁伏邪,生姜、大枣益脾和中。诸药相伍,共奏温脾暖肾、行气利水之功。

临床应用:腹胀大,小便短少者,加桂枝、猪苓以通阳化气行水;纳食减少者,加砂仁、陈皮、紫苏梗以运脾利气。

（3）瘀血阻络

临床表现：小腹胀满疼痛，头痛，肢体麻木疼痛，面色暗，肌肤甲错，舌紫暗，或有瘀点，脉涩。

治法：活血化瘀，通络散结。

方药：代抵挡丸加减（出自《证治准绳·类方》）。

参考处方：穿山甲（先煎）12g，桃仁15g，当归15g，生地12g，生大黄（后下）6g，芒硝6g等。

方中穿山甲破血逐瘀，主逐恶血瘀；桃仁、当归、生地活血祛瘀；大黄、芒硝下瘀泻热。

临床应用：瘀血较重者可加红花、川牛膝；若病久气血两虚、面色不华者可加黄芪、丹参。

（4）湿毒蕴结

临床表现：头重如裹，尿少色赤，可见泡沫，眼睑浮肿，皮肤疮疡肿痛，或恶风发热，口干口苦，舌质红，苔薄黄或黄腻，脉滑数。

治法：清热解毒，化湿消肿。

方药：麻黄连翘赤小豆汤合五味消毒饮加减（麻黄连翘赤小豆汤出自《伤寒论》，五味消毒饮出自《医宗金鉴》）。

参考处方：麻黄6g，连翘9g，杏仁9g，赤小豆30g，大枣10g，桑白皮10g，生姜6g，炙甘草6g，金银花15g，野菊花6g，紫背天葵6g。

方中麻黄、杏仁、生姜辛温宣发、解表散邪；金银花、紫背天葵、野菊花清热解毒散结；连翘、桑白皮、赤小豆旨在苦寒清热解毒；甘草、大枣甘平和中。全方共奏辛温解表散邪、解热祛湿之效。

临床应用：毒重者可加蒲公英、紫花地丁；水肿重者加茯苓皮、猪苓、泽泻；皮肤溃烂者加苦参、土茯苓；大便不通者加生大黄、芒硝。

八、西医常规治疗

降压治疗是避免和减轻高血压肾损害的根本措施。高血压肾损害患者应积极降压并使之达标。对所有收缩压（SBP）持续>140mmHg或舒张压（DBP）持续>90mmHg的高血压肾损害患者，无论是否合并糖尿病，都应给予降压治疗以使血压≤140/90mmHg。根据患者年龄、并发心血管疾病和其他并发症、肾功能减退的风险和对于治疗的耐受性，个体化制定血压目标值和选择药物。对于老年患者，要在仔细考虑年龄、共病以及同时接受其他治疗的基础上，制定血压治疗方案，缓慢加量，密切观察有无与降压治疗有关的不良事件发生，包括电解质紊乱、肾功能急剧减退、直立性低血压以及药物不良反应等。对于尿白蛋白/肌酐比>300mg/g的成人高血压肾损害患者，建议给予ARB或ACEI治疗。对于尿白蛋白/肌酐比为30~300mg/g的高血压肾损害患者优选ARB或ACEI治疗，不建议联合使用ARB和ACEI。除积极治疗原发性高血压外，其他的非药物治疗方式包括减轻体重、适当地规律活动、低盐饮食、戒烟、戒酒。此外，积极治疗胰岛素抵抗、高脂血症和高尿酸血症等对降低高血压肾损害发生发展以及改善预后均有重要作用。

九、预防与调护

高血压患者往往对自己健康状况忽视，高血压病知晓率及控制率均不佳，积年累月造成肾脏损害,因此本病预防重点在于早发现、早治疗、严格控制血压,才能达到预防和延缓肾损害的目的。同时患者应劳逸结合,保证足够睡眠,适当进行体育锻炼,戒烟、戒酒,饮食清淡、低盐,控制体重。

十、临证提要

以中医辨证为主,把握病机治疗要点,辩明虚实及脏器偏颇,如疾病早期多肝肾阴虚、肝阳上亢,逐渐发展为脾肾亏虚、瘀血阻,晚期出现肝脾肾三脏虚衰、痰浊瘀毒阻络。需辨脏虚实,实则泻之,虚则补之。

第三节 尿酸性肾病

尿酸性肾病(uric acid nephropathy,UAN)是由嘌呤代谢异常致尿酸生成过多或肾脏排泄障碍形成血清尿酸升高,尿酸盐过饱和沉积于肾组织而引起肾损害,表现为尿酸结石或肾实质损害。本病无明显的季节性,肥胖、喜肉食及酗酒者患病率高,男性明显高于女性。近年因高蛋白、高嘌呤饮食摄入增加,尿酸性肾病在我国的患病率逐年增高,中老年男性及绝经后女性为高发人群,目前年轻化趋势加剧。中医古籍对类似尿酸性肾病的论述散见于其他疾病中,有关节红肿热痛、活动不利多归于"痹病、白虎历节";以尿痛、尿血、尿砂石为主要表现者归于"石淋、尿血";以水肿、蛋白尿为主要表现者归于"水肿、膏淋、虚劳、肾风";以虚损、关格等为主要表现者归于"肾劳、溺毒、关格"。

一、中医病因病机

尿酸性肾病与先天禀赋不足、年老体虚、嗜食肥甘厚味、情志失调以及卫外不固、外邪侵袭密切相关。

1.病因

(1)先天禀赋不足或年老体衰,先天不足或年老体衰致肾精亏虚,肾虚骨髓空虚,风寒湿邪侵骨髓而乘脏腑;脾失健运,水湿内停,风寒痰浊留注经络关节致气血不行,关节失养。

(2)饮食失节:饮食不节、嗜食肥甘厚味是诱发本病的重要因素。《中藏经》提出"肉痹者,饮食不节,膏粱肥美之所为也",脾失升降出入,分清泌浊,致痰浊内生,气血不畅。

(3)情志失调:肝气郁,致气机不畅,加重湿浊、痰饮、瘀血滞留经络关节,导致病情加重。

(4)外邪侵袭:正虚不固,风寒湿邪留注经络形成痹证,日久深入脏腑成脏腑病变。

2.病机 本病中医病机特点是正虚邪实,以实证居多。正虚以脾肾亏损或肝肾虚损为主,邪实指痰湿浊瘀。初期以瘀血阻和湿热下注为主;中期经络脏腑同病,脾肾亏虚;后期因虚致实,虚实夹杂,"虚、湿、瘀、毒"潴留体内,互相交织,相互为害;疾病晚期阴损及阳,出现阴阳两虚之证。本病病位在脾肾,与肺、肝等密切相关。

二、西医病因病机

尿酸性肾病的主要发病机制是由于血清尿酸产生过多或排泄减少所致。尿酸产生过多主要与嘌呤摄入过多或内源性嘌呤产生过多相关,人体尿酸来源80%为内源性,尿酸代谢过程中磷酸核糖焦磷酸(PRPP)合成酶活性增加、次黄嘌呤-鸟嘌呤磷酸核糖转换酶(HGPRT)缺乏、葡萄糖6-磷酸酶缺乏等均可使内源性嘌呤产生过多。另外慢性溶血性贫血、横纹肌溶解、红细胞增多症、骨髓增生性疾病及化疗或放疗时、过度运动、癫痫状态、糖原贮积症均可加速肌肉 ATP 的降解导致嘌呤代谢增加使尿酸增多。肾衰竭或衰竭时肾小球滤过率降低、肾小管尿酸排泄降低和(或)重吸收增加也是高尿酸血症的主要原因。

尿酸性肾病分为原发和继发性两大类。原发性基本属遗传性,但遗传方式尚不明确,可能与肥胖、原发性高血压、血脂异常、糖尿病、胰岛素抵抗关系密切。继发性高尿酸血症则多见于细胞增生性疾病,如白血病、淋巴瘤、骨髓瘤、红细胞增多症;细胞过量破坏如溶血、烧伤外伤、化疗、放疗、过量运动;肾衰竭、酮症酸中毒、妊娠高血压综合征、药物、毒物导致肾脏清除尿酸盐减少。

高尿酸对肾脏的直接损害作用可能与其对内皮功能损害引起高血压和促进血管平滑肌细胞增生和促炎症反应有关。对肾脏的损害有入球动脉病、轻微小管间质纤维化、肾小球肥大、肾小球硬化和蛋白尿。

尿酸性肾病发病机制如下。

1.慢性高尿酸血症肾病　慢性高尿酸血症可导致尿酸盐结晶体在远端集合管和肾间质,尤其在肾髓质和乳头区沉积。这些结晶体形成核心,周围有白细胞、巨细胞浸润及纤维物质包裹,即所谓痛风石,在有长期痛风病史的患者中,除有痛风石形成外,还伴有纤维形成、肾小球硬化、动脉硬化及动脉壁增厚等病变。

2.急性高尿酸血症肾病　短时间内大量尿酸结晶堆积于肾脏集合管、肾盂和输尿管所致,管腔内尿酸结晶沉积,可阻塞肾小管,导致梗阻及急性肾损伤,但肾小球结构是正常的,如能得到恰当治疗,肾功能可恢复正常。

3.尿酸盐结石　镜下可见尿酸结晶在肾乳头和集合管内沉积。

三、临床表现

长期高尿酸血症的主要表现为痛风性关节炎和肾损害,痛风反复发作 10 年以上者多有肾损害的表现。

1.慢性高尿酸血症肾病　多先有痛风性关节炎的表现,痛风性关节炎呈急性发作,深夜加重,常因精神紧张、疲劳、酗酒和感染所诱发。受累关节以跖趾关节为多,尤以第一跖趾关节最为常见,其次为踝、手、腕、膝关节等。关节疼痛开始数小时后出现感觉过敏及显著的红、肿、热、痛。

随病变进展,尿酸盐在关节内沉积逐渐增多,频繁发作后关节肥大,纤维组织增生,出现关节畸形、硬以致活动受限。

长期失治的痛风患者,可在关节周缘滑囊膜、腱鞘、软骨内和耳郭的皮下组织中发现痛风结节(或称痛风石)。在软骨或其附近侵蚀骨质,可产生穿凿样骨缺损。痛风石还可溃破皮肤排出白色尿酸盐结晶,镜下为双折光尿酸钠针。

高尿酸血症肾病尿液改变主要为轻度蛋白尿和少量红细胞尿。早期的肾功能变化是浓缩功能的减退,随后逐渐影响肾小球滤过功能。

2.急性高尿酸血症肾病　尿酸结晶在肾小管、集合管和肾盂急骤沉积,可引起肾小管腔内压力增高,肾小球囊内压增高,致使肾小球滤过率急剧下降,其临床特征为初期排出尿酸增加,尿中有多形结晶,发生血尿及少量蛋白尿。病变进展时出现少尿和无尿,可伴有腰痛、恶心、呕吐和嗜睡等尿毒症症状。

3.尿酸盐结石　10%~25%痛风患者有肾结石,多见于40岁以上的男性。

尿酸盐结石的症状主要有尿路局部刺激症状、尿路梗阻和继发感染。尿酸盐结石多呈圆形或椭圆形,表面光滑或稍粗糙,呈黄褐色,质地坚实。纯尿酸结石是透光的,通常不能显影,直径2cm以上的结石可能为草酸钙和磷酸钙等混合结石,一般可显影。

尿酸性肾病早期肾脏损害为远端肾小管和集合管受损,尿液浓缩功能下降,出现多尿、夜尿增多等症状。随着肾小球滤过率下降,进展为慢性肾衰竭,其肾病病理特征主要为间质慢性炎症,继而纤维化,肾小管萎缩、肾小动脉硬化。

四、实验室及其他辅助检查

1.实验室检查

(1)尿液检查:可见多尿、夜尿、低比重尿或尿渗透压降低。可有少量蛋白尿,一般1.5~2.0g/24h,呈小分子蛋白尿,尿 β_2-微球蛋白排泄量增多,尿中嗜酸性粒细胞增多。对排出结石的成分进行分析,可以确定是否为尿酸盐。

(2)血液检查:血清尿酸明显升高。早期的肾功能变化是浓缩功能的减退,随后逐渐影响肾小球滤过功能血尿素氮、血清肌酐升高。

2.其他辅助检查

(1)肾活检:急性尿酸性肾病时,尿酸结晶在肾小管、集合管、肾盂和下尿路急骤沉积,以肾乳头部沉积最多,产生肾内、外梗阻。慢性尿酸性肾病时,尿酸盐结晶和尿酸结晶分别沉积在肾间质和肾小管内,髓质部沉积较多。光镜下可见2种尿酸盐结晶:①尿酸结晶为无定形物质,出现在间质和小管管腔;②针形的尿酸单盐-水化合物结晶,出现在肾髓质。以尿酸盐或尿酸晶体为病灶核形成的显微痛风石,其周围有淋巴细胞、单核细胞和浆细胞浸润。

随着病程延续,可见小管萎缩变性、小管基膜破坏,伴随间质瘢痕,小球基底膜增厚和纤维化,中动脉和小动脉硬化,肾脏缩小,瘢痕化。肾活检组织在偏光显微镜下见到双折光尿酸结晶即可确立尿酸性肾病的诊断。

(2)影像学检查:如尿路梗阻造成肾盂积水和输尿管扩张,反流性肾病或梗阻性肾病伴发感染时,肾图、CT扫描、核素肾扫描可出现双侧肾脏大小不等、肾脏外形不规则、肾盏扩张或变钝。X线显示骨皮质下囊性变而不伴骨浸润,可见单侧时骨关节病变。

(3)超声:显示双侧肾脏病变不相等,并有助于结石的定位诊断。

五、诊断要点

1.中医辨证要点　本病的辨证首先需辨病情缓急,以脾肾亏虚为本,湿热痰浊为标。急性期可伴见关节剧痛、屈伸不利,以标实为主。慢性期以正虚为主,兼夹标实。其次辨病邪性质,邪气盛时,需辨寒、湿、热、痰,正气虚时,需辨脾肾肝之阴阳虚损。

2.西医诊断要点

(1)男性血清尿酸420μmol/L(7.0mg/dL),女性血清尿酸360μmol/L(6.0mg/dL)。尿沉渣检查可有尿酸结晶、血尿(肉眼或镜下)或依尿。

(2)常伴有痛风性关节炎或痛风结节、尿酸性尿路结石等病史。早期可仅有轻至中度蛋白尿及尿浓缩功能减退,肾小球滤过率正常,晚期可出现高血压和氮质血症。

(3)影像学诊断提示受损关节有圆形或不整齐的透亮缺损影;尿路结石X线检查为阴性。肾脏组织学主要表现为肾小管-间质病变,肾间质及肾小管内发现双折光的针状尿酸盐结晶。

3.诊断思路　当患者出现蛋白尿、血尿、高血压或水肿、尿浓缩功能受损,伴发关节炎及尿路结石,应怀疑此病。对于诊断为本病的患者应明确以下问题。

(1)排除其他疾病造成的血清尿酸增高。

(2)明确原发或继发性高尿酸血症。

(3)了解肾脏病变的程度。

(4)找出与本病相关的其他慢性疾病,积极治疗。

(5)尿酸性肾病的正确诊断及辨证分型,对于制定有效的诊疗方案、判定预后有重要意义。

六、鉴别诊断

1.原发性肾小球病　尿酸性肾病患者血清尿酸上升较血尿素氮和血清肌酐显著,血清尿酸/血清肌酐>2.5mg/dL。痛风性关节炎明显,发作频繁。原发性肾小球病即使有高尿酸血症,也很少发生关节炎。尿酸性肾病病史长,通常只有肾小管功能受损明显,而肾小球功能受损较轻,肾功能减退缓慢。痛风石仅在原发性痛风者出现。肾活检组织在偏光显微镜下可见到双折光尿酸结晶可确立尿酸性肾病诊断。但由于尿酸盐沉积以肾组织深部为主,穿刺肾组织往往深度不够,不易取得病变组织。

2.慢性肾衰竭　①本病高尿酸血症出现于肾衰竭后;②很少出现痛风性关节炎;③血清尿酸/尿尿酸>0.35mg/dL,血清尿酸/血清肌酐<2.5mg/dL。

3.其他引起肾衰竭和高尿酸血症的疾病　以下病变如横纹肌裂解引起的急性肾衰竭、急性胰腺炎、严重失水致肾前性氮质血症、铅中毒、多囊肾、止痛剂肾病、梗阻性肾病引起双侧肾盂积水以及家族性肾病和髓质囊肿病等,均可致肾衰竭及尿酸明显升高,这些病变是以肾小管间质为主的肾损害,应注意和尿酸性肾病鉴别。

七、中医治疗

1.治疗原则　尿酸性肾病的不同时期,证候变化较大,因此中医主张"结合原发病,标本兼治,分期而论,辨证施治"。辨证治疗以脾肾亏虚为本、湿热痰浊为标,强调健脾补肾、清热利湿、化痰祛瘀、泄浊祛邪。

2.辨证施治

(1)本证(以正虚为主)

1)脾肾气虚

临床表现:面色无华,腰膝酸软,食欲缺乏,神疲乏力,下肢浮肿,口淡不欲饮,尿频或夜尿多。舌淡红、有齿痕,苔薄,脉细。

治法:补益脾肾。

方药:参苓白术散加减(出自《太平惠民和剂局方》)。

参考处方:党参15g,茯苓15g,白术15g,山药15g,薏苡仁15g,白扁豆10g,陈皮10g。

方中党参补元气,山药、茯苓、白术、薏苡仁补益脾气,白扁豆化湿消肿,陈皮健脾祛痰。

临床应用:蛋白尿较多者加水陆二仙丹;尿血较盛者可加白茅根、茜草、仙鹤草、地榆炭、槐角炭;腰痛者加川续断、杜仲、牛膝;大便稀溏者加黄连、木香。

2) 脾肾阳虚

临床表现:面色苍白(或黧黑),浮肿,畏寒肢冷,腰膝关节酸痛或冷痛,足跟痛,精神萎靡,纳呆或便溏(五更泄),性功能失常(遗精、阳痿、早泄)或月经失调,夜尿频多清长。舌嫩淡胖、有齿痕,脉沉细或沉迟无力。

治法:益气养血,培补脾肾。

方药:大补元煎、参芪地黄汤加减(大补元煎出自《景岳全书》,参芪地黄汤出自《杂病源流犀烛》)。

参考处方:山茱萸、熟地黄、炒山药各 15g,炙黄芪 15~20g,杜仲、枸杞子、人参、当归身、白芍、川芎各 10g,炙甘草 5g。

方中人参大补元阳,生黄芪合当归补血生血,山茱萸、熟地黄、杜仲、枸杞子补肾,山药健脾,白芍、生地黄养阴,川芎、当归活血以免补益之品过于滋腻,甘草调和诸药。

临床应用:恶心呕吐者加半夏 10g,茯苓 10g,佩兰 10g;便溏者加炮姜 10g;纳少者加豆蔻、砂仁;腰酸腰痛者加仙茅、淫羊藿;关节疼痛者加当归、红花、桃仁。

3) 肝肾阴虚

临床表现:目睛干涩或视物模糊,头晕耳鸣,颧红口干,五心烦热或手足心热,腰脊酸痛,肌肤麻木不仁,步履艰难,筋脉拘急,屈伸不利,尿赤便干,关节痛如被杖,局部关节变形,昼轻夜重。舌红少苔,脉弦细或细数。

治法:滋阴平肝,益肾和络。

方药:归芍地黄汤加减(出自《症因脉治》)。

参考处方:干地黄、山药、怀牛膝各 10g,代赭石、生龙骨、生牡蛎各 30g,枸杞子、杭菊花、白芍、赤芍各 10g。

方中干地黄、山药、怀牛膝、枸杞子补益肝肾为主药,杭菊花、白芍柔肝平肝,代赭石、生龙骨、生牡蛎潜阳,赤芍清血活络。共奏滋阴平肝、益肾和络之功。

临床应用:头晕明显者可加天麻 10g、钩藤 10g、白蒺藜 10g;便干者加肉苁蓉 10g、火麻仁 10g、玉竹 10g。

4) 气阴两虚

临床表现:腰酸膝软,面色无华,少气乏力,口干咽燥,午后低热或手足心热,筋脉拘急,屈伸不利,夜尿频多,大便干结。舌质红,舌体胖,脉弦细无力。

治法:益气养阴。

方药:参芪地黄汤加减(出自《杂病源流犀烛》)。

参考处方:党参 15g,黄芪 30g,生地 15g,泽泻 10g,山药 15g,山茱萸 15g,茯苓 15g,当归 10g,枸杞 15g。

方中党参、黄芪益气健脾,生地、枸杞子、山茱萸补益肾阴,茯苓、山药健脾,当归补血活血,泽泻泄浊清膀胱。

临床应用:若素体气虚易感冒者加玉屏风散(黄芪、白术、防风);面色潮红、五心烦热之阴虚火旺者可加知母、黄柏、女贞子、旱莲草;心烦失眠者加夜交藤、酸枣仁;易盗汗者加浮小麦、牡蛎;气虚下陷明显者可用补中益气汤加减。

5) 阴阳两虚

临床表现:腰膝关节酸软(酸痛),极度疲乏,畏寒肢冷,手足心热,头晕目眩,大便稀溏,潮热盗汗,口干欲饮,夜尿清长。舌淡白、胖润、有齿印,脉沉细。

治法:温扶元阳,补益真阴。

方药:济生肾气汤加味(出自《严氏济生方》)。

参考处方:熟地黄30g,炒山药15g,山茱萸、菟丝子、枸杞子、川牛膝、鹿角胶、龟甲胶、肉桂、车前子、人参、冬虫夏草各10g,附子(先煎)5g。

方中熟地黄、枸杞子、山茱萸、菟丝子、鹿角胶、龟甲胶补益肾阴,肉桂、附子温补肾阳,人参、冬虫草大补元气,山药健脾,车前子健脾利水,川牛膝利水活血益肾,共达温扶元阳、补益真阴之目的。

临床应用:如肤糙失润、腰膝酸痛明显者,可加补骨脂12g、骨碎补12g;畏寒肢冷甚者附子可加至10g。

(2)标证

1)湿热内蕴

临床表现:四肢沉重,关节灼热肿痛,颜面或下肢浮肿,皮肤病肿、疮疡、咽喉肿痛,关节痛风石形成,局部红肿疼痛,小便黄赤、灼热或涩痛不利,大便黏滞不爽或秘结。舌红苔黄腻,脉濡数或滑数。

治法:清热化湿,通痹止痛。

方药:三妙丸合白虎桂枝汤(三妙丸出自《医学正传》,白虎桂枝汤出自《金匮要略》)。

参考处方:苍术10g,黄柏10g,怀牛膝15g,桂枝6g,生石膏(先煎)15g,知母9g,甘草6g。

方中苍术、黄柏清热燥湿,怀牛膝补肝肾、强筋骨,引药下行。白虎汤清肺胃之热,桂枝解表寒之标。

临床应用:痛风湿热之证以中焦为主,痛风多以双足疼痛为首发症状,故以苍术燥湿健脾,黄柏清下焦湿热;合并尿酸性结石者常加用金钱草、海金沙、鸡内金清热利湿、通淋排石;湿热下注,尿频尿急者可加萹蓄、瞿麦、蒲公英;大便秘结者加大黄。

2)瘀血阻络

临床表现:腰及全身关节刺痛,痛有定处、拒按,脉络瘀血(口唇、齿龈、爪甲紫暗、肤表赤缕,或腹部青筋外露),面色黧黑或晦暗,肌肤甲错或身有瘀斑,肢麻屈伸不利,病久关节变形。舌质紫暗或有瘀点、瘀斑,脉涩或细。

治法:活血化瘀,凉血止血,祛瘀通络。

方药:桃红四物汤加减(出自《医宗金鉴》)。

参考处方:桃仁12g,红花15g,熟地12g,当归15g,芍药12g,川芎18g。

方中以破血之品桃仁、红花为主,配以甘温之熟地、当归滋阴养血,芍药补血和营,川芎调畅气血。

临床应用:欲驱肾络之伏邪,非草木之品所能奏效,惟虫类通络药物性善走窜,剔邪搜络,独擅其功。临床常用虫类药物有:水蛭、土鳖虫、蜈蚣、地龙、全蝎。

3)寒湿痹阻

临床表现:畏寒,关节冷痛重着,遇寒加重,得热痛减,局部酸麻疼痛,昼轻夜重,常于天寒雨湿季节发作,或见皮下硬结,红肿不甚,夜尿多,小便清长。舌脉:舌淡胖,苔白滑,脉弦紧或迟缓。

治法:散寒利湿,温经通痹。

方药:桂枝芍药附子汤(经验方)。

参考处方:桂枝 6g,制附子(先煎)6g,白芍 12g,黄芪 18g,细辛 3g,苍术 12g,白术 12g,甘草 6g。

本方以桂枝、附子温煦真阳、除湿定痛,黄芪、白术补气健脾,芍药、甘草柔痉缓急,细辛、苍术疏风散寒。

临床应用:畏寒冷痛甚者,可配伍制川乌、制草乌、淫羊藿、鹿角霜等以温经散寒;夜尿多者加桑螵蛸 10g、益智仁 15g 补肾缩尿。

4)痰浊内阻

临床表现:面色萎黄,关节肿痛不红,肢体困重或麻木、屈伸不利,头重昏蒙,胸脘痞闷,纳呆恶心,口干不欲饮,口中黏腻,咳白黏痰。舌质淡胖,苔白厚腻,脉滑或弦。

治法:健脾除湿。

方药:苓桂术甘汤、二陈汤加减(出自《伤寒论》和《和剂局方》)。

参考处方:茯苓 30g,桂枝 6g,白术 12g,陈皮 6g,法半夏 12g,土茯苓 30g,草薢 12g,苍术 9g,益母草 12g,甘草 6g。

方中茯苓、白术、陈皮、法半夏、苍术健脾理气、化痰除湿,土茯苓、草解、益母草清热除湿、活血利水,甘草调和诸药。

临床应用:若有皮下结节者可加皂角刺、穿山甲、山慈菇、夏枯草等以搜络散结;瘀血明显者加莪术、三七;疼痛不已者加白花蛇、全蝎、蜈蚣、地龙以搜风通络;有化热之象者加黄柏、丹皮。

有的医家提出尿酸性肾病与各种"积"密切相关:饮食无度(食积)、长期酗酒(酒积)、肠积滞(脏积)、痰湿游积,治疗中佐以消导散积;加强清热利湿、渗湿化痰及消积通腑、理气导泄。

八、西医常规治疗

包括生活方式调整,高尿酸血症相关心血管疾病风险的筛查及积极控制,如高血压、糖尿病、高血脂等。血清尿酸控制目标与患者是否合并痛风、原发病、心血管疾病等相关。疾病后期出现终末期肾病,应予血液透析或腹膜透析治疗。

1.一般治疗　调节饮食、限制高吟饮食、控制热量摄入、避免过胖是防止高尿酸血症和痛风的重要环节。已有高尿酸血症者,维持足够的尿量和碱化尿液,有利于尿酸排出。

2.对症治疗

(1)痛风性肾病高尿酸血症治疗原则

1)无痛风患者在非药物治疗 3 个月后血清尿酸≥420μmol/L,应予降尿酸药物治疗;痛风患者血清尿酸≥360μmol/L、严重痛风患者血清尿酸≥300μmol/L 予降尿酸药物治疗。降低血清尿酸的目标:建议合并痛风的慢性肾脏病患者,血清尿酸<360μmol/L;合并严重痛风的慢性肾脏病患者(痛风石、慢性关节炎、痛风反复发作 ≥ 2 次/年),建议血清尿酸<300μmol/L;其他慢性肾脏病患者,一般建议血清尿酸<420μmol/L。

2)注意可引起血清尿酸升高的药物,如利尿剂(尤其是噻嗪类)、糖皮质激素、胰岛素、环孢素、他克莫司、尼古丁、吡嗪酰胺、烟酸、小剂量阿司匹林等。

3)碱化尿液,将尿 pH 维持在 6.2~6.9 有利于尿酸盐结晶溶解和从尿液出。

4)降尿酸药物的选择原则:①eGFR<30mL/(min·1.73m²)或接受透析治疗的患者,建议使用抑制尿酸生成的药物;②合并肾结石的患者,建议使用抑制尿酸生成的药;③eGFR>30mL/(min·1.73m²)且不合并肾结石的患者,24小时尿尿酸排率<4200μmol/1.73m²可选择抑制尿酸生成的药物或促进尿酸排泄的药物。

(2)降尿酸药物治疗

1)促进尿酸排泄药物通过抑制尿酸盐在肾小管的主动重吸收,增加尿酸盐的排泄,降低血清尿酸的水平。常用药物:①苯溴马隆(痛风利仙、苯溴酮):起始剂量应为50~100mg/d,eGFR<30mL/(min·1.73m²)慎用,肾结石和急性尿酸性肾病禁用;②磺吡酮(磺酰吡唑酮):起始剂量应为50~100mg,2次/天,逐步增加到200~400mg,2次/天。

此类药物使用注意事项:从小剂量开始逐步增加剂量;注意多饮水和用碳酸氢钠(1g,3~4次/天)碱化尿液;如果尿酸排量4200μmol/(d·1.73m²)或出现泌尿系结石,需减量或停用;随肾功能减退,促尿酸排泄药疗效降低,中到重度肾功能损伤时禁用。

2)抑制尿酸生成药物:通过抑制黄嘌呤氧化酶(XO),从而减少黄嘌呤和尿酸合成。目前临床常用的为黄嘌呤氧化酶抑制剂,通过抑制黄嘌呤氧化酶,阻断次黄嘌呤和黄嘌呤转化为尿酸,降低尿酸水平。常用药物:①别嘌醇:对不同个体的有效剂量范围从100mg/d到300mg/d,对GFR>30mL/(min·1.73m²)者合适剂量为100mg/d,对GFR>60mL/(min·1.73m²)者合适剂量为200mg/d,对GFR正常者合适剂量为300mg/d临床应用时应特别注意别嘌醇的过敏反应,此外。由于硫嘌呤和巯基乙醇的失活依靠黄嘌呤氧化酶,别嘌醇可增加这两种药物的毒性;②非布司他(febuxostat):一种新型的非嘌呤类高效选择性黄嘌呤氧化酶抑制剂。主要用于对别嘌呤醇超敏反应或不耐受者,因49%以原药形式经肾脏排除。45%通过粪便排泄,因此轻中度肾功能减退者无需调整剂量。推荐剂量为20~40mg/d,最大剂量80mg/d,重度肾功能减退患者非布司他需减量并密切观察肾功能,严重肝功能损害者慎用。

3)新型降尿酸药物:①托匹司他:通过与氧化型和还原型XO非竞争性结合,抑制XO活性,减少尿酸生成。其抑制作用具有选择性,不影响其他嘌呤及嘧啶的合成,且100%从肝代谢。推荐起始剂量20mg,2次/天,最大剂量80毫克/次;②促进尿酸分解的药物:尿酸氧化酶可催化尿酸分解为尿囊素,降低血清尿酸水平,主要有黄曲霉尿酸氧化酶(拉布立酶)、聚乙二醇化重组尿酸氧化酶(培戈洛酶)。

4)其他降尿酸的药物:①氯沙坦钾:有降低血清尿酸作用;②钠-葡萄糖协同转运蛋白2抑制剂:目前有卡格列净、恩格列净,可不同程度降低血清尿酸水平。

5)联合治疗:单药治疗不能使血清尿酸控制达标,则可以考虑联合治疗,即抑制尿酸生成与促尿酸排泄的药物联合,同时其他排尿酸药物也可以作为合理补充(在适应证下应用),如氯沙坦、非诺贝特等。

3.急性痛风发作 积极予抗炎镇痛治疗,正服用降尿酸药物者可不停药,未服用降尿酸药物者痛风缓解后再予降尿酸治疗。

(1)糖皮质激素可以通过口服、关节内注射、肌内注射等给药。一般使用7~10天,或症状缓解停药。

(2)秋水仙碱对控制关节炎疼痛效果最好,剂量1mg,1个小时后用0.5mg,12小时后再用0.5mg,以后每次0.5mg,2次/天。

（3）非甾体类消炎药不推荐首选，GFR<60mL/（min·1.73m²）者谨慎使用，应避免长期或大剂量使用。

4.无症状高尿酸血症治疗　鉴于高尿酸血症与心血管疾病、糖尿病、代谢综合征、肾脏病的关系密切，国内外对上述慢性疾病存在高尿酸血症者大多建议采取适当的干预措施。治疗上应以改善生活方式为核心，如果合并上述慢性疾病时，血清尿酸>480μmol/L应给予药物治疗；无上述疾病时，血清尿酸>540μmol/L也应给予药物治疗。治疗上按照前述的高尿酸血症的常规治疗方案。

5.急性高尿酸性肾病治疗　治疗基本原则：①减少嘌呤的摄入，多饮水，碱化尿液；②在大量补充水容量基础上酌情使用非噻嗪类利尿剂促进尿酸的排泄；③选择降尿酸药物时要注意避免对肾功能的影响，若每日尿酸排出量超过5.4mmol（900mg），应选用别嘌呤醇8mg/（kg·d），3天后减少至100~300mg/d；④经上述处理后肾功能进一步恶化者应尽早血液透析治疗。为了防止肿瘤溶解综合征引起的高尿酸血症而导致的急性肾损伤，在白血病、淋巴瘤和多发性骨髓瘤等化疗前，开始服用别嘌呤醇。对于有如下情况之一：①化疗前或疗程开始后血清尿酸浓度>600μmol/L或儿童>480μmol/L；②有心功能或肾衰竭，不能接受大量补液；③对别嘌呤醇过敏的急性白血病和恶性淋巴瘤患者，最好在化疗前4~24小时或在化疗期间使用拉布立酶0.2mg/kg，1次/天，每次静脉注射需30分钟以上。拉布立酶除了可阻断尿酸形成外，也可排除已存在之尿酸，由于其降尿酸作用快速，所以可大大地减少发生肿瘤溶解综合征的危险，一般给予1次剂量后，应复查血清尿酸浓度以评估是否需再次使用。部分患者可能1次剂量即可，若血清尿酸浓度持续性或反弹性增高，可每天应用，直到回复正常值，但最多不超过7天。

6.慢性高尿酸性肾病治疗　慢性高尿酸性肾病治疗上仍按照前述的高尿酸血症的常规治疗方案。近年来有研究发现，在慢性肾脏病早期使用别嘌呤醇控制血清尿酸可延缓肾功能的下降，因此有不少学者主张对于慢性肾脏病患者的高尿酸血症应予更积极干预，主要是限制高蛋白质和富含高吟的食物摄入，对于慢性肾脏病伴血清尿酸过高，如血清尿酸540μmol/L的患者，应根据GFR调整别嘌呤醇剂量或短期使用小剂量的拉布立酶。

7.尿酸性肾结石治疗　高尿酸尿、酸性尿、脱水后引起尿液浓缩是尿酸盐结晶沉积形成结石的危险因素。尿酸性结石为透光性（阴性结石）。大部分患者经减少嘌呤的摄入、大量饮水、碱化尿液等治疗后可溶解、自行排出。体积大者或引起尿路梗阻，可行体外碎石或手术治疗。

8.高尿酸性肾病的透析治疗　对尿酸的清除效果：血液透析，腹膜透析。透析指征：①对于恶性肿瘤化疗过程中或化疗后或横纹肌溶解等因素引起的急性高尿酸性肾病，经内科处理无效，肾功能进行性恶化者可考虑透析治疗，但注意不要超滤过多水分，以利于肾脏功能恢复；②对于慢性肾衰竭早期引起的急性尿酸过高，在饮食和药物控制无效的基础上，也可考虑血液透析来缓解肾衰竭进程；③对于慢性高尿酸性肾病引起的终末期肾衰竭，其透析指征和非糖尿病肾脏病相同。

九、预防与调护

本病应避免酗酒（尤其是啤酒）、过食肥甘及高嘌呤食物。同时需节制饮食，不可暴饮暴食。防止过度劳累和肥胖，避免受凉，平时多饮水。牛奶、鸡蛋富含优质蛋白且不含嘌呤，可酌情食用。

十、临证提要

本病的辨证治疗以多关节肿痛为辨证要点，以脾肾亏虚为内因，湿热痰浊为外因，强调健脾补肾、清热利湿、化痰祛瘀、泄浊祛邪。无症状性痛风性肾病的治疗存在争议，西药对于抑制尿酸生成及促进尿酸排泄效果较好，中医药能改善症状及延缓肾脏损害，临床疗效证明，中西医结合治疗优于单纯中、西医治疗。针灸等外治法可改善患者症状，且不易造成机体的损伤。尿酸性肾病常合并高血压、高脂血症、代谢综合征，如延误治疗或治疗不当，可发展为终末期肾衰竭。

第十三章　杂病

第一节　痤疮

痤疮是一种发生于毛囊皮脂腺的慢性炎症性皮肤病,临床常见于青春期男女,好发于面、胸、背等皮脂腺丰富的部位。临床以粉刺、丘疹、脓疱、结节、囊肿和瘢痕等多种损害为特征,易反复发作。其病因与雄性激素、皮脂腺分泌增加、毛囊皮脂腺腺管的过度角化、堵塞腺管内痤疮丙酸杆菌移行、炎性介质及炎症有关。

一、历代中医对痤疮的认识

古籍记载的"痤",类似于现代痤疮中的脓疱、结节、囊肿、粉瘤等痤疮较重的基本损害,其中古籍中的"粉刺"叫法最为普遍。古人对本病早有记载,多称为"肺风粉刺"。中医古籍中有相关的记载。中医对本病的认识早在《黄帝内经》中就有比较详细的论述。如《素问·生气通天论》云:"汗出见湿,乃生痤痱""劳汗当风,寒薄为皶,郁乃痤"。《说文解字》曰:"痤,小肿也。"

二、病因病机

"痤"首见于《素问·生气通天论》,主要论述人的阳气对人体的重要作用及当阳气功能失调时会导致的一些症状。《素问》把"痤"的病因解释为"汗出见湿",把"痤"的病机解释为"劳汗当风",说明了痤疮发生的原因是人体汗出后又受到风、寒、湿邪的侵袭,有汗的本质是阳气不足或内热外蒸。体表的汗被外邪郁于皮肤,发为痤疮。在病因病机的认识上,《素问》对痤疮的病因可主要归纳为风、寒、湿、汗、虚等,病机主要是表郁。纵观古代医家的观点,多从肺经论治,认为本病的发生与五脏中的肺关系密切,与脾、胃、大肠功能异常有关。病因病机方面与热、瘀及血分证有关,认为病性多为实证。辨证多为肺风肺热、血热瘀滞。立法总以清肺热为主,方以枇杷清肺饮加减。总结本病的发生,涉及先天、后天两方面的因素,先天禀赋、父母体质的遗传尤为重要。每个人都会经历青春期,但痤疮的发病只是涉及部分人,可见其与先天禀赋有着重要的关系。所以本病发病分为两种情况,一是先天禀赋特殊,由来自父母的体质、皮肤性质决定,先天素体肾阴不足,肾之阴阳平衡失调,一旦到了青春期,肾气开始充盈,女子天癸至,男子相火旺,循经上蒸头面而致病;这种情况难以控制。二是多因肺胃蕴热,熏蒸皮肤,或过食辛辣油腻之品,以致体内生湿生热;或肺热下移大肠,结于肠内,不能下达,反而上逆,阻于肌肤而致;或情志内伤,肝失疏泄,冲任失调而致;或天癸相火太旺而致本病反复不愈。总之,素体血热偏盛是粉刺发病的根本,饮食不节、外邪侵袭是致病的条件,血瘀痰结使病情复杂。具体分为以下几个方面。

1.血热偏盛　青年人素体阳热偏盛,营血日渐偏热,血热外壅,体表络脉充盈,气血瘀滞,因而发病。

2.肺经郁热　由于热邪侵犯肺经,或嗜食辛辣油腻之品,滋生肺热。肺主表,外合皮毛,肺经郁热,肺卫失宣,皮毛被郁,热毒内蕴,故颜面、胸部起丘疹、红疱或痛痒。

208

3.**胃肠湿热** 素体胃肠有热,或暑热侵犯胃肠,或饮食不节,过食辛辣肥甘厚味,使胃肠积热或湿热内蕴,循经上攻于颜面,郁聚于毛孔则发本病。在痤疮患者中有很大一部分伴有便秘,进一步证明了胃肠积热病机之存在。

4.**外感风热** 感受风热之邪可诱发或加重病情。本病初与风热外袭有关,因风热均为阳邪,其性善动炎上,故风热侵犯人体,多先犯于上部,引起局部皮肤气血郁闭,日久渐成痤疮,从其好发于颜面、胸背部位来看,亦可证明这点。

5.**毒热互结** 不洁尘埃或粉脂附着肌腠,使玄府不通,气血凝塞,或冷水洗面,气血遇寒凉而郁塞,以致粟疹累累。发病日久,毒热之邪直接入侵,或热邪、湿热之邪郁久化毒,毒热之邪互结于粉刺部位,导致化脓、红肿热痛,即形成脓肿型、囊肿型痤疮。

6.**血瘀痰结** 病情持久不愈,气血瘀滞,经脉不畅,或肺胃积热,久蕴不解,化湿生痰,痰血瘀结,可致粟疹日渐扩大,或局部出现结节,累累相连。湿邪日久凝而化瘀,湿热或痰热郁久阻滞气血致运行不畅,瘀血内停,再与痰湿相结,痰瘀阻滞于局部,形成结节、瘢痕。

7.**冲任失调** 部分女性患者常在月经前后痤疮发作或加重,另有部分女性患者伴有月经失调、痛经等,此即与冲任失调有关。女性患者易生气、抑郁、烦躁、恼怒,以致肝郁化火,冲任失调,肝火冲任之血热上攻于颜面,火郁局部则为痤疮。

8.**阴虚内热** 肾阴不足,阳气亢盛,阴不制阳而产生阴虚火旺之证,阴虚不能滋养皮肤,引起皮肤抵抗力下降,易为外邪所伤,而临床潮红常用清热祛湿之品又极易耗,且病程日久反复发作易致气虚毒恋,终致病情缠绵难以根治。

临床上现已不仅局限于传统的风热、肺热和血热,各医家在脏腑辨证的基础上,提出了从五脏论治,以及湿热、气滞、血瘀、痰结、热毒、阴虚、冲任失调等的新观点、新理论,不仅补充和完善了中医对痤疮的病因病机的认识,并发挥了中医辨证的特色,充实了辨证分型,对临床治疗有重要的指导意义。

三、辨证论治

1.**肺经风热证**

证候:主要表现为颜面细小红色丘疹、黑头粉刺、白头粉刺,以额头多见,或伴有痒感,鼻翼两旁皮肤发红、油腻、脱屑,兼见口干口渴,大便秘结,小便黄,舌红,苔薄黄,脉弦滑。

治法:宣肺清热。

方药:枇杷清肺饮加减。枇杷叶10g,桑白皮10g,黄芩10g,栀子10g,野菊花10g,白茅根30g,黄连10g,赤芍10g,生槐米15g,金银花20g,当归10g,苦参10g。

加减:若见丘疹质硬难消者加浙贝母15g,夏枯草15g,蒲公英15g;若见面部痒甚者加白鲜皮12g,地肤子15g。

2.**胃肠湿热证**

证候:主要表现为颜面、胸背较大的红色丘疹,或见结节、脓疱,痒甚。常伴身困,纳少,口干,便秘,舌红,苔黄腻,脉弦数或滑数。

治法:清热利湿通腑。

方药:茵陈蒿汤加减。茵陈30g,栀子10g,黄芩10g,益母草15g,大青叶20g,白鲜皮20g,大黄6g,甘草6g。

加减:若见脓疱较多者,加蒲公英15g,金银花15g,野菊花10g;若见皮脂溢出较多者,加生薏苡仁 30g,茯苓 15g,生山楂 15g;若见女性患者月经不调者,加当归 10g,香附 10g,川芎 12g,若见结节囊肿较重者,加夏枯草 15g,皂角刺 10g,浙贝母 15g。

3.肝经郁热证

证候:本证多见于女子,面部粉刺的发生和轻重与月经周期有明显的关系。月经前面部皮疹明显增多加重,月经后皮疹减少或减轻,皮疹多发于面颊两侧。常伴心烦易怒,乳房胀痛不适,胸闷嗳气,纳少,大便干结,舌质红,苔薄黄,脉弦数。

治法:疏肝清热解毒。

方药:丹栀逍遥散加减。炒丹皮 10g,炒栀子 10g,柴胡 10g,黄芩 10g,当归 10g,川芎 12g,白芍 15g,生地黄 15g,白花蛇舌草 15g,野菊花 10g,生山楂 15g,茯苓 15g,生甘草 6g。

加减:若见月经后期不至,乳房胀痛不适者,加香附 10g,王不留行 15g,郁金 15g;月经先期或行经期间者,加香附 10g,益母草 12g。

4.痰瘀互结证

证候:主要表现为反复,皮损色红不鲜,颜面、胸背部较多的结节、囊肿、瘢痕、色素沉着,或呈粟米样丘疹隐现于皮下,丘疹呈暗红色或皮肤色,舌质淡或暗红有瘀点,苔白腻,脉弦滑或细涩。

治法:消痰散结,活血化瘀。

方药:化瘀散结丸加减。桃仁 6g,红花 6g,益母草 12g,夏枯草 10g,当归 6g,海藻 10g,炒三棱 10g,赤芍 6g,蒲公英 12g,昆布 10g,法半夏 10g,陈皮 10g。

加减:若见结节囊肿较甚者,加浙贝母 15g,皂角刺 15g,山慈姑 15g;丘疹颜色鲜红者,加野菊花 10g,丹参 15g,金银花 15g。

四、外治法

1.倒膜法

【方一】

组成:硫黄、大黄、黄柏各 5g,枯矾 10g,薄荷、菊花、牡蛎各 6g,黄连 4g,冰片 1g。

制法:上药研成极细粉末。每次用霜剂基质 5g,加入药末 2g,调成糊状。

操作方法:操作者清洗双手,患者仰卧,用毛巾包裹好头发,另用一毛巾置于颈部,用洗面奶洁面后,将药物均匀涂于面部(注意:药不能入眼、鼻、口),进行按摩。其手法和顺序应沿皮脂腺排出管及颜面肌束方向进行:①双颊螺旋式按摩;②皱眉肌弹拨;③鼻旁按摩;④额部螺旋式按摩;⑤消鱼尾纹螺旋式按摩;⑥眼轮匝肌圆形按摩;⑦下颌弹拨;⑧双颊颤抖及啄叩;⑨额部叩击。每组手法做 20~30 次,全过程 15~20 分钟,按摩完毕再均匀涂上一层药物。在整个按摩过程中,同时使用离子喷雾器进行蒸汽浴。最后用干燥脱脂棉盖住发际、眼、眉、口,取医用石膏 300g,加 40℃温水 200~250mL,调成糊状,迅速从额部开始涂匀整个面部(留出鼻孔呼吸),经凝固成膜,由热至冷却,全过程约 20~25 分钟,取下石膏膜和遮盖物,将多余的药末擦掉。每 6 天做 1 次,1 个月为 1 个疗程,2 个疗程后观察结果。若伴有粉刺和脓疱者在治疗前先消毒皮肤,用粉刺针排出。

功效:清热解毒,活血软坚。

主治:各型痤疮。

注意事项:治疗前应先记下患者丘疹、脓疱、囊肿的数目。

倒膜是集药物、按摩、理疗于一体的中医外治方法,用于面部医疗美容,通过药物作用于面部,面部经络对药物的吸收、蒸汽浴、按摩等协同作用,促进局部血液循环,加速浅表炎症的消退;软化皮肤角质层,清除皮脂腺淤积和肥大;清洁皮肤汗孔,毛孔填塞物,促进皮脂栓排出;调节皮脂腺的正常分泌,防止角质细胞互相粘连,从而达到干扰粉刺的形成。故采用中药倒膜法治疗寻常痤疮是一种疗效比较显著的中医外治法,且安全无不良反应。

【方二】

组成:黄柏、地榆各 300g。

用法:将上药加水 1000mL,浸泡 10 分钟后煮沸,再用文火煎 10 分钟,过滤药渣后留溶液备用,患者躺平,蒸馏水清洁面部后用湿纱布保护双眼及口腔,用黄柏地榆溶液,调倒膜粉至糊状,均匀倒至面部成膜,面膜要达到一定厚度,尤其皮损区,患者有从凉到热,再从热到凉的感觉,膜凉透后轻轻揭去,每天 1 次。

功效:清热燥湿,泻火解毒。

主治:寻常型痤疮。

【方三】

组成:丹参、侧柏叶、黄芩、紫花地丁各 30g。

用法:以上药方经醇提浓缩,制成水疱油型霜膏。治疗时患者平卧,用治疗巾包头,铺巾,用 0.1% 苯扎溴铵按皮纹顺序做面部清洁。黑白头粉刺,经消毒后用异物剥离针挑出,并轻轻挤净粉刺。涂上适量消痤霜,然后运用摩、揉、推、搓、按、叩、梳等 7 种手法做面部按摩,约 20 分钟,以面部潮红、皮温增高为度。继用油纱条对眼、眉、口做保护性遮盖。最后上面膜(医用熟石膏中加入黄连粉适量,每次取 250g 左右,用 45℃ 左右的温水调成糊状,从前额、鼻根部迅速向下额部均匀摊成面具型,30 分钟后揭膜,用热毛巾擦净面部,当晚不洗脸)。每周治疗 1 次,5 次为 1 个疗程。

功效:清热解毒,凉血消痈。

主治:寻常型痤疮。

2.面膜法 面膜散是通过面部皮肤吸收而发挥治疗作用的,故治疗前要清洗面部,在药糊部敷贴保鲜膜,目的是使面部血管扩张,血流量增加,保持药膜的温度,增加皮肤渗透性,更好的促使药物吸收,达到治疗目的。此法具有配方容易、操作简便、疗效可靠、无不良反应等优点,值得推广应用。

【方一】

组成:黄连、黄芩、黄柏、大黄、丹参、皂角刺各 30g,夏枯草、蒲公英、白鲜皮,牡丹皮、淮山药、栀子各 20g,紫草、百部、当归、白芷、白花蛇舌草各 15g。

用法:上药共为细末,清洁面部,用碘附严格消毒后,用粉刺针压出脓点及粉刺,将囊肿中的脓汁及脂性分泌物压出。用开水调和消痤散,冷却至温和后敷于面部,用保鲜膜覆盖,保留 30 分钟后洗净。每天 1 次,7 天为 1 个疗程,在治疗 2 个疗程后,停敷面膜 2 天。

功效:清热解毒凉血,托里透脓散结。

主治:热毒互结型痤疮。

用法:水调敷,药物可经皮肤直接吸收,起效快而明显,不良反应少,易于坚持,特别是针对色素沉着、囊肿、炎性结节有较好疗效。

注意事项:女性在月经期间,不用粉刺针按压,直接敷面膜。嘱在治疗期间饮食清淡,尽量保持面部清爽,忌化彩妆。

【方二】

组成:大黄、姜黄、黄柏各 250g,白及 180g,白芷、赤芍、花粉、青黛、甘草各 120g。

用法:上药共为细末,用饴糖调成糊状,夹于两张薄化妆棉中,敷于病变部位,每晚敷之,晨揭除。

功效:清热解毒消肿。据现代研究发现,上药有抗菌消炎的作用。

主治:寻常型痤疮。

【方三】

组成:蒲公英(新鲜者为佳)15g,芦荟 6g,仙人掌 6g,薄荷 6g,苦参 6g,白鲜皮 6g,防风 6g,土茯苓 6g,金银花 6g,野菊花 6g,赤芍 6g,牡丹皮 6g,百部 6g,芒硝 6g。

用法:捣细如泥,加凉开水稀释,制成中药面膜敷面,或将上药煎水冷敷患处即可。

【方四】

组成:浮萍 10g,珍珠粉 100g。

用法:上药研细,过 100 筛,装封备用。先用温水清洗面部,常规消毒炎性皮疹、黑头粉刺。用痤疮针或小镊子清除脓疱、角栓,涂擦红霉素软膏于伤口。取药粉适量,加 2/3 蒸馏水,1/3 蜂蜜调成糊状,均匀涂于面部(眼、口除外),约 4mm 厚。30~40 分钟后洗净,外擦维生素 B 软膏。5~7 天 1 次,4 次为 1 个疗程。

功效:清热解毒,润肤消斑。

主治:寻常型痤疮。

【方五】

组成:黄连、大黄、苦参、天花粉各 120g,土茯苓、白芷、白及各 100g,甘草、硫黄粉各 80g。

用法:前 8 味药研细末,过 80 目筛,加入硫黄粉,再按 2∶1 的比例加入医用淀粉,即为面膜散。患者洁面后仰卧,取面膜散 60~80g,加开水调成糊状,用敷料遮盖好口眼部,然后将药物撒在面部,厚约 4~5mm。用保鲜膜遮盖在药物上,用手稍稍轻拍(注意保持鼻孔通气顺畅)。40 分钟后,揭去保鲜膜,刮掉面膜,清水清洗。

功效:清热燥湿,消肿排脓。

主治:寻常型痤疮。

3.外涂法

(1)散剂

【方一】

组成:大黄 15g,硫黄 15g,硼砂 6g。

用法:将大黄、硫黄、硼砂和匀,磨成细粉,用茶水调成糊状,涂敷患处,每天一换,7 天为 1 个疗程。

功效:清热解毒。

主治:热毒蕴结型痤疮。

【方二】

组成:白芷 6 份,白附子 4 份。

用法:取极干燥药材研碎,过 100 筛。每天晚上用新鲜绿茶调成糊状,均匀涂在患处。7 天为 1 个疗程。

功效:消肿排脓,消斑。

主治:痰湿蕴结型痤疮。

【方三】

组成:黄连黄芩、大黄各40g,红花粉、五倍子各20g,硫黄粉10g。

用法:混匀装瓶备用。使用时取适量药末,用清水调为稀糊状外敷患处,每天2~3次,连用3~4周。清水洗净即可。每天1次,5天为1个疗程。

功效:清热泻火,活血化瘀。

主治:瘀热互结型痤疮。

【方四】

组成:白芷、白芍、丹参、三七、桃仁、红花、三棱、莪术各10g。

用法:粉碎过筛,用黄瓜汁调成糊状敷瘢痕处,每天2次。

功效:活血化瘀消痕。

主治:各种痤疮性瘢痕。

【方五】

组成:白芷、白芍、丹参、三七、桃仁、红花、杏仁、白芥子、猫爪草各10g。

用法:粉碎过筛,黄瓜汁调,涂患处,每天1次。

功效:祛痰化瘀。

主治:痰瘀互结(结节及囊肿)型痤疮。

【方六】

组成:蒲公英、紫花地丁、黄连、大黄、当归各10g。

用法:将上药粉为细末过筛,将少许药粉拌入红霉素软膏内,外涂,每天2次。

功效:清热解毒。

主治:热毒型痤疮。

【方七】

组成:猫爪草、山慈姑、白附子、白芷、白芍、天花粉、当归,桃仁、三七各10g。

用法:将上药粉为细末过筛,用牛乳或黄瓜汁和药粉拌成糊状外涂,每天2次。

功效:化痰散结,解表散寒,化瘀消瘢。

主治:痤疮遗留瘢痕。

【方八】

组成:柴胡、郁金、香附、桃仁、红花、白花蛇舌草、蒲公英、当归、生甘草各10g。

用法:将上药粉为细末过筛,拌入红霉素软膏中外涂,每天2次。

功效:疏肝解郁,行气活血。

主治:毒瘀蕴结型痤疮。

【方九】

组成:白芷、大黄、枯矾粉各30g,雄黄粉10g。

用法:上药磨成细粉,装瓶备用。使用时每次取药末适量,用清水适量调为稀糊状外敷患处,每天2次,15天为1个疗程。

功效:消肿排脓,解毒杀虫。

主治:囊肿型痤疮。

【方十】

组成：大枫子仁、杏仁、核桃仁、红粉、樟脑各 30g。

用法：先将三仁同捣极细末，再加红粉、樟脑，一同研细末如泥，如太干加麻油少许调匀。每天涂擦患处 1 次。

功效：疏风宣肺，生肌润肤。

主治：寻常型痤疮。

【方十一】

组成：赤芍、白芷、苦参、当归、生首乌各 50g，白醋 50mL。

用法：浸泡 30 天后取药液涂抹于患处，3 周为 1 个疗程，连续 2~3 个疗程。

功效：活血化瘀，消肿散结。

主治：囊肿、结节型痤疮。

【方十二】

组成：黄芩、黄连、黄柏、白芷、白及各 20g。

用法：上方共研为末，水调糊状外用。

功效：清热解毒，利湿。

主治：胃肠湿热型痤疮。

【方十三】

组成：硫黄、苦参、黄芩、大黄、石膏各 30g。

用法：共研成细末，香油调糊状外敷患处。

功效：清热解毒除湿。

主治：寻常型痤疮。

（2）酊剂

1）疮疡液

组成：大黄、大青叶、苍术、葛根、刺五加、当归、生甘草各 50g，马齿苋、地榆、茵陈各 100g，白花蛇舌草、丹参各 150g。

用法：上药粉碎共为细粉，并略加揉擦，每天 2 次。加入 60% 乙醇大约 1500mL 中浸泡 2 周，过滤、压榨，取得药液，再将冰片 10g（研细）、氮酮 20mL 放入搅匀即得。先用药物性香皂清洗面部，再用棉签蘸取药液涂于患处。治疗 4 周后判定疗效。

功效：清热除湿，解毒活血。

主治：用于肺胃湿热型痤疮。

注意事项：治疗中禁用其他内服或外用药。

2）泻火散结酊

组成：龙胆草、栀子、败酱草、马齿苋、白花蛇舌草、半边莲、猫爪草、山慈姑、当归、生甘草各 10g。

用法：将上药用 75% 乙醇浸泡 5 天过滤，每 100mL 过滤液中加入 3g 水杨酸溶解后备用。每天 2 次，外涂结节及囊肿处，破溃处禁用。

功效：清热泻火，解毒化痰，散结。

主治：毒火痰盛之结节及囊肿型痤疮。

3）痤疮酊

组成：白鲜皮 100g，鱼腥草 50g，冰片 10g，间苯二酚 5g，95%乙醇、蒸馏水各 300mL。

用法：将白鲜皮、鱼腥草浸泡在乙醇和蒸馏水中 72 小时，备用。间苯二酚，冰片用乙醇 100mL 稀释，使用前加备用液混匀，外涂患处。

功效：现代药理研究表明具有抗菌、消炎、止痒的作用。

主治：丘疹型痤疮。

4）白果酊

组成：白果适量。

用法：将白果碾碎，放在 75%的乙醇里浸泡 1 周，然后过滤其药液涂于患处。

功效：现代药理研究表明，白果有明显的抗菌消炎的作用。

主治：寻常型痤疮。

注意事项：白果有微毒，对皮肤黏膜可能有刺激作用，所以使用前最好先在耳朵后面的皮肤上试用，若无异常，再用于面部和其他痤疮患处。

5）洁面酊

组成：黄芩、苦参各 20g，大黄、黄柏、白附子、白芷各 15g。

用法：以上方药入 75%乙醇 100mL 中浸泡 7 天，过滤取液装瓶备用。治疗时以棉签蘸药液涂擦皮损处，每天早、晚各 1 次。

功效：清热燥湿，祛痰消肿。

主治：结节、囊肿型痤疮。

（3）膏剂

1）冰黄软膏

组成：大黄，硫黄，黄连，冰片，氯霉素。

用法：外用患处，每天 2 次，2 个月为 1 个疗程。

功效：清热除湿，解毒化瘀。氯霉素有杀菌作用。

主治：寻常型痤疮。

2）芦荟消痤膏

组成：鲜芦荟叶，苦参、玫瑰花、冰片、薄荷油。

用法：外用患处，每天 2~3 次，4 周为 1 个疗程。

功效：清热解毒，杀虫止痒，润肤护肤。现代医学研究，芦荟消痤膏具有抗炎、抗过敏的作用。

主治：寻常型痤疮。

3）化毒散软膏

组成：化脓散 20g，凡士林 80g。用法：直接外用或摊纱布上贴敷。

功效：消肿散结。

主治：结节、脓肿型痤疮。

4）黑布药膏

组成：老黑醋 2500mL，五倍子 40g，金头蜈蚣 10 条（研末），冰片 3g，蜂蜜 180g。

用法：厚敷患处，上用黑布敷盖，换药前用茶水清洁皮肤，每 2~3 天换药 1 次。有脓疱者可每天换药 1 次。

功效:通络,软坚,散结。

主治:囊肿、瘢痕疙瘩及疖肿。

5)铁箍散膏

组成:生胆南星、生半夏、生川乌、白及、白薇、白芷、土贝母、薄荷、黄柏、大黄、姜黄、黄芩、猪牙皂、荆芥穗各30g。

功效:清热,解毒,散结。

主治:脓肿、结节型痤疮。

6)黑布化毒膏

组成:黑布药膏、化毒散软膏。功效:软坚散结。

主治:重度痤疮,皮损多以囊肿、结节为主。

(4)霜剂

1)中药消痤霜

组成:白鲜皮、苦参、白芷、地肤子、滑石粉各1000g,青黛粉400g,香霜适量。

用法:上述药中除滑石粉、青黛粉外,共磨成细粉,再与滑石粉、青黛粉混匀,进行高压消毒后,取上述药粉与香霜按比例调匀即成药霜,用时每天中午、晚间清洗面部皮肤后,均匀涂擦于皮损处,厚约1mm,午后及次日早晨洗去。

功效:清热燥湿,解毒止痒。

主治:寻常型痤疮。

2)神效粉刺霜

组成:麝香1g,朱砂10g,雄黄、硫黄、白矾各20g,黄柏、大黄、杏仁、蛇床子各30g。

用法:将朱砂、雄黄、白矾研成细末,过180目筛,其余各药粉碎成颗粒,粗粉末用水煎煮3次,浓缩加低密度溶液提取,最后用膏霜类基质调成水包油型膏剂备用。用温开水洗净患处,再外用神效粉刺霜,略加按摩,每天早、晚各1次,7天为1个疗程。

功效:清热解毒,杀虫止痒。

主治:寻常型痤疮。

4.中药熏洗法

【方一】

组成:白花蛇舌草30g,丹参20g,山楂20g。

用法:上药洗净,煎水,将药汁放入盆内,趁热以水蒸气先熏患处,水温适宜时清洗患处。每处清洗10分钟,早、晚各1次,1剂可用3天。1周为1个疗程。

功效:清热解毒,凉血消肿。

主治:瘀热蕴结型痤疮。

【方二】

组成:元参、泽泻、猪苓各30g,知母、夏枯草、黄柏、赤芍、生地黄各10g,丹皮、川芎、白芷各9g,薄荷5g,浙贝母15g。

用法:以上方煎至大气升腾,嘱患者浴布蒙面,让其熏蒸面部以畅为度,然后吸其滤液,每天2次。

功效:凉血解毒,活血化瘀,消肿散结。

主治:痰瘀互结型痤疮。

【方三】

组成:知母、黄柏、生地黄各 12g,女贞子、旱莲草各 20g,鱼腥草 30g,丹参、生山楂各 15g,生甘草 6g。

用法:上药加水 2000mL,煮沸后熏蒸患处,待适温后热敷,外洗患处,每天 1 次。

功效:滋阴泻火泻肺,凉血解毒。

主治:寻常型痤疮。

【方四】

组成:苦参、金银花各 30g,荆芥、防风、蛇床子各 20g,甘草 15g。

用法:共煎水外洗。

功效:疏散风热,清热解毒除湿。

主治:肺经风热型痤疮。

【方五】

组成:大黄 30g,芒硝 12g(化),皂角刺 9g,赤芍 12g,红花 12g。

用法:上药洗净,加水 500mL,煎 5~10 分钟,备用。将药汁放在盆内,外洗患处,每天 2 次,每次持续 20 分钟。

功效:清热泻火,凉血消肿,活血散结。

主治:结节、囊肿型痤疮。

【方六】

组成:山豆根、桑白皮、石菖蒲、五倍子、透骨草、皂角刺各 15g。

用法:加水 1000mL,水煎,洗面,每天 1 次。

功效:清热解毒,消肿排脓。

主治:寻常型痤疮。

【方七】

组成:苦参 30g,黄芩、黄柏、生大黄各 20g。

用法:以上药加水煎汤外洗,每天 3 次,每次 15~30 分钟。

功效:清热除湿,泻火解毒。

主治:胃肠湿热型痤疮。

【方八】

组成:蒲公英、益母草各 30g,苦参、白芷、黄柏、黄连各 20g。

用法:上药煎水外洗患处。

功效:清热解毒,除湿止痒。

主治:胃肠湿热型痤疮。

【方九】

组成:桑白皮、炙枇杷叶、黄芩、大青叶、贯众、防风、牛蒡子、大黄各 10g。

用法:上药煎水外洗患处。

功效:疏风清热,泻火解毒。

主治:肺胃热盛型痤疮。

【方十】

组成:土茯苓、虎杖、白鲜皮、地骨皮、地肤子各 15g。

用法：上药煎水外洗患处，每天 1 次，每次 1 剂，7 天为 1 个疗程。

功效：清热解毒利湿。

主治：湿热蕴结型痤疮。

【方十一】

组成：野菊花、蒲公英、金银花各 30g。

用法：上述药物水煎 3 次，保留药渣，兑入 40℃的热水中，先趁热熏蒸，待温度适宜后再洗局部或者全身。每天或隔天 1 次，每次 15~20 分钟。

功效：清热解毒，散结。

主治：热毒蕴结型痤疮。

第二节　荨麻疹

一、病因

中医学认为，本病多由外感风邪、湿热或毒邪，蕴蒸肌肤；或由气血不和、肝肾亏虚所致。急性发作大多属正盛邪实，邪退则病解，若病久气血亏虚，常呈慢性易复发之势。

1.外感六淫

（1）风：中医学有"无风不作痒"之说，风邪客于肌表，郁闭经络，留聚于肌肤，导致营卫不和而生本病。而风为百病之长，其致病最易兼夹其他病邪，从而出现相应的症状。《诸病源候论》曰："……解脱衣裳，风入腠理，与血气相搏，结聚起，相连成瘾疹。风气只在腠理浮浅，其势缓，故不肿不痛，但成瘾疹瘙痒耳。"《金匮要略·水气病脉证并治第十四》中云："脉浮而洪，浮则为风，洪则为气。风气相搏，风强则为隐疹，身体为痒……"

（2）热：风邪易兼夹热邪或热邪独自侵犯肌表，搏于营血，充盈于肌肤络脉之间，亦可使营卫不和发为本病。诚如《诸病源候论》中曰："……乃夫人阳气外虚则多汗，汗出当风，风气搏于肌肉，与热气并则生也。"

（3）寒：多于风邪兼夹为患。寒为冬季的主气，在秋冬季节均可发生。寒易凝滞，易伤阳气，风寒侵于肌表，郁遏卫阳，营卫不和，气血运行失畅，肌肤失于温煦而致成病。《诸病源候论》中曰："邪气客于肌肤，复风寒相折，则起风瘙瘾疹。"《千金方》又云："《素问》云风邪客于肌中，则肌虚，真气发散，又夹寒搏皮肤，外发腠理，开毫毛，淫气妄行，则为痒也，所风疹瘙痒，皆由于此。"

（4）湿：亦多于风邪相兼。风湿犯表，停滞于肌腠脉络之间，可致阳气郁闭，营卫不和；亦可内传入里，使湿困中焦，从而发为本病。一如《医学入门》中所云："……似赤似白微黄，隐于肌肉之间，四肢重著，此风热夹湿也。多因浴后感风，与汗出解衣而得。"

总之，六淫为患，常常兼夹致病，或为风寒，或为风热，或为风湿，或为湿热，或为风湿热同时致病，从而表现为各自相应的症状。

2.感受特殊邪毒　素体禀赋不耐，感受药毒、漆毒、虫毒等因素，化热化火，郁于皮肤腠理而发病。《诸病源候论·小儿杂病诸候·漆疮候》中云："人无问男女大小，有禀性不耐漆者，见漆及新漆器，便着漆毒，令头面身体肿起，隐胗色赤，生疮痒痛是也。"

3.情志内伤　《素问·阴阳应象大论》说："人有五脏，化五气，以生喜怒悲忧恐。"并指出怒伤肝、喜伤心、思伤脾、忧伤肺、恐伤肾等情志变化与五脏的关系。《素问·至真要大论》又云："诸痛痒疮,皆属于心",而心又藏神,主神明情志活动,因此七情异常变化,如心绪烦扰、精神紧张、焦虑抑郁等均可使心气不畅,心血不行,君主惯惯,臣属昏昏,随致诸脏腑功能失调,冲任不调,从而使得机体阴阳失衡,气血失和,火热内生,壅滞于肌肤脉络而发为本病。而此病发作之时,瘙痒无度,常使人寝食难安,反过来又会加重人的紧张、烦躁、焦虑情绪,如此周而复始,互为因果,而致恶性循环。

4.饮食失宜 中医学认为,鱼腥海味、辛辣炙煿等物,多具有湿热之性,食之则化热生风,能引动伏邪,怫郁于皮毛腠理之间而发病;或饮食不节,湿热内生,导致肠胃气机失调,营卫不和,以致内不得疏泄、外不得透达而发为本病。中医学对此也多有记载,如明·李时珍《本草纲目》中说:"鹅,气味俱厚,动风,发疮。"清·王士雄《随息居饮食谱》中说:鸡"多食生热、动风";猪肉"多食助湿热";杨梅"多食动血";芥菜"发风动气";胡椒"动火";黑大豆"性滞壅气";荞麦"发痼疾"等。

5.劳逸失度 久病体虚,或者过度劳倦,致气血耗伤,脉络空虚,卫外不固,风邪侵袭,郁于皮肤腠理而发病;气血不足,肝失濡润,化燥生风,肌肤失养而发病。《医宗金鉴·外科心法要诀》中曰:"此证……由汗出受风,或露卧乘凉,风邪多中表虚之人。"

6.痰浊瘀血 外感风寒或风热之邪,未能及时发散,邪蕴于肺卫,阻滞气机,气不布津,聚液生痰;饮食生冷,寒饮内停或嗜食酸甘肥咸,积痰蒸热或食虾蟹、荤腥发物或有肠寄生虫,致脾不健运,痰浊内生,痰浊停滞;外感六淫、内伤情志,致气虚推动无力、或气滞不能行血,或寒凝血滞,或热邪煎灼,瘀血凝滞,阻于肌腠,均可发为本病。

二、发病机制

荨麻疹的成病,其因离不开一个"风"字。其疹发于体表肌肤腠理,走窜不定,时隐时现,此起彼伏,瘙痒无度,都体现了风为阳邪,轻扬开泄,易袭阳位,善行而数变的特征。同时风为百病之长,具有兼邪同病的特性,其他病邪多依附于风邪而侵犯人体,而见风寒、风热、风湿、风湿热或风寒湿等兼夹证候。再细究风之由来,无外乎有二:一为外感四时不正之气,二为津血暗耗、风气内动。一般而言,急性者多因汗出当风,营卫失和,卫外不固,风邪郁于皮毛腠理之间而发病;或因禀赋不耐,进食鱼、虾等荤腥动风之物,或因药物过敏,致使湿滞肠胃,积热伤阴,引动内风。慢性荨麻疹则多因情志不遂,肝郁化热,伤及阴液;或因血分伏热,血热生风;或有慢性疾病,气血损耗,营血不足,冲任不调,阴虚生风,加之风邪外袭,以致内不得疏泄,外不得透达,郁于肌腠,邪正相搏而发病。

本病急性者多易治易愈,惟因失治误治,迁延日久,耗气伤阴,转成慢性者则缠绵难愈。而慢性荨麻疹,病虽发于肌表,但其病位实在心肝血分,是由血分伏风所致,常因外感风邪或进食虾蟹等动风发病之物而引起。因肝风内伏,常横逆犯脾,而致胃失和降,湿热内生,故常伴有腹痛、泄泻或恶心呕吐、不思饮食等症。风为阳邪,久伏必化热伤阴耗血,故又多见疹色泛红,遇热加重之象。换言之,慢性荨麻疹是肝风内伏血分外发于肌肤之象,临床多见风、热、湿证之象。本虚而标实,根深蒂固,不易蠲除。本病病机大致可归纳为以下几条。

1.风邪外袭,营卫不固 患者多因汗出受风,或露卧寒凉,感受风邪不正之气,加肌腠,邪正相争,外不得透达,内不得疏泄,故而发为瘾疹瘙痒。

2.饮食失宜,风木克土 患者多因禀赋不耐,进食鸡、鹅、虾、蟹等动风发物,或辛辣刺激炙煿之品,或陈腐不洁之食,或有肠寄生虫,致脾不健运,化生痰浊,内滞胃肠,引动暗伏之内风,又横逆犯脾,故可见瘾疹、腹痛、吐泻之症。

3.血热内盛,肝风暗伏　患者多因情志不遂,肝郁不疏,心肝郁热,隐伏血分;或因病服药,不耐药毒,化热动血生风;或因素为血热之体,兼感外风,引动心肝血分之伏风,内外风邪交织于肌腠,外泛皮毛,发为瘙痒瘾疹。

4.津气耗损,血虚受风　患者多因久病不愈,津气内耗,营血暗亏,阴虚内热,化燥生风;或因胎产、经期失血,失于调理,以致冲任不调,肝失濡润,肌肤失养,风从内生,外发肌表,化生瘙痒瘾疹。

三、辨证施治

中医认识疾病和治疗疾病的基本原则是辨证论治。证,是机体在疾病发展过程中的某一阶段的病理概括。"辨证"是把四诊(望诊、闻诊、问诊、切诊)所收集的资料、症状和体征,通过分析、综合,辨清疾病的病因、性质、部位,以及邪正之间的关系,概括、判断为某种性质的证。然后根据辨证的结果,确定相应的治疗方法。中医文献把荨麻疹称为"瘾疹"或"风痞瘟",其症状千变万化,病因复杂多样,因人而异,外感、饮食、湿热、气血虚弱都是荨麻疹的常见病因。临床证型复杂,急性发作大多正盛邪实,邪退则病解,若病久气血亏虚,常呈慢性易复发之势。疾病的发生、发展过程,都是在致病因素的影响下,阴阳失和,升降失调,脏腑功能紊乱的结果。而药物治病的基本原理就是依据其自身四气五味、升降浮沉的特性,按照君臣佐使等组成原则,配伍成方,以纠其偏盛,补其不足,或祛除病邪,消除病因,恢复脏腑功能的协调,实现脏腑阴阳的平秘,从而使机体最大程度上恢复到正常状态。在漫长的历史长河中,历代医药学家通过广泛的临床实践和经验总结,形成了极其丰富多彩,且经反复多次验证的有效方剂,而这些宝贵的、与实践紧密结合的理论知识,更是中医学治疗疾病的基础,充实和发展的源泉。以下是荨麻疹常见的证治分类。

1.风热犯表

证候:风团色鲜红,灼热剧痒,遇热加剧,或日光照射后更加明显,得冷则隐,可伴有发热、心烦、口渴、咽喉肿痛,重则面唇俱肿或脘腹疼痛。舌边尖红,苔薄白或薄黄,脉浮数。

治法:辛凉解表,疏风清热。

方药:消风散加减。荆芥、防风、牛蒡子、蝉蜕、生石膏、知母、生地黄、桑叶、金菊花、银花、连翘、薄荷、黄芩、白僵蚕、生甘草。

加减:咽痛明显加板蓝根、桔梗,或蒲公英、紫花地丁、半边莲;便秘加生大黄;风团反复发作,自汗者加炒白术、黄芪;风团鲜红灼热者加牡丹皮、赤芍;口渴者加玄参、天花粉;瘙痒剧烈者加刺蒺藜、珍珠母。

2.风寒束表

证候:风团色白,遇寒加重,得暖则缓,恶寒怕冷,口不渴。舌淡红,苔薄白,脉浮紧。

治法:疏风散寒止痒。

方药:麻黄桂枝各半汤加减。麻黄、桂枝、芍药、甘草、杏仁、生姜、大枣。

加减:日久反复发作者,去麻黄加炙黄芪、炒白术、防风。易于出汗,着风即起者,去麻黄加龙骨、牡蛎、麻黄根。

3.血虚风燥

证候:反复发作,迁延日久,午后或夜间加剧,伴心烦口干少津,脉沉细。

治法:养血祛风,滋阴润燥。

方药:养血定风汤加减。生地黄、熟地黄、当归、赤芍、白芍、川芎、天冬、麦冬、何首乌、大胡麻、蝉蜕、白僵蚕、荆芥、防风。

加减:心烦易怒、胸胁胀满者,加沙参、枸杞子、川楝子;夜寐不安、失眠者,加首乌藤、合欢皮、酸枣仁、茯神;月经不调、痛经、舌有紫色瘀点者,加丹参、益母草、桃仁、红花。

4.脾胃湿热

证候:风团发作时脘腹疼痛,坐卧不安,不能进食,倦怠乏力,便溏泄,间或便秘,可有发热。舌质红,苔黄腻,脉滑数。

治法:清热化湿,健脾和胃。

方药:除湿胃苓汤加减。茯苓、苍术、白术、厚朴、栀子、泽泻、薏苡仁、茵陈、枳壳、车前子、黄连、木香、陈皮、六一散。

加减:便秘者加大黄;腹痛、呕吐明显者加砂仁、制半夏。

5.肠胃湿热

证候:风团片大,色红,瘙痒剧烈,伴有脘腹疼痛,恶心呕吐,神疲纳呆,大便秘结或泄泻;舌质红,苔黄腻,脉滑数。

治法:疏风解表,通腑泄热。

方药:防风通圣散合茵陈蒿汤加减。防风、川芎、当归、芍药、薄荷叶、大黄、芒硝、连翘、麻黄、石膏、桔梗、黄芩、白术、栀子、荆芥、滑石、甘草、茵陈蒿。

加减:大便燥结者,制大黄改用生大黄(后下),加枳实;大便稀者,去大黄,加薏苡仁;恶心呕吐者加半夏、茯苓、竹茹;有肠道寄生虫者加乌梅、使君子、槟榔。

6.热毒燔营

证候:发病突然,皮疹弥漫全身,呈大片鲜红色,有时可见出血性皮疹,瘙痒剧烈,伴高热、心烦、口渴喜冷饮、咽喉肿痛、面红目赤、小便短赤、大便秘结。舌红绛,苔黄,脉数或滑数。

治法:清热解毒,凉血护阴。

方药:清瘟败毒饮加减。黄连、黄芩、大黄、栀子、生石膏、知母、金银花、连翘、水牛角片或羚羊角粉、生地黄、牡丹皮、赤芍、生甘草。

加减:发热、口干口渴明显者,加玄参、麦冬;口舌生疮、小便短赤者,加竹叶、木通;咽喉肿痛明显者,加蒲公英、重楼。

7.虫积伤脾

证候:多见于儿童,皮损反复发作,面黄有白斑,伴脐周疼痛,偏嗜零食,睡中磨牙,大便检查寄生虫卵多为阳性。苔白或腻,脉濡。

治法:驱虫健脾,消食化滞。

方药:化虫丸合保和丸加减。使君子、槟榔、苦楝根皮、木香、茯苓、山楂、神曲、白术、甘草。

8.卫气不固

证候:乏力,多汗,面色苍白,口唇质淡,出汗后易发疹,疹呈淡红或皮色,如粟如豆,皮疹散在,反复发作,时有低热。舌淡。苔薄白,脉细或沉细。

治法:益气健脾,祛风固表。

方药:玉屏风散加味。黄芪、党参、白术、茯苓、防风、荆芥、五味子、乌梅、龙骨、牡蛎、甘草。

加减:瘙痒明显者加地龙、蝉蜕。

9.冲任失调

证候:风团发作常在月经前或经期加重,月经后可自行消退。月经失调,亦有与妊娠有明显关系者。舌暗红或有紫气、瘀斑瘀点,苔白或黄,脉弦。

治法:调摄冲任,活血祛风。

方药:桃红四物汤加减。桃仁、红花、当归、丹参、赤芍、川芎、香附、柴胡、益母草、薄荷、蝉蜕、菊花、防风、甘草。

加减:体虚乏力、头晕者,加党参、黄芪、茯苓、白术;腰膝酸软、月经量少者,加熟地黄、阿胶、杜仲。

10.肝气郁结

证候:风团发作及瘙痒与情志抑郁有关,或在精神紧张时加剧,伴烦躁、易怒、胸闷、胁胀、纳少、口苦、失眠。舌红,苔薄黄,脉弦或弦细数。

治法:疏肝解郁,清热祛风。

方药:丹栀逍遥散加减。牡丹皮、栀子、当归、赤芍、白芍、柴胡、黄芩、防风、蝉蜕、薄荷、菊花、甘草。

加减:口干、口渴者,加生地黄、北沙参。

四、外治法

外治法是指与内治法相对而言的治疗法则,是中医辨证施治的另一种体现。清·吴师机所著《理瀹骈文》说:"外治之理,即内治之理,外治之药,即内治之药,所异者法耳。"指出了外治法与内治法治疗机制相同,但给药途径不同。外治法是将药物直接作用于皮肤和黏膜,使之吸收,从而发挥治疗作用,这也是皮肤科较常用的治疗方法。常用的中药洗剂一般用于急性、过敏性皮肤病、酒渣鼻和粉刺等,荨麻疹属变态反应疾病,洗剂亦具有较好的治疗效果。

1.夜藤合洗剂 首乌藤 200g,苍耳子、蒺藜各 100g,白鲜皮、蛇床子各 50g,蝉蜕 20g。上药加水 500mL,煮沸 20 分钟,先熏后洗。每剂药可用 3～5 次。本方有祛风除湿止痒之功。有报道运用其治疗荨麻疹 30 余例,一般熏洗 2 小时全身疹块消失,近期效果显著。

2.茵地柏草液 茵陈蒿、地肤子各 30g,黄柏 15g,甘草 12g。上药加水 1500mL,煎至1000mL,待温,浴洗全身,每天 1 剂,7 剂为 1 个疗程。本方有燥湿止痒之功。有报道运用其治疗荨麻疹 86 例,结果均获痊愈,用药时间 1～7 天。

3.碧桃酒 鲜嫩桃叶 500g,胆矾 0.6g,薄荷水 3mL,冰片 3g,鲜鱼腥草 60g,白酒 500mL。将鲜鱼腥草、鲜桃叶洗净,切碎,加入胆矾粉末,按渗漉法操作贮取渗出液 1000mL,溶入薄荷水、冰片,过滤,瓶贮即得。每用少许,以棉球蘸药,涂敷患处,每天 5～7 次,以愈为度,忌内服。祛风止痒,适用于荨麻疹。

4.浴汤方 盐、鸡毛。上二味以水一石,煮盐作汤,纳鸡毛灰著汤中,待冷暖适宜外洗浴。功能祛风消肿。适应证:产后中风流肿(较严重的荨麻疹或其他过敏性疾病)(出自《备急千金要方》)。

5.地肤子蚕沙洗方　地肤子60g,蚕沙90g,花椒叶90g,蒴翟叶90g。将药放入布袋中,加水5000mL,煎煮至沸,倒入盆中,待温洗患处,早、晚各1次。

6.浮萍荆芥穗洗方　紫背浮萍30g,荆芥穗30g,地肤子30g。将药放入布袋中,加水5000mL,煎煮至沸,倒入盆中,待温洗患处,早、晚各1次。

7.消风玉容散　绿豆面90g,白菊花、白附子、白芷各30g,白食盐15g。共研细末,加冰片105g,再研匀收贮。每日洗面,以此代肥皂。能疏风清热,适用于面部荨麻疹属肺胃风热上升型。

8.风疹洗方(自拟名)　苍耳草、萆草、苏木各50g,硼砂、硼酸各10g,苏薄荷15g,川椒、小夏枯草、路路通各30g。上药放脸盆内,加水2500mL,煎煮30分钟,先熏后洗,洗至稍出汗。清热散风,解毒止痒,活血化瘀,适用于血瘀型荨麻疹。

9.浮萍酒　鲜浮萍60g,白酒500mL。将浮萍洗净捣碎,加入白酒,密封,浸泡5天后去渣即成。外用,经常搽患处。解毒透疹止痒,适用于荨麻疹。

10.荆芥术椒散(自拟名)　苍术、荆芥穗、川椒各30g,薄荷脑10g。上药共研细面,荨麻疹发作时,用药面反复搓患处,尤其是每晚10点左右用药面搓。清热利湿,搜风止痒,活血化瘀,适用于急、慢性荨麻疹血瘀风盛型。

11.枳实膏　枳实30g,芫蔚子、防己各37.5g,升麻45g,竹叶40g,石膏60g,芒硝90g。上药用麻油1200mL,煎4~5沸,去渣涂患处。能泄热疏风止痒,适用于急性荨麻疹肠胃实热型。

五、针灸治疗

针灸疗法属于中医外治法的范畴,相对于中、西药而言,具有适应证广,疗效显著,操作方便,经济安全等特点。其发挥治疗作用主要通过协调阴阳、扶正祛邪和疏通经络,使机体处于相对平衡状态而实现。现代研究发现,针灸对机体的作用可以在三方面,一是镇痛作用;二是对器官、组织、神经功能及血液成分等多系统的调节作用;三是针灸抗免疫作用。针灸治疗荨麻疹相当有效,尤其对那些顽固发作,而其他治疗均无明显疗效者,可试用针灸治疗,其特点是止痒作用较快,而且能防止复发。所选经脉以手足阳明经、手足太阴经、足厥阴经、足少阳经等的穴位为主,同时配合相应脏腑的背俞穴以及与血分病有关的穴位。

1.足太阴肺经　荨麻疹患者易患外感,皮肤干燥、粗糙不润,与气候、过敏物质等关系密切,此为肺气不足、皮肤失润、卫外不固之表现。常选用肺俞、风门、太渊等,以充肺气,祛风邪。

2.手足阳明经　部分患者往往因食用鱼、虾、肉等难消化之食物而诱发,伴湿热内蕴、腑气不通的表现,此与胃肠关系密切。阳明经为多气多血之经,活血行气、清泄里热作用较强,且胃为水谷气血之海,气血生化乏源,腠理则无以内充,皮毛则乏精以润;大肠与脾胃关系十分密切,《灵枢·本输》:"大肠小肠,皆属于胃,是足阳明也。"常选用曲池、合谷、中脘、天枢、足三里、上巨虚等穴,以健脾益胃、通腑泻浊。

3.足太阴脾经　脾主运化,与胃配合,升清降浊。常选用阴陵泉、三阴交、血海等健脾益胃、活血利湿。

4.足厥阴肝经、足少阳胆经　慢性荨麻疹患者常见情志不畅,皮肤干燥,夜间发作、加重等一系列肝气郁结、阴血不足的表现,常选用太冲、阳陵泉、风池等穴以调畅肝气、养血和血。

5.背俞穴以及血分病相关穴位 肺俞、脾俞、膈俞、肝俞、大肠俞、神阙、委中、大椎、内关。

6.其他疗法

(1)头针:额旁一线(双)、顶颞后斜线(双)、额中线。

(2)耳穴:肺、脾、心、大肠、荨麻疹区、风溪、神门、肾上腺、内分泌、皮质下、对屏尖、枕。

(3)自血疗法:常用曲池、足三里、血海、肺俞、足三里等。取肘静脉血,注射器刺入穴位1.0~1.5寸,回抽无血后,将自血缓慢注入,每次每穴注射5mL。

第三节　带状疱疹后遗神经痛

带状疱疹后遗神经痛(post herpetic neuralgia,PHN)是感染急性带状疱疹后出现的一种神经病理性疼痛综合征。多数带状疱疹患者经过治疗可以恢复,但有部分患者在疱疹愈合后受损皮肤区域出现疼痛,持续时间超过3个月,称之为带状疱疹后遗神经痛。

带状疱疹(herpes zoster,HZ)俗称"缠腰龙",是疱疹病毒侵犯神经,引起该神经支配区疼痛及皮肤疱疹为特征的一种疼痛性疾病。多发生在胸部,其次是颌面部,腰腿部也可累及。急性带状疱疹临床治愈后持续疼痛超过1个月者定义为带状疱疹后遗神经痛(PHN),是困扰中、老年人的顽固性痛证之一,其持续时间短则1~2年,长者甚至超过10年,如无有效的疼痛控制方法,一般病史均长达3~5年。患者长期遭受疼痛的折磨而苦不堪言,不仅情绪低落,生活质量低下,而且工作和社交能力降低甚至丧失。此外,与急性带状疱疹不同的是,带状疱疹后遗神经痛患者常合并有心理异常因素。中医当属"缠腰丹""缠腰火丹""火丹""火带疮""蛇串疮"等病证的范畴,而民间常俗称为"蛇丹""串腰龙""飞蛇丹""蜘蛛疮"。由于地区差异,带状疱疹在南方被人们称为"生蛇",在中国台湾被称为"皮蛇"。

一、中医病因病机

中医认为蛇串疮是由于情志内伤、饮食失调、肝胆不和,气滞湿郁,化热化火,湿热火毒郁阻经络,外攻皮肤所致。本病病机初起多为湿热困阻,中期多为湿毒火盛,后期多为火热伤阴、气滞血瘀或脾虚湿阻,余毒不清。

1.湿热困阻 湿邪有内湿和外湿之分。内湿多为七情内伤、饮食失调、脾湿蕴结所致;外湿为外感湿热毒邪所致。脾失健运而生湿,脾湿蕴结而化热,湿热外发肌肤,再感湿热邪毒,使肺的宣发、肃降、治节功能紊乱,致水液循经络闭聚于肌表,而见水疱累累如珠;湿邪郁积化热阻于经络肌肤而引起成簇水疱、疼痛灼热。

2.湿毒火盛 火为热之盛,湿热之邪化火化毒,壅阻经络而致水疱大而鲜红,痛如火燎。情志内伤、心肝气郁化热,热郁久而化火,火热溢于肌表,流窜经络,再感风火邪毒,使气血郁闭,则见红斑、丘疱疹、痒痛等症;湿热风火邪毒,损伤经络,经气不宣,气滞血瘀,不通则痛,常致疼痛不休或刺痛不断。

3.气滞血瘀 病之后期,邪毒渐去,经络受损,血行不畅,气滞血瘀,以致痛如针刺,入夜尤甚,日久不止。《临证一得方·卷三·上下身内痈部·缠腰火丹》:缠腰火丹,已经疱溃,延漫未止,加之忍痛,气滞脉络不舒,清蕴兼理气。淡黄芩、元参、草郁金、制香附、瓜蒌皮、桑白皮、白芷、金银花、六一散、左秦艽。

二、西医病因病理

带状疱疹后遗神经痛是感染水痘–带状疱疹病毒后,潜伏在体内再发。当机体免疫力低下时,出现带状疱疹,造成沿神经支配的皮肤区出现带状排列的成簇疱疹。可伴随神经痛,是由于某些原因疱疹消失后出现的病毒性病理性痛。引发后神经痛的主要原因是神经线的外皮粗纤维被疱疹病毒大量吞食破坏的结果,亦可能残余的病毒导致。

三、诊断

1.症状　带状疱疹病毒感染后,10%的患者疼痛时间超过1个月,如得不到及时治疗或治疗不当,疼痛可在疱疹消失后仍然存在,有的病例疼痛甚至超过数十年。同时还与发病年龄有关,小于40岁患者很少发生,60岁以上患者发生率为50%,70岁以上患者发生率为75%,有10%~25%的后遗神经痛患者疼痛可持续超过1年。可于皮疹出现前或伴随皮疹出现。年龄越大,发病率越高。

带状疱疹后遗神经痛的诊断有以下特点。

(1)有带状疱疹病毒感染病史,感染后1个月依然遗留疼痛,3个月后不能缓解。

(2)这部分患者占总的急性带状疱疹患者的9%~34%。受损区域皮肤疼痛,有针刺或烧灼感,且疼痛程度剧烈,患者深受困扰,正常饮食、睡眠受到影响,甚是痛苦。

(3)皮肤闪电疼痛:如果皮肤表面出现"闪电疼痛",且连续数天都有类似情况发生,可能是患上了无症状的带状疱疹。发病部位的皮肤出现绿豆粒大小,张力较大的丘疹、水疱,轻者每簇可有正常皮肤间隔,病情严重者可融合大片呈带状分布,数日后由澄清透明的水疱变为混浊的脓疱,部分可破溃形成糜烂,这种证型比较容易分辨。但有少数病例只有神经痛而无皮肤损害,这种无症状型带状疱疹很容易误诊。如果病变发生在面部,容易误诊为三叉神经痛;发生在肋骨边缘部位,容易误认为是肋间神经痛。还有的误诊为心绞痛、溃疡病、胆道或肾绞痛、阑尾炎或早期青光眼等。经常有些中老年患者,在带状疱疹完全消退后仍疼痛不止,局部皮肤完好无损却不敢触及。这是因为带状疱疹疼痛的本质是受累神经节的炎症甚至坏死,疼痛的程度轻重及时间长短与皮疹不一定保持一致。特别是平素体质较差,或治疗不及时者,此种疼痛可持续数月甚至更久。

(4)皮肤痛:皮肤痛分为快痛和慢痛两种,快痛是一种定位清楚而尖锐的刺痛,慢痛是一种定位不明确而又难以忍耐的烧灼痛。快痛是在皮肤受到刺激时很快发生,是一种定位清楚而尖锐的刺痛,在撤除刺激后又很快消失;慢痛是一种定位不明确而又难以忍耐的烧灼痛,一般在刺激作用后0.5~1秒后产生,持续时间较长,并伴有心率加快、血压升高、呼吸加快和情绪等方面的改变。

(5)带状疱疹后遗神经痛的特点为夜晚加重,白昼减轻;活动后减轻,放松后加重;遇热加重,遇冷减轻;情绪激动加重,情绪平稳减轻;疼痛注意力集中加重,疼痛注意力分散减轻。

(6)带状疱疹后遗神经痛重则导致患者长时间地遭受疼痛、睡眠紊乱,回避社交和抑郁。

2.舌脉　舌淡、苔薄白或薄黄,脉弦或沉。

3.体征　疼痛部位残留疱疹发病后的色素痕迹或轻度瘢痕,疼痛部位皮肤敏感度增高,稍有刺激疼痛加重,尤其不能触摸和摩擦,稍有摩擦疼痛即刻发作。发病的脊神经相应的椎体旁有轻度压痛。

4.影像学检查　无特殊影像学改变。

5.排除其他病　综合判断排除其他原因引起的神经痛症状。

符合以上 5 条并排除其他疾病即可确诊为带状疱疹后遗神经痛。

诊断要点:有带状疱疹发作史,皮损区疼痛、夜晚加重、与情绪有关、触摸后发作,排除其他原因引起的疼痛。

四、鉴别诊断

1.三叉神经痛　三叉神经痛有上中下之分,在头面部三叉神经分布区域内,发病骤发骤停、闪电样、刀割样、烧灼样、顽固性、难以忍受的剧烈性疼痛。说话、洗脸、刷牙或微风拂面,或走路稍有颠簸都会导致阵发性的剧烈疼痛。疼痛历时数秒或数分钟,疼痛呈周期性发作,发作间歇期同正常人一样。而带状疱疹后遗神经痛则是持续性疼痛,没有间歇、夜间加重、局部皮损、疱疹发作史可做鉴别。

2.肋间神经痛　肋间神经痛是各种原因引起的神经痛,胸椎间盘突出、胸椎管狭窄、胸椎黄韧带肥厚是主要原因,通过影像学检查、局部皮肤敏感度是否增高、局部有无皮损、有无带状疱疹发作史可以鉴别。

3.坐骨神经痛　各种原因均可以引起坐骨神经痛,如腰椎间盘突出症、梨状肌综合征、风湿痹痛等,腰椎间盘突出症是最常见的原因之一,通过影像学检查可以鉴别。其他不能通过影像学鉴别的,可通过局部皮损和疼痛特点做鉴别。

4.臂丛神经痛　臂丛神经痛最主要的原因是神经根性颈椎病,可通过影像学检查、臂丛神经挤压实验、局部有无皮损、有无带状疱疹发作史进行鉴别。

五、分型辨证

1.实证　疱疹过后 30 天,皮损疼痛难忍,或有灼热感,夜间疼痛,无法睡眠,烦躁不安,局部疼痛遇热加重,遇冷减轻,大便干燥,不思饮食。

2.虚证　年迈体弱,疱疹过后数月,局部绵绵作痛,神疲乏力,精神欠佳,面色㿠白,腰膝酸软,头晕耳鸣,局部疼痛遇热稍有缓解,形寒肢冷,大便溏薄,饮食欠佳。

中医学在预防带状疱疹后遗神经痛的发生上有其独到的方法。一方面,它强调及早准确的辨证治疗,使病邪尽早被驱除,减少对机体的刺激与损伤,并注意在辨证论治原则的指导下有选择地应用中医止痛药;另一方面,它也注重外治法的适当选用。如云南白药、六神丸、七厘散、五妙水仙膏、冰硼散外涂患处,针灸疗法及入地金牛酊-照射的疗法等。事实上,选择适当的外治方药是成功预防该病的关键点之一。外用药物可以直接作用于患处,内外合治,双管齐下,才能收到满意疗效。

近年来,一些医者提出"带状疱疹活血药用不嫌早",以此为治则,辨证论治,佐以益气活血通络法在预防后遗神经痛上也取得了相当疗效。他们认为,常规治疗仅局限于"治已病",而不足于"治未病",难以预防带状疱疹后遗神经痛。正如《外科证治全书》所说:"诸痛皆由气血瘀滞不通而致",年老体弱者,常因肝虚火旺,湿热毒盛,气血凝滞,以致疼痛剧烈,病程迁延。如在治疗早期佐以益气活血通络法,便可防患于未然。一者,可助药力运行,直捣病所,大大增强祛邪药物的功效。二者,血为气母,气为血帅,疾病早期邪气阻碍气机,气机不畅则血行受阻,因而早期即已出现气血运行失常,后期局部出现剧烈疼痛时,气血瘀滞已久,甚为难治。因此,疱疹早期即应运用益气活血通络法。在运用该法的同时,若根据皮损部位选择相应的处方加减治疗,或加用 1~2 味虫类药以增强活血通络之力,针对性强,祛邪效佳。

　　另外,大多数带状疱疹患者起病源于机体功能衰退,免疫功能低下,在一定诱因下发病,即"本虚"。这类患者患病后,容易发生严重的并发症。中医学理论认为,虚则补之,虚得以补,正气得充,则祛邪之力增强,邪去正安。因此,根据病情在病程中适当加入补虚扶正之中药,如人参、甘草、灵芝、当归、淫羊藿、黄芪等对预防带状疱疹后遗神经痛的发生也有积极意义,现代药理试验证实此类药物有抑制病原微生物的作用,有解毒功效,可调整免疫功能。同时,一些现代药理试验证实,有抗病毒功能的中药,如大青叶、板蓝根、黄连、黄柏、牛蒡子、诃子、薏苡仁、紫草、贯众、虎杖、夏枯草、高良姜、野菊花、鱼腥草、七叶一枝花等,均能增强急性期治疗用药的效果,从而一定程度上减少了带状疱疹后遗神经痛的发生或减轻其症状。

　　生活上的调摄也应纳入预防带状疱疹后遗神经痛的一项重要内容。患者应注意身心治疗,保持情绪稳定,生活规律,少食辛辣刺激性食品等。民间常用的三七木瓜酒(三七 15g,木瓜 35g,白酒 500mL。把三七、木瓜同时放入白酒中,加盖密封,浸泡 15 天),每天少量饮用也可起到预防带状疱疹后遗症、减轻疼痛症状的作用。

第十四章　皮肤病概述

第一节　中医皮肤病的病因病机

一、病因

1.六淫侵袭　人体感受"六淫"(风、寒、暑、湿、燥、火不正之气),加之机体正气不足,抵抗力下降,不能适应变异的自然条件即可发病。六淫致病多与季节气候、居住环境有关,如:春季多为风病,夏季多为暑(火)病,秋季多为燥病,冬季多为寒病,久居湿地多易感受湿邪等。六淫致病既可单纯作用于机体致病,也可二至三种邪气合并致病,如风寒犯表,湿热熏蒸等。六淫邪气致病可互相影响,互相转化,如风寒不解可化火化热,暑湿久羁可以化燥伤阴。

2.虫毒所伤　一般包括由虫所致的皮肤病及有关毒所致的皮肤病。

(1)虫所致的皮肤病:一种是直接由虫所引起的,如蚊、臭虫、跳蚤的叮咬,蜂类、蝎子、蜈蚣的蜇伤;疥虫传染所致的疥疮;钩虫所致的钩虫皮炎;猪囊虫所致的皮肤猪囊虫病;毛虫毒毛所致的毛虫皮炎;滴虫所致的阴道滴虫病;各种虱所致的虱病。另一种是由于古代条件限制,把真菌感染认为是虫所致,如各种癣类。

(2)毒所致的皮肤病:如药物毒、食物毒、蛇毒、疫疠之毒等。

3.饮食不节　清代许克昌《外科证治全书·饮食宜忌论》说:"饵之宜忌,涉乎病之轻重。饵者饮食之类也,凡患者恣啖无忌,以至证候因循反复,变态无常。"说明了饮食的宜忌在皮肤病中的重要意义。暴饮暴食、过食生冷或饮食不洁,均能损伤脾胃的熟腐和运化功能;偏嗜烟酒辛辣、过食膏粱厚味均可导致皮肤病的发生或加重,如湿疹、酒渣鼻、痈疖等;饮食中缺乏某些营养物质(如维生素缺乏性皮肤病等)也可导致皮肤病的发生。

4.血瘀痰饮　机体受到寒邪、热邪、外伤等致病因素的侵袭,引起脉管中血液运行不畅或溢于脉外,则形成瘀血。其主要表现为疼痛、出血、瘀斑、瘀结块,可有肢端发绀、毛发脱落、皮肤粗糙、脱屑硬化,爪甲脆裂等症状,如结节性红斑、局限性硬皮病,过敏性紫癜。痰滞经络肌肤,可发生皮下结块,如瘰疬性皮肤结核。水饮停聚,聚于肌肤可发生水肿之症。

5.情志内伤　七情(喜、怒、忧、思、悲、恐、惊等情志变化)是人体对外界环境的一种生理反应,属正常的精神活动。如果情志过度兴奋或抑制,超过了人体正常生理活动的调节范围,则导致脏腑功能的紊乱,如《素问·阴阳应象大论》说:"怒伤肝、喜伤心、思伤脾、忧伤肺、恐伤肾";气血失和、阴阳失衡而引起多种皮肤病。如一时暴怒、惊吓、忧虑、悲伤可导致头发成片脱落;郁怒不解,影响肝的疏泄,气郁生火,以致肝胆火盛,可发生带状疱疹;情绪紧张,可使瘙痒性皮肤病病情加重。

6.禀性不耐　禀赋在很大的程度上取决于先天因素,如张景岳在《类经·疾病类》中指出:"夫禀赋为胎元之本,精气之受于父母者是也。"陈复正在《幼幼集成·胎病论》说:"禀肺气为皮毛,肺气不足,则皮薄怯寒,毛发不生。禀心气为血脉,心气不足,则血不华色,面无光彩。受脾气为肉,脾气不足,则肌肉不生,手足如削。受肝气为筋,肝气不足,则筋不束骨,机关不利。受肾气为骨,肾气不足,则骨节软弱,久不能行。此皆胎禀之病,随其脏气而求之。"由此可见,先天禀赋在人体体质的形成过程中起着关键性的作用,并与后天体质的强弱及疾病的发生、发展有着十分密切的关系。这一特殊的致病因素在皮肤病中常可见到,如《诸病源候论·漆疮候》说:"漆有毒,人有禀性畏漆,但见漆便中其毒……亦有性自耐者、终生烧煮,竟不为害也。"说明人体之间的体质存在着对外界事物反应的差异(就是现今所说的无过敏和过敏体质)。药物性皮炎、湿疹、荨麻疹等皮肤病多是禀性不耐体质所引起的。

7.肝肾不足　肝的生理功能是藏血、主筋、主疏泄;肝开窍于目,其华在爪,其色属青。肾的生理功能是藏精、纳气、主骨、主水、生髓、通于脑;肾开窍于耳及二阴,其华在发,其色属黑。如肝虚血燥,筋气不荣,则生寻常疣(疣目)。肝经怒火郁结,可生血痣。肝血虚,爪甲失荣,则指甲肥厚干枯。肾精不足,发失所养,则毛发易于枯脱。肾虚黑色上泛则面色变黑。

二、病机

1.表里出入　表里,是一个内外相对的概念,如以整体而言,则皮毛、肌腠在外属表,脏腑、骨髓居内属里;以经络相对于脏腑而言,则经络为表,脏腑为里;在经脉中则三阳经为表,三阴经为里,而三阳之中,又以太阳为表,阳明为里,少阳为半表半里。出入,标志着病理演变的趋势。表里出入则代表疾病的深浅和病变的轻重趋势。

病之在表里与致病因素的性质有关,如六淫入侵常先犯表,引起表证。七情所伤,饮食不节,劳倦色欲等则常病起于内,导致里证。病之在表里与病期的早晚相关,如由热邪引起的皮肤病早期病邪在卫属表,病进入里则为气、为营、为血,这种由表及里的过程是病情逐步加重的表现。当病情好转时则可由里出表。

《素问·皮部论》说:"是故百病之始生也,必先于皮毛,邪中之则腠理开,开则入客于经脉;留而不去,传入于经;留而不去,传入于府,廪于肠胃。"说明外感病的病邪是从体表或口鼻入侵,逐步向里发展。

2.阴阳失调　体内阴阳双方由于致病因素的干扰破坏,或疾病中病理变化的影响,导致其相对平衡与稳定关系发生紊乱、失去调和的状态,就称为阴阳失调。阴阳失调是机体各种生理协调关系遭到破坏的总概括,是疾病发生、发病机制的总纲领。表里是阴阳失调在病变层次及轻重上的反映;寒热是阴阳失调在病理属性上的表现;虚实是阴阳失调在病势中正邪盛衰转化与演变的体现。

3.邪正盛衰　在疾病过程中,由于机体正气与致病邪气之间的抗争,若正气旺盛,则促使邪气消退,反之,邪气亢盛,则正气必然会耗损而衰减,如《素问·通评虚实论》中有"邪气盛则实,精气夺则虚"的论述,所以虚实是用以概括正气与病邪之间斗争消长的病机。这种邪正的消长盛衰,不仅关系到疾病的发生,而且直接影响疾病的发展转归。如人体抗病能力强,邪气很快受抑,则病情轻浅,病程短暂,病变将向痊愈;反之,如果邪气过盛而正气不足,则病情日益恶化,甚至死亡。如果正邪相争,而双方势均力敌,相持不下,则病情迁延不愈。总而言之,疾病的过程就是邪正消长盛衰的过程。

4.脏腑气血运化失常

(1)脏腑功能失调:根据不同脏腑的生理功能不同,其运化功能失调可相应产生不同的症状与皮肤的改变,分述如下。

1)心:心主血,心火盛则血热而发生红斑类疾病;心开窍于舌,心经有热,则发生舌及口腔糜烂等病。

2)肝:肝藏血,如营血不足,肝失所养,则风从内生而瘙痒;肝主疏泄,如情志不畅,肝气郁结,久而化火,则生缠腰火丹或抱头火丹;肝主筋,其华在爪,爪为筋之余,肝血充盈则指甲红润,肝血不足,血不养筋,则指甲枯槁脆薄而裂。

3)脾:脾主湿,饮食不节,脾失健运,则湿从内生,浸淫肌肤生疮,如浸淫疮(湿疹)臁疮(小腿溃疡)等。脾统血,脾气足则能摄血,脾虚则统摄无权,血溢脉外则成紫斑。脾开窍于口,其华在唇,如脾经积热,则口唇生疮。脾为生痰之源,若思虑过度,过食肥甘,蕴湿成痰,痰阻经络,留于肌肤之间,则成痰核,如梅如李。

4)肺:肺主皮毛,肺经阴血耗伤,则皮肤粗糙,毛发干枯易落。肺开窍于鼻,肺经血热,则生酒渣、肺风粉刺等病。

5)肾:肾主水,调节人体津液输布,排泄水液。肾阳不足,肾不制水,则水泛皮肤而肿胀。肾阳为命门之火,对各脏腑起温煦作用,如阴损及阳,阳气不达则见肢端冰冷畏寒或发绀等症。肾者,其华在发,肾虚之人,常见脱发,黑为肾之本色,故面色黧黑、黑变病等证,皆属于肾之虚损。

(2)气血经络运行障碍:气血是构成机体的物质基础,是人体生命活动的动力源泉。人体的生理现象、病理变化均以气血为物质基础。气在人体内有推动、温煦、防御、固摄、气化等重要作用;血在人体内有营养、滋润脏腑及各种组织器官的作用。气血运行障碍,如血热妄行则发生血管扩张及红斑紫癜性皮损,气滞血瘀、经络阻塞,则产生黄褐斑、结节性红斑或雷诺征等;血虚则毛发失养可发生脱发,血燥肌肤失养,则发生红斑、干燥及鳞屑性损害等。

经络内连脏腑,外通体表皮、肉、筋、脉、骨等,具有运行气血、沟通内外、联系人体各个组织器官的作用。皮肤疾病的发生与传变与经络有密切关系。如肝胆湿热邪毒随肝经外发,则发生带状疱疹;皮肤瘙痒症等因为其瘙痒而烦躁不安,消耗阴血,久之可损伤肝肾;脓疱疮之湿热邪毒,内犯脾肾,可破坏水液代谢功能而发生肾炎等病变;硬皮病是由于肾阳虚衰,以至卫阳不足,易感寒邪,收敛凝滞使表皮硬化。

第二节 中医皮肤病的四诊

一、望诊

望诊即是通过视觉来观察患者的神态、皮肤、毛发、指甲、舌质、舌苔等的异常变化,以判断机体的功能和疾病的轻重。

1.望神态 即观察患者的精神状态。"神藏于心,外候在目",患者两眼灵活,明亮有神,语言清亮,神志不乱,称为"有神"或"得神",表示正气未伤,脏腑功能未衰,病势轻浅,常见于不损及内脏的皮肤病,如体癣、手足癣、疣等;若目光晦暗,语言低微,精神不振,反应迟钝,则为"失神",表示正气已伤,脏腑功能衰弱,病势较重,常见于全身性(系统性)皮肤病,如系统性红斑狼疮、天疱疮、药物性皮炎等病。

2.望皮损 不同种类的皮肤病,有不同的皮肤损害,仔细观察皮损情况,是诊断皮肤病的重要手段。

（1）种类：常见有斑疹、丘疹、结节、水泡、鳞屑、痂皮、皲裂等不同表现。

（2）部位：很多皮损平常都有自己的好发部位，有助于临床诊断。如扁平疣好发于面部和手背，神经性皮炎常发于颈项，硬红斑多发于小腿屈侧等。临床常根据皮损的部位，联系经络脏腑进行治疗，如发于鼻部者，多属肺经，发于口唇者多属脾、胃经，发于胁肋者，多属肝、胆经。

（3）颜色：不同的皮肤病，可有不同的颜色。如白癜风表现白色，黄褐斑为黄褐色；同一种病在不同阶段，也可表现不同颜色，如结节性红斑，早期为红色，晚期可变为黄褐色。

（4）形状：不同的皮肤病有不同的形状。有点滴状、圆形、椭圆形、蛎壳形、半月形、地图形等。

（5）边缘：不同皮肤病，其边缘可不同，有清楚或模糊不清者，有整齐或不规则者。

（6）分布：皮损的分布情况，有局限者，有播散者；有单侧发生，有对称发生；有散在分布，有密集成群；有孤立存在，有融合成片等不同情况。

（7）排列：皮损排列可呈线状、带状、环状、水溅状等形态。

（8）数目：皮损可呈单个、少数或多数发生。

（9）大小：皮损的大小常以实物作比较，如针头、粟粒、绿豆、花生、蚕豆、杏核、鸡蛋、手掌等，或用厘米表示皮损的直径。

3.望毛发、指甲和黏膜

（1）望毛发：肾主骨，其荣在发。毛发乌黑有光泽，生长茂盛，为精血充盈的象征；若毛发干枯发白，生长稀疏脱落者，多属肾精不足，发失所养。

（2）望指甲：肝主筋，指为筋之余，指甲的荣枯为肝血盛衰的反映。一般常人指甲红润、光亮、平滑；若肝血虚衰，指甲失养，则可出现变形、肥厚、脆裂、干枯等改变。

（3）望黏膜：有的皮肤病，往往伴发黏膜病变，如扁平苔藓、白色念珠菌病、口-眼-生殖器综合征等，常有黏膜症状，可帮助诊断。

4.望舌

（1）望舌体：正常舌体形大小中等，柔软、色淡红、活动自如。

淡白舌主虚证、寒证；红舌主热证；绛舌主营血热证，津液耗损；紫斑多主血瘀。"老"舌纹理粗糙者，多属实证、热证；"嫩"舌纹理细腻者，属虚证或寒证；舌胖色淡边有齿痕者，属气虚或脾肾阳虚；舌体瘦薄、淡红而嫩者，多属心脾两虚，气血不足；舌面有裂纹，多属热盛阴伤；舌多芒刺，则为热邪亢盛。

（2）望舌苔：舌苔是舌体表面的一层组织，正常人有淡白薄苔，是有胃气的表现。舌苔改变与病邪性质、邪之轻重程度有关。

白苔一般主表证、寒证；黄苔多主里证、热证；灰黑苔主实热或虚寒证。苔干或无苔，是津液耗伤；苔腻为痰湿内盛；苔的厚与薄，也可反映病邪之深浅和病情之轻重。

二、闻诊

闻诊包括通过闻声、闻气味诊察病情。通过闻声可辨寒热虚实，声音重浊而粗，高亢洪亮，烦躁多言多为实证、热证；声音轻清、细小低弱，懒言者多为虚证、寒证。皮肤病患者常伴有口臭、鼻臭，此外某些皮肤损害亦有特殊气味，通过闻气味亦可帮助诊断及辨寒热虚实。如口气酸馊多胃有宿食；口气臭秽为脾胃湿热，食物积滞；汗有腥味是由于湿热熏蒸而致；双腋常有汗臭味,则为狐臭;脓疱疹患者可闻及腥臭味;黄癣有松鼠尿味;足癣糜烂有腐臭味。

三、问诊

问诊是医生通过对患者(或家属)进行有目的地查询疾病情况的一种诊法,也就是采集病史的一种方法。

1.问一般情况　包括性别、姓名、年龄、婚姻、职业、籍贯、住址、工作单位,以了解一般情况,取得与疾病有关的资料。

2.问现病史　即发病经过,包括发病日期、时间、初发部位及主要症状,以后发展及转变情况和自觉症状等。有无倦怠不适、发烧、头痛等前驱症状,发病是急性或慢性,发病前是否接触过可疑患者、动物、植物、药品、工业化学品或服食可疑的食物、药物等;发病前有无精神情志方面变化以及与发病的关系;自然环境的变化,如寒冷、温热、日光、风雨、阴晴、潮湿、季节、昼夜等对疾病的影响;生理变化,如月经、妊娠、停经等与疾病的关系;曾否进行治疗,以及治疗方法,所用药物和治疗效果;如系复发,则尽可能地追问其与复发有关的因素。肠胃功能障碍,常与皮肤病的发病有着重要关系。总之,对七情所伤、六淫侵袭、饮食失节、劳倦过度、脏腑功能失调等所见证候,均应着重询问。

3.问既往史　患者曾否患过与现在相同或有关的疾病,根据诊断需要,重点询问是否患过某些因禀性不耐(过敏)而发生的疾病,如湿疹、荨麻疹、哮喘等;有无对某些食物、药物,化学物质、化妆品、植物等过敏史;有无性病史;此外还应重点询问过去曾否患过重大系统性疾病,特别是与现病有关的疾病。

4.问个人史　包括出生地、曾到过的居民居住区及居住时间,尤应注意在传染性皮肤病流行区(如麻风)的经历及现在居住的环境;个人职业及现在和过去的工作性质,劳动条件及卫生情况;个人习惯和嗜好(如烟、酒或某些药品);预防注射的日期、种类和次数;个人生活及情绪等,均应详细询问。

5.问家族史　问家族中有无同样患者,与遗传有无关系;家族中曾否有患过敏性疾病、自身免疫或免疫缺陷病、结核病、性病、癌肿或癫狂病等;有无其他先天性或与遗传有关的疾病。

四、切诊

1.脉诊　脉诊是四诊中重要的一项内容,是了解疾病的参考条件之一,皮肤病也不例外,辨脉象在皮肤病的辨证中也有一定的参考价值。风证常见浮脉、弦脉;风热证常见浮数脉;风寒证常见弦迟或弦紧脉;热证常见数脉;湿证常见濡脉、滑脉、缓脉;湿热证常滑而数;脾湿证脉缓而滑;血虚证常见脉沉细;阴虚证常见脉细数。

2.触诊

(1)触冷热:皮损处温度降低,触之较凉者,为气血运行不畅、阳气不达,如冻疮、寒疮(寒冷性多形红斑);皮损处温度升高,触之灼热者,为邪热较盛,属热证,如丹毒、疖肿等。

(2)触干湿:正常皮肤触之光滑、润泽;若皮肤干燥或肌肤甲错者,多为血燥或血瘀,以致肌肤失养所致;若皮肤潮湿、渗液或糜烂者,则为湿邪过盛,泛滥肌肤。

(3)触疼痛:皮损处若有触痛或压痛者。多为气血凝滞,经络阻塞,不通而痛。

(4)触麻木:皮损处触之麻木不仁者,多为气血虚弱,邪阻经络而致。

(5)压色泽:用手指或玻片压迫红斑,红色消失为血热;压之不退色者为血瘀。

第三节　中医皮肤病的辨证

一、八纲辨证

八纲,即阴阳、表里、寒热、虚实。八纲辨证是中医辨证的最基本方法。通过四诊获得的资料,根据人体正气的盈亏、病邪的盛衰、疾病的浅深等情况,进行综合分析,归纳为八种证候。

1.表证证候

特点:病位浅,病程短,起病急。

临床表现:发热,恶风寒,无汗或有汗,头身酸痛,苔薄白,脉浮。

常见疾病:风寒或风热所致的荨麻疹。

2.里证证候

特点:病位深达脏腑,病程较长。

临床表现:壮热,口渴,神昏,谵语,尿赤,便结,舌红苔黄,脉洪而数。

常见疾病:皮肤疖、痈等阳性感染性皮肤病,未经及时治疗,热毒传入营血。

3.寒证证候

特点:感受寒邪或机体的功能活动衰减。

临床表现:恶寒喜暖,口淡不渴,面色苍白,手足厥冷,小便清长,大便稀溏,舌淡苔白而润滑,脉迟或沉。皮肤损害常表现为色淡白或青紫,温度偏低,或有疼痛,得温则缓。

常见疾病:冻疮、肢端动脉痉挛。

4.热证证候

特点:感受热邪或机体的功能亢盛。

临床表现:发热喜凉,口渴冷饮,面红耳赤,小便短赤,大便燥结,舌红苔黄而干燥,脉数。皮肤损害常表现为色鲜红、焮热、肿胀,或脓疱、瘀斑。

常见疾病:丹毒,败血症出现的皮肤紫癜。

5.虚证证候

特点:正气虚弱不足。

临床表现:包括阴虚、阳虚、气虚、血虚的症状,一般常见症状有精神萎靡、面色㿠白,身倦无力。或五心烦热,形体消瘦,心悸气短,自汗盗汗,大便溏泻,小便频数或不禁,舌质淡,舌面光净无苔,脉细弱。

常见疾病:瘰疬性皮肤结核、系统性硬皮病、系统性红斑狼疮。

6.实证证候

特点:邪气亢盛有余。

临床表现:包括气滞、血瘀、痰饮、虫积等。一般表现为呼吸气粗,精神烦躁,胸胁脘腹胀满,疼痛拒按,大便秘结,小便不通或淋漓涩痛,舌苔厚腻,脉实有力。

常见疾病:丹毒、痈、结节性红斑、带状疱疹。

7.阴证证候

特点:功能衰减,脏腑功能降低。病势较缓。

临床表现:恶寒,无热,四肢厥冷,息短气乏,肢体沉重,精神不振,小便色白,下利清谷,爪甲色青,面白色淡,脉沉微。皮肤方面的表现为皮色不变或苍白、暗紫、疮形平塌、范围弥散,质地坚硬如石或软如绵。按之发冷,病位较深,脓液稀薄,自觉酸胀或麻木。

常见疾病:结核性皮肤溃疡。

8.阳证证候

特点:邪气盛而正气未衰,正邪斗争剧烈来势猛。

临床表现:身热不恶寒,心烦神躁,口渴冷饮,气高而粗,目赤唇红,口鼻气热,小便红赤,大便干结,舌质红绛,脉滑数有力。皮肤方面表现为色泽鲜红,疮形隆起,范围局限,按之灼热,病位浅表,脓汁稠厚,疼痛剧烈。

常见疾病:小腿丹毒或痈溃破后形成的溃疡。

二、脏腑辨证

脏腑是人体内在的器官,与皮肤有着密切的联系,息息相关。因而脏腑辨证是皮肤病辨证中的一个重要方法。

1.心病证候

特点:凡是火毒为病,均为心经所主。常见心火炽盛、心阳不足、心阴不足。

临床表现:心烦、心悸、口干、甚则谵妄、昏迷不醒、舌糜、苔薄黄、脉数。皮肤焮红、灼热、斑疹、糜烂、血痂。

常见疾病:疖、痈、红皮病。

2.肝病证候

特点:凡情志不畅、病位在两胁、双耳、阴部,均为肝经所主,常见肝气郁滞,肝经湿热,肝血虚损。

临床表现:胸胁胀闷疼痛、口苦、咽干、目眩、舌质红或紫暗、苔白或黄、脉弦。皮肤有丘疹、水泡,或皮肤干燥、发痒脱屑。

常见疾病:带状疱疹、阴囊湿疹、女阴溃疡、瘙痒症等。

3.脾病证候

特点:脾喜燥恶湿,故脾病多见湿。

临床表现:胃纳欠佳,消化不良、便溏、腹泻、舌苔腻、脉缓。皮肤损害有水泡、渗液、瘙痒。

常见疾病:湿疹、口疮。

4.肺病证候

特点:肺主皮毛,其病多由风邪所致。

临床表现:鼻燥咽干,或干咳无痰,苔薄而少津,脉浮细而数。皮肤损害常有红斑、丘疹风团,或肌肤甲错。

常见疾病:痤疮、酒渣鼻、荨麻疹、脂溢性皮炎等。

5.肾病证候

特点:肾藏精,宜闭藏,肾病常为阳不足或阴不足。

临床表现:潮热盗汗,腹痛耳鸣,或面色㿠白、腹胀、水肿、便溏、肢冷、舌红、脉细数。皮肤损害可见面色黧黑。

常见疾病:黑变病、硬皮病、红斑性狼疮、黄褐斑等。

三、六淫辨证

风、寒、暑、湿、燥、火六种自然界现象在正常情况下为自然界四季气候变化的气象表现，称为"六气"。如果出现太过或不及，或非其时而有其气，就可成为致病的因素或条件，称为"六淫"。人体外感"六淫"不正之气，加之机体正气不足，抵抗力下降，不能适应变异的自然条件即可发病。"六淫"辨证是中医皮肤病常用辨证方法之一。

1.风证证候

特点：风为阳邪燥烈，善行数变，起病多突然，病位多偏上部。

临床表现：皮肤干燥，脱屑、瘙痒或有风团。皮损常呈播散、游走不定，发病迅速，消退快。脉浮或弦。

常见疾病：荨麻疹、瘙痒症、风疹。

2.寒证证候

特点：寒为阴邪，易伤阳气，寒凝血瘀。

临床表现：肢体青冷，水液清白，肿块坚实、脱屑、皲裂。舌质淡，脉沉细。

常见疾病：冻疮、寒性脓肿。

3.暑证证候

特点：暑为阳邪，性主升散，易耗气伤津，常挟湿、挟热。

临床表现：汗出、口渴、身重胸闷、食欲缺乏或气短乏力，泄泻。皮肤红赤，丘疹或脓疮、痒痛相兼。舌苔腻或白腻，脉滑或濡。

常见疾病：痱子、疖、脓疱疮。

4.湿证证候

特点：湿为阴邪，其性黏滞重浊，病程缠绵，病位多偏于下部。

临床表现：头身酸重、胸闷，口不渴，大便黏滞不爽，小便涩滞不畅，皮肤起水泡、丘疹、糜烂、渗液、瘙痒。舌苔白腻，脉濡或缓。

常见疾病：湿疹、足癣、疥疮。

5.燥证证候

特点：燥为阳邪，燥性干涸，易伤阴化热。

临床表现：口鼻干燥，大便干结，小便短少，毛发焦枯，皮肤干燥、皲裂、瘙痒。舌干，脉细涩。

常见疾病：银屑病、神经性皮炎、脂溢性皮炎。

6.火证证候

特点：火为阳邪，火性上炎，消灼津液，迫血妄行，风湿热易于化火。

临床表现：发热，面红目赤，心烦多汗。口渴引饮，小便短少，大便干燥，皮肤红赤，灼热疼痛。舌红，脉数。

常见疾病：丹毒、过敏性紫癜、痈、疖。

四、卫气营血辨证

卫气营血辨证主要用于温病的辨证，用以表明疾病的浅深与发展的情况。但在临床实践中，卫气营血的辨证方法对一些皮肤病的辨证治疗同样有着重要的指导意义。

1.卫分证证候

特点:肌表受邪气侵袭,病在表。

临床表现:恶寒,发热,头痛,口渴,皮肤瘙痒。如为风热证,皮疹为红色,瘙痒不绝,舌红,苔黄,脉浮数;如为风寒证,皮疹为淡白或苍白,舌淡,苔薄白,脉浮紧。

常见疾病:皮肤病初起阶段(如荨麻疹、药物疹)。

2.气分证证候

特点:卫分表邪未解,入里化热,邪正相搏,邪正俱盛。

临床表现:壮热,大汗,大渴,小便黄赤,大便秘结。皮肤潮红焮热、肿胀、水泡、渗出。舌红苔黄干,脉洪大。

常见疾病:急性湿疹、多形性红斑、药物疹。

3.营分证证候

特点:正气不支,邪气深入,毒热内陷。

临床表现:发热夜甚,心烦不寐,甚则昏谵,皮肤广泛红斑、水泡或大疱、红疹。舌质红绛苔少,脉细数。

常见疾病:药物疹、多形性红斑、红斑性狼疮。

4.血分证证候

特点:营分邪热不解,邪热熏灼血分,耗血动血。

临床表现:高热,神昏谵语,便血,衄血。皮肤瘀斑或血疱。舌质深绛,脉细数。

常见疾病:多形红斑、药物疹、红斑狼疮、继发性红皮症。

五、皮损辨证

皮损辨证,是通过望诊与触诊等方法,了解皮肤的异常表现,这种异常的表现又称皮疹或皮肤损害。皮损是临床上对皮肤病进行诊断、辨证的主要客观依据。

1.斑疹　皮肤局限性色泽改变,抚之不碍手者为斑疹。红斑为热邪所致,见于固定红斑型药疹、火激红斑;紫斑为气滞血瘀所致,见于冻疮,多形性红斑;白斑为风邪外搏、气血失和所致,见于白癜风;黑斑多为肝郁气滞、肾气不足所致,见于黄褐斑、黑变病。

2.丘疹　高出皮面的较小的界限性实质性突起损害,抚之碍手。急性者色红多属风热或血热,见于风疹、药物疹。慢性者为正常肤色或稍暗,属气滞或血虚,见于慢性湿疹。

3.疱疹　包括水泡,脓疱,为含有水分、高出皮面的针头大至豌豆大局限性损害。一般水泡由风、湿、热、虫、毒所致,见于湿疹、疥疮、接触性皮炎。大疱为心火妄动,脾虚失运、复感风热,暑湿之邪,伏郁于肺,不能疏通而成,见于天疱疮。脓疱则疱内含有脓性分泌物,基底部常有红晕,称为脓疱。多为热毒,湿毒所致,见于脓疱疮。

4.风团　皮肤一时性、水肿性、边缘清楚,或不清楚的扁平性皮损,来去迅速,消退后不留任何痕迹,其颜色、形态、大小不定。色白为风寒,色赤为风热,色暗为血瘀,久不消退为气虚。见于荨麻疹类皮肤病。

5.结节　深陷皮下,大小不一、"大者如桂圆"、小者如豆粒的实质性、局限性皮损。结节色紫红、按之疼痛者为气血凝滞,见于结节性红斑;皮色不变、质地柔软者为气滞、寒湿或痰核结聚,见于瘰疬性皮肤病结核或皮肤囊肿。

6.鳞屑　为脱落的表皮组织,在病理情况下常显而易见,肤底红而干燥起屑为血热风燥,见于银屑病初期;底淡红而干燥起屑多为血虚风燥,见于银屑病后期,油腻为湿热,见于脂溢性皮炎(湿性)。

7.结痂　是组织液、脓液、血液、上皮细胞,以及灰尘、细菌等物,干燥后凝结的一层疮上痂。脓痂多为热毒或湿毒,见于脓疱疮、湿疹。血痂多为血热,见于瘙痒症。浆痂多为湿热,见于湿疹。

8.糜烂　为表皮组织的缺损,有浆液渗出,不侵入表皮下的乳头层,由脓疱、水泡、浸渍演变而成,或由丘疹破损所致。愈后不留瘢痕。红肿糜烂渗出为湿热,见于湿疹、脓疱疮。

9.溃疡　皮损达真皮或皮下组织的局限性皮肤或黏膜缺损。溃疡边缘色红、疮面深陷,脓汁稠臭者为热毒所致,见于痈溃破后形成的溃疡;边缘苍白、疮面浅平、脓汁稀薄者为寒湿所致,见于结核性溃疡。

10.抓痕　搔抓引起的线状皮损。身起红粟,血痕累累,为血热风盛,见于痒疹、慢性湿疹;皮色如常,搔之出血,为血虚生风,见于瘙痒症。

11.皲裂　皮肤或深或浅的线状裂口。常发生于掌跖、耳周、口角、关节附近。多为风寒外侵或血虚风燥,见于手足皲裂、皲裂性湿疹。

12.萎缩　由于皮肤或皮下组织破坏或变性所致的皮肤组织变薄。为气血不运之虚证,见于盘状红斑狼疮,皮肤结核。

13.瘢痕　是真皮及真皮层以下的皮肤组织受损后,由新生结缔组织修复、遗留的一种表面光滑、缺少正常皮纹的皮损。是瘀血凝结不化所致,见于皮肤结核、深脓疱疮。

第四节　常见皮肤病的针灸治疗

一、单纯疱疹

单纯疱疹是由单纯疱疹病毒引起的急性疱疹性皮肤病。本病常突然发生,好发于口唇周围、面颊、外阴等皮肤与黏膜交界处。病程为1~2周,有自愈性,易于反复发作。常发生于发热后或高热过程中,也可在胃肠功能紊乱、劳累后、妇女月经期、妊娠等机体抵抗力下降时发生。本病多发于儿童和青年。本病属于中医学的"热疮""热口疮""时气口疮"的范畴。俗称"火燎泡"。

(一)辨证治疗

1.治疗原则　肺胃风热型宜疏风清热解毒;肝经风热型宜泻肝清热解毒;湿热下注型宜清热利湿;阴虚内热型宜养阴清热解毒;脾湿内蕴型宜健运脾胃、清热利湿。

2.处方

(1)肺胃风热型:曲池、合谷、大椎、鱼际、外关。

(2)肝经风热型:合谷、太冲、睛明、太阳、上星。

(3)湿热下注型:胆俞、膀胱俞、阴陵泉、内庭、太冲。

(4)阴虚内热型:尺泽、肺俞、三阴交、太溪、鱼际、劳宫。

(5)脾湿内蕴型:肺俞、太渊、章门、太白、丰隆、中脘。

3.操作方法

(1)肺胃风热型:常规消毒后,选用28~30号毫针,直刺曲池穴1.5寸;针刺合谷穴时,手自然握拳(即半握拳状),直刺或向上方斜刺1寸。(尽量不要伤及动脉,以免因出血引起局部肌肉的刺激性痉挛)。大椎穴向上斜刺1寸(不要刺入过深。如出现强烈针感向上肢或下肢放射,应立即将针提至较浅部位);向掌心方向斜刺鱼际穴0.8寸;直刺外关穴1.5寸。每日治疗1次,运用重度刺激手法行针,捻转幅度为3~4圈,捻转频率为每秒3~5个往复。每次行针5~10秒。

(2)肝经风热型:常规消毒后,选用28~30号毫针,直刺合谷穴、太冲穴1寸;针刺睛明穴时,让患者仰卧闭目,医者用左手指固定眼球,右手持针沿眶缘侧缓缓直刺1寸(进针时遇有阻力或出现疼痛应稍微调整刺入方向,不可强行刺入。不可用提插、捻转、捣针手法行针,以免伤及血管。严禁刺入过深)。太阳穴斜刺或横刺2寸;平刺上星穴0.8寸。每日治疗1次,刺激强度、行针时间同上。

(3)湿热下注型:常规消毒后,选用28~30号毫针,向下或向脊椎方向斜刺胆俞穴0.8寸;直刺膀胱俞1.5寸;直刺阳陵泉2寸;直刺或向上斜刺内庭穴1寸;直刺太冲穴1寸。每日治疗1次,刺激强度、行针时间同上。

(4)阴虚内热型:常规消毒后,选用28~30号毫针,直刺尺泽穴1寸;向脊椎方向斜刺肺俞穴0.8寸;直刺三阴交穴1.5寸;直刺太溪穴1寸;向掌心方向斜刺鱼际穴0.8寸;直刺劳宫穴0.6寸。每日治疗1次,运用中度刺激手法行针,捻转幅度为2~3圈,捻转频率为每秒2~4个往复。每次行针5~10秒。

(5)脾湿内蕴型:常规消毒后,选用28~30号毫针,向脊椎方向或向下斜刺肺俞穴0.8寸;直刺太渊穴0.4寸;直刺丰隆穴2寸;直刺中脘穴1寸,或向下或向上斜刺1.5寸;斜刺章门穴1寸(肝脾肿大者,不可直刺过深,以免伤及内脏);直刺太白穴1寸。每日治疗1次,运用重度刺激手法行针,捻转幅度为3~4圈,捻转频率为每秒3~5个往复,每次行针5~10秒。

4.方义

(1)肺胃风热型:大椎、曲池穴可清泻阳经之热邪,两穴相配为治疗热症之有效配穴。合谷、外关相配伍可解表祛邪;而鱼际为肺经之荥穴,针刺之可清泻肺经热邪,同时肺主皮毛,针刺之可泻皮肤之热邪而解毒。诸穴相配可清肺胃之热,而利皮肤。

(2)肝经风热型:合谷、上星相配伍可解表并清除外感风热之邪,睛明、太阳相配伍可祛外邪,清利目窍,为局部取穴法。太冲穴为肝经之原穴可清肝经之热邪而利目,为远端取穴法。诸穴相配伍可清肝经风热之邪而利目窍而治目窍周围之疱疹。

(3)湿热下注型:胆俞、膀胱俞为胆腑、膀胱腑之背俞穴,可调理二腑之功能而利肝胆与膀胱腑之热邪;内庭穴为胃经之荥穴,与阴陵泉穴相配可健脾,又可清胃腑之热邪;太冲穴为肝经之原穴,可清泻肝经之热邪;诸穴相配伍可清泻肝胆经脉热邪而治疗外阴部之疱疹。

(4)阴虚内热型:尺泽穴为肺经合穴,肺俞穴为肺脏之背俞穴,鱼际穴为肺经之荥穴,三穴配伍可清肺热。又肺主皮毛,故取之可清除皮肤郁热而养阴。太溪为肾之原穴,可滋阴。劳宫为心包经之荥穴,刺之可清泻心包经之热邪。诸穴相配伍可滋肺肾之阴,皮肤得养,疱疹得愈。

(5)脾湿内蕴型:肺俞、太渊相配伍可补益肺气。章门、太白相配伍可健脾气。丰隆、中脘可健运脾胃而化痰。诸穴相配伍可健脾胃、化痰湿、益肺气而使疱疹得消,或不再生长。

（二）辨病治疗

1.耳针疗法

（1）处方：主穴、配穴同时取用，两侧交替。

主穴：肺、内鼻、疱疹相应部位。

配穴：神门、皮质下、枕、肾上腺。

（2）操作方法：常规消毒后，选用 28 号 0.5~1 寸毫针斜刺或平刺耳穴。每日针刺 1~2 次，每次留针 20 分钟，留针期间行针 2~3 次，用强刺激手法针刺，捻转的幅度为 3~4 圈，捻转的频率为每秒 3~5 个往复，每次行针 5~10 秒。待症状明显减轻后，改用中等强度捻转手法，捻转幅度为 2~3 圈，捻转频率为每秒 2~4 个往复，每次行针 5~10 秒。

2.耳穴贴压疗法　耳穴贴压疗法多与其他疗法配合运用。

（1）处方：主穴、配穴同时取用，两侧交替。

主穴：肺、内鼻、疱疹相应部位。

配穴：神门、皮质下、枕、肾上腺。

（2）操作方法：运用王不留行子进行贴压。常规消毒后，用 5mm×5mm 的医用胶布将王不留行子固定于选用的耳穴，每穴固定 1 粒，让患者每日自行按压 3~5 次，每个穴位每次按压 2~3 分钟，按压的力量以有明显的痛感但又不过分强烈为度。隔 2~3 日更换一次，双侧耳穴交替使用。

3.梅花针疗法

（1）取穴：患病局部。

（2）操作方法：局部常规消毒后，用梅花针叩打患处及周围皮肤，手法由轻到重，边叩打边用消毒干棉球擦净渗出液体，使局部皮肤潮红为宜。每日或隔日治疗 1 次。

4.外治法

（1）局部轻度糜烂者可用祛湿散、植物油调敷。

（2）局部红肿明显者可用马齿苋水剂、黄檗水剂或马齿苋与白菜帮混合湿敷，或用地龙糖浆（活地龙洗净置于瓶中加适量白糖，1~2 小时后地龙即化为水，弃去残渣备用）涂擦于局部。

（3）结痂明显者可用黄连膏外敷。

（4）局部反复发作者可于局部照射紫外线、氦氖亚离子激光，每次照射 15~20 分钟。用蒲公英 200g、夏枯草 100g 烘干搓碎装入枕芯，制成药枕，令患者枕之，可预防发作。

二、带状疱疹

带状疱疹是由水痘-带状疱疹病毒感染神经而引起的急性疱疹性皮肤病。本病可突然发生，集簇性水泡排列成带状，由一侧沿周围神经分布出现，伴有刺痛，多发生春秋季节，成年人多见。病程在 2~4 周，痊愈后一般不再复发。本病属于中医的"缠腰火丹""蛇串疮""火带疮""火腰带毒""白蛇串""蛇丹"的范畴。

（一）辨证治疗

1.治疗原则　肝经火盛宜清肝泻火、利湿解毒；脾经湿热宜健脾利湿、清热解毒；气滞血瘀宜活血化瘀、行气止痛。

2.处方

（1）主穴：阿是穴、支沟、曲池、合谷、足三里、阳陵泉。

（2）配穴：肝经火盛配行间、太冲；脾经湿热配内庭、阴陵泉；气滞血瘀配太冲、阳陵泉、三阴交。

3.操作方法

（1）主穴：常规消毒后，选用28~30号毫针，阿是穴局部围刺；直刺支沟穴1寸；直刺曲池穴1.5寸；直刺合谷穴1寸；直刺足三里穴、阳陵泉穴1.8寸。

（2）配穴：常规消毒后，选用28~30号毫针，向后斜刺行间穴0.8寸；直刺太冲穴1寸；直刺或向上斜刺内庭穴1寸；直刺阴陵泉穴1.5寸；直刺三阴交穴1.5寸。

每日针刺1~2次，每次留针30分钟，留针期间行针2~3次，运用强刺激手法行针，捻转幅度为3~4圈，捻转频率为每秒3~5个往复，每次行针5~10秒。待症状明显减轻后，改用中等强度刺激手法，捻转幅度为2~3圈，捻转频率为每秒2~4个往复，每次行针5~10秒。

4.方义　局部围刺法可调患处气血，消炎、镇痛；支沟穴配阳陵泉穴可调少阳经脉气血，而和解少阳郁热；合谷穴、足三里穴均为阳明经穴位，可通调全身气血而补益正气止痛；曲池穴又为治疗全身皮肤病之经验穴。肝经火盛配行间、太冲可清肝经郁火；脾经湿热配内庭可清脾胃之热，取阴陵泉可健脾祛湿；气滞血瘀配太冲、阳陵泉可疏肝解郁，配三阴交可活血化瘀。

（二）辨病治疗

1.体针疗法

（1）处方

主穴：局部，与皮损部位相应之同侧夹脊穴。

配穴：如皮损鲜红、疱壁紧张、灼热刺痛，加阳陵泉、曲泉、行间、侠溪、血海；如皮损淡红、疱壁疏松、渗水糜烂，加阴陵泉、三阴交、足三里、内庭。

（2）操作方法：常规消毒后，选用28~30号毫针，对皮损局部采用围刺法，即在皮损四周向皮损中央沿皮平刺，间距1~2寸。对皮损部位相应之同侧夹脊穴，即皮损如在第4肋间，则取同侧 T_3 ~ T_5 夹脊穴，对夹脊穴采用直刺法，深度为1.7寸。直刺阳陵泉、阴陵泉、曲泉、血海、三阴交、足三里穴1.5寸。直刺侠溪穴0.5寸，或向上后上方斜刺1寸。内庭穴直刺或向上斜刺1寸。每日1次，重症患者每日2次。每次留针30~40分钟，留针期间行针2~3次，均用中等刺激手法行针，捻转幅度为2~3圈，捻转频率为每秒2~4个往复，每次行针5~10秒。

2.梅花针疗法

（1）处方：穴位选区皮损周围，以及与病灶有关的脊神经根所分布的区域，即脊柱两旁1.5寸与脊柱的平行线。

（2）操作方法：将所选的穴位处常规消毒，然后右手持梅花针运用腕力进行叩打，采用中等强度刺激手法，垂直用力，避免斜刺，叩刺至局部皮肤潮红为止。疱疹初期，每日叩刺2次，等到疼痛减轻，疱疹开始吸收，改为每日叩刺1次。

3.三棱针疗法

（1）处方：蛇眼穴（位于两大拇指，第1节指背中央两骨突处，两手共4两穴）。

（2）操作方法：选好穴位并对穴位常规消毒后，右手持三棱针刺入该穴0.3寸，使针尖沿骨缝刺入关节腔内,略行捻转即出针,然后挤压,使有黄色黏液渗出。第 1 次针患侧两穴,第二次针对侧两穴,每日 1 次,第 3、4 日按上法重复。

4.穴位注射疗法

(1)处方:病变部位通过的经络。

(2)操作方法:选取病变部位所在的经穴 3~4 处,常规消毒后,选用 5mL 注射器,5 号注射针头,抽取 10% 当归注射液 2mL,每处注入 0.5mL,每日 1 次,7 次为一个疗程。

5.火针疗法

(1)处方:皮损部位之疱疹。

(2)操作方法:将皮损部位常规消毒后,以 26 号 1.5 寸毫针置于乙醇灯上烧红,迅速刺入疱疹并立即拔针,每个疱疹上点刺 1~2 针。

6.电针疗法

(1)处方:起疱疹部位、太冲、阳陵泉、内关。

(2)操作方法:常规消毒后,选用 28~30 号 2 寸毫针,沿疱疹四周围刺,针尖向病灶中心,每隔 2~3cm 平刺一针,深度为 1.8 寸,直刺太冲穴、阳陵泉穴 1.5 寸,直刺内关穴 1 寸。在疱疹局部所选的穴位上接 G6805 治疗仪,每隔数针通电一针,共通电 4~6 支针,运用疏密波治疗。远端穴位太冲、内关、阳陵泉运用重度刺激手法行针,捻转幅度为 3~4 圈,捻转频率为每秒 3~5 个往复,每次行针 5~10 秒。所有穴位留针 30 分钟。

7.穴位贴敷疗法

(1)取穴:阿是穴。

(2)药物:第一组,地榆、紫草、蜂胶、五倍子、黄檗、生半夏、青黛、冰片、雄黄、白矾、乳香、没药、半边莲、白芷、蜈蚣等。第二组,新鲜马齿苋或仙人掌。

(3)操作方法:取第一组药物各等份,共研细粉,然后取药粉适量,用食醋或植物油、凡士林等调成药膏,对疱疹部位进行涂敷或贴敷。也可取第二组,即将新鲜仙人掌或马齿苋与药粉共捣为膏状,然后贴敷穴位,贴敷后用布或胶布固定,每日 1~2 次,3~5 日为一个疗程。

8.艾灸疗法

(1)选穴:阿是穴。

(2)操作方法:将艾条 4 支用细线捆为一捆,然后从一端点燃,右手持艾条对疱疹局部进行施灸,先从边缘施灸,逐渐向疱疹部位中央靠拢,灸至疱疹局部皮肤由发红逐渐变深红为止,疱疹也逐渐干瘪变为深褐色,患者局部出现钻心的痒感为最好,每日施灸 1 次,根据患病部位大小,每次 0.5~1 小时。

9.温针灸疗法

(1)选穴:局部、与皮损部位相应之同侧夹脊穴。

(2)操作方法:局部常规消毒后,选用 28 号 2 寸毫针,对患疱疹局部皮肤围绕疱疹周围,采用平刺围刺法,对相应同侧夹脊穴采用直刺法,直刺深度为 1.5 寸。对发生于胁部一侧或两侧之疱疹,可先针刺该处,待起针后再针刺夹脊穴。对平刺的穴位,进针完毕后,将艾条 2 根捆于一起,点燃后对疱疹局部皮肤进行施灸,可先灸疱疹周围,然后逐渐向中央靠拢。灸至疱疹周围皮肤变为暗红色,疱疹逐渐干瘪为最好。一般灸 40 分钟至 1 小时。对直刺的夹脊穴,可运用艾段施灸,将艾条切成 1.5cm 长的艾段,串于毫针针炳上,然后从下端点燃,燃烧完毕后为一壮,如此燃烧 2~3 壮。待燃烧完毕,针冷后起针。

10.激光针疗法

（1）取穴：以阿是穴、合谷、曲池、阳陵泉、侠溪为主，配支沟、太冲等穴；或选耳穴肝、胆、神门、肾上腺、皮质下、肺、胃及病灶相应的耳穴。

（2）操作方法：选用氦氖激光，输出功率25mW，激光针功率2~3mW，阿是穴多用散焦照射，照射时间5~10分钟，体穴照射5分钟，距离40~60mm；耳穴照射多采用激光光导纤维直接接触照射，每穴照射时间5分钟；10~15次为一个疗程。

11.拔罐疗法

（1）取穴：阿是穴、大椎、灵台。

（2）操作方法：多选用大号火罐，用闪火法和单纯密排罐法，吸力宜强，留罐10~15分钟，每日1次，3~5日为一个疗程，疗程间休息1日。

三、银屑病

银屑病是一种以特征性红斑鳞屑性损害为特点的易复发的慢性炎症性皮肤病。好发于青壮年，男性多于女性，大部分患者秋冬季加重，夏季减轻。本病病因复杂，一般认为与遗传、感染（病毒、细菌）、代谢障碍、内分泌失调、神经精神因素、免疫失常等有关。中医又称为"松皮癣""干癣""蛇虱""白壳疮"等。

（一）辨证治疗

1.治疗原则　平衡阴阳、调神养血、祛风止痒。以病变局部阿是穴及手阳明、足太阴经穴位为主。

2.处方

（1）主穴：阿是穴、合谷、曲池、血海、膈俞。

（2）配穴：风热者，配太渊、风池；肝郁化火者，配肝俞、太冲；血虚风燥者，配脾俞、三阴交、足三里。

3.操作方法

（1）风热血燥：皮损鲜红，皮疹不断出现，红斑增多，刮去鳞屑可见发亮薄膜，点状出血，有同形反应，伴心烦口渴、大便干、尿黄、舌质红、舌苔黄或腻、脉弦滑或数。

治法：祛风清热，凉血润燥。

取穴：曲池、血海、大椎、风池、合谷、膈俞。

若心烦口渴、小便黄赤者，加刺内关、神门以清心导赤，宁心除烦；若大便干燥者，加刺天枢、支沟以调理大肠气机，泄热通便。

操作：曲池直刺1~1.5寸，合谷直刺0.5~1寸，均施提插泻法；取风池刺向对侧耳区，进针0.8寸，施捻转泻法，以针感传至侧头为佳；血海直刺1~1.5寸，施提插泻法；膈俞针向脊柱方向斜刺0.8寸，施捻转泻法；大椎穴点刺放血，再拔火罐。

方义：曲池为手阳明大肠合穴，合谷为手阳明大肠原穴，两穴相配，可疏风清热，调和营卫；风池为手足少阳与阳维之会，为疏风要穴，大椎为诸阳之会，可宣阳泄热；血海配血会膈俞，可行血散风，凉血润燥。

（2）血虚风燥：皮损色淡，部分消退，鳞屑较多，伴口干、便干、舌质淡红、苔薄白、脉细缓。

治法：养血熄风，润燥止痒。

取穴：大椎、风门、血海、膈俞、三阴交、足三里。

若口干便秘者,加刺大肠俞以润肠通便。

操作:大椎直刺 0.8 寸,施捻转泻法;风门向脊柱方向斜刺 0.5~0.8 寸,施捻转泻法;血海直刺 1 寸,膈俞斜向脊柱方向刺 0.8 寸,施捻转补法;三阴交直刺 1~1.5 寸,施提插补法,以麻胀感传至足底为佳,足三里直刺 1~1.5 寸,施提插补法。

方义:大椎为手足三阳与督脉之会,风门为督脉与足太阳之会,太阳主表,两穴相配,可疏风解表;血海与膈俞相配,可养血生血,以润燥熄风;三阴交为足三阴之会,配强壮要穴足三里,可益气养血,滋阴润燥。

(3)淤滞肌肤:皮肤肥厚浸润、颜色暗红、经久不退,舌质紫暗或有瘀斑瘀点,脉濡或细缓。

治法:活血化瘀,通经活络。

取穴:身柱、膈俞、血海、委中、阿是穴。

操作:身柱直刺 0.6 寸,得气后提针至 0.4 寸,向下透刺 2 寸,施捻转泻法;膈俞向脊柱方向斜刺 0.8 寸,施捻转泻法;血海直刺 1.5 寸,施提插泻法;委中刺络放血,病变局部围刺,进针 0.5 寸,施捻转泻法。

方义:身柱为督脉之穴,既可清热,又为治疮疡经验穴,配血会之膈俞,足太阴脾经之血海,既活血又行血;委中别名血郄,刺血可活血化瘀,通经活络,又兼用阿是穴围刺以活血通络,化瘀散结。

(二)辨病治疗

1.体针疗法

(1)取穴

主穴:大椎、肺俞、曲池、合谷、血海、三阴交。

配穴:头面部配风池、迎香、颧髎;上肢配支沟;下肢配足三里、丰隆。

(2)操作方法

主穴:常规消毒后,选用 28~30 号毫针,向上斜刺大椎穴 1 寸(不可刺入过深,如出现强烈针感向上肢或下肢放射,应立即将针提至较浅部位)。向下或向脊椎方向斜刺肺俞穴 0.8 寸(不可深刺,以免造成气胸)。直刺血海穴、曲池穴 1.5 寸,直刺合谷穴 1 寸,直刺三阴交穴 1 寸。

配穴:常规消毒后,选用 28~30 号毫针,向鼻尖方向斜刺风池穴 1 寸(不能向对侧耳屏方向深刺,以免刺伤延髓;不宜大幅度提插捻转);向上斜刺迎香穴 0.4 寸;直刺颧髎穴 0.4 寸;直刺支沟穴 1 寸;直刺足三里穴 2 寸,丰隆穴 2 寸。

每日治疗 1 次,每次留针 30 分钟,留针期间行针 2~3 次,运用中等刺激手法行针,捻转幅度为 2~3 圈,捻转频率为每秒 2~4 个往复,每次行针 5~10 秒。

2.耳压疗法

(1)取穴(主穴与配穴同时取用但不同侧取用,两组穴位交替使用)

主穴:肺俞(双)、神门(双)、内分泌(双)。

配穴:心、小肠。

(2)操作方法:用王不留行子进行贴压。常规消毒后,用 5mm×5mm 的医用胶布将王不留行子固定于选用的耳穴,每穴固定一粒。让患者每日自行按压 3~5 次,每个穴位每次按压 2~3 分钟,按压的力量以有明显的痛感但又不过分强烈为度。隔 2~3 日更换一次,双侧耳穴交替使用。

3.耳针疗法

(1)取穴(主穴与配穴同时取用但不同侧取用,两组穴位交替使用)

主穴:肺俞(双)、神门(双)、内分泌(双)。

配穴:心、小肠。

(2)操作方法:常规消毒后,用 28 号 0.5~1 寸毫针斜刺或平刺耳穴。每日针刺 1~2 次,每次留针 30 分钟,留针期间行针 3~5 次,每次行针 10~30 秒。主穴用较强刺激手法针刺,捻转幅度为 3~4 圈,捻转频率为每秒 3~5 个往复,每次行针 10~30 秒;配穴用中等强度捻转手法,捻转幅度为 2~3 圈,捻转频率为每秒 2~4 个往复。

4.皮肤针疗法

(1)取穴:皮肤受损部位。

(2)操作方法:将受损部位常规消毒,然后用皮肤针叩刺,手法由轻到重,直到皮肤出现潮红或轻度微量出血为止。隔日治疗 1 次,10 次为一个疗程。

5.刺血疗法

(1)取穴:让患者俯卧,在第 1~12 胸椎两侧各旁开 5~1.5 分处摩擦数次,出现发红点即为所取穴位。

(2)操作方法:使反应点充分暴露,常规消毒,用三棱针挑破反应点,挑刺完毕挤出血 1~2 滴,用消毒干棉球擦去血液,隔日 1 次,每周为一个疗程。

6.水针疗法

(1)取穴

主穴:肺俞。

配穴:足三里、曲池。亦可根据皮疹部位配相关穴位。

(2)操作方法:在所选穴位上常规消毒后,选用适宜的注射器(2~5mL),准确进针到一定深度,回抽如无回血即可推进药液或自身血液。

7.拔罐疗法

(1)取穴

主穴:大椎、陶道、双侧肝俞或脾俞。

配穴:曲池、三阴交。

(2)操作方法:将蘸有 95%乙醇的棉花棒点燃,在罐内绕一周抽出,然后迅速将罐子按在所选穴位上,隔日 1 次,15 次为一个疗程。

8.艾条灸疗法

(1)取穴:病变所在部位。

(2)操作方法:将艾条一端点燃,在距离患处皮肤 1 寸左右进行熏烤局部,使局部有灼热感但不感到发烫为原则。灸至局部皮肤出现红晕为度。每日 1~2 次,每次每处熏灸 15~20 分钟,10 次为一个疗程。

9.刺络拔罐疗法

(1)取穴:大椎、陶道、肝俞、脾俞。

(2)操作方法:每次选 1~2 个穴位,常规消毒后,用三棱针点刺,然后在穴位上拔罐,留罐 5~10 分钟,隔日 1 次,10 次为一个疗程。

10.中药外洗疗法

方一

药物组成:大枫子(捣碎)、苦参各 60g,大胡麻(捣)、地肤子、蛇床子各 30g。

用法:水煎取汁,待温时浸洗患处,同时内服搜风解毒汤加减。

方二

药物组成:徐长卿、地肤子、千里光各 30g,黄檗、蛇床子、苍耳子、狼毒、白癣皮各 10g,槐花、土槿皮各 15g。

用法:水煎洗患处。

四、湿疹

湿疹是一种常见的,多发性的变态反应性皮肤病,使以红斑、丘疹、水泡、渗出、糜烂等多种损害为临床特征,并且常对称性分布,伴瘙痒。有反复发作、易变成慢性等特点。患者多具有过敏体质,致病因素复杂,属于Ⅳ型变态反应。中医根据发病部位及形态不同病名亦不一样,有"旋耳疮""脐疮""肾囊风""四弯风"等名称。

(一)辨证治疗

1.治疗原则 风湿热盛型宜祛风清热利湿;阴虚血燥型宜养血祛风润燥。

2.处方

(1)风湿热盛型

主穴:大椎、曲池、足三里、三阴交、风市。

配穴:风盛配合谷;湿盛配中脘、三阴交;热盛取大敦,阴囊湿疹取中极、蠡沟。

(2)阴虚血燥型

主穴:曲池、血海、膈俞、风门。

配穴:心烦不安加神门;瘙痒甚者加风市。

3.操作方法

(1)风湿热盛型

主穴:常规消毒后,选用 28~30 号毫针,直刺大椎穴向上斜刺 1 寸(注意不要刺入过深,如出现强烈针感向上肢或下肢放射,应立即将针提至较浅的部位)。直刺曲池穴、足三里穴 1.5 寸,直刺三阴交穴 1 寸,直刺风市穴 2 寸。

配穴:常规消毒后,选用 28~30 号毫针,针刺合谷穴时手自然握拳(即半握拳状)直刺或向上方斜刺 1 寸(尽力不要伤及动脉,以免因出血引起局部肌肉的刺激性痉挛。妊娠患者不要刺之)。直刺中脘穴 1 寸,三阴交穴操作同主穴。大敦穴常规消毒后,用三棱针快速点刺 1~2 次,然后双手对挤,使出血数滴,用消毒干棉球擦去出血。中极穴直刺 1 寸或向上或向下斜刺 2 寸(注意针刺前排尽小便,孕妇禁针、禁灸)。沿胫骨后缘直刺蠡沟穴 1 寸。

每日治疗 1 次,每次留针 30 分钟,留针期间行针 2~3 次,运用重度刺激手法行针,捻转幅度 3~4 圈,捻转频率每秒 3~5 个往复,每次行针 5~10 秒。点刺放血穴位除外。

(2)阴虚血燥型

主穴:常规消毒后,选用 28~30 号毫针,直刺曲池穴 1.5 寸,直刺血海穴 1.5 寸,向下或向脊椎方向斜刺膈俞穴 0.8 寸(不要深刺,以免造成气胸)。向下或向脊椎方向斜刺风门穴 0.8

寸(不要深刺,以免造成气胸)。

配穴:常规消毒后,选用28~30号毫针,直刺神门穴0.4寸,直刺风市穴2寸。

每日治疗1次,主穴、配穴每次均留针30分钟,留针期间行针2~3次,主穴运用轻度刺激手法行针,捻转幅度为1~2圈,捻转频率为1~3个往复每秒,每次行针5~10秒。配穴运用重度刺激手法行针,捻转幅度3~4圈,捻转频率每秒3~5个往复,每次行针5~10秒。

4.方义

(1)风湿热盛型:大椎为诸阳经之会穴,取之可清阳经之热邪,足三里、三阴交相配伍可健脾胃化湿邪,曲池穴为治疗皮肤病之经验穴,风市具有祛外感风邪的作用。风盛者配合谷加强祛风解表作用。湿盛加中脘、三阴交可加强健脾益胃化湿邪的作用,阴囊湿疹加中极、蠡沟可利尿祛湿通经活络。

(2)阴虚血燥型:曲池穴为治疗皮肤病经验穴,治风先治血,取膈俞、血海可补血、活血,取风门可祛风邪而养血。心烦不安加神门可以安神养心;瘙痒甚者加风市可祛风止痒。

(二)辨病治疗

1.耳针疗法

(1)取穴:耳轮。

(2)操作方法:用乙醇棉球消毒双侧耳轮部,用左手固定施治耳郭,使耳轮充分暴露,用右手持瓷瓦片,按对耳轮弧形切线的垂直方向划割。划痕长度不超过5mm,划痕间隔2mm,使之微微出血,再用消毒干棉球覆盖于伤口上,待其结痂后祛除。每3日治疗一次,5次为一个疗程,疗程间隔1周。

2.水针疗法

(1)取穴:足三里、曲池。

(2)药物:维生素B_{12}。

(3)操作方法:将穴位常规消毒后,选用3mL注射器,5号半针头,抽取维生素B_{12}0.25g,每穴注射药物0.1mg,每日1次,10次为一个疗程,疗程间隔5~7日。

3.艾条灸法

(1)主穴:曲池、血海。

(2)配穴:肩髃、环跳、合谷、百会、大椎、天应穴。

(3)操作方法:将艾条点燃后,对准所选的穴位施雀啄灸法,每日施灸1~2次,或在患者感到皮肤作痒时施灸,每次每穴施灸15分钟左右,距离以患者有温热感但不感到疼痛为原则。灸疗法可和针刺法联合运用以提高疗效。

4.梅花针疗法

(1)取穴:阿是穴(湿疹局部本法适用于局限性湿疹)。

(2)操作方法:湿疹局部常规消毒后,用梅花针轻轻叩刺,由里向外或由外向里逐渐叩刺,直至患病处皮肤发红为止。每3日1次,10次为一个疗程。

五、荨麻疹

荨麻疹是一种以风团时隐时现为主的瘙痒性过敏性皮肤病。临床上以皮肤黏膜的局限性、暂时性、瘙痒性潮红斑或风团为特征,其发无定处,时起时消,瘙痒不堪,消退后不留痕迹。导致本病的原因很多,食物、药物、感染、吸入物及精神紧张是荨麻疹最常见原因。主要食物有鱼、虾、蟹、蛋、牛奶、贝壳类、大葱、大蒜及食物中的防腐剂,药物有呋喃唑酮、磺胺、菌苗、血液制品、青霉素、阿司匹林、吗啡、可待因、阿托品等,各种感染如细菌感染、病毒感染与寄生虫病均与荨麻疹的发生有一定关系,吸入物如花粉、尘土、动物皮屑、化妆品、气雾剂、真菌等,精神紧张、情绪激动与剧烈运动可为荨麻疹的原发性致病因素。另外某些内脏或系统性疾病如系统性红斑狼疮,淋巴瘤,癌肿、甲状腺功能亢进、肝炎、风湿热、类风湿关节炎、胃肠炎、溃疡病、糖尿病等及内分泌改变也可患本病。本病与中医文献记载的"瘾疹"相类似。

(一)辨证治疗

1.治疗原则　风寒证宜祛风散寒,调和营卫;风热证宜清热疏风;胃肠湿热证宜疏风解表,通腑泄热;气血两虚证宜补气养血,祛风止痒;冲任不调证宜调摄冲任。

2.处方

(1)风寒证。主穴:大椎、合谷、风门。配穴:腰及上肢者针曲池、风池;腰及下肢者针血海、三阴交。

(2)风热证。主穴:大椎、膈俞、曲池。配穴:合谷、少商。

(3)胃肠湿热证。主穴:足三里、天枢、内关、大肠俞。配穴:中脘、神阙。

(4)气血两虚型。主穴:脾俞、血海、气海。配穴:足三里、风门、神阙。

(5)冲任不调型。主穴:肝俞、期门、血海、膈俞。配穴:曲池、风市、关元。

3.操作方法

(1)风寒证:常规消毒后,选用28~30号毫针,向上斜刺大椎穴1寸(注意不可刺入过深。如出现强烈针感向上肢或下肢放射,应立即将针提至较浅的部位)。针刺合谷穴时,手自然握拳(即半握拳状),直刺或向上方斜刺1寸(尽力不要伤及动脉,以免因出血引起局部肌肉的刺激性痉挛)。向下或向脊椎方向斜刺风门穴0.8寸(注意不要深刺,以免造成气胸)。曲池穴直刺1寸。向鼻尖方向刺入风池穴1寸(不要向对侧耳屏方向深刺,以免刺伤延髓。不要向上深刺,不要大幅度提插捻转),直刺血海穴1寸,直刺三阴交穴1寸。每日1次,每次留针30分钟,留针期间行针2~3次。除风池穴外,其他穴位均用重度刺激手法行针,捻转幅度为34圈,捻转频率为每秒3~5个往复,每次行针5~10秒。大椎穴针刺后还可配合艾条回旋灸法,留针期间施灸,每次施灸30分钟。

(2)风热证:常规消毒穴位后,在大椎穴用三棱针快速点刺,使出血,然后在大椎穴上拔罐15分钟,使充分出血。去罐后,用消毒干棉球将血迹擦去。曲池穴、合谷穴选用28~30号毫针,操作同上。向下或向脊椎方向斜刺膈俞穴0.8寸(注意不要深刺,以免造成气胸)。常规消毒后,双手对挤少商穴,使充血,然后用三棱针快速点刺2~3次,并用双手对挤,使出血数滴,最后用消毒干棉球擦去。每日1次,除大椎、少商点刺放血穴位外,其他穴位每次留针30分钟,留针期间行针2~3次,运用重度刺激手法行针,操作同风寒证。

(3)胃肠湿热证:常规消毒后,选用28~30号毫针,直刺足三里穴1.5寸,直刺天枢穴1.5寸,直刺内关穴1寸,直刺大肠俞1寸,直刺中脘穴1寸。神阙穴用闪火拔罐法,每次留罐5~10分钟。每日1次,每次留针30分钟。除神阙穴外,其他穴位均用重度刺激手法行针。捻转幅度为3~4圈,捻转频率为每秒3~5个往复,每次行针5~10秒。

(4)气血两虚证:常规消毒后,选用28~30号毫针,直刺足三里穴2寸,向下或向脊椎方向斜刺风门穴0.8寸(注意不要深刺,以免造成气胸)。直刺血海穴1寸,向下或向脊椎方向斜刺脾俞穴 0.8 寸,(注意不要刺入过深,以免伤及肝脏)。直刺血海穴 1 寸,直刺气海穴 1.5 寸。神阙穴用闪火法拔罐。其他穴位针刺后,配合运用艾条灸法或用艾段施灸即温针灸法,将艾条切成 1.5cm 长的艾段,将针刺入穴位后,将艾段串于毫针针柄上,从下端点燃,每穴每次燃烧 2 个艾段,也就是 2 壮,然后起针。也可嘱患者在回家后自行灸足三里穴,以提高抵抗力,减轻湿疹症状或减少发作。每日治疗 1 次。

(5)冲任不调证:常规消毒后,选用 28～30 号毫针,向下或向脊椎方向斜刺肝俞穴 0.8 寸;平刺期门穴 0.8 寸(不要直刺太深,以免伤及内脏)。直刺血海穴 1 寸,向下或向脊椎方向斜刺膈俞穴 0.8 寸;直刺曲池穴 1.5 寸;直刺风市穴 2 寸。关元穴针刺后可配合运用艾条灸法或温针灸法,操作方法同气血两虚证的足三里穴。除关元穴外,其他穴位运用中度刺激手法行针,捻转幅度为 2～3 圈,捻转频率为每秒 2～4 个往复,每次行针 5～10 秒。每日治疗 1 次。

4.方义

(1)风寒证:大椎穴为诸阳经之会穴,针刺之并加灸法可鼓舞阳气,祛除寒邪,合谷穴与风门穴相配伍可祛风解表散寒。腰及上肢患病取曲池、风池可活血祛上部之风邪;腰以下患病取血海、三阴交可活下部之血而祛风邪止痒。

(2)风热证:大椎为诸阳经之会穴,点刺放血可祛除阳经之热邪,膈俞、曲池相配伍既可活血又可补血而散风止痒;合谷、少商相配可解表清热,尤其少商穴点刺放血可祛除肺经热邪,而肺主皮毛,故可祛体表之热。诸穴相配可活血祛风,清热止痒。

(3)胃肠湿热证:足三里为胃经之合穴,天枢穴为大肠经之募穴,大肠俞为大肠之背俞穴。针刺三穴可调理胃及大肠功能。内关通阴维脉,针刺之可治疗内里之疾患。中脘穴为腑之会穴,针刺之可直接调理胃及大肠功能。神阙穴用拔火罐为治疗荨麻疹之经验取穴法,取之可祛风止痒。

(4)气血两虚证:脾为气血生化之源,气海可补益元气,血海又可补血活血,三穴相配伍可补益气血。风门可祛外感风邪,足三里运用针后加灸或只用灸法可提高免疫力而抗荨麻疹复发,神阙穴拔罐为治疗荨麻疹之经验取穴法。诸穴相配伍可补养气血,增强正气,祛除风邪,治疗和预防荨麻疹。

(5)冲任不调证:肝俞、期门相配伍为肝之背俞穴与募穴相配伍,肝藏血,妇女以血为用,针刺其背俞穴与募穴可调理血分祛除风邪。血海、膈俞相配伍可补血活血,而祛除风邪止痒。曲池、风市相配可散风止痒治疗皮肤疾患。关元穴为任脉穴位,可治疗寒凝肝脉之荨麻疹,针刺之补益元气,祛除寒邪。诸穴相配伍可调理冲任之气血而祛风止痒。

(二)辨病治疗

1.耳压疗法

(1)取穴:根据病变部位选取穴位。主穴、配穴同时取用,两侧交替。

主穴:肺、荨麻疹区、肾上腺。

配穴:神门、内分泌、相应部位。

加减:胃肠型加脾、胃、大肠;风寒致病加内分泌、枕。

(2)操作方法:用王不留行子进行贴压。常规消毒后,用 5mm×5mm 的医用胶布将王不留行子固定于选用的耳穴,每穴固定一粒。让患者每日自行按压 3～5 次,每个穴位每次按压 2～3 分钟,按压的力量以有明显的痛感但又不过分强烈为度。隔 2～3 日更换一次,双侧耳穴交替使用。

2.耳针疗法

（1）取穴：根据病变部位选取穴位。主穴、配穴同时取用，两侧交替。

主穴：肺、荨麻疹区、肾上腺。

配穴：神门、内分泌、相应部位。

加减：胃肠型加脾、胃、大肠。风寒致病加内分泌、枕。

（2）操作方法：常规消毒后，用28号0.5~1寸毫针斜刺或平刺耳穴。每日针刺1~2次，每次留针30分钟，留针期间行针3~5次，每次行针10~30秒。主穴用较强刺激手法针刺，捻转幅度为3~4圈，捻转频率为每秒3~5个往复，每次行针10~30秒；配穴用中等强度捻转手法，捻转幅度为2~3圈，捻转频率为每秒2~4个往复。

3.拔罐疗法

（1）单纯拔罐法

取穴：大椎、肺俞、胃俞、阳关、曲池、委中、血海。

操作方法：每次选穴4~10个穴位，每穴拔1罐，可分前后两次拔，每次拔10~20分钟，急性每日1~2次，慢性隔日1次。

（2）刺络拔罐法

取穴：肩髃（双）、血海（双）、大杼（双）。

操作方法：首先在穴位上按揉使之充血，然后常规消毒后，用三棱针快速点刺，再用闪火法将中号玻璃罐拔于其上，留罐10分钟，隔日治疗1次。

（3）拔罐配合体针法

取穴：神阙（拔罐）、曲池、血海、大椎、肺俞、脾俞。

操作方法：先用闪火法将火罐拔于神阙穴上，5分钟取下，以同样的方法连拔3次为一次治疗。配合体针1~2穴。体针操作方法是：常规消毒后，直刺曲池穴1.5寸，直刺血海穴1寸，向上斜刺大椎穴1寸（不可刺入过深，如出现强烈针感向上肢或下肢放射，应立即将针提至较浅部位），向下或向脊椎方向斜刺肺俞穴0.8寸（不可深刺，以免造成气胸）；向下或向脊椎方向斜刺脾俞穴0.8寸（不可直刺过深，以免伤及肝脏）。每日治疗1次，6次为一个疗程，疗程间休息3~4日。

4.磁疗法

（1）取穴：大椎、手足三里、三阴交。

（2）操作方法：采用直径7~8mm，厚度3~4mm，表面磁场为2000mT，圆形钴磁片。将"N"极贴敷于穴位上，"S"极用胶布固定，贴2~3日取下，间歇0.5~1日，按原方向贴敷。同一人用的几个磁片均采用同一极向。

5.穴位注射疗法

（1）耳穴注药法

取穴：内分泌、荨麻疹区。

操作方法：用2mL注射器接小号注射针头，将药液（1mL含10mg氯苯那敏注射液，用2mL注射用水稀释而成）注入耳穴，每穴注入0.1mL药液，每日注射1次。

（2）体穴注药法

取穴：主穴：曲池、血海、三阴交。配穴：合谷、足三里、肩髃。

操作方法:选择 2%苯海拉明注射液或 0.25%普鲁卡因注射液。阴虚者可用丹参注射液,阳虚者用黄芪注射液。每穴注射 0.3~1mL,每次选择 3~4 个穴位注射,但总量不得超过一次治疗量。每日治疗 1 次。

6.氦氖激光穴位疗法

(1)取穴:合谷、曲池、血海、足三里。

(2)操作方法:用 JG-Ⅰ型氦氖激光机,波长 632.8mm。功率 1.5mW。每日 1 次照射穴位,每穴 5 分钟,5 次为一个疗程。

7.灸疗法

(1)取穴:第一组:血海(双)、膈俞(双)、神阙。第二组:肩髃、涌泉、曲池、曲泽、合谷、至阴、大杼。

(2)操作方法

第一组:将艾条点燃一端,将生姜切成 5 分钱硬币厚,然后用毫针穿以小孔数个,放于穴位上,将点燃的艾条对准穴位施灸,每穴施回旋灸 5~10 分钟,每日治疗 1 次,20 次为一个疗程。

第二组:将艾条点燃一端,对准穴位施回旋灸,每穴施灸 3~5 分钟,每日治疗 1 次,20 次为一个疗程。

8.穴位贴敷法

(1)取穴:神阙。

(2)操作方法:用(组胺拮抗剂)乳膏,每次 1g,外敷于神阙穴。10 日贴敷一次,3 次为一个疗程。

9.皮肤针疗法

(1)取穴:风池、血海、相应脊柱两侧穴位。

(2)操作方法:将穴位常规消毒后,于所取穴位和皮损区用皮肤针反复叩刺,以轻微出血为度,每日 1 次,10 次为一个疗程。

六、痒疹

痒疹是一种丘疹瘙痒性皮肤病。其病因复杂,多认为与变态反应有关,此外与虫咬、胃肠道功能失调、内分泌失常、病灶感染、遗传、肠寄生虫病、神经精神因素及恶性肿瘤等也有一定关系。本病多见于儿童及中年妇女。本病与中医文献记载"粟疮""血疳"相类似。

(一)辨证治疗

1.治疗原则　风湿热阻型宜祛风清热活络;血虚风燥型宜补血养血祛风。

2.处方

主穴:头面:风池、风门、完骨、太阳;上肢:曲池、外关、合谷、中诸;胸背部:大椎、肺俞、膈俞、神道;下肢:风市、阴陵泉、足三里、足临泣。

配穴:风湿热阻型加大椎、尺泽、委中;血虚风燥型配关元、命门、太溪、血海、膈俞。

3.操作方法

主穴:常规消毒后,选用 28~30 号毫针,向鼻尖方向斜刺入风池穴 1 寸(不能向对侧耳屏方向斜刺,以免刺伤延髓,不宜大幅度提插捻转)向下或向脊椎方向斜刺风门穴 0.8 寸(不可深刺以免造成气胸)。直刺或向下斜刺完骨穴 0.8 寸,斜刺或横刺太阳穴 2 寸,或用三棱针点刺然后对挤使出血数滴;直刺曲池穴 1.5 寸;直刺外关穴 1 寸;针刺合谷穴时手自然握拳即半握拳状,直刺或向上方斜刺 1 寸,尽力不要伤及动脉,以免引起出血引起局部肌肉的刺激性痉挛;直刺中诸穴 0.8 寸;向上斜刺大椎穴 1 寸(不可刺入过深,如出现强烈针感向上肢或下肢放射,应立即将针提至较浅部位);向上斜刺神道穴 1 寸,向下或向脊椎方向斜刺 0.8 寸(不可深刺,以免造成气胸)。直刺风市穴 2 寸;直刺阴陵泉穴、足三里穴 1.5 寸;直刺足临泣穴 0.4 寸。

配穴:常规消毒后,选用 28~30 号毫针,直刺尺泽穴 1 寸;委中穴常规消毒后,用三棱针快速点刺 1~2 下,然后双手对挤,使出血数滴,或在委中穴拔火罐,使出血数滴,然后用消毒干棉球擦去血迹。关元穴直刺 1.5 寸;命门穴向上斜刺 1 寸(注意不可刺入过深)。直刺太溪穴 0.5 寸;直刺血海穴 1.5 寸。

每日 1 次,每次留针 30 分钟,风湿热阻型穴位运用重度刺激手法行针,捻转幅度为 3~4 圈,捻转频率为每秒 3~5 个往复,每次行针 5~10 秒,留针期间行针 2~3 次。血虚风燥型运用轻度刺激手法行针,捻转幅度为 1~2 圈,捻转频率为每秒 1~3 个往复,每次行针 5~10 秒,留针期间行针 2~3 次。

4.方义　头面部痒疹取风池穴、风门穴可祛除外感风邪,完骨、太阳相配伍可使头部气血和调与祛风活血穴位相配伍而止痒;上肢痒疹取曲池、外关、合谷、中诸可疏通阳明与三焦经络,阳明多气多血,三焦少阳多气少血,又曲池为治疗皮肤病之经验穴,外关通阳维脉,具有治外感之邪致病的作用;合谷可解表祛风,中渚为少阳之腧穴可治疗肢体疾患。胸背部痒疹取大椎,是因大椎是诸阳之会穴,背为阳,强刺激可祛除背部之外感风邪,取肺俞穴,因肺主皮毛,调理肺气以治疗表皮之疾患;血会膈俞,取膈俞可补血活血,神道可安神。下肢痒疹取风市以祛风邪,取阴陵泉、足三里、足临泣以通调脾经、胃经、少阳胆经之精气而止痒。风湿热阻型加大椎、尺泽、委中以祛诸阳经与肺经之热邪;血虚风燥型取关元、命门,以补先天之精血;太溪为肾之原穴,取之以补肾;血海、膈俞相配伍可补血活血,祛风以止痒。

(二)辨病治疗

1.耳压疗法

(1)处方:主穴与配穴同时但不同侧取用,两侧穴位交替使用。

主穴:神门、荨麻疹区、枕。

配穴:皮质下、肾上腺、肺、肝、脾、心。

(2)操作方法:用王不留行子进行贴压。常规消毒后,用 5mm×5mm 的医用胶布将王不留行子固定于选用的耳穴,每穴固定一粒。让患者每日自行按压 3~5 次,每个穴位每次按压 2~3 分钟,按压的力量以有明显的痛感但又不过分强烈为度。隔 2~3 日更换一次,双侧耳穴交替使用。

2.耳针疗法

(1)处方:主穴与配穴同时但不同侧取用,两侧穴位交替使用。

主穴:神门、荨麻疹区、枕。

配穴:皮质下、肾上腺、肺、肝、脾、心。

(2)操作方法:常规消毒后,用 28 号 0.5~1 寸毫针斜刺或平刺耳穴。每日针刺 1~2 次,每次留针 30 分钟,留针期间行针 3~5 次,每次行针 10~30 秒。主穴用较强刺激手法针刺,捻转的幅度为 3~4 圈,捻转的频率为每秒 3~5 个往复,每次行针 10~30 秒;配穴用中等强度捻转手法,捻转的幅度为 2~3 圈,捻转的频率为每秒 2~4 个往复。

3.脐疗法

(1)取穴:神阙穴。

(2)药物:桃仁、红花、杏仁、生栀子各等分,加入适量冰片。用凡士林或蜂蜜调成糊状备用。

(3)操作方法:将药糊填于脐上,用纱布固定。每日换药一次。

4.梅花针叩刺加拔火罐疗法

(1)取穴:大椎、神道、膈俞、血海、瘙痒部位。

(2)操作方法:每次选用 2~3 个穴位及瘙痒处,首先将选好的穴位常规消毒后,用梅花针在穴位上叩刺,以局部潮红偶有小出血点为原则。然后拔火罐,留罐 5~7 分钟,隔日 1 次,5 次为一个疗程。

5.艾条灸疗法

(1)取穴:腰以上痒疹取膈俞;腰以下痒疹取血海。

(2)操作方法:将艾条点燃后,对准施灸穴位施温和灸法,使局部有热感但不感觉到发烫为原则。每穴施灸 0.5~1 小时。每日 1~2 次,10 次为一个疗程。

6.艾炷灸法

(1)取穴:同艾条灸法。

(2)操作方法:使患者采取适当体位,以使所选穴位处于水平位,然后将生姜切成 3mm 厚的薄片,并用毫针穿以小孔,放于所选的穴位上。然后将如枣核大的艾炷放于姜片上,点燃,如患者感到发烫可将姜片略加转动,每穴施灸 7~9 壮。每日治疗 1 次。10 次为一个疗程。

七、玫瑰糠疹

玫瑰糠疹是以玫瑰红色的斑疹、上覆糠秕状鳞屑为主要特点的急性炎症性皮肤病。本病好发于春秋季节自觉有不同程度的瘙痒,病程有一定程度的自限,痊愈后不易复发。本病与中医范畴的"风热疮""风癣""血疳"相类似。

(一)辨证治疗

1.治疗原则 风热型宜疏风清热;血热型宜清热凉血;血燥型宜养血润燥。

2.处方

主穴:曲池、血海、风池。

配穴:根据部位不同,上肢配合谷、内关;下肢配阳陵泉、足三里;躯干配肺俞、膈俞。

根据辨证分型不同配穴:风热配风门、尺泽;血热配委中、耳尖;血燥配膈俞、血海。

3.操作方法

主穴:常规消毒后,选用 28~30 号毫针,直刺曲池穴 1.5 寸,直刺血海穴 1 寸,向对侧鼻尖方向斜刺风池穴 1 寸(不能向对侧耳屏方向深刺,以免刺伤延髓,不宜大幅度提插捻转)。针刺合谷穴时手自然握拳(即半握拳状),直刺或向上斜刺 1 寸(尽力不要伤及动脉,以免因出血引起局部肌肉的刺激性挛缩);直刺内关穴 1 寸;直刺阳陵泉穴 1.5 寸;直刺足三里穴 1.5 寸;向下或向脊椎方向斜刺肺俞穴、风门穴、膈俞穴 0.8 寸(不可深刺以免造成气胸);直刺尺泽穴 1 寸；委中穴和耳尖穴常规消毒后,用双手对挤使充血,然后用三棱针快速点刺,使出血数滴,再用消毒干棉球擦去。

每日 1 次,风池穴用中度刺激手法行针,捻转幅度为 2~3 圈,捻转频率为每秒 2~4 个往复。委中穴及耳尖穴点刺放血。其他穴位运用重度刺激手法行针,捻转幅度为 3~4 圈,捻转频率为每秒 3~5 个往复。每次行针 5~10 秒。10 次为一个疗程,疗程间休息 3 日,再进行下一疗程。

4.方义　曲池穴为治疗皮肤病之经验取穴;血海穴既可活血又可补血,使血行而祛风;风池穴善治内风与外风,与血海相配活血祛风而治皮肤病。上肢病变取合谷、内关以疏通局部经脉,下肢病变取阳陵泉、足三里以疏通下肢经脉气血,躯干部病变取肺俞、膈俞以养血活血并调理肺气以治皮肤病变。风热配风门以祛风;配肺经合穴尺泽以治肺之实证,并疏调肺气。血热配委中、耳尖点刺放血以泻血分之热邪。血燥配膈俞、血海以养血、活血。

(二)辨病治疗

1.耳针疗法

(1)取穴:主穴与配穴同时但不同侧取用,两侧耳穴交替使用。

主穴:肺、神门、热穴。

配穴:病变相应部位、肾上腺、皮质下。

(2)操作方法:常规消毒后,用 28 号 0.5~1 寸毫针斜刺或平刺耳穴。每日针刺 1~2 次,每次留针 30 分钟,留针期间行针 3~5 次,每次行针 10~30 秒。主穴用较强刺激手法针刺,捻转幅度为 3~4 圈,捻转频率为每秒 3~5 个往复,每次行针 10~30 秒;配穴用中等强度捻转手法,捻转幅度为 2~3 圈,捻转频率为每秒 2~4 个往复。

2.耳压疗法

(1)取穴:主穴与配穴同时但不同侧取用,两侧耳穴交替使用。

主穴:肺、神门、热穴。

配穴:病变相应部位、肾上腺、皮质下。

(2)操作方法:用王不留行子进行贴压。常规消毒后,用 5mm×5mm 的医用胶布将王不留行子固定于选用的耳穴,每穴固定一粒。让患者每日自行按压 3~5 次,每个穴位每次按压 2~3 分钟,按压的力量以有明显的痛感但又不过分强烈为度。隔 2~3 日更换一次,双侧耳穴交替使用。

3.埋针疗法

(1)取穴

主穴:肺、神门、热穴。

配穴:病变相应部位、肾上腺、皮质下。

(2)操作方法:每次选取 2~3 穴,局部常规消毒,用小号止血钳挟持揿针准确置入穴位,然后用胶布固定,留针 5 日后取出,再取其他穴位,7 次为一个疗程。

4.糠麸浴

(1)药物:谷糠 500g、麦麸 250g。

(2)操作方法:用谷糠麦麸加水适量煮开,倒入浴盆中洗浴。

5.中药外洗法

（1）药物组成：紫草 10g，马齿苋各 60g，苦参、浮萍、野菊花、白鲜皮各 30g，白芷 15g，黄檗 20g，表证明显者加桑叶 30g，薄荷 15g；瘙痒加地肤子、蛇床子各 30g；病程超过 2 周者，酌加丹皮、灵仙、赤茯苓皮、土茯苓各 30g。

（2）操作方法：上药加水浸泡 20 分钟后，水煎 2 次共取液约 500mL，药液温度 40℃时，外洗患处，反复搓洗浸泡 20 分钟，每日 1 次，隔 3 日观察一次。

6.灸法

（1）取穴：皮损局部、曲池、膈俞。

（2）操作方法：将艾条点燃，然后对准患部皮肤，先从周围进行施灸，然后逐渐向中央靠拢，与皮肤距离以患者感到温热而不感到发烫为准，灸至皮肤潮红。曲池穴、膈俞穴运用艾炷灸隔姜灸法。具体操作为：让患者坐位灸曲池穴，先将鲜姜切成两个一元硬币厚度的薄片，然后用牙签穿小孔数个，置于双侧曲池穴，在姜片上置枣核大小艾柱，点燃，燃烧 5～7 壮。灸膈俞穴时让患者俯卧位，操作同曲池穴。每日治疗 1 次。

八、扁平苔藓

扁平苔藓是一种原因不明的皮肤及黏膜的炎症性皮肤病。临床上以皮肤出现特殊的紫红色多角形扁平丘疹、剧烈瘙痒并伴有口腔黏膜损害为特点。本病成年人多见，病程缓慢。本病病因尚不明确，可能与感染、自身免疫、精神创伤及遗传有关。本病属于中医的"紫癜风"范畴。

（一）辨证治疗

1.治疗原则　风热侵络宜祛风清热活络；风湿夹瘀宜祛风盛湿通络；阴虚内热宜补益肝肾，滋阴降火。

2.处方

主穴：肝俞、肾俞、膈俞、风门。

配穴：可分为根据部位配穴和根据辨证配穴两部分，两者可结合同时运用。

（1）根据辨证配穴：风热侵络配大椎、曲池；风湿夹瘀配阴陵泉、膈俞、血海；阴虚内热配太溪、照海。

（2）根据部位配穴：皮疹发于上肢内侧前配鱼际、太渊、列缺、尺泽；发于上肢内侧中部配内关、间使、曲泽、劳宫；发于上肢内侧后部配神门、通里、少海、极泉；发于下肢内侧前中部配血海、阴陵泉、三阴交、公孙；发于下肢内侧中、前部配太冲，中封、曲泉、阴廉；发于下肢内侧后部配阴谷、太溪、大钟、然谷。如发于手足三阳经也可循经取穴。

3.操作方法

主穴：常规消毒后，选用 28～30 号毫针，向下或向脊椎方向斜刺肝俞穴、膈俞穴、风门穴 0.8 寸，直刺或向脊椎方向斜刺肾俞穴 1.5 寸。

配穴：常规消毒后，选用 28～30 号毫针，直刺曲池穴 1.5 寸。大椎穴常规消毒后，用双手对挤，使充血，然后用三棱针快速点刺，使出血数滴，然后用消毒干棉球擦去血迹。直刺阴陵泉穴 1.5 寸，血海穴 1 寸；直刺太溪穴 1 寸；直刺照海穴 0.4 寸；皮疹发于上肢内侧前针鱼际穴 1.5 寸；针太渊穴 0.4 寸；向肘关节方向平刺列缺穴 1 寸；直刺尺泽穴 1 寸。发于上肢内侧中部的扁平苔藓直刺内关穴 1 寸；直刺间使穴 1 寸；直刺曲泽穴 1 寸；直刺劳富穴 0.6 寸；发于上肢内侧后部的扁平苔藓针刺神门穴 0.8 寸;针刺通里穴 0.8 寸;针刺少海穴 1 寸;避开动脉针刺极泉穴 0.5 寸;发于下肢内侧前中部的扁平苔藓针刺血海穴 1 寸,直刺阴陵泉穴 1.5寸;直刺三阴交穴 1 寸;直刺公孙穴 1 寸。发于下肢内侧中、前部的扁平苔藓向涌泉穴方向斜刺太冲穴 1 寸;直刺中封穴 0.5 寸;直刺曲泉穴 15 寸;直刺阴廉穴 2 寸;发于下肢内侧后部的扁平苔藓直刺阴谷穴 1 寸;直刺太溪穴 1 寸;直刺大钟穴 0.4 寸;直刺然谷穴 1 寸。

主穴配穴交替使用,配穴每次选用 3～5 个穴位,可选用同侧也可交叉取穴。每日或隔日治疗 1 次,每次留针 30 分钟,留针期间运用中等强度刺激手法行针,捻转幅度为 2～3 圈,捻转频率为每秒 2～4 个往复,每次行针 5～10 秒。每治疗 10 次为一个疗程,疗程间隔 3～5 日。

4.方义 取肝俞、肾俞穴可补益肝肾之阴而强健正气驱除外邪;治风先治血,取膈俞可补血活血而祛风;取风门祛风解表,利皮肤。风热侵络取大椎、曲池以清热,与主穴及局部穴位配伍可治风热侵络型扁平苔藓。风湿夹瘀配阴陵泉可健脾利湿;配膈俞、血海可补血活血以祛风;阴虚内热配太溪、照海以滋阴泻火,与主穴及局部穴位相配伍以治疗阴虚火旺型扁平苔藓。

(二)辨病治疗

1.耳针疗法

(1)取穴:主穴与配穴同时但不同侧取用,两侧穴位交替使用。

主穴:神门、荨麻疹区、枕。

配穴:肺、肝、相应皮损区穴位。

(2)操作方法:常规消毒后,用 28 号 0.5～1 寸毫针斜刺或平刺耳穴。每日针刺 1～2 次,每次留针 30 分钟,留针期间行针 3～5 次,每次行针 10～30 秒。主穴用较强刺激手法针刺,捻转幅度为 3～4 圈,捻转频率为每秒 3～5 个往复,每次行针 10～30 秒;配穴用中等强度捻转手法,捻转幅度为 2～3 圈,捻转频率为每秒 2～4 个往复。

2.耳压疗法

(1)取穴:主穴与配穴同时但不同侧取用,两侧穴位交替使用。

主穴:神门、荨麻疹区、枕。

配穴:肺、肝、相应皮损区穴位。

(2)操作方法:用王不留行子进行贴压。常规消毒后,用 5mm×5mm 的医用胶布将王不留行子固定于选用的耳穴,每穴固定一粒。让患者每日自行按压 3～5 次,每个穴位每次按压 2～3 分钟,按压的力量以有明显的痛感但又不过分强烈为度。隔 2～3 日更换一次,双侧耳穴交替使用。

3.灸法

(1)取穴:皮损局部。

(2)操作方法:将艾条点燃一端,右手持艾条,对准患处施灸,先从周围施灸,逐渐向患病区中央转移,如果皮损为线状,可先从两端施灸逐渐向中央靠拢,并对两端重点施灸,以免继续向两端扩散。灸至局部皮肤发红发痒为原则。

4.外洗疗法

方一

药物组成:路路通、苍术各 60g,百部、艾叶、枯矾各 15g。

制用法:水煎渍洗患部。

主治:扁平苔藓。

方二

药物组成:银花、玄参、生地各 15g。

制用法:煎汤漱口。

主治:口腔黏膜扁平苔藓。

第十五章 变态反应性皮肤病

第一节 湿疹

中医称湿疹为"湿疮",是一种炎症性、变态反应性皮肤病。本病任何年龄均可发生,临床上以反复发作的瘙痒及对称分布的多形性损害为主要表现,倾向湿润,反复发作,易成慢性。由于本病倾向湿润,故中医谓之"湿疮"。历代文献中均可看到相关病或证的记载,最早的见于《金匮要略》:"浸淫疮,黄连粉主之。"《圣济总录·浸淫疮》描述到:"其状初生甚微,痒痛汁出,渐以周体,若水之浸渍,淫洗不止,故曰浸淫疮。"《医宗金鉴·外科心法要诀》认为其病机:"由湿热内搏,滞于肤腠,外为风乘,不得宣通""⋯⋯由心火脾湿受风而成";《诸病源候论》认为小儿发病乃"五脏有热,熏发肌肤,外为风湿所折,湿热相搏身体⋯⋯""⋯⋯是心家有风热"。

一、病因病机

中医学认为湿疹乃因禀赋不耐,风湿热客于肌肤而成;或因脾失健运或营血不足,湿热稽留,以致血虚风燥,风燥湿热部结、肌肤失养所致。湿疹急性发作多责之于心,亚急性、慢性期多责之于脾、肝。本病发展过程中各阶段症状表现不同,其病机亦有改变。发病初期为风湿热邪客于肌肤;病情进展,湿热蕴结于内,熏蒸于外,或血中毒热,此时多与心、肝有关;病情迁延,湿热留恋,湿阻成瘀,可血热煿结成瘀,致风湿热瘀并重之势;本病后期,风热伤阴化燥,瘀阻经络,血不营肤,或气阴两虚,或血虚风燥。

二、临床表现

本病皮损可发生于任何部位,皮疹形态多样,往往对称分布,有渗出倾向,剧痒。根据皮损特点将湿疹分为急性、亚急性和慢性湿疹。根据皮损发生部位将湿疹分为外阴湿疹、肛门湿疹、手部湿疹、乳房湿疹、小腿湿疹等。此外还有钱币状湿疹、皮脂缺乏性湿疹、传染性湿疹样皮炎、自身敏感性湿疹、婴儿湿疹等特殊类型的湿疹。

1.急性湿疹 表现为水肿性红斑、密集的粟粒大的丘疹、斑丘疹、丘疱疹、小水泡、糜烂,皮损基底潮红,渗液常较明显。损害中央病变往往较重,逐渐向周围蔓延,外围有散在的皮疹,边界不清。当有继发感染时,炎症更加显著,并出现小脓疱,渗液呈脓性。

2.亚急性湿疹 多为急性湿疹炎症减轻,或急性期未及时适当处理,迁延转化而来。皮损以红斑、小丘疹、结痂和鳞屑为主,可有少数丘疱疹、轻度糜烂,时间较长的皮损可有轻度浸润。

3.慢性湿疹 可因急性、亚急性湿疹反复发作转化而成,亦可一开始就表现为慢性皮炎的改变,常局限于小腿、手、足、肘窝、腘窝、外阴、肛门等处。主要表现是局部皮肤增厚、浸润、表面粗糙、苔藓样变,呈暗红色或灰褐色,可有色素沉着,有少许鳞屑、抓痕和结痂。外周有散在的丘疹和丘疱疹,在关节部位和活动部位可发生皲裂。慢性湿疹可因再刺激因素作用而急性发作。

4.特定部位湿疹　由于发生的部位不同而表现亦有所不同。

（1）外阴湿疹：男性外阴湿疹局限于阴囊，有时延及肛门周围或累及阴茎，多表现为慢性湿疹，皮肤浸润肥厚，皮纹加深，较少有渗液，可有薄痂和鳞屑，有时有皲裂，色素增加或间有色素脱失，长年不愈。女性外阴湿疹累及大小阴唇及其附近皮肤，患处浸润肥厚，境界清楚，有时水肿明显，有糜烂和渗出，由于月经及分泌物的刺激，病情常反复、加重和难愈，可继发局部色素减退。

（2）肛门湿疹：发生于肛门和肛周，表现为局部皮肤浸渍、潮红、肥厚，可发生皲裂，奇痒难忍。

（3）手部湿疹：多呈亚急性或慢性湿疹改变，手背手指等处出现暗红斑块，浸润肥厚，边缘不清，表面干燥皲裂，夏轻冬重。因手部经常要接触各种外界物质，不断受刺激，因而较顽固难治。

（4）乳房湿疹：多见于哺乳妇女，发生于乳头、乳晕及其周围，皮损呈暗红色，糜烂渗出明显，有少量鳞屑和薄痂，可发生皲裂。停止哺乳后较容易治愈。

（5）小腿湿疹：又称郁滞性湿疹。常继发于小腿静脉曲张，多发生于小腿下 1/3 和踝关节周围，呈亚急性或慢性湿疹表现，呈暗红色或棕褐色，有片状的斑丘疹、丘疱疹、糜烂和渗液，病程较长者皮肤变厚，伴有色素沉着。由于局部血液循环不良，抓破或碰破容易形成慢性溃疡。

5.特殊类型湿疹　包括钱币状湿疹、皮脂缺乏性湿疹、传染性湿疹样皮炎、自身敏感性湿疹、汗疱疹、婴儿湿疹。

此外将不能归属为上述任何一类湿疹，但临床符合湿疹诊断的一类湿疹定为"未定类湿疹"。

三、类证鉴别

1.急性湿疹应与接触性皮炎鉴别　后者接触史常明显，病变局限于接触部位，皮疹多单一形态，易起大疱，境界清楚，病程短，去除病因后，多易治愈。

2.慢性湿疹需与神经性皮炎相鉴别　后者多见于颈、肘、尾骶部，有典型苔藓样变，无多形性皮损，无渗出表现。

3.手足部湿疹需与手足癣相鉴别　后者皮损境界清楚，有叶状鳞屑附着，夏季增剧，常并发指（趾）间糜烂，鳞屑内可找到菌丝。

四、辨证施治

湿疹的治疗，应本着标本兼顾、内外并治的整体与局部相结合的原则，既重视风湿热的标证表现，又重视脾失健运的根本原因。在治法的运用上，当先治其标，待风湿热邪消退之后，则健脾助运以治其本。对急性、泛发性湿疹应予以中西医结合治疗，待病情缓解后，再用中药进行调理以巩固疗效。

1.内治法

（1）急性、亚急性湿疹的治疗

1）风热蕴肤

主症：发病迅速，以红色丘疹为主，泛发全身、剧痒，常抓破出血，而渗液不多。舌红，苔薄白或薄黄，脉弦数。

治法:疏风清热,佐以凉血。

方药:疏风清热饮加减。

刺蒺藜10g,荆芥10g,蝉蜕10g,牛蒡子10g,金银花10g,黄芩10g,栀子10g,生地黄10g,丹参10g,赤芍10g。

方解:荆芥、防风、牛蒡子、刺蒺藜、蝉蜕疏风解表;金银花、黄芩、栀子清热解毒;生地黄,丹参,赤芍清热凉血活血。

加减:痒剧烈者,加钩藤、全蝎熄风止痒;挟湿者,加土茯苓、茵陈等。

2)风湿蕴肤

主症:皮疹可发生于身体各处,但以面颊、四肢常见,其皮疹为疏松或密集性丘疹,干燥蜕皮,状如糠秕,在寒冷、干燥、多风的气候条件下,可使症状明显加重或诱发。自觉燥痒不适,伴有口干唇燥、咽痒、目赤、大便秘结。脉洪、数、浮,舌质红,苔少或苔微干。

治法:散风祛湿。

方药:消风散加减。

荆芥10g,苦参8g,知母10g,苍术6g,羌活8g,蝉蜕10g,防风10g,牛蒡子10g,生地黄10g,胡麻仁10g,茯苓10g,生石膏10g(先煎),当归6g。

方解:荆芥、防风、牛蒡子、蝉蜕疏风解表;羌活、苍术、苦参、茯苓祛风除湿;石膏、知母清热泻火,兼以养阴;胡麻仁、当归养血润燥止痒。

加减:皮疹多发于头面及双上肢者,加苍耳子,散风祛湿止痒;皮疹多发于下半身者,加地肤子以清热利湿止痒。

3)湿热互结,热重于湿

主症:发热急,病程短,局部皮损初起皮肤潮红焮热,轻度肿胀,继而粟疹成片或水泡密集,渗液流津,瘙痒无休,身热、口渴、心烦、大便秘结、小溲短赤,舌质红,苔黄,脉弦滑或弦数。

治法:清热利湿,佐以凉血。

方药:清热利湿汤加减。

龙胆草6g,黄芩10g,白茅根10g,生地黄10g,大青叶15g,车前草10g,生石膏10g,六一散(布包)30g。

方解:龙胆草、黄芩、生石膏、大青叶清热解毒;白茅根、生地黄凉血清热;车前草、六一散利湿清热。

加减:瘙痒明显者加白鲜皮、苦参以祛风止痒;大便干结加大黄以通泻大便。

4)湿热互结,湿热并重

主症:发病迅速,皮损发红作痒、滋水淋漓,味腥而黏或结黄痂,或糜烂,大便干结,小便黄或赤,舌红,苔黄或黄腻,脉滑数。

治法:清热利湿。

方药:消风导赤散加减。

荆芥10g,防风10g,炒苍术10g,蝉蜕5g,知母10g,牛蒡子10g,苦参10g,生地黄12g,赤芍10g,车前草10g,栀子10g。

方解:荆芥、防风、牛蒡子、蝉蜕疏风透表;苍术、苦参、车前草、栀子清热利湿;知母、生地黄、赤芍凉血活血护阴。

加减:湿热盛者,加地肤子以清热利湿;瘙痒剧烈者,加白鲜皮、刺蒺藜以清热燥湿、解毒止痒。

5)湿热互结,湿重于热

主症:发病较缓慢,皮疹为丘疹、丘疱疹及小水泡,皮肤轻度潮红,有瘙痒,抓后糜烂渗出较多,伴有纳食不香、身倦等症状,大便不干或溏,小便清长。舌质淡,苔白或白腻,脉滑或弦滑。

治法:健脾利湿,佐以清热。

方药:除湿止痒汤加减。

赤苓皮15g,生白术10g,黄芩10g,栀子6g,泽泻6g,茵陈蒿6g,枳壳6g,生地黄12g,竹叶6g,灯心草3g,生甘草10g。

方解:赤苓皮、生白术、茯苓健脾渗湿;黄芩、栀子、泽泻、茵陈蒿清热利湿;生地黄、甘草、竹叶、灯心草清心利水。

加减:瘙痒较甚者,加白鲜皮、刺蒺藜以清热燥湿、解毒止痒。

6)肝郁湿阻

主症:皮疹多发生于肝经循行区域,如乳头、阴囊、女阴等处,发生红斑、丘疹、丘疱疹,少量渗液,结有橘黄色痂皮,自觉瘙痒。伴有口苦咽干,头昏目眩,小便黄赤,烦躁易怒,脉弦数,舌质红,苔薄黄或干黄。

治法:清肝化湿。

方药:丹栀逍遥散加减。

醋柴胡、炒丹皮、焦栀子、甘草、黄芩各6g,当归、赤白芍、生地黄、茯苓、连翘、炒白术、党参各10g。

方解:柴胡、当归、白芍、白术、党参、茯苓疏肝健脾,栀子、黄芩清热利湿;赤芍、生地黄、牡丹皮凉血活血,养阴柔肝。

加减:瘙痒剧烈者,加钩藤、刺蒺藜疏肝祛风止痒;瘙痒甚而夜不能寐者,加生龙骨、生磁石重镇安神止痒。

7)脾湿胃热,熏蒸上犯

主症:湿热浊邪上犯五官,症见口周、眼周、耳郭、鼻窍以及头皮等处发生红斑、丘疹、丘疱疹、水泡、渗出津水、糜烂,结有橘黄色痂皮,自觉痒痛相兼。伴有口干,口苦或口臭烦渴,小便短赤,脉浮、数、大,舌质红,苔少或薄黄。

治法:清胃泻火,利湿止痒。

方药:泻黄散加减。

黄芩、焦栀子、甘草、柴胡各6g,生石膏15~30g,炒白芍、麦冬、炒丹皮、虎杖、茵陈蒿各10g,藿香、佩兰、茯苓皮各12g。

方解:黄芩、栀子、生石膏清胃泻火;虎杖、茵陈蒿、茯苓皮清热利湿;藿香、佩兰芳香化湿解表;白芍、麦冬、牡丹皮凉血养阴。

加减:瘙痒剧烈者,加钩藤、刺蒺藜祛风止痒。

(2)慢性湿疹的治疗

1)脾虚湿蕴

主症:皮肤瘙痒、脱屑,或局部皮肤肥厚,色素加深,皮损表面常有粟粒大丘疹或小水泡,有时有轻度糜烂或结痂,时轻时重,反复缠绵发作。常自觉有胃脘满闷、食纳欠佳、口中黏腻,不思饮,大便多不成形或先干后溏。舌质淡,舌体常胖嫩而有齿痕,舌苔厚腻,脉缓。

治法:健脾除湿,养血润肤。

方药:健脾除湿汤加减。

白术、苍术各 10g,薏苡仁、猪苓各 10g,枳壳、厚朴各 12g,车前草、泽泻、茯苓皮、冬瓜皮各 15g,马齿苋、苦参各 15g,当归、丹参、赤芍、白芍各 12g。

方解:白术、苍术、薏苡仁、猪苓健脾祛湿;车前草、泽泻、茯苓皮、冬瓜皮利水渗湿;枳壳、厚朴、马齿苋、苦参行气宽中、燥湿止痒;当归、丹参、赤芍、白芍养血润肤。

加减:瘙痒较甚,加白鲜皮、地肤子祛风除湿止痒。

2)湿瘀互结

主症:下肢静脉曲张处发生瘀滞性紫斑,日久引起湿疹样改变,伴有下肢溃疡、皮肤乌黑、肥厚、苔藓样外观,病情时好时坏,缠绵数十年不愈。舌质暗红,苔薄白或少苔,脉沉涩。

治法:化瘀渗湿。

方药:桃仁承气汤加减。

桃仁、炒枳实、苏木、柴胡、桂枝各 6g,青皮、赤芍、白芍、当归、酒大黄各 10g,汉防己、泽泻、丹参各 12g,赤小豆 15~30g。

方解:桃仁、大黄、丹参活血散瘀;桂枝、汉防己、泽泻、赤小豆化瘀渗湿;苏木、柴胡,青皮舒肝行气,白芍、当归养血润燥。

加减,局部瘙痒者,加白鲜皮、地肤子祛湿止痒;局部疼痛明显者加川楝子、延胡索理气止痛。

3)脾虚血燥

主症:病程日久,皮损粗糙肥厚,有明显瘙痒,表面可有抓痕、血痂、颜色暗或呈色素沉着。舌质淡,体胖,苔白,脉沉缓或滑。

治法:健脾燥湿,养血润肤。

方药:健脾润肤汤加减。

云苓、苍术、白术、当归、丹参各 10g,鸡血藤 15g,赤芍、白芍各 20g,生地黄 15g,陈皮 6g。

方解:茯苓、苍术、白术、党参健脾益气燥湿;丹参、鸡血藤、赤芍、白芍、生地养血活血润燥。

加减:瘙痒明显者,加苦参,白鲜皮祛湿止痒;气虚明显者,加黄芪、党参健脾益气。

4)阴虚挟湿

主症:原患湿疹,日久不愈,利湿药用之越多,渗出糜烂越重,或者原患疮疡溃烂,在其边缘皮肤上发生红色丘疹,渗出并结痂,严重时还会遍布全身,浸淫流水,迁延日久难愈,自觉剧痒,伴有低热、烦渴、手足心热、小便短少、午后病情加重。舌质红,苔少或无苔,脉细数。

治法:滋阴除湿。

方药:滋阴除湿汤加减。

生地黄 15~30g,炒白芍、当归、玉竹、炒牡丹皮各 10g,茯苓皮、土贝母、泽泻、地骨皮各 12g,苦参、蝉蜕、柴胡、黄芩、川芎各 6g。

方解:生地黄、白芍、当归、玉竹、地骨皮、丹皮滋阴生津,养血润燥;茯苓皮、土贝母、黄芩、蝉蜕、苦参、柴胡清热祛风解毒。

加减:瘙痒剧烈者,加地肤子、刺蒺藜祛风除湿止痒。

5)阴虚血燥,气血瘀滞

主症:皮肤粗糙,甚则肌肤甲错,自觉痒甚,皮损有时见大片融合形成红皮,有大量糠秕状脱屑,有时亦可见红色粟粒大丘疹或小水泡,病程缠绵,日久不愈。自觉手足心发热,有时可见颧部发红或午后潮红,口干不思饮,大便干。舌质红或淡,苔少,脉数效或沉数。

治法:育阴滋燥,养血活血润肤。

方药:滋阴润燥汤加减。

生熟地黄各 20g,丹参、何首乌、白鲜皮、泽泻、茯苓、苦参各 15g,天冬、麦冬、女贞子、旱莲草、玄参、当归、赤白芍各 12g,桃仁、川红花各 6g。

方解:生地、熟地、天冬、麦冬、女贞子、旱莲草、玄参、当归、赤芍、白芍滋阴润燥;桃仁、红花、丹参、何首乌养血活血润肤;白鲜皮、泽泻、茯苓、苦参健脾除湿止痒。

加减:瘙痒夜间为甚者,加生龙骨、生牡蛎重镇熄风止痒。

6)风盛血燥

主症:以皮损浸润、肥厚、色素沉着伴剧痒为特征。舌质红或淡,苔少,脉数。

治法:养血润燥祛风。

方药:四物消风散加减。

熟地黄 12g,当归 10g,白芍 10g,秦艽 10g,防风 10g,蝉蜕 10g,生地黄 12g,胡麻仁 9g。

方解:当归、熟地黄、生地黄、白芍、胡麻仁养血润燥;秦艽、防风、蝉蜕祛风止痒。

加减:瘙痒甚者,加钩藤、刺蒺藜祛风止痒;夜间瘙痒剧烈、影响睡眠者加龙骨、珍珠母重镇安神,熄风止痒。

7)肝肾阴虚

主症:皮疹泛发全身,其中以肘窝、腘窝最为明显;有的是局限性肥厚与轻度糜烂渗出交替出现;有的为扁平丘疹,高出表皮,常因剧烈发痒而搔抓,使之皮肤干燥似皮革,纹理加深,肤色暗红。舌质红或微绛,苔少或无苔,脉细数。

治法:滋肾柔肝。

方药:地黄饮子加减。

何首乌、熟地黄、钩藤各 12g,当归、炒白芍、茯苓、炒牡丹皮、枸杞子、泽泻、地骨皮、炒杜仲、续断、酸枣仁各 10g,山药、薏苡仁各 15g。

方解:熟地黄、枸杞、杜仲、续断滋补肝肾;酸枣仁、白芍、牡丹皮、地骨皮、当归、钩藤养阴润燥,养血熄风止痒。

加减:痒剧者以牡蛎重镇安神,熄风止痒。

8)脾阳不运,湿滞中焦

主症:皮疹局限于某一区域,外观肥厚,手足掌皮肤干燥,脱屑,甚则角化过度,发生皲裂。伴有面色㿠白、小便清白、食少、气短乏力。舌质淡红,苔少或光滑,脉沉、细、微。

治法:温阳抑湿。

方药:十味人参散加减。

党(人)参、炒白术、茯苓、姜半夏、炒白芍各 10g,柴胡、甘草各 6g,厚朴、陈皮、桂枝各 4.5g,干姜 3g,大枣 7 枚。

方解:党(人)参、炒白术、茯苓、甘草健脾益气;干姜、桂枝、姜半夏、厚朴、陈皮、大枣温中散寒、理气健脾。

加减:伴瘙痒者,加乌梢蛇、刺蒺藜以祛风止痒。

2.外治法

(1)中药水煎外洗,初期仅有潮红、丘疹或少数水泡而无渗液时,可选用清热止痒的中药苦参、黄檗、地肤子、荆芥等煎汤温洗;若水泡糜烂、渗出明显,可选用清热解毒收敛的中药黄檗、生地榆、马齿苋、野菊花等煎汤外洗并湿敷。

(2)三黄洗剂外敷患处,每日3次。适用于急性湿疹初期仅有潮红、丘疹或少数水泡并无渗液时以及亚急性湿疹。

(3)青黛膏外搽患处,每日3次。适用于急性是后期滋水减少时,外涂可保护皮损、促进角质新生,清除残余炎症。

(4)5%~10%硫黄软膏外涂患处,每日3次。适用于慢性湿疹,皮损肥厚者。

(5)洁尔阴洗液、肤阴洁洗液等冷敷或直接泡洗可治疗急性湿疹。

(6)芒硝150~300g,加适量冷开水溶化,用消毒纱布或干净毛巾湿敷患处,每日3~4次,每次敷30分钟或1小时。适用于急性湿疹。

(7)吴茱萸50g,加水1500mL,煎汤熏洗(趁热骑在盆上先熏,待药液温后泡洗阴囊)每日3次,连洗半月,每剂药液可连用5日,药液少时可直接加水。适用于阴囊湿疹。

(8)苦柏祛湿洗剂:苦参、黄檗各50g,蛇床子30g,椒目20g。水煎,头两次煎液和匀,趁热先熏后洗,每次20分钟,每日2~3次。适用于肛周湿疹和阴囊湿疹。

(9)王不留行、透骨草各20~30g,红花、明矾各10~15g。每日1剂,水煎两遍混匀,先熏后浸泡,每次20~30分钟,每日2次。然后外涂去炎松尿素霜。适用于皲裂性湿疹。

(10)康宁一号冲剂(内含苦参、地榆、大黄、大飞扬、地肤子等)冲水外洗,用于各种湿疹及其他瘙痒性皮肤病。康宁二号冲剂(内含大飞扬、地肤子、苦参、蛇床子、黑面神等)冲水外洗,用于外阴部湿疹及其他瘙痒性皮肤病(广东省中医院院方)。

3.其他疗法

(1)敷脐疗法:把中药消风导赤散(生地黄、赤茯苓各15g,牛蒡子、白鲜皮、金银花、薄荷、木通各10g,黄连、甘草各3g,荆芥、肉桂各6g)混合粉碎,过80目筛后,装瓶备用。用时取药末2~4g填脐,外用纱布、绷带固定,每2日换药一次,连用3次为一个疗程。

(2)拔火罐:采用梅花针叩刺皮疹部位、湿疹局部,以微渗血为度,然后在叩刺局部行走罐疗法,隔日1次,7日为一个疗程。适用于慢性湿疹皮肤肥厚者。

(3)划痕疗法:用手术刀片在病变部位划破表皮,使局部气血流通,毒血宣泄,达到活血祛瘀、解毒止痒的作用。操作方法:先按常规消毒患处,然后用手术刀尖端部轻划,由上而下、由左而右,以稍渗血为度,视病变大小决定划痕次数,拭干血迹后,外敷枯矾粉,消毒纱块覆盖,胶布固定,每5~7日1次,7~10次为一个疗程。

(4)吹烘疗法:先在患处外涂青黛膏或10%硫黄软膏,然后用电吹风吹烘20分钟,每日1次,5次为一个疗程。

(5)照神灯加药疗法:局部先外涂10%硫黄软膏,然后用神灯(高效电磁波治疗机)照射15~20分钟,每日1次,7日为一个疗程。

五、预后与转归

湿疹病因复杂,是内、外因子相互作用的结果,故病程缠绵、反复发作,患者可能具有一定的素质,故在特定人群好发,但又受健康情况及环境等条件的影响。除去某些致敏因子,湿疹病变不会很快消失;但也有的患者通过锻炼、改变环境等使机体的反应性发生变化,再接受以往诱发湿疹的各种刺激,可不再发生湿疹。

急性湿疹及时治疗后大部分可在短期内治愈,慢性湿疹如慢性阴囊湿疹、手部湿疹往往反复发作,长年不愈。

六、预防与调护

1.尽可能寻找本病的发生原因,以除去可能的致病因素。

2.避免各种外界刺激,如热水烫洗、搔抓等,以及其他对患者敏感的物质,如皮毛制品等。

3.忌食鱼虾、牛羊肉、酒等腥膻辛辣之物。

4.婴儿湿疹应避免应用刺激性药物外涂。

第二节　药疹

中医称药疹为"药毒"。药疹又称药物性皮炎,是药物通过口服、注射、吸入等途径进入人体后而引起的皮肤黏膜急性炎症或非炎症性反应。中医文献把药物引起的内脏或皮肤反应统称为"药毒"。《诸病源候论》《千金要方》等书均有"解诸药毒篇"。

一、病因病机

中医认为药疹总由机体禀赋不耐,药物毒邪内侵脏腑,化湿、化热、化火、入血伤营,外发于皮肤所致。

1.风毒血热　先天机体不耐某些药物,不慎服用后,药物毒邪内侵脏腑,化为风毒,并入血伤络,导致皮肤出现红斑、丘疹、风团、瘙痒。

2.湿毒血热　药毒侵犯脾肺两脏,人体的津液输布运行不畅,湿毒热邪蕴积肌肤而引起水泡、糜烂、渗液、瘙痒。

3.火毒炽盛　火为热之盛,药毒内攻脏腑化火,火毒入血伤营,引起高热,全身泛发红斑,肿胀脱屑或大疱渗液,口腔、外阴糜烂疼痛。

常见引起药疹的药物有抗生素类、解热镇痛药、催眠与抗癫痫药、抗毒素与血清、利尿药、抗痛风药等。近年来中药引起药疹的报道亦渐常见。如板蓝根、大青叶、鱼腥草、蟾蜍、地龙及某些外用含汞的药物。

二、临床表现

药疹的表现多种多样,可分很多的亚型,以下介绍几种较为常见的药疹的亚型。

1.麻疹样或猩红热样型　亦称发疹型药疹,较常见,约占全部药疹的3/4。常在首次用药后数日内发生,最迟一般不超过2周;再次用药皮疹几乎是在数日内出现。皮疹主要分布于躯干,可泛发全身,为红色的斑疹和斑丘疹,轻度肿胀,类似麻疹或猩红热,皮疹一般停药后持续1~2周,多伴有畏寒、发热等全身症状以及白细胞增加,少数患者有一过性肝功能异常。停药后病情好转,体温逐渐下降。若继续用药则可发展为剥脱性皮炎型药疹。

2.荨麻疹和血管性水肿型　特征表现为瘙痒性红色风团与急性荨麻疹相似,但风团颜色较鲜红,皮疹持续时间较长。可同时伴有血清病样症状,如发热、关节痛、淋巴结肿大、血管性水肿和蛋白尿等。长期微量接触也可表现为慢性荨麻疹。

3.固定红斑型　是最常见的一型。好发于手足背及皮肤黏膜交界处,如口唇、外生殖器、肛门等处,但也可见于任何部位。皮疹特点是圆形或椭圆形的水肿性紫红斑,直径一般1~2cm 或更大,境界清楚,单发或多发,中央可出现水泡或大疱,持续 7~10 日,消退后遗留暗褐色或棕褐色色素沉着斑,可持续数月或更长时间。自觉症状轻微,部分患者仅有轻度痒感及灼痛感,一般无全身症状。再次使用致敏药物,除会在原处发生同样皮疹外,其他部位也可出现新的皮疹,因而皮疹数目随发病次数逐渐增多,反复发作后,遗留的色素沉着斑不易消退。

4.多形红斑型　多对称分布于四肢伸侧、躯干、口及口周、肛门和外生殖器部位,皮疹为虹膜状或靶形水肿性红斑,或有水泡,豌豆大至蚕豆大,境界清楚,有痛痒感。重症多形红斑型药疹,患者全身出现大疱和糜烂,疼痛剧烈,可伴高热、肝肾功能障碍及肺炎等,病情凶险。

5.大疱性表皮松解型　可发生于任何年龄,起病急骤,全身中毒症状明显,皮疹发生前可有结膜充血、口咽干燥、唇部灼热和皮肤灼热、瘙痒等前驱症状,数小时或 1~2 日后皮肤出现弥散性紫红或暗红斑片,明显疼痛,发展迅速,很快遍及全身,出现松弛性水泡、大疱及表皮大片松解脱落,尼氏征阳性,疱壁易被撕破和脱落,露出糜烂面,渗液较多。头皮一般很少累及。同时有高热、疲乏、咽痛、呕吐、腹泻等症状,容易继发感染,发生肝肾功能障碍,电解质紊乱或内脏出血,病死率高。

6.剥脱性皮炎型(红皮病型)　多数病例是长期用药后发生,可由麻疹样或猩红热样型药疹转化而来,发疹后继续用药所致。起病较急,常伴高热、寒战,在原有皮疹的基础上逐渐加重,融合成全身弥散性红斑、肿胀和脱屑,鳞屑呈糠秕状或袜套状脱落。全身浅表淋巴结肿大,可伴支气管肺炎、中毒性肝炎,血液白细胞数显著增加或减少,甚至粒细胞缺乏。病程可持续 2~3 个月或更久,重者可因全身衰竭或继发感染而死亡。

7.湿疹型　多在外用药引起接触性皮炎的基础上,再内服同样的或化学结构相似的药物后引起。皮疹形态是粟粒大小的丘疹和丘疱疹,可融合成片和泛发全身,有糜烂和渗液。停药后逐渐好转,少有全身症状。

8.紫癜型　轻者双小腿皮肤出现瘀点或瘀斑,皮疹略隆起,密集分布,有时可有水泡或风团样疹。重者四肢、躯干均可累及,甚至有黏膜出血和贫血。

9.痤疮样型　多发生在面部和胸背部。表现为痤疮样皮疹,发展缓慢,一般无全身症状。长期用溴剂引发者,可发展成为肉芽肿损害。

10.光感型　发生于曝光部位,分光变应性和光毒性两种。前者皮疹多呈湿疹样,少数可发生荨麻疹或浸润性苔藓样皮疹,可累及遮蔽部位,停药后仍持续 1~2 周或更久方能消退。后者皮疹与晒斑相似,局限于曝光部位,一般在曝光后 7~8 小时发生。

以上的药疹亚型中,重症多形红斑型、大疱性表皮松解型、剥脱性皮炎型属于重症药疹,除了有较严重的皮损外,还有黏膜损害及全身症状,系统损害,病情严重,可危及生命。药疹除了上述的亚型,还有苔藓样、银屑病样、急性发疹性泛发性脓疱病、系统性红斑狼疮综合征、皮肌炎反应、硬皮病样反应、假性淋巴瘤综合征及毛发改变等表现。

三、类证鉴别

根据用药史、发疹经过、用药与发疹的时间关系以及临床表现等方面综合分析做出诊断,并可与各种亚型药疹相似的疾病鉴别。

四、辨证施治

根据药疹的病因病机,本病总的治疗法则是初、中期以祛风清热、凉血利湿、泻火解毒为主;后期宜养阴清热清余毒。在治疗方法上应内治和外治相结合,内外合治,标本兼顾,以求获得最佳的治疗效果。

1.内治法 根据药疹的病因病机,疗程初、中、后期阶段的不同,中医一般把药疹分为风毒血热、湿毒血热、火毒炽盛和气阴两伤四个证型进行治疗。

(1)风湿热毒证

主症:四肢、躯干泛发红色丘疹、斑丘疹或风团块,灼热瘙痒。舌红苔薄黄,脉浮数。多见于麻疹和猩红热样型、荨麻疹型药疹。

治法:疏风清热,凉血解毒。

方药:银翘散加减。

金银花15g,连翘15g,竹叶12g,蝉蜕10g,荆芥10g,牛蒡子12g,芦根15g,鱼腥草20g,紫草15g,生地20g,元参15g,甘草5g。

方解:金银花、连翘、竹叶、鱼腥草,清热解毒退疹;蝉蜕、荆芥、牛蒡子、芦根,疏风清热退疹;紫草、生地、元参,凉血清热解毒;甘草调和诸药并解毒。

加减:瘙痒剧烈者加寮刁竹12g,白鲜皮12g以祛风止痒。

中成药:防风通圣丸。

(2)湿毒血热证

主症:皮肤潮红、肿胀,出现水泡、大疱和糜烂渗液。伴有胸闷,四肢困重,大便不畅,小便黄。舌红苔黄腻,脉滑数。多见于固定红斑型、湿疹皮炎型和多形红斑型药疹。

治法:清利湿热,凉血解毒。

方药:萆薢渗湿汤加减。

土茯苓30g,萆薢20g,黄檗12g,丹皮12g,薏苡仁15g,泽泻15g,滑石20g,通草10g,生地20g,金银花15g,紫草12g,甘草5g。

方解:土茯苓、萆薢、薏苡仁、泽泻、滑石、通草,清利湿热;黄檗、金银花,清热燥湿解毒;紫草、丹皮、生地,凉血清热解毒;甘草清热解毒,调和诸药。

加减:渗液明显者加苦参15g,青黛5g以清热燥湿,收敛止痒;四肢困肿者加苍术10g,牛膝10g以燥湿消肿。

中成药:清开灵口服液或清开灵软胶囊。

(3)火毒炽盛证

主症:全身皮肤泛发红斑或紫红斑,肿胀、灼热、脱屑或出现大疱、糜烂、渗液,或口腔、外阴黏膜溃烂、灼痛。伴有高热、头痛,甚至神昏谵语、口干烦渴、大便秘结、小便短赤或血尿。舌红绛,苔黄厚干或黄厚腻,脉滑数。多见于重症多形红斑型、大疱性表皮松解型和剥脱性皮炎型药疹。

治法:泻火解毒,凉血清营。

方药:犀角地黄汤加味。

水牛角(先煎)30g,生地 30g,生石膏 20g,紫草 20g,丹皮 15g,黄连 10g,麦冬 15g,元参 15g,土茯苓 15g,鱼腥草 20g,山栀子 12g,甘草 6g。

方解:水牛角、生地、紫草、丹皮,清热凉血解毒;生石膏、黄连、麦冬、元参,泻火清热养阴;土茯苓、鱼腥草、山栀子,清热解毒;甘草调和诸药。

加减:大便秘结不通者,加大黄(后下)10g 以通腑泄热;外阴黏膜溃烂疼痛明显者,加龙胆草 12g 以清肝泻火解毒。

中成药:高热、神昏谵语者可配合安宫牛黄丸治疗。

(4)气阴两伤证

主症:见于重型药疹的后期,皮疹暗红,大片脱屑。神疲乏力,口干唇燥,大便干结。舌红少苔,脉细弱。

治法:益气和胃,养阴清热。

方药:生脉饮加味。

太子参30g,麦冬15g,五味子12g,生地20g,石斛15g,元参15g,丹皮12g,沙参15g,薏苡仁 15g,淮山 15g。

方解:太子参、麦冬、五味子,为生脉饮原方,益气养阴生津;生地、石斛、元参、丹皮养阴清热解毒;沙参、薏苡仁、淮山,润肺健脾养阴。

中成药:参麦注射液 40~60mL 加入 5%浓度葡萄糖溶液或 0.9%浓度氯化钠溶液中静脉滴注。

2.外治法

(1)外洗:用消炎止痒洗剂、马齿苋煎汤外洗皮损。

(2)外搽:用三黄洗剂、炉甘石洗剂外搽皮损;适用于红斑、丘疹、风团皮损,若有水泡、糜烂、渗液宜外搽青黛油、黄连油。

(3)湿敷:适用于水泡、糜烂、渗液明显的皮损。方用:大黄 30g,苦参 30g,地榆 30g,五倍子 30g,紫草 30g,枯矾 20g,水煎成 2000mL,湿敷皮损。

(4)粉散剂外吹:口腔和外阴黏膜溃烂者用青黛散、锡类散或喉风散外吹患处;或用紫草20g,淡竹叶 15g,甘草 10g 煎水,每日漱口。

3.针刺疗法　主穴选用内关、曲池、血海、足三里,配穴选合谷、尺泽、曲泽、三阴交、委中,早、中期用泻法,后期用补法。

五、预后与转归

药疹是一种皮肤黏膜急性炎症或非炎症性反应,其发病急,但轻型药疹停药后经治疗一般 1~2 周后消退痊愈,如避免再次使用致敏药物或化学结构相类似药物一般不会复发,预后良好。重症药疹其预后则与多种因素关系密切:①药疹类型:重症多形红斑型药疹及中毒性坏死性表皮松解型患者预后较差。②皮肤黏膜糜烂面积:皮肤黏膜糜烂面积>90%者预后较差。③年龄因素:年老者预后较年轻患者差。④基础疾病:发病前已有肝肾功能损害者、有糖尿病者预后较差;严重者可累及生命,导致死亡。

六、预防与调护

1.详细询问病史,禁用致敏药物,并在病历卡上标明。在用药过程中,有警告症状出现,如局部红斑或皮肤瘙痒,应立即停用可疑药物。

2.药疹的危重症和全身泛发的患者,应加强对皮损的清洁护理,避免搔抓,防止继发感染。对眼部及口腔损害要及早采取措施,眼部可每2～3小时用皮质类固醇激素眼药水滴眼或抗生素眼药膏保护;口腔可用金银花水漱口,保持清洁,以免后遗症发生。

3.多饮水,保持二便通畅,促进药毒外泄。

第三节　接触性皮炎

接触性皮炎是皮肤、黏膜接触刺激物或致敏物后,在接触部位所发生的急性或慢性皮炎。中医文献中,由于接触物的不同而有不同的名称,如接触生漆引起者称"漆疮",接触膏药引起者称"膏药风",使用马桶引起者称"马桶癣"等等。《诸病源候论·漆疮候》中有"漆疮"的描述:"漆有毒,人有禀性畏漆,但见漆便中其毒。"《外科启玄》中说:"凡人感生漆之毒气,则令浑身上下俱肿,起疮如痱子,如火刺,刺而痛,皮肤燥烈。"

一、病因病机

中医认为接触性皮炎是由于人体禀性不耐,接触某些物质,如漆、药物、染料、塑料制品、植物的花粉等,使毒邪侵入皮肤,郁而化热,邪热与气血相搏而发病。

1.风毒血热　先天禀性不耐,外加接触生漆、膏药、塑料、皮革、酸碱等致敏和刺激物,风、毒、热、湿诸邪侵袭肌表,引起皮肤出现红斑、丘疹、水泡、糜烂、瘙痒、疼痛。

2.湿毒热盛　漆毒、膏药毒为阳邪,侵袭皮肤,郁积肌表易生湿化热化火,湿毒热盛而引起皮肤热痛红肿,大疱、渗液不止,剧痒。

3.风燥血瘀　局部皮肤长期反复接触致敏物质,肌肤失养,风燥血瘀,引起皮肤干燥、粗糙、增厚、脱屑。

二、临床表现

本病的临床特点是有接触刺激物或致敏物的病史,在接触的部位发病,境界比较清楚,多数表现为急性皮炎的改变。

1.皮疹的形态　相对于湿疹而言,接触性皮炎的皮疹倾向于单一形态,多数是呈急性皮炎改变,一般起病比较急。轻者仅有局部红斑和密集的小丘疹,轻度肿胀。重者发生大片水肿性红斑,有水泡、糜烂甚至是大疱。更严重的可以出现表皮坏死、溃疡。在少数反复接触致敏物的病例,皮损可呈亚急性、慢性皮炎的改变,出现局部浸润、肥厚、脱屑、苔藓样变。在皮下组织疏松部位(如面部、阴囊),肿胀常比较明显,局部皮肤光亮,纹理消失。

2.发病部位　好发于暴露部位,皮疹的范围、形状与接触物的大小形状常一致,境界清楚。但少数病例由于搔抓,可将接触物带到身体的其他部位,在远离部位发生相似的皮疹。如果接触物是挥发性物质,如油漆、粉尘,则皮炎呈弥散性而无鲜明界限,但暴露部位皮炎常较显著。当机体处于高度敏感时,皮疹也容易从局部扩散至全身。

3.自觉症状　可有局部瘙痒、烧灼感或胀痛感。少数严重的病例,由于皮疹泛发或机体反应性高,可以有畏寒、发热、恶心、头疼等全身症状。

4.病程　具有自限性,去除病因并经过治疗后,轻者一般 3~5 日痊愈,重者 1~2 周痊愈,但再接触可再发。

以上是接触性皮炎的共同特点,不同发病机制引起的接触性皮炎表现有所不同,接触物性质、浓度、接触方式及患者个体的反应性均可影响皮炎的形态、范围及严重程度。

三、类证鉴别

1.急性湿疹　无明显接触史,病因不清,皮疹呈多形性,多对称分布。境界不清,不发生大疱,易反复发作。

2.丹毒　由溶血性链球菌引起,多发生于面部和小腿,局部红肿热痛,可有水泡,可伴发淋巴管炎及淋巴结炎,有全身症状、白细胞计数升高。

四、辨证施治

接触性皮炎中医总的治疗法则是祛风清热,凉血解毒,利湿止痒。根据临床症状辨证用药。

1.内治法

(1)风毒血热证

主症:皮疹以红斑、丘疹、肿胀为主,灼热瘙痒。口干、大便干结、小便短赤、舌红苔黄、脉效。

治法:祛风清热,凉血止痒。

方药:祛风清热止痒汤。

防风 12g,荆芥 12g,蝉衣 10g,鱼腥草 15g,金银花 15g,生地 20g,紫草 12g,赤芍 12g,竹叶 10g,土茯苓 15g,甘草 5g。

方解:防风、荆芥、蝉衣,祛风清热止痒;鱼腥草、金银花,清热解毒;生地、紫草、赤芍,凉血解毒;竹叶、土茯苓,利湿止痒;甘草调和诸药。

中成药:乌蛇止痒丸。

(2)湿毒热盛证

主症:皮疹以潮红、肿胀、水泡、糜烂、渗液为主,剧烈瘙痒。大便干结或稀烂不畅,小便短赤,舌红苔黄腻,脉滑。

治法:清热利湿,凉血解毒。

方药:银地利湿解毒汤。

金银花 18g,生地 20g,土茯苓 20g,茵陈 20g,苦参 12g,紫草 15g,生石膏(先煎)20g,竹叶 10g,鱼腥草 15g,白花蛇舌草 20g,白鲜皮 12g,甘草 8g。

方解:金银花、土茯苓、茵陈、白花蛇舌草,清热利湿解毒;白鲜皮、苦参,燥湿清热止痒;生地、紫草,凉血解毒;生石膏、竹叶,泻火清热;甘草解毒,调和诸药。

加减:此型接触型皮炎病情较重,所以宜重用清热利湿、凉血解毒的药物,若大便秘结者,可加大黄(后下)10g,通泻大便以泄热解毒。

中成药:湿毒清胶囊。

（3）风燥血瘀证

主症：见于皮肤局部反复接触过敏物者，皮肤暗红，色素加深，增厚、粗糙、脱屑、苔藓样变，剧烈瘙痒，舌质暗红或淡红，苔薄白，脉弦。

治法：祛风润燥，化瘀止痒。

方药：祛风化瘀止痒汤。

防风 12g，蒺藜 20g，僵蚕 12g，乌梢蛇 15g，玉竹 20g，鸡血藤 20g，丹皮 12g，赤芍 12g，徐长卿 15g，白鲜皮 12g，土茯苓 20g，甘草 3g。

方解：防风、蒺藜、僵蚕、乌蛇，祛风搜风止痒；玉竹、鸡血藤，养阴血润燥；丹皮、赤芍，活血化瘀；徐长卿、白鲜皮、土茯苓，祛风燥湿止痒；甘草调和诸药。

中成药：乌蛇止痒丸。

2.外治法

（1）以潮红、丘疹为主者，用三黄洗剂外搽，或青黛散冷开水调敷，每日 4~5 次。

（2）肿胀、糜烂、流滋较多者，用 10%的黄檗溶液湿敷，或蒲公英或野菊花 30g 煎汤待冷后湿敷。

（3）糜烂、结痂者，用紫草油外搽。

3.针刺治疗　皮损在上肢、头面部位，主穴取曲池、尺泽、合谷；皮损在躯干、下肢，主穴取血海、委中。每日 1 次，用泻法。

五、预后与转归

去除病因后有自限性。

六、预防与调护

1.避免接触生漆等过敏性和有刺激性的物质。

2.不宜用热水或肥皂水洗涤或摩擦，禁用刺激性强的止痒药物。

3.多饮开水，忌吃海鲜和辛辣食物。

第四节　特应性皮炎

特应性皮炎（Atopic Dermatitis，AD）相当于中医所称"四弯风"，是一种慢性、反复发作性、变态反应性皮肤病，既往又称"异位性皮炎""遗传过敏性湿疹"。皮肤瘙痒、婴儿和儿童面部、四肢伸侧部位的湿疹、成人屈侧部位的湿疹和慢性皮炎是特应性皮炎的主要临床表现。《医宗金鉴·外科心法要诀·四弯风》说："此证生在两腿弯、脚弯，每月一发，形如风癣，属风邪袭入腠理而成，其痒无度，搔破津水，形如湿癣。"

一、病因病机

中医认为患者先天禀赋不耐的特异性体质是本病的发病基础。先天禀赋不足，腠理不密，卫外功能不固，难以耐受正常范围内的外界刺激，易感风湿热等外来邪气，聚结肌肤；小儿心常有余，脾常不足，心绪烦扰致心火内生，脾运不足则湿邪困阻，心火脾湿外走肌肤；素体脾胃虚弱，恣食辛辣刺激食物，化热生湿，浸淫肌肤；或五志不遂，化热生风，淫郁肌肤而发。病久则伤阴耗血,生风生燥;或脾失健运,湿从内生,湿性黏腻而缠绵难愈。

本病病位在心、肝、脾脏。急性发作期多责之于心,慢性期责之于肝、脾。初起和急性发作者多为心脾积热、风湿热困,病久和缓解期多为脾虚湿蕴或阴虚血燥。

二、临床表现

根据不同年龄阶段、皮疹分布及表现,通常将特应性皮炎分三个阶段:婴儿期、儿童期和青年成人期。

1.婴儿期　婴儿期特应性皮炎,也称为婴儿湿疹,通常发生在出生后2个月至2周岁,也有报道在出生后第二周或第三周发生。一般在2岁内逐渐好转、痊愈。少数转入儿童期延续发生,常在学龄期后好转或消失,少数病例迁延不愈转入青年期。此期的皮损主要累及头面部,少数病例累及躯干和四肢。开始通常为面颊部瘙痒性红斑,此后迅速累及身体他处,主要是头皮、颈部、前额、手腕部及四肢伸侧等儿童易于搔抓或易受摩擦的部位,而臀部及尿布的部位常不被累及。

根据皮损的不同特点,可分为渗出型、干燥型、脂溢型,但都表现为阵发性剧烈瘙痒及多形性皮损,病程慢性,反复发作。研究认为婴儿特应性多具有特应性遗传素质(对于特应性皮炎患儿往往可以收集到相应家族史,包括双亲在内,曾经有过过敏性鼻炎、支气管哮喘、特应性皮炎和荨麻疹等变态反应性疾病);容易产生食物过敏而导致特应性皮炎的产生或加重,而且易于对不良刺激及气候突变敏感。婴儿特应性皮炎,有时由出生后6个月左右开始,在感冒等情况下出现哮喘,不久可合并呼吸困难,成为典型的支气管哮喘发作。随着年龄增加,合并过敏性鼻炎、结膜炎的病例增多。总的趋势为随着年龄的增长症状逐渐减轻,少数病例可持续很久,由婴儿期进展到儿童期甚或成人期。

2.儿童期　儿童期特应性皮炎多发生于婴儿期缓解几年后,自4岁后加重(约80%的患儿在5岁前发病)。少数自婴儿期延续发生,常在学龄期后好转或消失,少数病例迁延不愈转入青年期。此期的皮损主要特征是渗出明显减少,皮损干燥,以丘疹、苔藓化、少许鳞屑、浸润性斑块为主要皮疹。好发部位为肘前、腘窝、腕屈侧、眼睑、面部及颈周。此阶段的特应性皮炎根据皮损表现的特点可分为湿疹型及痒疹型。

剧烈瘙痒仍为儿童期的主要表现。病程慢性,部分病例可暂时痊愈,数年后再发。部分患者迁延不愈继续发展至成人期。在儿童期,部分患者会出现干皮症、眶周黑晕及面色苍白等表现,与正常儿童相比具显著的统计学意义。

3.青年及成人期　青年及成人期特应性皮炎指12岁以后青少年及成人阶段的特应性皮炎。可从前两期发展而来或直接发病。皮损与儿童期类似,表现为红斑、丘疹或苔藓样变丘疹,也可为伴有鳞屑和色素沉着的局限性斑片,搔抓后可呈苔藓样改变。好发于肘窝、腘窝、颈侧、颈前、面部、眼周和手背等处,以四肢屈侧为主。除上述阶段性皮损外本病还可出现色素改变、手纹粗乱、干皮症、面色苍白、白色划痕症(通常指用钝物划正常皮肤后应会出现红斑而患者出现苍白痕)、眼眶周围皮肤呈皮纹增多及色素沉着,由于反复搔抓可致眉弓外侧毛发减少。可合并过敏性鼻炎、哮喘或荨麻疹及白内障、疱疹样湿疹、寻常性鱼鳞病、毛发角化病、青少年足跖皮病和乳头湿疹等。

成人期特应性皮炎最突出症状是剧痒,任何刺激(如温度变化、汗液、情绪改变、接触毛制品)都能激发瘙痒。瘙痒通常是突发或阵发性,常发生于傍晚精神放松时或夜间,常自诉与情绪波动密切相关。

三、类证鉴别

特应性皮炎根据其典型临床特征、各年龄段独特的皮损特点等诊断并不困难。但临床上仍有许多疾病易与本病混淆,简要介绍如下。

1.婴儿脂溢性皮炎　本病与婴儿期特应性皮炎相鉴别,多为出生后第3~4周开始发病。皮疹为累及局部或整个头皮的红斑和油性鳞屑,缺乏多形性特点。亦可累及眉部、鼻唇沟、耳后、颈部等处。自觉瘙痒轻微或不痒。预后良好,往往于数月之内可痊愈。

2.湿疹　皮损与特应性皮炎无明显差别,但皮损形态及部位与年龄无特定的关系,且患者或家属中常无遗传过敏史。而特应性皮炎却具有早年发病、皮损形态及部位随年龄不同而表现出不同的特点,本人或家属中多有遗传过敏史及其他一些特殊表现。

3.神经性皮炎　本病好发于成年人。皮损好发在项部和颈部两侧、额面部、肘部、骶尾部等处,苔藓样变十分明显,无遗传过敏性疾病史。

4.高 IgE 综合征　其皮损类似于典型的特应性皮炎的皮损,但本病有如下典型特征:①婴幼儿期复发性皮肤、肺部感染和寒性脓肿;②血清 IgE 显著增高(超过 2000IU/mL);③嗜中性粒细胞趋化性障碍。

5.Wiskott-Aldrich 综合征　是一种 X 连锁隐性遗传病,其皮损与特应性皮炎几无区别,但其具有下列特征:①血小板数量减少(结构及功能异常)。②体液及细胞免疫功能异常。③复发性严重感染和皮肤病变。

四、辨证施治

中医认为先天禀赋不足,脾失健运,易生内湿为特应性皮炎的发病基础,后天饮食不当,如进食腥发海味、奶蛋类及辛辣之品,助湿化热,促使内蕴湿热外发肌肤,或因风湿热邪侵袭及其他物质刺激,内外合邪,浸淫肌肤而发病。在婴幼儿患者,心火偏亢,脾虚湿困常为发病之始。对于大多特应性皮炎患者存在的皮损肥厚、干燥、脱细屑、食欲缺乏、便溏和皮色暗红、肌肤甲错、目眶黑圈、舌质略淡、脉沉细涩等临床表现,主因脾运不健,湿郁血虚血瘀所致。因此"健脾泻心、清热利湿,祛风止痒"为本病的基本治法。

1.内治法

(1)心脾积热证

主症:发病迅速,皮肤潮红,皮疹可发生于身体各处,但以面颊、四肢常见,皮疹以红色丘疹、斑疹和斑丘疹为主,伴有少数水泡和丘疱疹,抓痒明显,伴有少数糜烂,渗液不多,结黄色痂皮。大便干,小溲赤,舌边、尖红,苔薄黄或薄白,脉弦数。本型多见于婴儿期、儿童期。

治法:清心泻火、利湿止痒。

方药:导赤散加减。

生地、淡竹叶、灯心草、连翘、生牡蛎、生薏苡仁、徐长卿、土茯苓、甘草。

方解:生地、淡竹叶、灯心草、连翘清心利水;生薏仁健脾渗湿;徐长卿、土茯苓清热利湿,祛风止痒;生牡蛎祛风定惊、安神止痒。

加减:湿盛者,可加六一散、薏苡仁;热盛者,可加大青叶、生石青。

（2）脾虚湿蕴证

主症：久病不愈，反复发作，自觉瘙痒，时轻时重，皮损干燥，覆有鳞屑，或有丘疹、水泡、糜烂、渗液等，伴面色苍白、神疲乏力、饮食减少、腹胀便溏。舌质淡，苔腻，脉细弱、沉滑。本型多见于婴儿期及各型的缓解期。

治法：健脾除湿。

方药：参苓白术散或除湿胃苓汤加减。

太子参、茯苓、怀山药、生薏苡仁、白术、苍术、厚朴、陈皮、泽泻、白鲜皮、地肤子等。

方解：太子参健脾益气养阴；茯苓、怀山、生薏仁、白术健脾渗湿；厚朴、陈皮行气宽中，燥湿止痒；白鲜皮、地肤子祛风燥湿止痒。

加减：鳞屑较多，加用当归、生地黄、熟地黄、芍药；饮食欠佳，腹胀便溏，加扁豆、砂仁、枳壳。

（3）湿热蕴结证

主症：发病急，局部皮损发红，初起皮疹为风团样红斑或淡红色扁平小丘疹，继而皮疹逐渐增多，栗疹成片，色淡红或褐黄，或小水泡密集，瘙痒无休。伴小溲短赤、大便溏或秘结。舌质红、苔黄腻，脉弦数或弦滑。本型多见于儿童期。

治法：清热利湿止痒。

方药：萆薢渗湿汤为主加减。

生地、赤茯苓、黄檗、黄芩、薄荷、泽泻、甘草、地肤子、白鲜皮、滑石等。

方解：生地、赤茯苓清热凉血养阴；黄檗、黄芩、滑石清热利湿；薄荷疏风解表透疹，引药外达肌肤；地肤子、白鲜皮清热祛风止痒。

加减：若伴发热、口苦者，加用金银花、连翘、黄连；由于搔抓后继发感染，加紫地丁、败酱草、大青叶；瘙痒较甚者，加蝉衣、蜂房；渗液较多，加龙胆草、薏苡仁、车前子。

（4）血虚风燥证

主症：患者病情迁延，反复发作。皮损色淡或灰白，皮肤肥厚、粗糙、干燥，脱屑瘙痒，伴抓痕、血痂、色素沉着。口干欠津，舌质红或淡，苔少，脉沉细或细弱。本型多见于成人期。

治法：滋阴养血，润燥熄风止痒。

方药：当归饮子，养血润肤饮加减。

熟地黄、生地黄、麦冬、当归、赤芍、白芍、鸡血藤、防风、荆芥、蝉衣、胡麻仁、首乌藤、白蒺藜、大枣。

方解：熟地黄、生地黄、麦冬滋阴润燥；当归、赤芍、白芍、鸡血藤、胡麻仁、首乌藤、大枣养血活血、养阴润肤；防风、荆芥、蝉衣、白蒺藜祛风止痒。

加减：气虚明显者，酌加黄芪、党参；皮肤干燥明显者，酌加玉竹、菟丝子；痒甚，加皂刺、蜂房；鳞屑较多，加沙参、麦冬、首乌；夜间瘙痒较甚者，酌加生牡蛎、生龙骨；伴失眠多梦，加柏子仁、酸枣仁、茯神、夜交藤。

2.外治法

（1）外洗

1）用消炎止痒洗剂、飞扬洗剂（广东省中医院制）外洗。

2）湿性糜烂渗液者，婴儿患者用金银花 30g，野菊花 30g，紫草 20g，甘草 10g，五倍子

20g,水煎放凉后外洗或湿敷。成人及儿童患者用荆芥30g,蛇床子30g,地肤子30g,白鲜皮30g,大枫子30g,苦参30g,枯矾30g煎水外洗或湿敷。

（2）外擦:无糜烂渗液皮疹用三黄洗剂、肤康止痒霜、消炎止痒霜外擦;有糜烂渗液者外擦黄连油、青黛油、少许渗液可以氧化锌油外擦;干燥肥厚皮疹外擦青黛膏、枫油膏。

（3）其他疗法

1）吹烘疗法:适用于肥厚干燥皮疹,先在患处涂青黛膏或10%的硫黄软膏,然后以电吹风筒吹烘20分钟,每日1次,5次为一个疗程。

2）针刺疗法:主穴取大椎、曲池、足三里,配穴取血海、合谷、三阴交,亦可根据发病部位不同在附近取穴。急性期用泻法,慢性期用补法。

3）自血疗法:适用于慢性期皮疹,抽取自身静脉血3~4mL,即时肌内注射,隔日1次,7次为一个疗程。

4）穴位注射疗法:用盐酸苯海拉明注射液10mL、维丁胶性钙1~2mL双侧血海和足三里穴交替注射,每日1次,5次为一个疗程。

3.单验方治疗

（1）婴儿湿疹方:苍耳子12g,蛇床子12g,白鲜皮12g,苍术10g,苦参10g,生大黄6g,黄檗10g,地肤子12g水煎服分3次口服,本方具有清热燥湿、祛风止痒功效,适用于湿热型的婴儿湿疹。

（2）怀山药粥:怀山药40g,薏苡仁20g,赤小豆20g,莲子12g,红枣肉10g,蝉衣12g,生北芪12g,糯米适量,每日1剂,煎取药液加糯米煮成粥服食。本方具有健脾化湿的功效,适用于脾虚挟湿之婴儿湿疹。

五、预后与转归

特应性皮炎病因复杂,病程慢性,容易反复,患者往往具有一定遗传素质,与免疫反应异常、神经精神因素、感染、气候及生活环境等相关。增强体质、改变环境、避免已知的过敏因素,可使部分患者病情得到缓解,甚至痊愈。多数患者在出生后2个月至2周岁内发病,随年龄增长逐渐改善,一般在2岁内可逐渐好转、痊愈。少数蔓延至儿童期仍反复发作,在学龄期后不能好转或消失的部分患者,可迁延不愈转入青年、成人期。

六、预防与调护

特应性皮炎的日常护理非常重要,需要指导患者或患儿家长,使之了解疾病,正确对待。对患儿要精心护理,做到合理喂养,儿童及成人忌吃海鲜,牛、羊肉等食物,注意蛋白质食物过敏;调整胃肠功能,纠正腹泻或便秘。勿用刺激性肥皂及过度搔抓。避免毛织类衣裤及环境刺激,如油漆过敏。对装修后的新居最好通风,夏天避免室外阳光曝晒。生活规律,注意个人清洁卫生,适当增加户外活动,增强抵抗力。发病期间避免与单纯疱疹患者或种痘者接触,以免诱发疱疹样或牛痘样湿疹。成人应避免精神紧张、劳累,注重移情养性,多参加公共场合及集体活动,增强自信心。

第五节 尿布皮炎

中医称尿布皮炎为"尿布疮",是发生于婴幼儿,由尿、粪分解产生的氨刺激所引起的急性皮炎。属于中医"赤游丹"的范畴,其症状类似古代医书中所记的"湮尻疮"。如《外科启玄》说:"月子乳孩绷缚手足,颐下颊肢窝腿丫内湿热之气,常皆湮烂成疮,系乳母看顾不到所致。"

一、病因病机

中医认为尿布皮炎是由于外阴清洁卫生失理,湿热郁蒸皮肤而成。

二、临床表现

皮疹发生于尿布接触的部位,特别是臀部突出部位、骶尾部、外生殖器、股上部和肛周外围皱褶部位均可累及。损害初为水肿性红斑,色深红而发亮,分布对称,若治疗得当,可迅速好转,否则可继续发生丘疹、丘疱疹、疱疹、糜烂、渗液甚至溃疡。亦可反复发作,时轻时重,呈慢性病程。

三、类证鉴别

1.臀部念珠菌性皮炎　皮肤皱褶处红斑浸渍较明显,突出部位反而较轻,皮损边缘清楚,周边可见粟粒大扁平红丘疹,上覆灰白色领圈状鳞屑,皮屑镜检可找到酵母样菌。

2.先天性梅毒　生母有梅毒病史或感染史,患儿出生时即有皮肤红斑、浸润甚至水泡,并有其他营养发育障碍的表现,梅毒血清学检查阳性。

四、辨证施治

中医治疗尿布皮炎总的法则是清热利温,收敛燥湿。在治疗方法上应内治与外治相结合,才能取得较好的疗效。

1.内治法

主症:臀部红斑,色深红,或为丘疹、丘疱疹、疱疹、糜烂、渗液甚至溃疡,伴瘙痒。舌红,苔厚。脉细数。

治法:清热利湿,收敛燥湿。

方药:金银花 12g,生地黄 10g,土茯苓 12g,淡竹叶 8g,茵陈蒿 10g,木棉花 10g,薏苡仁 12g,蝉衣 8g,甘草 3g。

方解:金银花、生地黄、清热凉血解毒;土茯苓、淡竹叶,茵陈蒿、木棉花,利湿清热;薏苡仁健脾利湿;蝉衣祛风止痒;甘草调和诸药。

2.外治法

(1)外洗用金银花 30g,野菊花 30g,苦参 20g,紫草 20g,荆芥 20g,甘草 10g,水煎成 2000mL,微温外洗患处,如果皮肤糜烂渗液明显,则用药液湿敷患处。

(2)皮损无糜烂可外撒六一散、青黛散或外搽三黄洗液,有糜烂渗液则在湿敷间歇期外搽黄连油或青黛油。

五、预后与转归

去除诱发因素,内外合治,预后良好。

六、预防与调护

婴儿应勤换尿布,经常清洗,保持外阴皮肤的清洁卫生,或经常清洁后局部扑爽身粉。

第六节　血管性水肿

血管性水肿又称血管神经性水肿或巨大性荨麻疹,中医称之为"白游风",是真皮深部和皮下组织小血管扩张,渗出液进入疏松组织所形成的局限性水肿。

一、病因病机

中医认为血管性水肿是由风热或风寒挟湿相搏于皮肤,脉络阻塞所致。

二、临床表现

血管性水肿多发生于皮下组织疏松部位,如口唇、眼睑、阴部和手背等处,头皮、耳郭、口腔黏膜、舌、喉亦可发生。呈急性局限性非凹陷性水肿,局部皮肤紧张发亮,苍白或淡红,境界不清,质地柔软,无明显痒感,可有麻木胀感。肿胀经2~3日或更长时间后消退,消退后不留痕迹,常单发或反复在同一部位发生,一般无全身症状,累及喉头黏膜时,可发生胸闷、喉部不适、声嘶、呼吸困难,甚至引起窒息。遗传性血管性水肿常在10岁以前开始发作,发病年龄在各个家庭有所不同,而在一个家庭中各个体几乎相似,常有外伤或感染为先驱,除皮肤外,各个靶器官的黏膜皆可受累,累及消化道可有腹绞痛、呕吐、腹胀和水样腹泻。上呼吸道不常累及,但有发生喉头或咽喉部水肿导致窒息的危险,偶有肌肉、膀胱、子宫和肺部等发生水肿者。获得性血管性水肿常伴发荨麻疹,可并发喉头水肿,或累及消化道。

三、类证鉴别

1.面肿型皮肤恶性网状细胞增多症　常在一侧面部或上唇发生持久性肿胀,表面皮肤无变化,无明显的自觉症状,组织病理检查可证实。

2.昆虫叮咬所引起的蜂窝织炎　除局部肿胀外尚有发红、发热和压痛等。

3.眼睑接触性皮炎　早期可类似血管性水肿,但很快可出现水泡、糜烂和结痂等。

四、辨证施治

中医治疗总的治法是:祛风散寒消肿或疏风清热利湿。

1.内治法　一般分为风寒相搏、风湿热塞阻两个证型进行治疗。

(1)风寒相搏证

主症:口唇、眼睑、耳垂等处突发水肿,表面紧张发亮,呈正常肤色或苍白色,压之无凹陷,不痒或微痒。舌质淡红,苔薄白,脉浮紧。

治法:祛风散寒,温络消肿。

方药:麻黄加术汤加减。

麻黄10g,桂枝12g,荆芥12g,苏叶12g,防风15g,白术15g,蒺藜15g,炙甘草5g。

方解:麻黄、桂枝、荆芥、苏叶,祛风散寒消肿;防风、蒺藜,祛风止痒;白术、炙甘草,健脾温中散寒。

(2)风湿热阻塞证

主症:口唇、眼睑或外阴突发肿胀,表面潮红发亮,灼热或微痒不适。口干,小便短黄。舌质红,苔薄黄,脉浮数或滑数。

治法:疏风清热,利湿消肿。

方药:消风散加减。

生地 15g,防风 15g,荆芥 12g,牛蒡子 12g,蝉蜕 6g,苦参 12g,石膏 20g,知母 12g,土茯苓 15g,茵陈蒿 15g,甘草 3g。

方解:防风、荆芥、牛蒡子、蝉蜕,祛风消热;石膏、知母,清热泻火;苦参、土茯苓、茵陈蒿,利湿止痒;甘草调和诸药。

2.外治法

(1)外洗:浮萍 30g,紫草 30g,荆芥 30g,大飞扬 30g,煎水外洗或湿敷患处。

(2)外搽:用祛风止痒霜或三黄洗剂外搽局部。

3.针刺治疗　头面部血管性水肿,主穴取合谷、曲池、手三里;外阴下肢的血管性水肿,主穴取足三里、三阴交、委中。

五、预后与转归

遗传性血管性水肿病情反复发作,甚至终生不愈。在中年后,发作的频率与程度会有所降低和减轻。

六、预防与调护

1.去除诱发因素,忌食海鲜、牛肉等易致敏的食物。

2.体质偏虚的患者,平时可配合饮食疗法,如经常用黄芪、党参、大枣、淮山煲汤。

第十六章 红斑和丘疹鳞屑性皮肤病

第一节 银屑病

中医称银屑病为"白疕",是一种常见的红斑鳞屑性皮肤病,该病进程缓慢,具有复发倾向,对患者的身心健康影响严重。历代中医文献中所记载的"蛇虱""疕风""松皮癣""干癣"等属于该病范畴。公元前 14 世纪,殷墟甲骨文中就有"疕"字的记载,当时泛指一般皮肤病,从其字形结构上看,是病字头加上一个匕首的匕,如同匕首刺入皮肤一样以形容其病情的顽固性。《诸病源候论·干癣候》记有:"干癣,但有匡廓,皮枯瘙痒,搔之白屑出是也。"白疕作为病名始载于清代《外科大成·卷四》:"白疕,肤如疹疥,色白而痒、搔起白疕,俗呼蛇虱,由风邪客于皮肤,血燥不能荣养所致。"《医宗金鉴·外科心法要诀》白疕记载:"白疕之形如疹疥,色白而痒多不快,由风邪客皮肤,亦由血燥难容外。"不但描写了白疕的主要症状是皮疹色白,有白屑,伴有瘙痒,同时阐明了发展的原因是由于风邪客于皮肤,或阴血枯燥不能营养于外而致。

一、病因病机

中医认为本病主要是由于素体热盛,复因外感六淫,或过食辛发酒酪,或七情内伤等因素使内外合邪,内不得疏泄,外不能透达,化火生热,热壅血络,流于肌肤而成。若病久或反复发作,则阴血被耗,气血失和,化燥生风;或经脉阻滞,气血凝结。若血热炽盛,毒邪外袭,蒸灼皮肤,气血两燔,则郁火流窜,瘀滞肌肤,形成红皮;若湿热蕴久,兼感毒邪,则见密集脓疱;若风湿毒热或寒邪痹阻经络,则手足甚至脊椎大关节肿痛变形。

1.素体热盛 湿热内蕴或阳盛阴虚之体质,感邪易从阳化热、化燥,火热之邪蕴伏营血,流于肌肤,发为红斑;热伤营血,肌肤失养,则起白斑;化燥生风,风盛则痒。因而素体热盛是银屑病发生的主要原因。

2.外邪侵袭 初起多因风寒、风热、风湿之邪侵袭肌表,致营卫不和,气血失调,郁于肌肤;或因外感风邪或夹杂燥热之邪,客于肌表;或因湿热蕴积,兼感毒邪内不得利导,外不得宣泄,阻于肌表。

3.七情内伤 情感内伤,气机塞滞,郁久化火,以致心火亢盛,热伏营血,流于肌表。

4.脾胃失和 饮食失节,过食荤腥发物或辛发酒酪,脾胃失和,气机不畅,郁久化热,复受风热毒邪,发于肌肤。

二、临床表现

银屑病临床表现呈多样化,根据特征分为四型。

1.寻常型 临床较多见,发病较急,皮损初起为红斑、丘疹,逐渐扩大融合成片,边缘清楚,上覆多层银白色鳞屑,易于剥离,轻轻刮去鳞屑,可见一层淡红色发亮薄膜,称薄膜现象。薄膜易完整剥下,则出现小的出血点,称为点状出血现象,为本病特征性皮损。在进行期皮肤外伤处或注射针孔处常出现相同损害称为同形反应。皮损可累及全身皮肤,但以头皮、躯干、四肢伸侧多见。头皮皮损鳞屑较厚,界限清楚,常使毛发呈束状,但不脱发。指(趾)甲受累呈顶针状、点状凹陷,失去光泽、变形、肥厚或与甲床分离。初发年龄多在青壮年,多数患者冬重夏轻,病程较久者发病季节则不明显,按临床表现病程分为三期。

(1)进行期:皮损较红,新疹不断出现,旧疹扩大,炎症浸润明显,鳞屑增厚,瘙痒较重,易产生同形反应。

(2)静止期:病情稳定,红肿炎症减轻,无新疹产生,旧疹不扩大,鳞屑变薄。

(3)恢复期:炎性浸润消退,鳞屑减少,皮疹渐平或周围出现白晕并逐渐消退,最后遗留色素沉着或色素减退斑。

2.脓疱型　临床少见,可继发于寻常型,亦可为原发性。临床可见泛发性和掌跖脓疱性两种。

(1)泛发性:多急性发病,常伴发热、关节肿痛,皮疹为红斑上出现针头大小密集的无菌性脓疱,躯干、四肢或全身、口腔等黏膜亦可受累。常见沟纹舌,脓疱反复发生,病程达数月或更长,当病情减轻时,出现寻常型银屑病皮损。

(2)掌跖脓疱性:脓疱多局限在掌跖部,在红斑基础上出现多数粟粒大小脓疱,有的可扩大融合,不易溃破。1~2周内可自行干涸结成痂皮,以后又出现新脓疱,反复不已。

3.关节炎型　除有鳞屑红斑皮损外,还伴有关节炎的表现,以侵犯远端指趾关节为主,常不对称,亦可侵犯大关节和脊柱。受累关节红肿、疼痛,重者可有关节腔积液、强直、关节畸形等并发症。

4.红皮病型　常因寻常型皮损发展,或突然停用皮质类固醇激素治疗,或使用刺激性药物外用刺激所致。全身皮损迅速扩大,融合成弥散性大片,肿胀、潮红或暗红,炎性浸润明显,大量脱屑,伴发热、畏寒、头痛,淋巴结肿大等全身症状。病程较长,可数月或数年不愈。

三、类证鉴别

根据本病的临床表现、皮疹特点及好发部位、发病与季节的关系等,确诊不难,但有时需要与下列疾病鉴别。

1.脂溢性皮炎　皮损好发于头皮、面颈、胸背等部位。典型皮损为红斑基础上的油腻性鳞屑,皮损边界不十分鲜明,无薄膜现象及点状出血。

2.玫瑰糠疹　皮疹好发于躯干和四肢近端,呈圆形或椭圆形,皮疹长轴与皮纹一致,细薄糠秕样脱屑,可有母斑。病程多仅数周,消退后极少复发。

3.扁平苔藓　典型皮疹为紫红色的多角形扁平丘疹,鳞屑细薄而紧贴,表面可见蜡样光泽,有网状纹理(Wickham纹),一般瘙痒较剧。

4.毛发红糠疹　糠状鳞屑性红斑周围常能见到毛囊性角化丘疹,掌跖常有过度角化。

5.副银屑病　鳞屑性炎症性丘疹、斑块,长期存在。皮疹发病部位不定,无薄膜现象及点状出血。

6.神经性皮炎　皮疹为苔藓样斑块,少量鳞屑,无薄膜现象及点状出血,瘙痒剧烈。

7.慢性湿疹　皮疹瘙痒剧烈、浸润肥厚,苔藓样变与色素沉着同时存在。少量鳞屑,无薄膜现象及点状出血。

8.汗疱性湿疹　掌跖脓疱型银屑病需与汗疱性湿疹鉴别。后者原发损害为水泡,炎症明显,瘙痒剧烈。

9.盘状及播散性盘状红斑狼疮　病情进程缓慢,皮损境界清楚,中央轻度萎缩,边缘略高起,形如盘状,损害表面覆有灰褐色黏着性鳞屑,鳞屑下有角质栓,伴毛细血管扩张、色素沉着和色素减退。

10.甲癣　指(趾)甲银屑病需与甲癣鉴别。甲癣先自游离缘或侧缘发病,甲屑内可查真菌,同时可伴有手足癣。

11.头癣　尤其是头皮银屑病需与头癣鉴别。头癣为灰白色糠状皮屑,有断发及脱发,查见真菌,多见于儿童。

12.剥脱性皮炎　红皮病型银屑病需与其他原因引起的红皮病相鉴别。前者有银屑病史,一般是在银屑病急性进行期中由于用药不当、过度刺激后而引起,有时能找到个别残存的典型银屑病皮损,这对确认银屑病型红皮病很有帮助。

四、辨证施治

根据银屑病的病因病机、皮疹形态、伴随的症状等表现的不同,一般临床辨证为七个证型。本病中医总的治疗法则是:血热内蕴证宜清热解毒,凉血活血;血虚风燥证宜养血解毒,滋阴润肤;气血瘀滞证宜活血化瘀,养血润燥;湿热蕴阻证宜清热利湿;火毒炽盛证宜清热泻火,凉血解毒;脓毒蕴蒸证宜清热凉血,解毒除湿;风湿寒痹证宜疏风散寒,和营通络。本病急性发病初期多以血热、湿热、脓毒、火毒等实证为主,中期多见血虚风燥证,病程日久,则多以血瘀证论治,部分关节病型银屑病表现为风湿寒痹证。应注重应用内外合治的方法,方能取得好的临床疗效。

1.内治法

(1)血热内蕴证

主症:多见于银屑病进行期,发病急骤,新生点状皮疹迅速出现,旧有皮疹迅速扩大,皮疹鲜红,鳞屑较多,鳞屑不能掩盖红斑,易于剥离,可见点状出血,同形反应常见,瘙痒相对较著,常伴有心烦易怒、口干舌燥、咽喉肿痛、便秘溲赤等全身症状。舌质红或绛,舌苔白或黄,脉弦滑或数。

治法:清热解毒,凉血活血。

方药:凉血活血汤合犀角地黄汤加减。

生槐花15g,白茅根30g,生地30g,丹皮15g,紫草根15g,赤芍15g,丹参15g,鸡血藤30g,板蓝根30g,白鲜皮30g,羚羊角粉0.6g或水牛角30g。

方解:方中生槐花、白茅根、生地、紫草根、丹皮清热凉血,丹参、鸡血藤养血活血,板蓝根清热解毒,佐以白鲜皮止痒,羚羊角粉或水牛角清血分热。

加减:热盛加龙胆草、黄芩、栀子;风盛痒甚者加刺蒺藜;大便干结者加大黄、栀子;皮损以头面部为主加野菊花、玫瑰花、鸡冠花、凌霄花;皮损以下肢为主者加瓜蒌根、茜草根;伴有咽炎或扁桃体炎者加玄参、北山豆根。

中成药:复方青黛胶囊、克银丸、消银散等,功用清热解毒、活血凉血、消斑化瘀,祛风止痒。

(2)血虚风燥证

主症:多见于银屑病静止期、消退期。病程日久,皮疹颜色淡红,皮肤干燥、脱屑。可伴口干咽燥,女性月经量少。舌质淡红,舌薄白或少苔,脉细或缓。

治法:养血解毒,滋阴润肤。

方药:当归饮子合养血解毒汤加减。

当归 6g,丹参 15g,生地 15g,熟地 10g,白芍 10g,鸡血藤 15g,天冬 10g,麦冬 10g,土茯苓 15g,露蜂房 6g。

方解:方中当归、丹参、生地、熟地、白芍养血,天冬、麦冬滋阴,鸡血藤养血活血,佐以土茯苓、露蜂房散风解毒。

加减:风盛瘙痒明显者加白鲜皮、苦参;仍有少数新起皮疹者加白茅根、紫草、茜草、板蓝根;兼湿盛者加猪苓、泽泻;脾虚者加白术、茯苓;女性更年期或内分泌失调者加女贞子、旱莲草、香附、丹参、茯苓、柴胡等调理冲任。

(3)气血瘀滞证

主症:病程较长,反复发作,经年不愈,皮损紫暗或色素沉着,鳞屑较厚,有的呈蛎壳状,或伴有关节活动不利,苔薄舌有瘀斑,脉细涩。

治法:活血化瘀,养血润燥。

方药:桃红四物汤加减。

桃仁 10g,红花 6g,熟地 15g,当归 12g,赤芍 10g,川芎 15g,丹参 15g,甘草 5g。

方解:当归补血活血,熟地补血为主,川芎为血中气药,赤芍敛阴养血;桃仁、红花并入血分逐瘀行血;丹参功同四物,活血而补血;甘草调和诸药。

加减:兼有热象者加赤芍、丹皮;蕴湿者加茯苓、泽泻;皮损色紫暗,酌加三棱、莪术以破血祛瘀;病程久,皮损肥厚者可适当加乌梢蛇、地龙、露蜂房;皮损面积大,久治不愈者加藏红花、三七粉。

(4)湿热蕴阻证

主症:皮损有糜烂,鳞屑呈乌褐色、油腻状,多发于腋窝、乳房下及会阴等处,或局部有脓疱。可伴口苦咽干,胸腹胀满,食欲缺乏,小便黄。舌质红,苔黄腻,脉濡滑或数。

治法:清热利湿。

方药:萆薢渗湿汤合龙胆泻肝汤加减。

萆薢 10g,生薏苡仁 10g,黄檗 10g,泽泻 15g,滑石 30g,车前子 15g,赤芍 15g,丹皮 10g,甘草 6g。

方解:萆薢、生薏苡仁、黄檗、泽泻、滑石、车前子以清利湿热;配丹皮、赤芍以加强清热之力,甘草清热畅中。

加减:对于皮损广泛、脓疱较多者,加板蓝根,蒲公英,忍冬藤;痒重者加白鲜皮、刺蒺藜;脾虚者加白术、茯苓。

中成药:龙胆泻肝丸。

(5)火毒炽盛证

主症:多见于红皮病型银屑病。因火热炽盛为毒,入于营血,煎灼肌肤而见周身皮肤弥散潮红、浸润、水肿,大量脱屑或伴有渗出,常伴发热、烦躁、便秘、溲赤。舌红绛,苔黄,脉弦数。

治法:清热泻火,凉血解毒。

方药:犀角地黄汤合清瘟败毒饮加减。

羚羊角粉(冲服)0.6g 或水牛角(先煎)30～60g,生石膏 30g,生地 15g,丹皮 15g,赤芍

12g,金银花 15g,连翘 15g,蒲公英 30g,紫草 12g,甘草 10g。

方解:羚羊角粉或水牛角清热凉血解毒;生石膏清热泻火;生地养阴清热生津;丹皮、赤芍、紫草清热凉血解毒;金银花、连翘、蒲公英清热解毒;甘草清热解毒,调和诸药。

加减:皮疹红肿明显,加冬瓜皮、茯苓皮清热消肿;便秘者,加大黄(后下)清泻腑热;小便不利者,加白茅根、车前子利尿泄毒;瘙痒甚者,加白鲜皮、地肤子清热止痒;三焦热盛者,合黄连解毒汤加黄连、黄芩、黄檗泻上中下三焦之火,栀子通泄三焦。后期阴虚口干者,加麦冬、石斛。

(6)脓毒蕴蒸证

主症:多见于泛发性脓疱病型银屑病。因毒热炽盛,兼感湿邪,肉腐为脓。在水肿、灼热的潮红斑片上可见密集的粟粒大小脓疱,伴寒战高热、烦躁、大便秘结、小便短赤。舌红,苔黄腻或有沟纹,脉弦滑数。

治法:清热凉血,解毒除湿。

方药:解毒凉血汤加减。

生玳瑁 3g 或羚羊角 0.6g,板蓝根 30g,银花 15g,连翘 15g,生地 30g,白茅根 30g,丹皮 15g,赤芍 15g,生石膏 30g,生薏苡仁 30g,茵陈 15g,土茯苓 30g,草河车 15g。

方解:方中生玳瑁、羚羊角、板蓝根、银花、连翘清热解毒;生地、白茅根、丹皮、赤芍凉血清热,佐以生石膏清气分热;生薏苡仁、茵陈、土茯苓、草河车解毒除湿。

加减:瘙痒较著者,加白鲜皮、地肤子;小便不畅,加六一散、泽泻,后期气阴两伤加南北沙参、石斛、玄参、太子参等。

(7)风寒湿痹证

主症:多见于关节病型银屑病。初期关节红肿热痛,后期畸形弯曲,多侵犯远端指趾关节。皮疹红斑不鲜,鳞屑色白较厚,抓之易脱,常冬季加重或复发;夏季减轻或消失。伴畏冷,关节酸楚或疼痛,瘙痒不甚。皮疹或轻或重,皮损的病情变化多与关节症状的轻重相平行。苔薄白,脉濡滑。

治法:疏风散寒,和营通络。

方药:桂枝汤加减。

桂枝 10g,芍药 10g,炙甘草 5g,生姜 3 片,大枣 10 枚,苍耳子 10g,白芷 10g,白鲜皮 20g,地肤子 10g,当归 15g。

方解:桂芍合用散寒和营;苍耳子、白鲜皮、地肤子祛风利湿;白芷、当归,生姜、大枣等配伍合助以调营血;炙甘草调和诸药。

加减:发热口渴者,加生石膏、知母;关节红肿明显者,加银花藤、豨莶草、络石藤;关节基本不红,但肿胀明显者,加苍术、海风藤;如有关节畸形、功能障碍者,可加羌活、独活、桑寄生、桑枝、秦艽、威灵仙、乌梢蛇、地龙以祛除风湿,活络通经;下肢重者,加木瓜、怀牛膝;肝肾不足者加熟地、山茱萸。

中成药:独活寄生丸、秦艽丸、滋补肝肾丸等。

2.外治法

(1)涂抹法:可根据皮损形态及病情辨证选择外用药物。进行期皮损宜用温和、安抚之剂,如黄连膏、芩柏膏、青黛膏或调麻油外搽患处,每日 1~2 次。

(2)沐浴法:中药浴、硫黄浴、谷糠浴等。静止或消退期可用选用马齿苋、苦参、侧柏叶、楮桃叶、千里光、黄檗、地骨皮、白鲜皮等煎水,放温后洗浴浸泡,再外搽苓柏膏、黄连膏、青黛膏等。也可辨证选择清热解毒、祛湿止痒的中药,如金银花、野菊花、地肤子、蛇床子、侧柏叶等,每2~3日1次。

五、预后与转归

1.寻常型银屑病 本型如治疗得当,一般均能取得一定疗效,使症状改善,病情稳定,但在根治和预防复发方面还存在一定困难。少数患者由于用药不当、外界刺激、病情发展等原因,演变成脓疱型或红皮病型银屑病。

2.脓疱型、关节病型、红皮病型银屑病 一般病程较长,病情顽固,且容易复发,如治疗得当,愈后常留有寻常型银屑病皮损。泛发性脓疱型银屑病在脓疱发展过程中、关节型银屑病,均可同时出现红皮病改变。脓疱型银屑病可因继发感染、电解质紊乱或脏器衰竭而危及生命。关节病型银屑病可引起关节红肿、变形,关节畸形往往是不可逆的,活动明显受限,严重影响患者的生存质量。

六、预防与调护

1.由于银屑病是一种常见的红斑鳞屑性皮肤病,该病进程缓慢,具有复发倾向,严重影响患者的身心健康。因此,对银屑病患者进行精神调理是十分重要的,治疗上不能操之过急,多与患者沟通,使之保持良好的心态,树立战胜疾病的信心,避免精神过度紧张和焦虑,保持良好的心理状态,有利于病情向良好的方向转归。

2.生活要有规律,起居有常,不熬夜,多饮水。养成良好的饮食习惯,多食新鲜蔬菜、水果、瘦肉、蛋、奶、豆制品等。忌食辛辣、腥发、油腻食品,不宜饮酒、吸烟。

3.增强体质,加强身体锻炼,在秋冬、冬春季节交替之时,要特别注意预防感冒、咽炎和扁桃体炎。对反复发作的扁桃体炎合并扁桃体肿大者,可以考虑手术摘除。

4.避免各种物理性、化学性物质和药物的刺激,防止外伤(如搔抓、针刺、文身、昆虫叮咬、热水烫洗),不要滥用药物。

5.选择正规的治疗方案,急性发作期皮损以安抚为主,不要用刺激性大、浓度高的外用药物,否则会使皮损面积扩大或转为脓疱型、红皮病型,使治疗更加困难。外用药物使用时,须从温和无刺激药物开始,浓度由低到高,不要长期大面积使用皮质类固醇激素类药膏,避免不良反应的发生。

第二节 副银屑病

中医称副银屑病为"逸风疮",是一组以持久性鳞屑性炎症性皮疹为特征的皮肤病。一般认为包括四种类型。各种类型均具备独特的皮损并可有形态学变型。该病好发于青壮年,以男性多见,不易治愈。临床上可见大小不等的斑块、浸润、鳞屑少许,或丘疹、水泡、血疱、坏死,或丘疹、结节等皮损表现。目前在中医古籍文献中未查到与副银屑病相关的记载。

一、病因病机

中医认为本病主要是由于素为热体,感风邪外袭,风热相搏,客于肌肤而成,或素体虚弱,气血不足,虚而生热,气虚血滞,瘀阻于肌肤而发;或湿蕴中焦,转枢不畅,稽邪而作。

1.血热挟风　嗜食辛温、辛辣、肥甘之品,或七情内伤,五志化火,热蕴体内,复感外邪,邪热相争,发为滴状丘疹、斑丘疹块或坏死、结痂。

2.血虚风燥　素体虚弱或伤于饮食,日久耗损气血,气亏血燥生风而见斑疹片片,细碎脱屑。

3.脾虚湿蕴　脾胃虚弱,中气不足,运化失司,湿蕴于内,精微输布受阻而不能达于肌表,见斑块浸润,疹色不红或淡红丘疹。

二、临床表现

副银屑病多见于青壮年男性,患病率不高,属少见病,不易治愈。临床根据皮疹形态和病情轻重,一般可将其分为四种类型:滴状副银屑病、苔藓样副银屑病、斑块状副银屑病、痘疮样副银屑病,各具典型皮损表现。

1.滴状副银屑病　此型较为常见。

发病部位:躯干及四肢,一般不发生于头面、掌跖和黏膜。

皮疹特点:为淡红色或红褐色针头大至甲盖大小的丘疹、浸润斑疹或斑丘疹,互不融合,表面覆以细薄的鳞屑,无点状出血现象。

自觉症状:一般自觉症状不明显。

病情经过:病程缓慢,一般半年左右可能自愈,也有数年不愈者。经数周或数月皮疹消退,留暂时性的色素改变,但仍有新的皮疹出现。

发病年龄:多见于青年,约2/3为男性。

2.斑块状副银屑病　此型较少见。

发病部位:躯干及四肢近心端,头面、手足偶可受累,不侵犯黏膜。

皮疹特点:为境界清楚的斑块,硬币至手掌大小,数目不定,或相互融合,可有浸润,色淡红或紫褐,上附细薄鳞屑,无点状出血现象。部分皮疹中央吸收,出现皮肤萎缩,呈异色变化。

自觉症状:可无或仅有轻度瘙痒感。

发病季节:常冬季加重,夏季好转。

病情经过:病程缓慢,一般不会自然消退,病程长者可出现苔藓样肥厚或萎缩,类似皮肤异色症外观。部分病例可进一步发展为蕈样肉芽肿。

发病年龄:好发于中年人。

3.苔藓样副银屑病　此型极少见。

发病部位:颈部两侧、躯干、四肢及乳房处,极少见于颜面、掌跖及黏膜。

皮疹特点:类似扁平苔藓的扁平小丘疹,表面覆有细薄鳞屑,不易剥离,坚韧,表面有蜡样光泽,丛集成网状斑片,排列如带状,可以有点状皮肤萎缩与异色症样改变。因表皮较薄,可看到真皮的毛细血管,故皮疹的颜色为淡红或暗红色。

自觉症状:无自觉症状或轻度瘙痒。

病情经过:病程缓慢,不易自愈。

4.痘疮样副银屑病　又称急性痘疮样苔藓状糠疹,此型罕见。

发病部位:躯干、上肢屈侧及腋部,不累及掌跖及黏膜。

皮疹特点:为淡红色或红褐色针头至豌豆大的圆形丘疹,呈蜡样光泽,丘疹中央可见水泡或脓疱,中心凹陷犹痘疮,并易出现坏死、出血及结痂,愈后留有光滑而微凹陷的瘢痕。

自觉症状:不明显,部分可伴乏力、发热、关节疼痛及淋巴结肿大等症状。

病情经过:病程可为急性、亚急性或慢性经过,病程长短不一,可持续数月或半年,也有的长达数年不愈。

三、类证鉴别

1.进行期银屑病与滴状副银屑病　前者鳞屑为多层云母状,剥离鳞屑下面有出血点。

2.扁平苔藓与滴状及苔藓样副银屑病　前者呈深紫色多角形扁平丘疹,不呈网状排列,无网状萎缩斑,口腔常有皮疹,自觉瘙痒,组织病理检查可区别出来。

3.血管萎缩性皮肤异色症与苔藓样副银屑病　前者一般无丘疹性损害,表面鳞属轻微或阙如。

4.玫瑰糠疹与斑块状副银屑病　前者多急性发作,泛发全身,常先出现母斑。

5.脂溢性皮炎与斑块状副银屑病　前者好发于皮脂分泌旺盛部位,有油腻性鳞屑,数目少,治疗反映性好。

6.水痘与痘疮样副银屑病　前者好发于儿童,无鳞屑性丘疹,早期为白细胞破碎性血管炎,病情进程较快。

7.丘疹坏死性结核疹与副银屑病　前者皮损好发于四肢伸侧,为绿豆至豌豆大小丘疹、脓疱,色鲜红或暗红,部分中心坏死,表面痂皮色暗褐,其下为浅溃疡,愈后留瘢痕。好侵犯青年人。结核菌素试验阳性。

此外,不同类型副银屑病还应注意分别与药疹、二期梅毒疹、钱币状皮炎、慢性苔藓样糠疹、蕈样肉芽肿作鉴别。

四、辨证施治

根据副银屑病的病因病机,本病中医治疗总的法则是:凉血疏风,清热解毒,滋阴养血,健脾除湿,行气化瘀。在治疗方法上应内治和外治相结合,内外合治,标本兼顾,才能达到较好的治疗效果。

1.内治法　根据副银屑病发病时间的长短、皮疹形态表现及类型的不同,一般可分为血热挟风、血虚风燥、脾虚湿蕴3个证型进行治疗,其中血热挟风证属副银屑病的基本证型,血虚风燥是由血热挟风证演变而成。

(1)血热挟风证

主症:皮损为以四肢屈侧、躯干两侧为主的褐红或淡红色针头至甲盖大互不融合的丘疹、浸润性斑丘疹,上覆少许鳞屑,刮之无点状出血。可无不适或伴咽干、鼻燥、便秘,舌质红,舌苔薄白,脉象滑或弦滑。

治法:凉血疏风,清热解毒。

方药:凉血活血汤合消风散加减。

赤芍 15g,生地黄 15g,生槐花 30g,白茅根 30g,紫草根 15g,牛蒡子 10g,蝉蜕 6g,鸡血藤 15g,金银花 15g,甘草 5g。

方解:赤芍、生地、生槐花、白茅根、紫草凉血清热;牛蒡子、金银花清热解毒;蝉蜕清热疏风,鸡血藤养血活血;甘草解毒清热,并能调和诸药。

加减:若起病急,全身见丘疹、水泡、血疱、出血、坏死等症,证属血热感毒,加大清热解毒之药力:大青叶 15g,蒲公英 15g,紫花地丁 10g,生地、金银花改为炭炒,重在清血分之热,血热挟湿者去生地黄加土茯苓、茵陈蒿 15g,利湿清热解毒;伴口干口苦明显,肺胃火热盛,加生石膏 30g,地骨皮 15g,清泻肺胃之火。余未述之兼证用药时当审证加减。

中成药:复方青黛胶囊。

(2)血虚风燥证

主症:病程较长,皮损为紫褐色或淡红色扁平丘疹、浸润性斑块、细碎鳞屑,或网状斑片,或萎缩斑等,伴见口干欲饮,皮肤干燥,面色少华。舌红或淡红,舌苔薄少,脉象滑细或细弦。

治法:养血疏风,滋阴润燥。

方药:当归饮子合生脉饮加减。

生地黄 15g,当归 10g,赤白芍各 10g,鸡血藤 15g,麦冬 10g,五味子 10g,白花蛇舌草 30g,元参 15g,川芎 15g,刺蒺藜 15g,甘草 5g。

方解:生地黄、赤白芍、当归、鸡血藤、川芎养血活血滋阴;麦冬、五味子、元参养阴生津润燥;刺蒺藜疏风散结;蛇舌草清热解毒;甘草解毒清热,调和诸药。

加减:眠不安者,加炒枣仁 30g、夜交藤 30g,养血安神;血燥挟瘀者,加丹参 15g、桃仁 10g,以增强养血活血祛瘀之功。余未述之兼证用药时当审证加减。

中成药:皮肤病血毒丸。

(3)脾虚湿蕴证

主症:本证可见于四类病症中。一般表现为皮疹色淡,丘疹,斑块浸润或苔藓样肥厚,或萎缩,或结节等,伴见纳呆、口不渴、困乏、肢重等症者。舌质淡红或胖,舌苔腻,脉象滑细。

治法:健脾除湿,养血活血。

方药:除湿胃苓汤合当归饮子加减。

白术 10g,枳壳 10g,厚朴 10g,陈皮 10g,苡仁米 30g,夏枯草 15g,当归 10g,赤白芍各 15g,鸡血藤 15g,夜交藤 15g。

方解:白术、枳壳、厚朴、陈皮、苡仁米健脾利湿;当归、鸡血藤、夜交藤、赤白芍养血活血;夏枯草清热软坚散结。

加减:病情进程缓慢、呈血瘀之象者,加川芎 9g,丹参 15g,桃仁 10g,以增强养血活血祛瘀之功。余未述之兼证用药时当审证加减。

中成药:参苓白术丸合当归片。

2.外治法

(1)可用雄黄洗剂、三黄洗剂、颠倒散洗剂外搽皮损,每日 2~3 次。

(2)可用大枫子油、甘草油外搽皮损,每日 2~3 次。

(3)黄檗霜、清爽膏、芩柏软膏外搽皮损,每日 2~3 次。

(4)苦参、蛇床子、川椒目、明矾各 12g,煎水外洗患处,隔日 1 次。

(5)侧柏叶、透骨草各 60g,煎水外洗患处,隔日 1 次。

3.物理疗法　可选矿泉浴、硫黄浴、糠麸浴。

五、预后与转归

副银屑病是一组较为少见的皮肤病,可急性发作,也可在一段时间内反复起疹,数月至数年不愈,总体讲病程长,无满意治疗方法。部分类型属良性,部分类型可转化或演变为皮肤肿瘤。

六、预防与调护

1.忌辛辣刺激之物,急性期禁食腥发之物。

2.鼓励补充多种新鲜蔬菜、水果。

3.慢性病患者需注意进食高蛋白营养。

4.养成良好的生活习惯,保证充足睡眠,保持精神和情绪的稳定,避免工作、学习过于紧张。

5.保持肌肤润泽,干燥部位搽霜或涂油脂类护肤品。

6.不宜用刺激性太强的外用药。

第三节　多形红斑

中医称多形红斑为"雁疮""猫眼疮""血风疮""寒疮"等。本病是一种急性炎症性皮肤疾患,皮疹多形,可伴有黏膜损害,重症型有严重的黏膜和内脏损伤。皮损多形性,好发于春秋季,多见于年轻女性。历代中医文献对本病多有描述,如隋代《诸病源候论》中就有"雁疮者,其状生于体上,如湿癣疬疡,多著四肢乃遍身,其疮大而热疼痛"的记载。清代《奇症汇·卷六》曰:"有人患身面生疮,如猫儿眼样,有光彩无脓血,但痛痒不常,饮食减少,名曰寒疮。"清代《医宗金鉴·外科心法要诀》记载:"此证一名寒疮,每生于面及遍身。由脾经久蕴湿热,复被外寒凝结而成。初起形如猫眼,光彩闪烁,无脓无血,但痛痒不常,久则近胫。"

一、病因病机

中医认为本病主要是由于素体禀赋不耐,血热或湿热内蕴,复感风热或风寒湿之邪;亦可因饮食失节,食入禁忌,致营卫不和,气血凝滞,拂郁肌肤;甚则毒热炽盛,内陷营血而成危候。

1.风寒湿外袭　阳气不足,不达四末,加之寒湿隆盛,随风内侵,致气血运行不畅,凝阻肌肤而发为本病。如《素问·八正神明论》曰:"……天温日明,则人血淖液而卫气浮,故血易泻,气易行;天寒日阴,则人血凝泣而卫气沉。"

2.风热外感　起居不慎,感受风热,内伏营血,外淫肌肤,发为本病。

3.毒热炽盛　素体禀赋不耐,感受药毒;或血分热盛化毒,皆可内燔营血,外发肌肤而为本病。

二、临床表现

好发于四肢远端,重型也有黏膜损害(口腔、结膜、肛门及外生殖器等)。可发于各年龄段,但以青壮年高发。皮疹突然发生,之前可有头痛、发热、倦怠、咽痛、关节及肌肉疼痛等前驱症状。一般可将多形红斑分为轻症型、重症型两个类型。本病存在自限性,轻型多形红斑持续1~3周,重型多形红斑持续2~4周。

1.轻症型　轻型多形红斑主要为水肿性的圆形红斑和丘疹,皮疹呈离心性扩大,1~2日可达1~2cm。皮疹充分发展后,中央部位略凹陷,色泽较周围为深,呈暗红或紫红色,即所谓靶形或虹膜样损害。皮疹中央可以形成水泡、大疱甚至血疱,较少数患者可有局限于口腔的轻度黏膜损害。轻型多形红斑皮疹一般对称分布于四肢远端,数量不等,散在或密集;其自觉症状轻微,可有瘙痒和烧灼感。

2.重症型　重型多形红斑皮肤损害常为广泛分布的水肿性红斑、水泡、大疱、血疱和瘀斑,并有广泛而严重的黏膜损害,可累及口腔、鼻、咽、眼、尿道、肛门和呼吸道,发生糜烂和坏死。各脏器损伤也可发生,甚至危及生命。重型多形红斑皮疹分布范围较大,可累及体表面积的 10%～90%;其皮肤损害存在明显疼痛。

三、类证鉴别

1.体癣　环形皮疹,可见于身体各部位,边缘部有丘疹、小水泡和鳞屑,真菌镜检阳性。

2.玫瑰糠疹　皮疹好发于躯干和四肢近端,呈圆形或椭圆形,皮疹长轴与皮纹一致,细薄糠秕样脱屑,可有母斑,罕有黏膜损害。

3.手足口病　多发生于学龄前儿童,主要表现为口腔的疼痛性小水泡,手足可见米粒至豌豆大小圆形水泡,病程约 1 周,不易复发。

4.中毒性表皮坏死松解症　表皮大片松解、萎缩、坏死,呈烫伤样外观,尼氏征阳性,有严重的内脏损害。本病被看作是重型多形红斑最严重的一型。

四、辨证施治

根据多形红斑的病因病机,本病中医治疗总的法则是:疏风散寒除湿,清泄风热,清热解毒,凉血清营。在治疗方法上应内治和外治相结合,内外合治,标本兼顾,才能达到较好的治疗效果。

1.内治法　根据多形红斑发病皮疹形态、病情的严重程度等临床表现,一般可分为风寒证、风热证、毒热炽盛证三个证型进行治疗。其中风寒证、风热证病情较轻而有自限性,而毒热炽盛证则病情危重。

(1)血热证

主症:颜色较红,自觉灼热,常有发热,咽痛,口干,大便干,小便黄。舌红,苔白或黄,脉弦滑或微数。

治法:清热解毒凉血。

方药:五味消毒饮加减。

金银花 15g,野菊花 15g,蒲公英 15g,紫花地丁 10g,元参 15g,白茅根 30g,茜草根 10g,紫草根 10g,生地 15g,丹皮 10g,板蓝根 30g,薄荷 6g。

方解:金银花、野菊花、蒲公英、紫花地丁、元参、板蓝根清热解毒;白茅根、茜草根、紫草根、生地、丹皮清热凉血;薄荷清透风热。

加减:大便秘结不通,加大黄(后下)10g,枳实 12g,通腑泄热;大便不畅,舌苔黄腻厚浊,去生地黄、元参,加土茯苓 15g,茵陈蒿 20g,利湿清热解毒;口干口苦明显,肺胃热盛,加生石膏 20g,黄芩 10g,清泻肺胃之火。

(2)寒湿证

主症:皮疹颜色较暗,遇寒加重,手足发凉,大便不干或溏,小便清长,舌质淡,舌苔白,脉沉或迟。

治法:温阳散寒,健脾除湿。

方药:当归四逆加吴茱萸生姜汤加减。

当归 10g,桂枝 10g,吴茱萸 10g,生姜 10g,白芍 10g,茯苓 10g,白术 10g,鸡血藤 15g,陈皮 6g,甘草 6g。

方解:当归、桂枝、吴茱萸、生姜、白芍、鸡血藤温阳散寒、调和气血;茯苓、白术、陈皮、甘草健脾除湿。

加减:下肢沉重,加木瓜 10g,生薏苡仁 20g,散寒除湿;关节疼痛,加杜仲 10g,桑寄生 15g,温阳通络。

(3)毒热炽盛证

主症:皮疹广泛,鲜红或紫红,见水泡、大疱,甚则出现紫斑、血疱,可伴有疼痛;口眼红赤,糜烂,渗出,疼痛,口唇焦燥,渴或不渴,便干尿黄,舌质红绛,苔少而干,脉细数。

治法:清热解毒,凉血清营。

方药:犀角地黄汤合清营汤加减。

生玳瑁 10g,生地 30g,元参 15g,金银花 15g,连翘 15g,莲子心 10g,白茅根 30g,芍药 15g,栀子 10g,生甘草 10g,黄连 10g,丹皮 15g,麦冬 15g。

方解:生玳瑁、生地清营凉血;元参、莲子心、栀子解毒清心;金银花、连翘、黄连解毒透热;芍药、丹皮活血清热;白茅根、生甘草、麦冬清热解毒、顾护气阴。

加减:发热,加生石膏 30g,知母 10g,清热泻火;小便短少,加六一散 30g,芦根 30g,养阴利水。

2.外治法

(1)红斑、丘疹、丘疱疹:选择雄黄解毒散、化毒散制成洗剂外搽,或用雄黄解毒散、化毒散直接扑撒患处,每日 2~3 次。寒湿型外用紫色消肿膏。

(2)水泡、糜烂、渗出:选用马齿苋洗荆、苍肤洗剂等,水煎后冷湿敷患处,每日2~3 次。

(3)口腔赤烂:冰硼散、锡类散等吹于患处。

3.其他疗法

(1)针刺疗法:皮疹色红取穴合谷、风池、曲池;皮疹瘙痒肿痛选血海、阴陵泉、三阴交;皮疹湿烂浸溃选三阴交、通谷、水道、丰隆。用泻法,不留针。

(2)耳针疗法:选神门、交感、内分泌、皮质下、肺、脾、心,针刺、埋针或压豆。

五、预后与转归

轻症型多形红斑预后良好,但有复发性,对单纯疱疹的抑制性治疗可防止轻型多形红斑的周期性复发。重症型多形红斑病情危重,治疗不及时或治疗不当,可危及生命。治愈者应尽可能明确发病诱因,慎用或禁用可疑药物。

六、预防与调护

1.注意防寒和保暖,避免病情的加重。

2.注意慎食鱼虾海鲜及姜蒜、辣椒、韭菜等腥发之物,多食富含维生素的新鲜水果及蔬菜。

3.重症患者要加强护理,预防感染。

4.对因药物诱发者,宜立即停药。

第四节　玫瑰糠疹

中医称玫瑰糠疹为"风热疮"，属疮类皮肤病的范畴。本病是一种自限性炎症性皮肤病，以椭圆形玫瑰红色斑、覆有糠状鳞屑、好发于躯干及四肢近端为特征。中医文献对本病早有记载。如《诸病源候论》曰："风癣是恶风冷气，客于皮肤，折于气血所生……"对其病因作了分析。而《外科正宗·顽癣》对本病的症状作了描述："风癣如云朵，皮肤娇嫩，抓之则起白屑。"《医宗金鉴》则称本病为"血疳"，认为"此证由热闭塞腠理而成，形如紫疥，痛痒时作，血燥多热"。

一、病因病机

中医认为本病多因血热内蕴，外感风邪，致风热客于肌肤，腠理闭塞，营血失和而发病，或因风热日久化燥，灼伤津液，肌肤失养而致。热盛则脉络充盈，故肤现红斑；风邪燥血，则起鳞屑；风邪往来肌腠，故发瘙痒。

1.风热血燥　过食辛辣肥甘厚腻，或心绪烦乱，五志化火，均可导致血热内蕴，复感风热之邪，或汗出当风，风热相搏，营血失和而发病。

2.血虚风燥　外邪蕴郁肌肤，日久不散，郁而化热，灼伤阴血，阴火内热，脾湿肺燥，肌肤失养而成。

二、临床表现

皮损特点为病初在躯干或四肢某部出现一直径2~5cm圆形或椭圆形玫瑰红色或黄褐色斑片，上覆糠秕样鳞屑，称母斑或先驱斑。1~2周后，躯干及四肢近心端陆续出现与母斑相似较小的红斑，皮损长轴与皮纹走行一致。皮损好发于躯干、四肢近端及颈部。自觉有不同程度的瘙痒，多数无全身症状，少数患者有全身不适、头痛咽痛、低热等。病程有自限性，一般4~6周可痊愈，少数可迁延数年或更长时间。

三、类证鉴别

1.体癣　好发于躯干或面部，边缘有丘疹、鳞屑或小水泡，呈环形或多环形，真菌检查阳性。

2.花斑癣　皮损形态及发疹部位有时与玫瑰糠疹相似，但一般皮损为着色斑或脱色斑，真菌检查阳性。

3.银屑病　皮损分布于四肢伸侧及肘膝部，有银白色鳞屑，刮除鳞屑可见薄膜现象及点状出血，病程长，常常是冬重夏轻，易复发。

4.脂溢性皮炎　头皮和面部多见，有油腻性鳞屑，位于躯干的皮疹在排列上无特殊性。

四、辨证施治

根据玫瑰糠疹的病因病机，本病中医治疗总的法则是：疏风、凉血、润燥、养血。在治疗方法上应内治和外治相结合，内外合治，标本兼顾，才能达到较好的治疗效果。

1.内治法　根据玫瑰糠疹的两个证型进行治疗。

（1）风热血燥证

主症：发病急骤。片状皮疹呈圆形或椭圆形，色泽鲜红，上覆糠秕状鳞屑，分布上身为多,瘙痒明显。溲赤,口干,舌质红,苔薄黄,脉浮数。

治法:清热祛风,凉血润燥。

方药:消风凉血汤。

紫草 9g,防风 9g,赤芍 9g,连翘 12g,丹皮 12g,生地黄 12g,生石膏 15g,板蓝根 30g,蒲公英 30g,生甘草 6g。

方解:紫草、赤芍、丹皮、生地黄清热凉血;连翘、生石膏、板蓝根、蒲公英、甘草清热解毒;防风祛风止痒。

加减:大便燥结者,加大黄(后下)10g,通腑泄热;剧痒者,加刺蒺藜 15g,牡蛎 30g,散风镇静止痒;苔腻夹湿者,加栀子 10g,炒白术 10g,滑石 10g,清热泻火、健脾除湿。

中成药:防风通圣丸,复方青黛丸。

(2)血虚风燥证

主症:病程已久,皮损淡暗红,上覆少量鳞屑,细如糠秕,分布于躯干四肢,痒轻。口干咽燥,舌红少苔,脉沉细弦。

治法:养血润燥,消风止痒。

方药:当归饮子加减。

当归 9g,防风 9g,白蒺藜 9g,制首乌 9g,白芍 12g,生地黄 12g,玄参 12g,白鲜皮 15g,鸡血藤 30g,甘草 6g。

方解:当归、制首乌、白芍、生地黄、玄参、鸡血藤养血滋阴、生津润燥;防风、白蒺藜、白鲜皮祛风止痒;甘草和中、调和诸药。

加减:口渴喜饮者,加北沙参 20g,麦冬 12g,五味子 10g,养阴清肺、益胃生津;大便干燥者,加瓜蒌仁 30g,清肺润燥、滑肠通便。

中成药:皮肤病血毒丸。

2.外治法

(1)三黄洗剂外搽皮损,每日 2~3 次。

(2)苦参、蛇床子、浮萍、地肤子各 20g,白芷、野菊花各 15g,石菖蒲 9g,水煎外洗。

五、预后与转归

预后良好。如不治疗,一般 4~8 周可以自然消退,不易复发,但也有延至数月或更长时间者。

六、预防与调护

1.忌食辛辣刺激性食物。

2.注意皮肤卫生,不可用热水烫洗,避免外用刺激性药物。

3.加强锻炼,提高机体免疫功能。

第五节　单纯糠疹

中医称单纯糠疹为"吹花癣""吹风癣"等,因部分患者有肠道寄生虫,故又称之为"虫斑"。本病是一种主要发生于儿童颜面的表浅性干燥鳞屑性浅色斑。

一、病因病机

中医认为,本病多属风热郁肺,随阳气上升拂郁肌肤而成;或由于饮食不洁,虫积内生,脾失健运,而发本病。

1.风热袭肺　春季阳气外发,复感风邪,风热袭肺,随气上升,上蕴肌肤,因而发病。

2.脾失健运　饮食不洁,虫积内生,脾失健运,湿热互结,郁于肌肤而发。

二、临床表现

好发于儿童和青少年,任何季节均可发病,但以春季发生较多。皮损主要发生在面颊部,亦可见于颈部及上臂,为淡白色或淡红色圆形或椭圆形斑片,边界清楚,直径1厘米至数厘米,上覆少量干燥糠状鳞屑,基底炎症轻微或缺乏。病程较长,多自然消退,自觉微痒或无自觉症状。

三、类证鉴别

1.白癜风　皮损为瓷白色斑疹,境界清楚,周边往往色素加深,表面光滑无鳞屑,无一定好发部位。

2.花斑癣　皮损初为毛孔周围褐色小斑疹,渐扩大并变成淡黄色及灰白色斑疹。好发于胸、背、腋窝及颈部,常于夏季加重或复发。真菌检查阳性。

3.贫血痣　用手摩擦皮损局部,皮损周围的皮肤发红,白斑不红。好发部位以躯干多见,终生不消退。

四、辨证施治

1.内治法　根据单纯糠疹的两个证型进行治疗。

(1)风热袭肺证

主症:皮疹色泽微红,重者可有微度肿胀,伴有瘙痒,口渴欲饮,舌质红,苔薄黄,脉数。

治法:疏风清肺,宣肺祛斑。

方药:桑菊饮加减。

桑叶10g,菊花10g,薄荷10g,连翘10g,牛蒡子10g,黄芩10g,赤芍10g,桔梗10g,芦根15g,生甘草10g。

方解:桑叶、菊花、薄荷、连翘、牛蒡子、桔梗疏风宣肺清热;黄芩、甘草、赤芍清热解毒。

加减:口干喜饮者,加石斛10g,葛根10g,天花粉10g,养阴生津。

中成药:黄连上清丸,防风通圣丸。

(2)脾失健运证

主症:皮疹淡白,边缘欠清,面色萎黄,无主观感觉,常伴脐周腹痛、食纳不佳。舌质淡,苔白,脉濡细。

治法:健脾和胃驱虫。

方药:香砂六君子汤加减。

党参15g,炒白术10g,茯苓10g,陈皮10g,木香10g,半夏10g,砂仁(后下)10g,槟榔10g,使君子10g,甘草6g。

方解:党参、炒白术、茯苓、陈皮、木香、半夏、砂仁健脾理气、调中和胃;槟榔、使君子杀虫消积;甘草调和诸药。

中成药:香砂六君子丸,芦荟丸。

2.外治法

(1)青黛、黄檗各 20g,煅石膏 200g,共研细末,麻油调匀外搽。

(2)25%硫黄软膏外涂。

(3)大枫子油外涂。

3.其他疗法

(1)针刺法:取合谷、风池、大椎、曲池、血海、膈俞、心俞等穴,体壮实者施泻法,年老体弱者施平补平泻法。留针 20~30 分钟,每日 1 次。

(2)耳针法:取肺、心、皮质下、交感、阿是等穴。每日 1 次或埋针。

五、预后与转归

预后好,大多数能自愈,少数可复发。

六、预防与调护

1.驱虫,多食水果蔬菜。

2.注意保持面部清洁,勿用碱性过强肥皂,避免暴晒。

第十七章　大疱及疱疹性皮肤病

第一节　天疱疮

天疱疮,中西医病名相同,也有称为"火赤疮"和"蜘蛛疮",是一种皮肤黏膜自身免疫性大疱性皮肤病。临床上以成批发生的松弛性大疱、组织病理有棘细胞松解所致的表皮内水疱为特征。历代中医对本病均有描述,最早在《外科理例》《外科秘录》都有记载。明·《外科启玄·天疱疮》中说:"遍身燎浆白疱,疼之难忍,皮破赤沾。"已和现代医学所说的"天疱疮"相类似。清·《医宗金鉴·外科心法要诀》中记载:"初起小如芡实,大如棋子,燎浆水疱,色赤者为火赤疮;若顶白根赤,名天疱疮。俱延及遍身,焮热疼痛,未破不坚,疱破毒水津烂不臭。"清·陈远公《洞天奥旨》中记载:"蜘蛛疮,生于皮肤之上,如水巢仿佛,其色淡红微疼,三三两两,或群掺聚,宛如蜘蛛,故以蜘蛛名之。"

一、病因病机

中医认为本病多因心火妄动,脾湿蕴蒸,复感风湿热毒之邪,内外合邪,熏蒸不解,外越肌肤而发;或久病湿热化燥,灼津耗气,致使气阴两伤。

1.热毒炽盛　心主火,心火旺盛,热灼营血,则表现为毒热炽盛之证。

2.心火脾湿　心火妄动,脾湿内蕴,复感风湿热毒之邪,郁于肌肤,不得疏泄而发病。

3.气阴两伤　久病湿热,毒邪化燥,耗气伤阴,病程日久则在本病后期常致气阴两伤。

二、临床表现

根据病理学上棘细胞松解的部位及临床特点,可以分为寻常性、增生性、落叶性和红斑性。

1.寻常性天疱疮

(1)皮损泛发,但常见于头面、躯干部。半数以上患者在皮损出现之前,先在口腔黏膜发生水疱和糜烂,经久不愈。

(2)基本损害为薄壁、松弛易破的大疱,破后显露糜烂,经久不愈。

(3)尼氏征阳性是本病的主要特征。以手指将疱壁轻轻加以推压,可使疱壁扩展、水疱加大;或牵拉破疱之残壁,引起周围表皮进一步剥脱;或稍用力推擦水疱间正常皮肤,亦可使表皮脱落或于搓后不久出现水疱。

(4)自觉疼痛。全身症状视皮损面积大小及有无继发感染而异,常有不同程度发热、畏寒、厌食、乏力等症状。

(5)起病突然,病程缓慢。新的皮疹不断出现,旧的皮疹不易痊愈。若不及时治疗,水疱及糜烂面不断向周围扩大,大量体液丢失,体质日渐衰弱,常可因肺感染、败血症及恶病质而死亡。

2.增生性天疱疮

(1)较少见,是寻常性天疱疮的良性型,多发于年轻人。

(2)好发于腋窝、腹股沟、肛门、乳房下及外阴等皱襞部位。

（3）早期损害与寻常性天疱疮相同，其特点为破溃后在糜烂面上渐出现乳头状的肉芽增生，边缘常有新生水疱，使损害面积逐渐扩大。表面结污垢厚痂，散发腥臭气味。

（4）自觉症状轻微。

（5）病程缓慢，预后较好。

3.落叶性天疱疮

（1）多发于老年人。

（2）初起多在头、面、上胸或背部，而后泛发全身。

（3）皮损初起是在正常皮肤或红斑上，发生小而松弛的水疱，尼氏征阳性，易于破裂，形成浅在糜烂面，很快干燥结成黄褐色薄痂，有时不发生水疱，患处皮肤潮红肿胀及叶状痂皮，类似剥脱性皮炎。

（4）自觉瘙痒或灼痛。

（5）病程慢性，患者可因衰竭或继发感染而死亡。

4.红斑性天疱疮

（1）是落叶性天疱疮的良性型，患者健康情况一般良好。

（2）皮损主要发生于头、面及躯干上部，一般无黏膜损害。

（3）面部损害为蝶形红斑，类似红斑狼疮表面附有薄痂，痂下可见表浅糜烂。头皮及胸背部散在小片状红斑及松弛薄壁水疱，尼氏征阳性，疱壁极薄，易破裂，结成鳞屑痂皮，类似脂溢性皮炎。

（4）自觉局部瘙痒。

（5）病程缓慢，自然缓解，但易复发。

三、类证鉴别

1.疱疹样皮炎　疱疹样皮炎损害为多形性，除水疱外尚有红斑、丘疹、风团等多种损害，往往聚集成群。水疱较小，尼氏征阴性，自觉瘙痒，口腔黏膜无损害。好发于肩胛、骶骨部及四肢伸侧等部位。组织病理检查水疱位于表皮下，无棘层细胞松解。

2.大疱类天疱疮　大疱类天疱疮皮损多先有风团或类似湿疹，后以大疱或血疱为主，疱壁厚，紧张丰满不易破裂，破裂后易愈合，尼氏征阴性，黏膜损害少见。组织病理检查无棘层细胞松解，水疱发生在表皮下。

四、辨证施治

根据天疱疮的病因病机，本病中医治疗总的法则是：清热解毒，凉血清营，健脾除湿，益气养阴。在治疗方法上应内治与外治相结合，内外合治，标本兼顾，才能达到较好的治疗效果。

1.内治法　根据天疱疮发病时间的长短、皮疹形态等表现的不同，一般可分为热毒炽盛、心火脾湿、气阴两伤三个证型进行治疗。

（1）热毒炽盛证

主症：发病急骤，水疱迅速扩大，松弛破裂糜烂，糜烂面鲜红，身热，心烦，口渴欲饮，便秘，舌质红绛，苔黄，脉细数。

治法：清热解毒，凉血清营。

方药：水牛角（先煎）30g，生地黄、银花、连翘各15g，赤芍、丹皮、栀子各10g，生甘草6g。

方解：水牛角凉血清心而解热毒，生地凉血滋阴生津，赤芍、丹皮、栀子清热凉血、活血散瘀,银花、连翘清热解毒,甘草解毒并调和诸药。

加减:大便秘结者加生大黄;高热烦躁者加紫雪散;红斑面积大者加紫草、大青叶。

中成药:雷公藤制剂。

(2)心火脾湿证

主症:红斑水泡散在,糜烂渗出流水较多,疲倦肢乏,食欲缺乏,心烦口渴,口舌糜烂,便秘或腹泻,尿黄,舌质红,苔黄腻,脉濡数。

治法:清心泻火,健脾除湿。

方药:生地黄、茯苓各15g,苍术、泽泻、茵陈、猪苓、赤小豆、木通各10g,甘草3g。

方解:生地黄清心凉血泻火,茯苓、泽泻、猪苓、木通利水渗湿,苍术、赤小豆、茵陈燥湿健脾,使湿去脾健,脾胃自和,甘草调和诸药。

加减:高热者加生石膏、知母;纳呆胸闷者加陈皮、鸡内金、枳壳;心火炽盛者加莲子心、黄连;口腔糜烂者加藏青果、金果榄。

中成药:双黄连胶囊。

(3)气阴两伤证

主症:病程日久,水泡时起时伏,以鳞屑、结痂为主,口渴不欲饮,烦躁少眠,消瘦乏力,咽干唇燥,懒言,舌质淡或有裂纹,少苔,脉沉细。

治法:益气养阴,清热解毒。

方药:沙参、金银花、麦冬、太子参、黄芪、生地黄各15g,五味子6g,玄参、玉竹、赤芍、地骨皮、蒲公英各10g,甘草3g。

方解:生地黄、麦冬养阴清热,生津润燥,配以沙参、玄参、玉竹、地骨皮养阴生津,以加强生地黄、麦冬益胃养阴之力;太子参、黄芪、五味子益气养阴收敛;金银花、蒲公英清热解毒;甘草调和诸药。

加减:心烦失眠者,加夜交藤、远志、柏子仁;大便不通者加胡麻仁;唇燥咽干者加天花粉、葛根。

中成药:知柏地黄丸、生脉口服液。

2.外治法

(1)皮损少时,可用1%甲紫外涂或1%甲紫糊膏包扎。

(2)黄檗、地榆各30g,每日1剂,煎水湿敷。

(3)面积较大、结痂及渗液较多者,可用0.9%氯化钠溶液、1∶8000高锰酸钾或0.5%小檗碱液等轻轻搽洗,然后在糜烂面上敷以0.5%小檗碱湿纱布。

(4)渗液减少后或原来渗液不多时,可外涂青黛散油或小檗碱锌氧油。

(5)大面积糜烂者,有条件者可采用暴露疗法。

(6)口腔糜烂者,可用金银花、甘草等份煎水含漱,再用西瓜霜或喉风散喷撒患部。

3.其他疗法 参脉注射液,每次20mL,加入5%葡萄糖液250mL中静脉滴注。适用于阴伤津液或气阴两伤证型者。

五、预后与转归

天疱疮是一种自身免疫性疾病,发病年龄大,体质差,水泡范围广,一般预后差。目前仍以大剂量肾上腺皮质类固醇激素控制病情,配合内服中药治疗,能加快递减激素或减轻激素的不良反应,调节其免疫功能,对缓解病情有良好的作用。

六、预防与调护

1. 卧床休息,经常翻动身体,防止发生压疮。
2. 注意保暖,保持皮肤清洁,注意口腔、外阴清洁,预防继发感染和并发症。
3. 高蛋白、高维生素、低盐饮食,禁食辛辣、鱼腥之物及酒类。
4. 皮损结痂或层层脱落时,可用麻油湿润,轻轻揩之,不宜水洗。

第二节 类天疱疮

中医称类天疱疮为"类天疱",是一种好发于老年人的大疱性皮肤病,因其皮损类似于天疱疮,故名类天疱疮。临床特征是在红斑上或者正常皮肤上出现紧张性大疱,疱壁较厚,呈半球形,不易破裂,尼氏征阴性。该病病程长,预后较好。历代中医对本病也有一些描述,如《医宗金鉴》"此证初生如疥,搔痒无时,蔓延不止,抓津黄水,浸淫成片,由心火脾湿受风而成"。

一、病因病机

中医认为类天疱疮总由脾虚失运、湿热内生、蕴积肌肤所致,可参照天疱疮。

二、临床表现

类天疱疮包含三种类型:大疱性类天疱疮、妊娠性类天疱疮(妊娠疱疹)、瘢痕性类天疱疮。

1. 大疱性类天疱疮 多见于老年人,但青壮年、儿童亦可患病,女性多于男性,好发于颈、腋、腹股沟和四肢的屈侧,但往往泛发,口腔黏膜很少受累。在无继发感染情况下,很快愈合,但可反复发作,以致病程迁延较长。

皮疹为在红斑上或正常皮肤上出现紧张性水疱,疱壁较厚,呈半球形,不易破裂,疱液清亮透明,偶有血疱。有的中心消退呈环形红斑样损害,疱破后露出糜烂面,很快愈合,留下色素沉着斑。尼氏征阴性,但在炎性红斑上压迫水疱,有时可能移动,而正常皮肤没有擦脱现象,愈后新的疱疹可以不断发生,但其黏膜损害少而轻微。病理变化为表皮下水疱,基膜带有 IgG 呈线状沉积,血清中有抗基膜带自身抗体。自觉瘙痒明显,少数患者在发疹前可有怕冷、发热、关节酸楚、胃纳不香等症状。

大疱性类天疱疮还有几种临床亚型:①小疱型,簇集分布的小水疱,疱壁紧张,类似疱疹样皮炎;②多形型,躯干、四肢有小丘疹、水疱、瘙痒,无小肠病变;③增生型,较为罕见,限于腹股沟、腋和脐部,增生性斑块伴结痂;④结节型,角化过度的结节和斑块上发生水疱;⑤局限型,多见于中老年妇女,小腿伸侧面发生大疱,愈后不留瘢痕,可自行消退。

2. 妊娠类天疱疮 又称为妊娠疱疹、妊娠多形性红斑,发生于妊娠末期和分娩后,好发于孕妇腹部及四肢,表现为多形性损害,荨麻疹样红斑和张力性水疱、大疱均可发生,瘙痒剧烈。以后妊娠时有可能复发。

3. 瘢痕性类天疱疮 多见于 60 岁以上的老年人,病程慢性,大多侵犯眼结膜和口腔黏膜,部分患者累及皮肤,反复发生水疱、大疱、糜烂,有形成瘢痕倾向,并引起粘连。

三、类证鉴别

1.大疱性多形红斑 本病发病急剧,伴有高热等全身症状,好发于足背、前臂与面部,口腔黏膜亦常受累。皮损有时可有虹膜样损害。

2.疱疹样皮炎 皮损主要为成群的丘疹及水泡,水泡较小,多呈环状排列,主要发于四肢伸侧、肩胛、臀部等处,不侵犯黏膜。碘试验阳性。

3.天疱疮 皮损多在外观正常的皮肤上出现水泡,疱壁薄而松弛,易于破裂形成糜烂及结痂,尼氏征阳性。可见于任何部位,常侵犯黏膜。

四、辨证施治

根据本病的病因病机,本病总的治疗法则是:健脾利湿,清热凉血。在治疗方法上应内治与外治相结合,内外合治,标本兼顾,才能达到较好的治疗效果。

1.内治法 本病一般可分为两型:脾虚湿热证,血热夹湿证。

（1）脾虚湿热证

主症:红斑水泡,疱壁较厚,不易破裂,破后糜烂,或伴有怕冷,发热,胃纳不香,苔薄黄腻,脉滑数。

治法:健脾益气,清热利湿。

方药:参苓白术散加减。

党参 15g,白术 9g,淮山药 9g,生黄芪 15g,蒲公英 30g,银花 9g,土茯苓 30g,白鲜皮 30g,车前子(包煎)9g,六一散(包煎)9g。

方解:党参、白术益气健脾渗湿为主,配以淮山药、黄芪健脾益气,蒲公英、银花清热解毒,土茯苓、白鲜皮燥湿止痒,车前子、六一散利湿。

加减:发热者,加黄芩 9g,板蓝根 30g;有血疱者,加丹皮 9g,仙鹤草 15g,白茅根 30g;瘙痒甚者,加苦参 9g,徐长卿 15g。

（2）血热挟湿证

主症:水泡周围颜色发紫,挟有血疱、血痂,舌质红苔薄,脉弦数。

治法:清热凉血利湿。

方药:凉血地黄汤加减。

生地 30g,赤芍 9g,丹皮 9g,黄芩 9g,黄连 6g,槐角 9g,生地榆 9g,白茅根 30g,紫草 12g,土茯苓 30g,白鲜皮 30g,车前子(包煎)9g,生甘草 3g。

方解:生地、赤芍、丹皮清热凉血,活血散瘀,配以黄芩、黄连清热解毒,生地榆、紫草、白茅根凉血化斑,土茯苓、白鲜皮、车前子祛湿,甘草解毒、调和诸药。

加减:水泡大、数量多加五加皮、冬瓜皮、红花,灼热刺痛加地骨皮、桑白皮,瘙痒剧烈加苦参、地肤子、钩藤。

2.外治法

（1）黄檗搽剂涂后,再外扑青黛散或三石散。

（2）损害局限者,可酌情外搽皮质激素软膏。

（3）水泡较大、疱破渗出明显时,可用大黄、千里光、马齿苋、地榆煎水湿敷。

3.单方成药 雷公藤浸膏片,每次 2 片,每日 2~3 次。

五、预防与调护

应给予高蛋白、多维生素、低盐饮食,预防全身和局部继发感染。

第三节　家族性慢性良性天疱疮

本病在中医古籍里还没有相应的确切的病名,近代中医称家族性慢性良性天疱疮为"皱褶疱疮"。现代医学认为这是一种罕见的不规则的常染色体显性遗传性皮肤病。本病是Howard Hailey 与 Hugh Hailey 兄弟二人在 1939 年首先报告,并命名为家族性良性慢性天疱疮,故又称 Hailey-Hailey 病。本病的临床特点是在颈、腋、腹股沟等部位反复出现水疱,无全身症状,病情进程较慢,易反复发作。

一、病因病机

中医认为家族性慢性良性天疱疮因先天禀赋不足,后天脾虚不能健运,湿浊内停,兼之暑湿或湿热之邪外袭,则内外湿热相搏,郁于肌肤而发。

二、临床表现

通常发生在青春期后,性别无差异,好发于颈、腋窝、脐周、腹股沟、外阴、会阴、肛周、股内侧、腘窝等容易摩擦的部位,病变可局限于上述一二处,亦可泛发。初起时,在外观正常皮肤或红斑上发生松弛性群集水疱和大疱,开始疱液澄清,而后变混浊,尼氏征阳性,也可阴性。疱破后露出糜烂面,并结成厚痂。有时皮疹中心干燥,炎性边缘逐渐向外扩大,形成环状或片状糜烂、结痂或渗出性损害,有腥臭味。不典型的病例在小腿部有疣状角化过度性损害、苔藓样斑块、瘙痒性丘疹损害和类似类天疱疮的大疱性反应。

三、类证鉴别

1.寻常型天疱疮　好发于中年人,损害为全身性,60%患者病前有口腔黏膜损害,病变部位在棘层,因而在皮肤上可出现大小不一的浆液性水疱,薄而易破,遗留愈合缓慢的糜烂面,有油腻性痂皮,无家族史。皮损及血液中可测到天疱疮抗体。

2.疱疹样皮炎　好发中年男性,典型的发病部位在肩胛、四肢的伸面,皮损为多形性,但以成群分布的水疱为突出,尼氏征阴性,无一定季节性。碘试验、嗜酸性粒细胞计数及病理组织检查有助于鉴别。免疫病理检查可见真皮乳头顶部颗粒状 IgA 沉积。

3.毛囊角化病　从病理组织学上不易鉴别,但临床上,本病具有发生于脂溢区的角化过度的毛囊性丘疹,具有特殊诊断价值。

四、辨证施治

根据家族性慢性良性天疱疮的病因病机,结合临床辨证,本病主要分为湿热毒盛型和脾虚湿蕴型,治疗法则分别采用清热利湿和健脾渗湿,并宜结合外治法。

1.内治法

(1)湿热毒盛证

主症:皮肤鲜红斑上水疱疱液混浊,水疱溃破后有渗液,糜烂面鲜红,痂皮较厚,自觉瘙痒,附近淋巴结可肿大。可伴有口干渴,心烦,疲倦乏力。舌质红,苔黄腻,脉弦滑或濡数。

治法:清热利湿解毒。

方药:黄连解毒汤合茵陈五苓散加减。

黄连10g,黄檗12g,黄芩12g,山栀子12g,土茯苓30g,猪苓15g,泽泻12g,绵茵陈15g,生甘草6g。

方解:黄芩、黄连、黄檗清热燥湿,分别泻上、中、下焦之火;山栀子通泻三焦之火从膀胱而出;土茯苓、绵茵陈清热去湿;猪苓、泽泻利水渗湿;生甘草清热解毒并能调和诸药。

加减:兼有暑湿者,加冬瓜皮15g,绿豆衣10g,以清热解暑去湿;热毒较重者,加白花蛇舌草30g,蒲公英15g,清热解毒;口干渴者,加天花粉、玄参各15g,生津止渴。

中成药:龙胆泻肝丸、湿毒清胶囊、雷公藤多甙片、火把花根片。

(2)脾虚湿蕴证

主症:水泡反复发作,疱液较清,红晕不明显,痂皮较少,可伴有面色苍白,体倦乏力,纳呆,大便溏。舌质淡红,苔薄白,脉濡或细。

治法:健脾渗湿。

方药:参苓白术散加减。

党参25g,茯苓30g,白术15g,山药15g,炒扁豆15g,薏苡仁30g,泽泻12g,炙甘草6g,陈皮5g。

方解:党参、白术、茯苓、炙甘草即四君子汤,有健脾益气之功,而白术能燥湿,茯苓能渗湿,加上山药健脾;薏苡仁、扁豆理脾除湿;陈皮理气化湿。

加减:湿重者,加赤苓皮、萆薢各15g,利水渗湿;夹瘀者,加桃仁10g、川红花10g、丹参15g,活血化瘀。

中成药:雷公藤多甙片、火把花根片、参苓白术丸、八珍丸。

2.外治法

(1)皮疹为水泡、糜烂,渗液较多者,可用金银花、地榆、苦参、九里明、野菊花、马齿苋、蒲公英各30g,煎水待温外洗或湿敷。

(2)皮疹为红斑、水泡,渗液不多,伴瘙痒者,可用三黄洗剂外搽。

(3)渗液不多、痂皮较厚者,外涂青黛散油。

(4)夏日皮肤皱褶部位潮红而痒者,可外扑六一散、石珍散或青黛散。

五、预后与转归

本病病程较长,恶化、缓解反复交替发作,夏季多汗易加重,冬季常可自行缓解,不少患者症状可缓解,但痊愈者少见。有相关医学报告指出50岁以后患者的病情可减轻。总体而言,本病预后良好。

六、预防与调护

1.不宜吃腥荤发物,宜食易消化、有营养的食品。

2.注意卫生护理,改善衣物通爽透气,最好穿吊带裤;对长期卧床者,更应经常翻身、擦背,预防压疮发生。

3.尽可能避免搔抓与烫洗,若有糜烂、渗出,应用湿敷剂湿敷,并用油剂外搽,尽快促进干燥结痂,防止化脓感染。

第四节　疱疹样皮炎

中医称疱疹样皮炎为"火赤疮",是一种慢性复发性的疱疹性皮肤病。皮疹呈多形性,对称分布,瘙痒剧烈。目前认为本病可能是一种自身免疫性疾病,但病因尚未明了。

一、病因病机

中医认为疱疹样皮炎多因脾失健运,湿浊内停,郁久化热,湿热蕴积,又因心火妄动,心火脾湿交蒸,兼之风邪外袭,风、湿、热搏于肌肤所致。若迁延日久,则往往热衰湿盛,湿困脾阳,而为脾虚湿盛。

二、临床表现

本病在欧洲的发病率较高,黑人和亚洲人系均较少发病,发病突然,或有全身不适、倦怠、低热等前驱症状,而瘙痒通常是最早的自觉症状。典型病例的损害主要是对称地分布于肩胛、项、臀和肘、膝关节伸面,躯干和头面部亦可累及,手足则较少。罕有口腔黏膜损害,其发生者多见于上腭、唇或齿龈部,表现为红斑、水疱、糜烂或溃疡,并有明显的自愈倾向。初发皮肤损害多为小的红斑,进一步发展成 2~3mm 直径的荨麻疹样丘疹,若与邻近损害融合则可达 10cm 直径以上。水疱是散在分布的,若聚集成群则呈疱疹状,或有成环状者,有时发展成大疱,但不常见。水疱位于表皮下,疱壁较厚,腔内充满浆液,故呈紧张饱满而有光泽感,由于无棘层细胞松解,故不易破裂。持续较久的水疱,疱液呈混浊状,偶有血疱。一般是先有局部瘙痒,再于该处发生丘疹、水疱,故有时仅见局部抓伤和结痂而原发损害并不明显。皮肤损害消退后常有色素沉着斑或色素减退斑,或有轻度皮肤苔藓样变化,偶尔有点状瘢痕。自觉剧痒,且为最早出现的症状,夜间尤甚。由于搔抓剧烈,常导致出血、继发感染、湿疹样变,一般没有全身症状,少数患者有倦怠、全身不适等症状。病情常反复加重及缓解,病程长,甚至可长达 10 年以上。发作次数可逐渐减少,有时可自行痊愈。部分患者有腹泻等胃肠道症状,给予无谷胶性食物,症状有好转。小儿疱疹样皮炎与成人表现不同:①皮疹缺乏多形性;②皮疹主要为水疱、大疱;③分布对称,常呈群集分布,但很少弥散;④瘙痒不明显或阙如。

三、类证鉴别

1.大疱性类天疱疮　多发于老年人,基本损害为壁厚张力性大疱或血疱,不易破裂,破裂后易愈合,棘层松解征阴性,黏膜损害少见。组织病理为表皮下疱,取皮损做直接免疫荧光检查,示基膜带因 IgG 和(或)C3 沉积所致的带状荧光。

2.多形红斑　病程短,多在数周内痊愈,皮损好发于手、足、前臂、小腿、颜面、颈部、口唇黏膜等处,嗜酸性粒细胞不高。

3.角层下脓疱性皮病　原发性水疱多为松弛菲薄脓疱,呈环状及蛇行性排列,损害好发于腹股沟、腋窝等处,嗜酸性粒细胞不高,常有腹股沟等处淋巴结肿大。

4.线状 IgA 大疱性皮病　二者临床表现和组织病理改变相似,而直接免疫荧光是鉴别的要点。前者表现为沿基膜带有 IgA 呈线状沉积,而疱疹样皮炎表现为真皮乳头有颗粒状 IgA 沉积。

5.疱疹样天疱疮　二者临床症状难以区分,但疱疹样天疱疮病理变化为表皮海绵形成,嗜酸性粒细胞浸润,部分病例表皮内有棘层松解。

四、辨证施治

根据疱疹样皮炎的病因病机,本病中医治疗的法则是:清热利湿,佐以祛风或健脾祛湿,佐以祛风。在治疗方法上应内治和外治相结合。

1.内治法　疱疹样皮炎一般急性者多属湿热夹风证,慢性者多属脾虚湿盛证。

(1)湿热夹风证

主症:皮疹成批出现,呈多形性,见红斑、丘疹、风团、丘疱疹、水泡等,以成群分布的水泡为主,疱周红晕色鲜红而明显,瘙痒剧烈(相当于急性或急性发作者)。可伴有心烦,口渴,纳呆,疲乏不适,夜睡难寐,小便短赤,大便干结或溏泄,舌质红,苔黄腻或白腻,脉濡数、滑数或弦滑数。

治法:清热利湿,佐以祛风。

方药:清脾除湿饮加减。

土茯苓 30g,生地黄 30g,绵茵陈 15g,连翘 15g,金银花 15g,黄芩 12g,山栀子 12g,白鲜皮 12g,蝉蜕 12g,薄荷(后下)9g,生甘草 6g。

方解:金银花、连翘、白鲜皮清热解毒,生地黄、山栀子清心火、凉血,土茯苓、绵茵陈、黄芩、白鲜皮清热除湿,佐以蝉蜕、薄荷祛风止痒,生甘草清热解毒,并能调和诸药。

加减:瘙痒较剧者,可加乌梢蛇 12g,白僵蚕 9g,全蝎 6g,以祛风搜风止痒;热毒较盛者加白花蛇舌草 30g,清热解毒;大便秘结者,加大黄(后下)12g,玄明粉(冲服)15g,以通腑泄热;痒甚而不眠者,加生龙骨(先煎)30g,生牡蛎(先煎)30g,灵磁石(先煎)30g,重镇安神止痒;口干渴者,加天花粉 15g,玄参 15g,麦冬 15g,清热生津止渴。

中成药:雷公藤多甙片、火把花根片、龙胆泻肝颗粒。

(2)脾虚湿盛证

主症:皮疹见丘疹、丘疱疹、水泡等,仍以水泡为主,但分布较湿热夹风证型稀疏,疱周红晕色淡红,瘙痒仍较剧烈(相当于慢性、迁延日久者)。可伴有面色苍白或萎黄,胸闷腹胀,胃纳欠佳,体倦乏力,大便溏软。舌质淡红,苔白厚腻,脉濡缓。

治法:健脾化湿,佐以祛风。

方药:除湿胃苓汤加减。

白术 12g,苍术 12g,山栀子 12g,木通 12g,白鲜皮 12g,厚朴(后下)12g,土茯苓 30g,泽泻 15g,炒扁豆 15g,钩藤 15g,蝉蜕 9g,陈皮 6g,生甘草 6g。

方解:白术、苍术健脾燥湿,炒扁豆健脾化湿,泽泻渗湿,陈皮理气健脾化痰,厚朴芳香化湿行气,土茯苓、木通、白鲜皮、山栀子祛湿而清热,蝉蜕、钩藤祛风止痒,生甘草调和诸药。

加减:瘙痒剧烈者,可加乌梢蛇 12~15g、白僵蚕 9g、全蝎 6g,以祛风搜风止痒;脾虚之见证明显者,可加党参 25~30g,以健脾益气,或改用参苓白术散加减。

中成药:雷公藤多甙片、火把花根片、参苓白术丸。

2.外治法

(1)渗液少而瘙痒明显者,可用 1%薄荷炉甘石洗剂、1%薄荷三黄洗剂或 1%冰片炉甘石洗剂外搽,也可外扑石珍散。

(2)皮疹泛发,渗液较多,糜烂、结痂者,或有继发感染者,可用金银花、野菊花各 120g,

苦参、黄檗、九里明、大飞扬、马齿苋各120g,薄荷(后下)50g,煎水作温水药浴。

（3）经药浴污液减少者,可外涂青黛散油或小檗碱锌氧油。

五、预后与转归

病程长,加剧及缓解交替发作,预后良好,死亡较少。有相关医学研究报告,患者总203例,35%患者缓解需2~40年,40%患者10年以后有活动性皮损。儿童发病常至青春期消失。

六、预防与调护

1.避免吃含有碘剂和溴剂的药物,食物如紫菜、海带等也要少吃,不能外搽碘剂,因为它们会影响表皮与真皮连接处的黏合性。

2.全面体格检查,排除合并自身免疫性甲状腺、内脏恶性肿瘤等的可能性,要清除感染病灶。

3.无谷胶饮食能使肠道与皮肤病变均改善,用此饮食数周后症状即有改善,长期应用(6~48个月)后可以使治疗药物减量或停用。

第五节　获得性大疱性表皮松解症

中医称获得性大疱性表皮松解症(EBA)为"擦疱疮",是一种少见的发生于成人皮肤摩擦部位的大疱性皮肤病,目前被认为是自身免疫性表皮下大疱病。其特点为轻微摩擦或外伤即发生大小不等张力性水泡,继则糜烂,结痂,愈后留萎缩性瘢痕及粟丘疹,同时伴有甲营养不良,临床上极易与其他大疱性皮肤病相混淆。古代《医宗金鉴·幼科杂病心法要诀》又名其"胎风"。

一、病因病机

多因先天素亏,禀赋不足,肝肾俱亏,肺脾虚弱,湿浊胎毒蕴阻肌肤而生,病久气阴两亏,阴损及阳。

二、临床表现

本病多见于成年人,儿童和老人也可发病,诊断标准:①无明显炎症皮肤处发生机械性大疱损害,愈后有瘢痕和粟丘疹;②无家族史;③病理表现为表皮下水泡,疱内有纤维素;④DIF示沿基膜线状IgG、C3和C4沉积;⑤免疫电镜证明IgG沉积于真皮上部。

临床常见两型:①经典型获得性大疱性表皮松解症,皮疹好发于四肢伸侧肘、膝、腕、手指、足根等易受压部位,皮疹为大小不一的水泡,偶见血疱,疱壁紧张,疱破后有脂液外溢,愈后遗留色素沉着和萎缩性瘢痕,有些病例有萎缩性斑秃、甲营养不良性改变;②大疱性类天疱疮样获得性大疱性表皮松解症,在红斑皮肤上出现紧张性的水泡、大疱,皮损分布广泛,波及全身,愈后可无瘢痕及粟丘疹。

三、类证鉴别

1.迟发性皮肤卟啉症　有光感性皮损且尿卟啉检查阳性。

2.遗传性大疱性表皮松解症　发病早,有家族史,直接免疫荧光检测基膜带有IgG呈线状沉积。

3.大疱性类天疱疮(BP)、瘢痕性类天疱疮(CP)　两者盐裂皮肤行直接、间接免疫荧光检查,组织及循环 IgG 抗原沉积于裂开皮肤真皮侧为 EBA,如沉积在表皮侧则为 BP 和 CP。作免疫印迹和直接免疫电镜(DIEM)可进一步鉴别 BP 和 CP。

4.大疱性系统性红斑狼疮(BSLE)　后者常具备下列条件:①发病年龄多在 40 岁以下,符合 SLE 诊断标准;②水泡、大疱不只是局限于曝光部位;③病理学与疱疹样皮炎相似;④皮损与非皮损部位直接免疫荧光检查可见免疫球蛋白 IgG 和(或)IgM、IgA,如呈线状沉积在基膜以下;⑤临床治疗上对氨苯砜(DDS)有效;愈后不留瘢痕。

四、辨证施治

1.内治法

(1)湿热证

主症:多发生于小儿,好发于肘膝、腰骶等处,疱液常以血性为主,疱破后则结血痂,伴有口唇赤红,夜间哭闹,小便短黄,舌红苔黄,脉数,指纹紫。

治法:清心导热,解毒宁神。

方药:清热解毒汤加减。

生地黄、银花、连翘、赤芍各 10g,黄连、木通、生甘草各 3g,薄荷 1.5g,灯心草 3g。

(2)脾湿证

主症:患者偏胖,反复发生水泡,水泡或小如黄豆或大如樱桃,疱壁紧张丰满,疱破后脂液外溢,伴有纳呆,便溏,舌质淡红胖嫩,苔薄白,脉弦细。

治法:益气健脾,化湿消疱。

方药:健脾除湿汤加减。

茯苓皮、冬瓜皮各 15g,泽泻、炒枳壳、苍白术各 10g,赤小豆 30g,茵陈、砂仁各 6g。

(3)脾肾阳虚证

主症:病情反复发作,迁延不愈,形体消瘦,头发稀少,爪甲软缺,伴有怕冷、乏力,舌质淡红或胖嫩,脉沉细。

治法:健脾补肾,益气养血。

方药:右归饮加减。

制附片、炒杜仲、天麦冬、陈皮各 10g,山药、山萸肉、枸杞子、熟地、扁豆、阿胶、党参各 12g,鹿角胶、龟板各 6g。

2.外治法(外洗、外搽、外敷等)　皮疹以水泡和血泡为主,以抽疱为主,外用甲紫,防止感染。也可用青黛或黄檗散外搽。

3.其他疗法

(1)体针疗法:取内关、曲池、足三里、阳陵泉,留针 20 分钟。

(2)耳针疗法:取耳穴肝、肾、内分泌、神门、皮质下,用压豆法,每周 1 次。

五、预后与转归

EBA 预后不一,部分患者可自然缓解,也有患者可造成毁形和影响肢体功能,EBA 的预后与患者的年龄有一定关系,儿童患者较成人预后要好。

六、预防与调护

对症治疗,增加营养,多食高蛋白食物、新鲜蔬菜和水果。保护皮肤,防止外伤和感染。

第十八章　皮肤肿瘤

第一节　瘢痕疙瘩

中医称瘢痕疙瘩为"蟹足肿"，是一种皮肤组织的良性纤维组织增生性病变。临床上以胸部、肩背部不规则突起增生性斑块，肥大而坚硬，色淡红或白，形如蟹足或蜈蚣，无明显症状，或偶有痒痛为特征。本病多见于成年人，常在外伤、烧伤等创伤后发生，可数年不愈。由于本病所生形如蟹足、蜈蚣、肉龟等，故中医谓之"蟹足肿""肉蜈蚣""肉龟疮"等。历代中医古典医籍对本病均有描述，如《疡医大全》曰："肉龟疮乃心肾二经受证，生于胸背两胁间，有头有尾，且有四足，皮色不红，突起二寸。"较详细描述了本病的临床特征。

一、病因病机

中医认为本病主要是由于先天禀赋不耐，素体特异，或因金疮水火之伤，余毒未净，以致湿热煿结，气滞血瘀所致。

1.先天禀赋不耐，素体特异　肾为先天之本，主人之生长与发育。若先天禀赋不耐，素体特异，遇金创、水火之伤，阴阳平衡失调，营卫不和，气滞血凝而成。

2.外伤之后邪毒侵袭肌肤，湿热煿结，气血受阻，气滞血瘀所致本病。

3.痰凝瘀结　若禀赋不足，肾阴亏虚，相火过旺，煎熬津液成痰，阴虚血行不畅为瘀，痰瘀结聚，煿结于脉络，发于肌肤而成。

二、临床表现

瘢痕疙瘩多发生于成年人，常在外伤、烧烫伤、手术等创伤后发生。皮损好发于胸部、肩背部以及上臂部，初起为隆起的、坚实的丘疹及斑块，缓慢增大，并逐渐形成瘢痕；呈红色或粉红色，并逐渐转为褐色、白色；形状不一，边界清楚，表面多光滑发亮，超出原伤口范围，可形成蟹足状、蜈蚣状等。多无自觉症状，部分人可有不同程度的瘙痒或刺痛感，可数月或数年不愈。

三、类证鉴别

1.肥大性瘢痕　皮损与原有损害范围相同，损害可在皮肤创伤后3~4周发生，皮损范围不超过外伤部位，且在1~2年内可缩小变软。

2.皮肤纤维肉瘤　无明显皮肤创伤史，表面易破溃、出血，组织病理为纤维肉瘤改变。

3.瘢痕结节病　本病发生于瘢痕部位，皮损类似瘢痕疙瘩，但病理改变为上皮样细胞肉芽肿。

四、辨证施治

根据瘢痕疙瘩的病因病机，本病中医治疗总的法则：活血化瘀，软坚散结。在治疗方法上应该内治和外治相结合，内外合治，标本兼顾，才能达到较好的治疗效果。

1.内治法　根据瘢痕疙瘩发病时间的长短、皮损形态等表现的不同，一般分为瘀毒结聚、气虚血瘀两个证型治疗,其中以瘀毒结聚为基本证型,气虚血瘀是由瘀毒结聚演变而成。

（1）瘀毒结聚证

主症:瘢痕斑块初起,颜色较鲜红或紫红,质地坚硬,有时痒痛不适,口干,大便干结,小便短赤,舌质红有瘀点,苔薄黄,脉弦。

治法:活血化瘀,解毒散结。

方药:桃红四物汤加减。

桃仁 10g,红花 10g,当归 15g,赤芍 15g,生地 20g,川芎 10g,水蛭 10g,丹参 15g,蒲公英 15g,香附 10g,玄参 15g,半枝莲 30g,甘草 6g。

方解:桃仁、红花、赤芍活血化瘀,当归、川芎、水蛭、丹参、香附行气活血,生地、玄参养阴清热,蒲公英、半枝莲清热解毒,甘草调和诸药。

加减:瘢痕质地坚硬,加三棱、莪术、炮甲各 10g,软坚散结;大便秘结不通,加大黄、枳实各 10g,通腑泄热。

中成药:大黄蟅虫丸。

（2）气虚血瘀证

主症:瘢痕疙瘩日久不消,颜色淡红或暗红不鲜,无痒痛,体弱肢倦,声低懒言,舌质淡红,苔薄白,脉细涩。

治法:益气活血,化瘀散结。

方药:补阳还五汤加味。

黄芪 60g,当归 15g,川芎 10g,桃仁 10g,红花 10g,赤芍 15g,地龙 10g,三棱 10g,莪术 10g,土鳖虫 10g。

方解:黄芪、当归、川芎、地龙益气活血通络,桃仁、红花、赤芍、三棱、莪术、土鳖虫化瘀散结。

加减:瘢痕坚硬伴疼痛,加玄参 30g,炮山甲 10g,浙贝母 12g,清热解毒散结;食少便溏,加白术 15g,茯苓 15g,苡米 30g,健脾祛湿。

中成药:复方丹参片。

2.外治法

（1）生附子、密陀僧、煅牡蛎、川芎、茯苓各 20g,研细末,香油调成糊状,外敷,每日 1 次。

（2）五倍子、山豆根各等份研末,麻油调敷,涂 0.5cm 厚,每 3 日换敷 1 次。

（3）取鸦胆子仁去壳皮,研碎如泥状,加入凡士林,制成 20%～30% 鸦胆子软膏,外涂,每隔 2 日换药 1 次。

（4）独角莲膏外贴,每日换药 1 次。

3.其他疗法

（1）针刺疗法:取阿是穴（皮损区）,用 1 寸左右的毫针,距损害边缘 0.5cm 处,呈 70° 角斜刺,针尖汇于损害中央,留针 30 分钟,其间行针 3～5 次,隔日 1 次。

（2）耳穴压豆法:瘢痕疙瘩伴疼痛,取耳穴肺、内分泌、皮质下,将中药王不留行药粒置于小块胶布中央,然后贴在穴位上,嘱患者每日按压穴位数次,每次压 10 分钟。

（3）皮损内注射法:分别用丹参注射液 1mL,在皮损四周轮流交替斜向皮损下肌层内注射,10 日为一个疗程,疗程间隔 2～3 日。

五、预后与转归

目前治疗瘢痕疙瘩虽然取得一些进展,但疗效均有限,尤其是较大面积的瘢痕疙瘩,治疗仍较困难。发生于暴露部位的瘢痕疙瘩可影响外观,烧伤所致的较大瘢痕疙瘩则可导致毁容、畸形和功能障碍,严重影响患者的生活质量。

六、预防与调护

1.有瘢痕体质者应尽量避免创伤,出现瘢痕应尽早治疗。

2.尽量避免搔抓及各种刺激瘢痕处,以防止瘢痕扩大,尤其是具有瘢痕体质者,更应避免刺激瘢痕。

3.少食辛辣发物,躯干、四肢处瘢痕疙瘩可用弹力绷带加压包扎。

4.瘢痕处若有刺痛感,应及时治疗,不要乱用腐蚀药物。

第二节　血管瘤

中医称血管瘤为"血瘤",是一类由新生的血管所组成的良性肿瘤,多发生于婴儿或儿童,为最常见的皮肤良性肿瘤之一。临床以瘤体或红或紫,按之可暂时退色或缩小,触破后出血不止为特征。常见于头面、颈部及躯干、四肢皮肤,往往在出生时或出生后不久被发现。血管瘤在婴儿期增长迅速,以后可逐渐停止生长,有时可自行消退。由于本病所生瘤体或红或紫,故中医谓之"血瘤"。中医古代文献有不少对本病的描述,如唐·《外台秘要》记载:"肘后云,皮肉中突肿起,初如梅李,渐长大,不痒不痛,又不坚硬,按之柔软,此血瘤。不疗,乃至如盘大,则不可复消,而非杀人病尔,亦慎不可破,方乃有大疗。"明·《外科枢要》载:"心裹血而主脉……若劳役火动,阴血沸腾,外邪所搏而为肿者,其自肌肉肿起,久而有赤缕,或皮俱赤,名曰血瘤。"明·《薛氏医案》《外科启玄》《外科正宗》对本病症状、病因病机、治法方药等均进行了论述,而清·《医宗金鉴》又从中分出"红丝瘤"一病,指出其为先天所致,对本病的认识又更加深化了。本病属中医"瘤疮"的范畴。

一、病因病机

中医认为血管瘤主要是由于先天肾中伏火,气滞血结,经络不通,受到外邪所搏,脉络塞聚所致。

1.心火妄动,逼血沸腾　若心火亢盛,迫血入络,血不循经,外受寒凉,相互凝结,以致气血纵横,脉络交错,凝聚成形,显露于肌肤所致。

2.得之先天,受之父母　清·《医宗金鉴·外科心法要诀》曰:"此患由先天肾中伏火,精有血丝,以气相传,生子故有此疾。"说明本病与先天因素有关。

3.肝火郁结,血络瘀阻　小儿脾常不足,肝常有余,若肝火郁结,经络不通,致血络瘀阻,气血凝滞,脉络塞聚成形,显露于肌肤而成。

二、临床表现

血管瘤多发生于婴儿或儿童,常见于头面、颈部、躯干及四肢皮肤,大多为先天性,女性较为多见,大部分在出生时或出生后不久被发现,无明显自觉症状。本病在婴儿期增长迅速,随年龄增长而有所增大,达到一定程度后可停止生长,部分有时可自行消退,很少发生恶变。根据血管瘤形态,临床上分为三种类型。

1.**鲜红斑痣** 又称葡萄酒痣或毛细血管扩张痣。本病表现为淡红或暗红色的斑片,单发或多发,边缘不整,形状不规则,表面光滑,可见毛细血管扩张,压之易褪色,不高出皮面。常在出生时或出生后不久出现,好发于头面、颈部,大多为单侧性,偶或为双侧性,有时累及黏膜,可随人体长大而增大。发生于枕部、额部或鼻梁部等中位者,往往能自行消退,而累及一侧者且较大或广泛的病损,常终身持续存在,可隆起或形成结节状或疣状增生,或伴有其他血管畸形。

2.**单纯性血管瘤** 又称草莓状血管瘤或毛细血管。表现为一个或数个鲜红色或紫色、高出皮面、柔软而呈分叶状的肿瘤,边界清楚,直径1~4cm,压之不易退色。好发于头、颈部或肩部,可出生时就存在,但通常在出生后数周内出现,并逐渐增大至数厘米,大多数在1周岁内长到最大限度,此后逐渐开始消退,大多数患者在5~7岁时可自行完全或不完全消退。

3.**海绵状血管瘤** 表现为大而不规则、柔软的皮下肿块,呈圆形或不规则形,可高出皮面。呈结节状或分叶状,边界不清楚,质软而有弹性,损害皮面颜色正常,或呈淡紫色或紫蓝色,挤压后可缩小,其上方可伴发草莓状血管瘤,无自觉症状。本病在出生时或出生后不久发生,好发于头、面、颈部,亦可见于身体其他部位。海绵状血管瘤有持续存在和不断增大的倾向,有时偶尔可达到惊人的大小,而且影响或压迫到重要器官,但有些病例也可自然消退。海绵状血管瘤增大时,也可能发生破溃、继发感染,最后形成瘢痕。有些海绵状血管瘤可伴发血小板减少性紫癜,称为 Kasabach-Merritt 综合征,属一种严重类型,据报告,约1/4病例死于出血、呼吸道感染或恶变。

三、类证鉴别

1.**化脓性肉芽肿** 皮损为鲜红或棕红色、黄豆或花生粒大小隆起的结节状增生物,基底部有蒂或无蒂,表面可溃破、结痂,触碰后很容易出血。多见于儿童和青少年,好发于面部、头皮、手指、足、躯干上部。

2.**血管痣** 皮损为红色、针头至豌豆大、微高出皮面的血管性丘疹或小结节,多数局限在数毫米至3cm内,圆形或不规则形,手压检查时,大小和色泽均无变化,常见于成年人,可散发于人体任何部位。

四、辨证施治

根据血管瘤的病因病机,本病中医治疗总的法则:清热凉血,活血化瘀。在治疗方法上应内治和外治相结合,内外合治,标本兼顾,才能达到较好的治疗效果。

1.**内治法** 根据血管瘤的临床表现,一般可分为血热瘀滞、寒凝血瘀、血络瘀阻、气虚血瘀四个证型进行治疗。其中血热瘀滞是血管瘤的基本证型,寒凝血瘀、血络瘀阻、气虚血瘀均是由血热瘀滞演变而成。

(1)血热瘀滞证

主症:初起瘤色鲜红或肿胀,或患处有热感,舌质红,少苔,脉细数。

治法:凉血活血,滋阴降火。

方药:芩连二母汤加减。

黄芩12g,知母10g,贝母10g,酒炒当归10g,炒白芍15g,生地20g,熟地20g,地骨皮10g,

川芎 6g,蒲黄 6g,紫草 12g,羚羊角 3g,甘草 6g。

方解:黄芩、知母、贝母、紫草、羚羊角清热凉血,当归、白芍、生地、川芎、蒲黄活血化瘀,熟地、地骨皮滋阴降火,甘草调和诸药。

加减:患处色赤,有热感者,加银花 15g,丹皮 12g,清热凉血;肿胀明显者,加桃仁 10g,木馒头 15g,活血消肿。

中成药:大黄䗪丸。

（2）寒凝血瘀证

主症:病久或瘤色紫暗,兼见畏寒、疼痛,入夜尤甚,舌质暗红,少苔,脉细涩。

治法:温经补气,活血行瘀。

方药:通窍活血汤加减。

桂枝 10g,制附片 10g,干姜 6g,黄芪 15g,当归 15g,赤芍 15g,生地 15g,熟地 15g,川芎 10g,桃仁 10g,红花 10g,甲珠 6g,鸡血藤 30g,甘草 6g。

方解:桂枝、制附片、干姜、黄芪温经补气,当归、赤芍、生地、熟地、川芎行气活血,桃红、红花、甲珠、鸡血藤活血化瘀散结,甘草调和诸药。

加减:瘤体色暗,兼有疼痛者,加乳香 6g,没药 6g,王不留行 10g,活血化瘀,通络止痛;瘤体软硬间杂者,加三棱 10g,莪术 10g,水蛭 6g,化瘀散结。

中成药:藻菊丸。

（3）血络瘀阻证

主症:出生即有,或出生后不久,在头颈区,特别是枕部发现鲜红或绛红色斑片,局限一处,表面光滑,变化甚少,舌质淡或微暗,少苔,脉细。

治法:活血通络,凉血退斑。

方药:桃红四物汤加减。

桃红 6g,红花 6g,赤芍 6g,归尾 10g,鸡血藤 12g,银花藤 12g,陈皮 10g,丝瓜络 10g,鬼箭羽 15g,玫瑰花 10g。

方解:桃红、红花、赤芍、归尾、鸡血藤活血通络,银花藤、陈皮、丝瓜络、鬼箭羽、玫瑰花清热凉血、退斑。

加减:皮损鲜红者,加黄芩 10g,丹皮 10g,清热凉血;皮损暗红者,加水牛角、丹参各 10g,凉血化瘀。

中成药:犀黄丸。

（4）气虚血瘀证

主症:皮损初起为圆形或半圆形隆起,表面见错杂孙络交织如网,色泽鲜红或暗红,质软如棉,压之变小变平,去压后则恢复原样,舌质淡红,苔少,脉细。

治法:益气活血,化瘀通络。

方药:补阳还五汤加减。

黄芪 30g,党参 15g,蜀羊泉 15g,木馒头 15g,鸡血藤 15g,生地 20g,赤芍 15g,丹皮 15g,地龙 10g,当归 10g,丹参 15g,川芎 10g。

方解:黄芪、党参、蜀羊泉、木馒头、鸡血藤补气活血,生地、赤芍、丹皮清热凉血,地龙、当归、丹参、川芎化瘀通络。

加减:瘤体质软如棉者,加海藻 30g,昆布 15g,生牡蛎 15g,软坚散结;瘤体深大、不易消失者,加穿山甲 15g,蔍 10g,天花粉 12g,活血化瘀。

中成药:瘿瘤丸。

2.外治法

(1)甘草缩瘤法:甘草煎膏,用毛笔蘸涂瘤体四周,再用另一支毛笔蘸甘遂膏(芫花、大戟、甘遂等份研末,醋调),涂在瘤体上,二膏间必须相距一线,如此每日涂 3~4 次,直至瘤体萎缩脱落。

(2)血瘤体积不大者,可用针穿抽出血液,压迫止血,外敷清凉膏,或紫色消肿膏,并加压包扎固定,常能促使瘤体消失。

(3)瘤体初起而表浅者,可用银锈散外搽,可使其枯萎。

(4)消痔灵注射法:在病变部位行常规消毒后,以消痔灵注射液与 1%利多卡因按 1∶1 混合,抽 5~10mL 入注射器内,用 5 号细长针头刺入瘤腔内,做回血试验,如有回血即缓慢注射,至整个瘤体高起为止,最后将针头缓慢退出,退至皮肤处再注射少量药液,可减少瘤体因压力增高后的针孔渗出。拔出针头时如有渗血者,用消毒纱布进行包扎。隔 1 周后,如瘤体尚未发硬萎缩,可用消痔灵 2 份,1%利多卡因 1 份,再依前法注射。一般小的血管瘤注射 1~2 次即可,较大者可注射 4~5 次,可使血管瘤硬化、萎缩、脱落。

3.其他疗法

(1)电针法:消毒后针尖直刺瘤体,其深度为瘤体 3/4,然后在针柄上接通电流,以患者能够耐受为度,每次持续 1~2 分钟,不出血为准,3 日 1 次。

(2)火针法:消毒后采用大小适宜的缝衣针,在乙醇灯上烧红针尖,快速垂直插入瘤体中央凸出部位 0.1~0.2cm,随即拔针,外盖消毒敷料,一般 1 次即愈,不留疤痕。

(3)毫针法:主穴取阿是穴(皮损区)、血海,配穴取足三里、太冲,施用泻法,3 日 1 次。

(4)手术法:瘤体根蒂细者,可手术切除,并用银烙匙烧红烙之,有止血不溃不再生之效。复发者仍依前法,或结扎处理亦可。

五、预后与转归

血管瘤多发生于婴儿或儿童,常在出生时或出生后不久即发现,往往在婴儿期增长迅速,但达到一定程度后可逐渐停止生长,有时可自行消退,很少发生恶变。发生在一侧且较大或广泛的鲜红斑痣可终身持续存在;海绵状血管瘤也有持续存在和不断增大的倾向,有时偶尔可达到惊人的大小,而且影响或压迫到重要器官。目前,在临床上治疗这些血管瘤也较为困难,而发生在头皮、颜面、颈部等部位的血管瘤,如果治疗不及时或不恰当,可影响容貌。

六、预防与调护

1.对婴儿或儿童患者,应尽量避免患儿啼哭、吵闹和烦躁,减少血液向瘤体的灌注。

2.尽量早发现,早治疗;瘤体较大时,可采用手术治疗。

3.注意保护局部皮肤,避免摩擦出血。

第三节　汗管瘤

汗管瘤是一种皮肤小汗腺的错构瘤,本病多见于中、青年女性,部分患者有家族史。临床上以眼睑特别是下眼睑,或颊部、颈部、上胸、腰及外生殖器等部位的正常皮色或淡褐色的半球形或扁平丘疹为特征。本病皮疹渐渐增大,常为针头至粟粒大小,多无自觉症状,很少自行消退,但病变全是良性,未见恶变者。中医古籍中无相应病名,可属中医"瘤"的范畴。

一、病因病机

中医认为本病主要是由于风热之邪袭入皮毛,或因肝郁气滞血瘀,或因肝经湿热聚结所致。

1.风热外袭　卫表不固,风热之邪袭入皮毛,搏于肌肤而成本病。

2.肝郁气滞　情志不舒,致肝气郁结,气滞血瘀,聚结于肌肤,所致本病。

3.湿热蕴结　过食辛辣及肥甘厚味,湿热内生,熏蒸肝胆,蕴结肌肤,所生本病。

二、临床表现

汗管瘤主要发生于女性,可见于各种年龄,但以青、中年女性多见,发病率女性多于男性2倍。相当一部分患者有家族史,或在家族中有其他痣样肿瘤(如毛发上皮瘤、皮脂腺腺瘤等)。临床表现为眼眶周围、前额、两颊、颈部、腹部和女阴部出现针头至粟粒大小的坚实丘疹,正常皮色、淡黄色或褐黄色,呈半球形或扁平状,表面有蜡样光泽,有时呈单发,但多发者更为常见。一般无自觉症状,本病临床上可分为三型:①眼睑型,最为常见,多发生于女性,在青春期或其后出现,尤见于下眼睑;②发疹型,在男性青少年中多见,皮疹可成批发生于躯干前面及上臂屈侧;③局限型,皮疹多位于女性外阴部,称生殖器汗管瘤,发生于手指伸面称肢端汗管瘤,还可见于其他部分,极少数呈单侧或线状分布。本病皮疹常渐渐增大至一定大小后,不再长大,很少自行消退,但病变全是良性,未见恶变者。

三、类证鉴别

1.扁平疣　为扁平淡褐色丘疹,顶部扁平状,表面光滑,疏散分布,好发于颜面,但下眼睑非好发部位,除面部外,亦好发于手背。

2.粟丘疹　皮疹坚实,呈白色或黄白色,表面光滑,甚似米粒埋于皮内,不溃破,挑破后可挤出小米粒样物。

3.毛发上皮瘤　丘疹较大而坚实,表面有时可见毛细血管扩张,或有透明感,可融合成较大结节,好发于鼻唇沟处。

四、辨证施治

根据汗管瘤的病因病机,本病中医治疗总的法则是:疏肝行气,化瘀散结。在治疗方法上应内治和外治相结合,内外合治,标本兼顾,才能达到较好的治疗效果。

1.内治法　根据汗管瘤发病时间的长短、皮疹形态等表现不同,一般分为风热袭表、肝郁气滞和湿热蕴结三个证型治疗,其中肝郁气滞是汗管瘤的基本证型。

(1)风热袭表证

主症:皮疹初起,散在对称分布于眼眶周围、前额、两颊,口干咽痛,大便干结,舌质淡红,苔薄白,脉浮数。

治法:疏风清热,解毒散结。

方药:银翘散加减。

金银花15g,连翘15g,薄荷6g,荆芥10g,牛蒡子12g,芦根15g,淡竹叶10g,桔梗10g,僵蚕12g,牡蛎15g,甘草6g。

311

　　方解:金银花、连翘、薄荷、荆芥、牛蒡子疏风清热,芦根、淡竹叶、僵蚕、牡蛎、桔梗解毒散结,甘草调和诸药。

　　加减:皮疹伴瘙痒者,加浮萍12g,防风10g,祛风止痒;伴咳嗽痰黄,加桑白皮15g,枇杷叶12g,清肺止咳。

　　中成药:玉屏风胶囊。

　　(2)肝郁气滞证

　　主症:皮疹日久不消,主要分布于眼眶周围及两颊部,淡黄色或褐黄色,胸闷不舒,神情沉默,不欲饮食,舌质淡,苔薄黄,脉弦。

　　治法:疏肝理气,化瘀散结。

　　方药:柴胡疏肝汤加减。

　　柴胡10g,郁金12g,白芍15g,陈皮10g,枳壳10g,丹参20g,牡蛎20g,炮山甲10g,蒺藜15g,玄参15g,紫草15g,甘草6g。

　　方解:柴胡、郁金、白芍、枳壳、陈皮疏肝理气,丹参、牡蛎、炮山甲、蒺藜化瘀散结,玄参、紫草养阴清热,甘草调和诸药。

　　加减:皮疹发于外阴部者,加龙胆草10g,白花蛇舌草20g,清热解毒;伴有瘙痒者,加苦参15g,土茯苓30g,燥湿止痒。

　　中成药:逍遥丸。

　　(3)湿热蕴结证

　　主症:皮疹多数密集而不融合,质地较硬,呈褐黄色,口苦咽干,小便黄,大便秘结,舌质红,苔黄腻,脉弦数。

　　治法:清热利湿,解毒散结。

　　方药:龙胆泻肝汤加减。

　　龙胆草10g,山栀10g,黄芩12g,柴胡10g,生地20g,车前草15g,泽泻12g,当归12g,僵蚕12g,牡蛎15g,土贝母15g,甘草6g。

　　方解:龙胆草、山栀、黄芩、柴胡清热解毒;车前草、泽泻清利湿热;生地、当归养阴活血;僵蚕、牡蛎、土贝母解毒散结;甘草调和诸药。

　　加减:皮疹质地较硬者,加三棱、莪术各10g,化瘀散结;大便秘结者,加大黄10g,紫草15g,清热通便。

　　中成药:大黄䗪虫丸。

　　2.外治法

　　(1)用五妙水仙膏点涂:局部皮肤消毒后,用五妙水仙膏直接点涂于皮疹上,反复多次,直至汗管瘤脱落为止。

　　(2)用水晶膏点涂:使用方法同五妙水仙膏。

　　(3)用鸦胆子油点涂:将鸦胆子仁1份浸泡于花生油2份制成。用时外点瘤体上,每2~3日换药1次。

　　(4)中药外洗:用苦参、大枫子、紫草、大黄、荆芥各30g,龙胆草20g,水煎成2000mL,微温外洗患处,每日2次,适用于外阴部汗管瘤伴有瘙痒者。

　　3.其他疗法

　　(1)针刺疗法:常用穴为风市、血海、三阴交;备用穴为足三里、肾俞、曲池、丰隆。每次选

3~5 穴,用平补平泻手法,留针 15~20 分钟,并可配合皮损邻近穴位,隔日 1 次,连用 10 次为一个疗程。

（2）耳针疗法:可取肾上腺、神门、交感及皮损相应区域,单耳埋针,双耳交替,隔周轮换。

（3）火针疗法:局部皮肤消毒后,用大小适宜的缝衣针,在乙醇灯上烧红针尖,迅速垂直刺入瘤体中央凸出部位,随即拔出,外盖消毒纱布。

（4）穴位注射疗法:用 50% 当归注射液,呈 45°角斜刺骨空穴,各推入 0.5mL,每日 1 次,10 次为一个疗程。

五、预后与转归

汗管瘤是向末端汗管分化的一种汗腺瘤,好发于女性,且于青春期加重,妊娠期、月经前期或使用女性激素时皮疹增大肿胀,但长到一定大小便不再长大,很少有自行消退者,病变全是良性,未见恶变者。发生于颜面部的汗管瘤治疗不及时或不恰当,可影响容貌的美观。

六、预防与调护

1.调理情志,保持心情舒畅,少食辛辣、煎炸的食物,适当补充新鲜蔬菜、水果等富含维生素 C 的食品。

2.注意皮肤健康,讲究个人卫生,保护皮肤,勿过度日晒,勤洗浴。

3.避免局部摩擦,皮损区域禁滥用腐蚀、刺激性的外涂药,防止感染。

第四节　脂溢性角化病

脂溢性角化病又名老年疣,中医称为"寿斑",是一种因角质形成细胞成熟迟缓所致的良性表皮内肿瘤。本病好发于颜面、躯干和上肢,临床上以淡黄或深褐色,呈乳头瘤样隆起性损害的扁平丘疹,表面覆盖油脂性鳞屑或结痂,触之以其柔软或粗糙为特征。本病大多发生于中、年人。虽然亦可见于青年人,但一般均发生于 40 岁以后。男性大多在 40 岁以后发病,而女性大多在 60 岁以后发病,男性较女性更多见。由于本病所发生的皮疹如疣状,多见于老年人,故又称为"老年疣"或"寿斑"。中医历代文献中未见有类似病名记载,根据其临床表现和特点,可属于中医"疣""瘤"的范畴。

一、病因病机

中医认为本病多由先天禀赋不足,后天脾胃失调,营血亏损,肌肤失养或肝肾亏虚,痰瘀凝结肌肤所致。

1.禀赋不足,脾胃失调　肾为先天之本,主藏精,脾为后天之本,主运化。若先天禀赋不足,肾虚精亏,而导致后天脾胃运化失调,气血生化无源,则营血亏虚、肌肤失养而导致本病。

2.肝肾亏虚,痰瘀凝结　肝藏血,肾藏精,肝肾同源。若年老体弱,肝肾不足,阴虚内热,日久煎熬津液为痰,阴虚血行不畅为瘀,痰瘀凝结于肌肤而成本病。

二、临床表现

皮损初发和好发部位最常见于面部(特别是颞部)、头皮、躯干和上肢,但也可发生于体表的任何部位,一般不累及掌趾。早期皮损为小而扁平、边界清楚的斑片,表面光滑或略呈乳头瘤状,呈淡黄褐或茶色,大多位于毛孔周围,以后逐渐增大至 1~10mm,或数厘米的扁平丘疹,底部呈圆形、椭圆或不规则形,偶有蒂,边缘清楚,表面呈乳头瘤样,渐干燥、粗糙、失去光泽,最后变成黄褐至黑色,覆以油脂性鳞屑或厚痂,有毛囊角栓是重要特征之一。有时甚至很小的早期皮疹,即已看得很清楚,有较大损害的疣状表面则由许多小而扁平的乳头瘤样损害聚合而成。结痂很厚的损害,轻剥除表面痂皮后,表面呈乳头瘤样。皮损受刺激或感染后,可出现肿胀,表面有渗液、结痂或出血。本病可单发,但通常为多发,一般为 20~40 个,个别病例可达 100 个以上。一般无自觉症状,偶有痒感。损害发生于头皮者并不影响头发生长,病程通常缓慢,损害可向周围扩大,但也可以融合成大块,无自愈倾向。损害突然发生并迅速增多的病例可并发内脏肿瘤,损害极少发生恶变,虽有报告可并发基底细胞瘤,但较为少见,故一般不认为是癌前病变。

三、类证鉴别

1.光化性角化病　好发于老年人,但户外工作者多见。常见于面、颈和手背部,皮损质地较硬,表面干燥,覆以粘连较紧的鳞屑,鳞屑不易被剥去,如用力剥除,基底容易出血。组织病理学显示表皮突向下不规则增长,有角化不良和不典型细胞,常见角化不全。

2.线形表皮痣　常出生后即有,好发于躯干或肢体。损害质地较硬,表面呈疣状,常呈条形排列。组织病理学显示表皮突稍向下延长,若并发痣,可找到痣细胞,或可见皮脂腺增生或大汗腺。

3.寻常疣　儿童或成人均可发病,好发于手背、头额、面部,皮损表面呈疣状,常散在分布。组织病理学显示表皮突在病变周围最长,并弯曲,向中心处伸展,粒层和棘层上部细胞空泡形成,其中可见大的嗜碱性团块,部分角化不全细胞排列成柱形叠瓦状。

四、辨证施治

根据脂溢性角化病的病因病机,本病中医治疗总的法则是:养血润燥,滋补肝肾。在治疗方法上应内治和外治相结合,标本兼顾,才能达到较好的治疗效果。

1.内治法　根据脂溢性角化病发病的年龄,皮疹形态等表现的不同,一般分为血虚风燥和肝肾阴虚两个证型进行治疗。其中血虚风燥是脂溢性角化病的基本证型,肝肾阴虚是由血虚风燥证演变而成的。

(1)血虚风燥证

主症:皮损为淡黄或黄褐色,表皮增厚、干燥、有鳞屑,偶有痒感,舌质淡红,苔薄白,脉细。

治法:养血祛风润燥。

方药:当归饮子加减。

黄芪 20g,首乌 15g,当归 15g,白芍 15g,生地 20g,川芎 10g,刺蒺藜 15g,荆芥 10g,防风 10g,丹皮 15g,玄参 15g。

方解:黄芪、首乌、当归、白芍、川芎、刺蒺藜、荆芥、防风养血祛风;生地、丹皮、玄参滋阴润燥。

加减:皮损较厚,有油腻性鳞屑者,加苦参 15g,虎杖 12g,清热燥湿;伴有失眠多梦者,加合欢皮 15g,茯苓 20g,宁心安神。

中成药:丹参片。

(2)肝肾阴虚证

主症:皮损为黄褐色或黑褐色,表皮增厚、粗糙、无光泽、边界清楚,伴头晕,耳鸣,腰膝酸痛,舌质淡,苔薄,脉弦细。

治法:补益肝肾。

方药:六味地黄汤加减。

熟地 20g,山茱萸 15g,淮山药 15g,泽泻 12g,丹皮 12g,茯苓 12g,黄芪 20g,党参 15g,白芍 15g,当归 15g。

方解:熟地滋肾益精,山萸补肝益肾,淮山药滋肾补脾,泽泻利湿泄肾浊,丹皮清热泻肝火,茯苓健胃渗脾湿,黄芪、党参补脾益气,白芍、当归养血柔肝。

加减:皮损颜色变深,呈乳头状者,加丹参 15g,红花 10g,浙贝母 12g,化瘀散结;皮损粗糙,伴瘙痒者,加玄参 15g,麦冬 12g,防风 10g,润燥止痒。

中成药:知柏地黄丸。

2.外治法

(1)用五妙水仙膏点治:0.9%氯化钠溶液清洗局部后,将五妙水仙膏根据瘤体的大小反复点治,至瘤体脱落即可。

(2)用中药软膏外擦:取半夏、白芥子各等份,研细末,配成 20%软膏外擦,每日 1~2 次。

(3)用中药外洗:皮损多发时,用清热解毒、祛风燥湿中药外洗,常用药物有黄檗、苦参、蛇床子、孩儿茶、侧柏叶、虎杖、白矾等煎水外洗,每日 1 剂,每日 2~3 次。

3.其他疗法

(1)针刺疗法:选用合谷、曲池、血海、足三里、三阴交、丰隆等穴,血热风燥证用泻法,肝肾阴虚证用补法,留针 15~20 分钟,每日 1 次,10 次为一个疗程。

(2)耳穴压豆法:主穴取肺、内分泌、皮质下,将中药王不留行药粒置于小块胶布中央,然后贴在穴位上,嘱患者每日按压穴位数次,每次压 10 分钟,10 日为一个疗程。

(3)耳穴埋针法:主穴取肺、内分泌、皮质下,用皮内针埋入,每日按压数次,每次压10 分钟,10 日为一个疗程。

五、预后与转归

脂溢性角化病好发于中老年人,大多数发病在 40 岁以后,常随年龄增大而病损数目增多,病程缓慢,可长达数年,但呈良性,通常不会自行消退,皮损发生在面部治疗不及时或不恰当,可影响容貌的美观。

六、预防与调护

1.注意避免过度日晒,夏日外出时,应做好防护措施。

2.注意局部皮肤清洁护理,避免搔抓、摩擦,防止感染。

3.避免滥用有腐蚀或强烈刺激性的外涂药物,以防损伤皮肤,尤以颜面部更需慎重。

4.饮食宜清淡,忌食辛辣刺激性食物,多食富含维生素 C 的新鲜水果及蔬菜。

第五节 蕈样肉芽肿

蕈样肉芽肿又称蕈样霉菌病,是一种原发于皮肤的 T 淋巴细胞的恶性肿瘤。本病主要见于躯干部,临床上其皮损有三期表现,红斑期以皮疹呈多形性,出现红斑、丘疹、斑片、苔藓样变等为特征,但以红斑或红褐色斑片最为常见;斑块期主要为浸润性斑块或结节,表面光亮,红色、黄红色或褐色;肿瘤期多从斑块期发展而来,皮疹以隆起的斑块或结节,呈半球状或分叶状、黄红色或棕红色、可破溃为特征。其病程可达 20~30 年以上,至晚期肿瘤可侵犯内脏器官。本病在中医古代文献中尚未见有类似病名,现代中医学家称本病为"蕈样恶疮",属"瘤""疮"的范畴。

一、病因病机

中医认为本病主要是由于先天禀赋不足,阴阳平衡失调,热毒外侵,加之后天饮食生活不洁,肝脾失调,血瘀痰凝,导致热毒痰瘀,蕴结皮下而成。

1.血热毒瘀　若先天禀赋不足,阴阳平衡失调,热毒之邪外袭,导致气血运行受阻,血热毒瘀,蕴结于皮下,发为肿块而成。

2.痰瘀蕴结　若后天饮食生活不节,肝脾失调,导致血瘀痰凝,痰瘀互结于皮下而成本病。

二、临床表现

蕈样肉芽肿多发于中老年人,好发于头面、背、四肢近端。常在 30~40 岁以后发病,男性较多见。典型的蕈样肉芽肿一般可分为三期。

1.红斑期　又名蕈样前期或湿疹样期,本期可有发热、关节痛、瘙痒等前驱症状。年轻患者起病时可有败血症或风湿热的症状,也可见间歇热或急性淋巴结炎。皮损可呈多行性损害,红斑、丘疹、斑片、苔藓样变等多种皮疹可同时共存,可类似多种红斑鳞屑性皮肤病,如神经性皮炎、湿疹、脂溢性皮炎等,常伴有剧烈瘙痒,一般治疗难以缓解,而且可能持续存在。此期少数病例病程可以非常短暂,但通常持续多年,甚至可长达 30 年以上。

2.斑块期　又名浸润期。本期皮损往往呈淡红、暗红至紫红色肥厚浸润性斑块,大小不等,边缘清楚而不规则,形成半环状、弧形、匐行性等多种形状,表面紧张、光亮,高低不平,甚至也有呈疣状或表面反复渗出、结痂而呈蛎壳状。浸润斑块可泛发全身,也可局限于某些原有皮损部位,或伴有丘疹或小结节。浸润斑块可以不发生破溃,或数日内破溃。在此期内通常伴有明显瘙痒,除少数浸润可自行消退并留下萎缩及色素沉着或减退外,一般浸润损害常持续存在,甚至增生如疣状。

3.肿瘤期　一般从浸润损害的基础上逐渐出现肿瘤,但也可发生在正常皮肤上。皮损为大小不等、形状不一的黄红或褐色高起结节或肿块,有些呈分叶状或半球状,倾向早期破溃,形成深在性卵圆形溃疡,溃疡边缘卷曲,基底部覆有坏死性淡灰白色物质,常伴有剧痛,破溃后可留下萎缩性瘢痕,伴有色素改变。也有少数皮损一开始即表现为肿瘤而无红斑期或斑块期皮损者,称暴发型蕈样肉芽肿,则预后较差。

本病是一种皮肤恶性淋巴瘤,除皮肤损害外,淋巴结最常受累,此时往往内脏器官也同时有病变,肝、脾、肺、肾、骨髓等几乎所有内脏器官均可被侵犯。其病程呈慢性进行性,个体差异大,有的时轻时重,或缓解与加重交替,可长达数年至数十年,晚期多数因恶病质或并发严重感染或化疗反应而死亡。

三、类证鉴别

因本病可类似很多皮肤病,主要根据临床上的特点与病理所见分别加以排除,必要时需观察病程,不同时期多次取材,才能加以鉴别。一般应与下列疾病相鉴别。

1.神经性皮炎　常先有局部瘙痒,后出现针头大小、不规则或多角形扁平丘疹,呈皮肤色或浅褐色,皮损可扩大并融合成片,皮纹加深,呈苔藓样变。好发于颈项部、四肢伸侧及尾骶部。

2.湿疹　急性湿疹皮损常为对称性及泛发,呈多形性,以皮肤潮红、红斑、丘疹、水泡、糜烂及渗出为主,边界不清;慢性湿疹以皮肤肥厚及粗糙为主,伴色素增加或杂有色素减退。好发于面、耳后、外阴及小腿等处,局部瘙痒明显。

3.银屑病　皮损为点状、钱币状或不规则形淡红色浸润性斑块,表面覆有多层银白色鳞屑,刮去鳞屑有薄膜现象,除去薄膜可见点状出血,发病部位不定,但以四肢伸侧及头皮多见。

四、辨证施治

根据蕈样肉芽肿的病因病机,本病中医治疗总的法则是:解毒散结,活血化瘀。在治疗方法上应内治和外治相结合,标本兼顾,才能达到较好的治疗效果。

1.内治法　根据蕈样肉芽肿发病时间的长短、皮疹形态等表现的不同,一般分为热毒瘀结和痰瘀互结两个证型进行治疗,其中热毒瘀结是蕈样肉芽肿的基本证型,痰瘀互结是由热毒瘀结演变而成。

(1)热毒瘀结证

主症:躯干部皮肤出现红色或红褐色斑片、丘疹,剧烈瘙痒,伴发热口渴,舌质红,苔黄,脉弦数。

治法:清热解毒,活血化瘀。

方药:黄连解毒汤加味。

黄连 6g,黄芩 10g,黄檗 10g,山栀 10g,桃仁 10g,红花 10g,赤芍 15g,丹皮 12g,生地 20g,玄参 15g,甘草 6g。

方解:黄连、黄芩、黄檗、山栀清热解毒;桃仁、红花、赤芍活血化瘀;丹皮、生地、玄参滋阴凉血;甘草调和诸药。

加减:皮损以丘疹、结节为主者,加三棱、莪术各 10g,化瘀散结;瘙痒明显者加全虫 6g,防风 10g,疏风止痒。

中成药:犀黄丸。

(2)痰瘀互结证

主症:周身皮肤出现界限清楚、大小不等的肿块,色泽暗红或如肤色,自觉瘙痒或疼痛,舌质暗红,苔黄,脉滑数。

治法:活血化瘀,涤痰散结。

方药:瘰疬丸加减。

桃仁 10g,三棱 10g,莪术 10g,赤芍 15g,水蛭 3g,土鳖虫 6g,蜈蚣 3g,昆布 15g,海藻 15g,浙贝 15g,山慈姑 12g,生牡蛎 15g。

方解:桃仁、三棱、莪术、赤芍活血化瘀;水蛭、土鳖虫、蜈蚣通络散结;昆布、海藻、浙贝、山慈姑、生牡蛎化痰散结。

加减:肿块破溃者,加生芪 30g,皂刺 10g,益气托毒;疼痛明显者,加白花蛇舌草 30g,七叶一枝花 15g,清热解毒止痛。

中成药:大黄䗪丸。

2.外治法

(1)用五妙水仙膏点治:其方法是先用 0.9%氯化钠溶液清洗局部,根据瘤体的大小将五妙水仙膏反复点涂至瘤体上,直至瘤体脱落即可。

(2)用半夏、南星、硇砂、贝母各等份,研细末,麻油调敷,每日 1 次。

(3)用大戟、芫花、甘遂各等份,研细末,醋调外敷,每日 1 次。

(4)用黄丹、硇砂、巴豆各等份,研细末,鸡蛋清调匀外涂,每日 1 次。

(5)用五虎丹或白降丹外敷,3~5 日换药 1 次,待肿块坏死脱落后,再用生肌散外掺以收口。

3.其他疗法

(1)针刺疗法:主穴取肝俞、中府、脾俞、曲池、合谷、足三里、阴陵泉;配穴取胆俞、胃俞、风池、血海、尺泽、膈俞等。每次选 4~6 穴,用泻法或补泻兼施,留针半小时,每日 1 次,10 次为一个疗程。

(2)耳穴压豆法:取神门、内分泌、皮质下、肝、脾等,将中药王不留行籽置于小块胶布中央,然后贴在穴位上,反复按压数次,每次压 10 分钟,10 日为一个疗程。

(3)火针疗法:在肿瘤患部取穴,选用中、粗型火针或提针,用乙醇灯烧红后,在皮损表面浅刺,浅刺时用力均匀,浅刺点稀疏,1 周后,肿瘤可随痂皮脱落而愈。

五、预后与转归

蕈样肉芽肿是一种原发于皮肤的低度恶性的 T 淋巴细胞淋巴瘤,多发生于老年人,其典型皮损有三期表现,开始为斑片,后发展为浸润斑块,最后可出现肿瘤、破溃。本病病程呈慢性进行性,个体差异大,有的时轻时重,或缓慢与加重交替,其自然病程可达20~30 年以上,后期因治疗不及时,多数患者可因恶病质或并发严重感染或化疗反应而死亡。

六、预防与调护

1.对不能确诊的红斑、丘疹、鳞屑性皮肤病,在临床上怀疑本病时,应及时做病理活检以明确诊断,做到早发现,早治疗。

2.避免过度日晒,保持局部皮肤清洁卫生,避免搔抓、摩擦,以防感染。

3.养成良好的生活习惯,宜清淡饮食,忌食辛辣刺激性食物。

4.保持情绪稳定,避免精神紧张,树立战胜疾病的信心。

第六节　Paget 病

Paget 病,又称乳头湿疹样癌,在中医称本病为"乳疳",是一种特殊类型的乳腺癌。临床以乳头及乳晕区域或大汗腺区域境界清楚的红色斑片,表面多有渗出结痂或角化脱屑,呈湿疹样外观,逐渐向周围扩大,经久不愈,甚则溃疡为特征。本病好发于中老年妇女,以 40~60 岁的女性多见,也可发于男性乳房及其他富有大汗腺的区域。中医古代文献有不少类似本病的描述,但乳疳病名首见于明朝《外科启玄》,其曰:"有养螟蛉子为无乳,强与吮之,久则成疮,经年不愈,或腐去半截,似破莲蓬样,苦楚难忍,内中败肉不去,好肉不生。乃阳明胃中湿热而成,名曰乳疳,宜清胃热,大补血气汤丸。再加补气血膏药贴之,加红粉霜妙。"本病属中医"疳""疮"等范畴。

一、病因病机

中医认为本病主要是由于情志内伤,影响肝脾,肝郁胃热,相互交结,湿热内生,阻滞经络以致气滞火郁,湿浊阻于肌肤或乳管,气血凝滞而成。

二、临床表现

Paget 病通常发生于 40~60 岁的妇女,也可发生于男性乳房,年轻者少见。皮疹好发于女性单侧乳头、乳晕及其周围,表现为无痛性红色斑片,边界清楚,略隆起,表面多有糜烂、渗出、结痂或角化脱屑,呈湿疹样外观,触之呈硬结样,病程缓慢,逐渐向周围扩大,经数月或数年后,可有浸润及溃疡,有瘙痒或轻微灼痛。发生于阴部、肛周、腋窝、脐窝等处者称为乳房外 Paget 病,其皮疹表现与发生于乳房者颇为相似。

三、类证鉴别

1.乳头湿疹　皮疹多样,有红斑、丘疹、水泡、糜烂、渗液、结痂、脱屑,多呈对称性、泛发性,无浸润,不坚硬,乳头无变形,自觉瘙痒。

2.乳头破碎　常见于哺乳期,其特点是除初起可见乳头部糜烂、渗出外,还可出现乳头表皮剥离,发生大小不等的裂口,并形成溃疡。小儿吮乳时,痛如刀割,病程较长,反复不愈。

3.皮肤原位癌　极少见于乳头,皮疹损害常隆起,大多略呈疣状。

四、辨证施治

1.内治法

(1)肝气郁结证

主症:病变部位多为乳房或腋窝处,为局限性红色浸润,境界清楚,甚则渗液、糜烂或溃疡形成,乳头内陷,舌质淡,苔黄腻,脉弦滑或弦数。

治法:疏肝解郁,清热利湿。

方药:逍遥散加减。

柴胡 10g,郁金 10g,当归 10g,白芍 12g,黄檗 15g,白芷 12g,土茯苓 30g,七叶一枝花 15g,白花蛇舌草 15g,丹参 15g,丝瓜络 10g,甘草 6g。

方解:柴胡、郁金疏肝解郁;当归、白芍补血养阴;黄檗、白芷、土茯苓、七叶一枝花、白花蛇舌草解毒利湿;丹参、丝瓜络活血通络;甘草调和诸药。

加减:瘙痒或疼痛,加黄芩 12g,赤芍 15g,解毒活血;渗液较多,加茵陈 15g,车前草 15g,清热利湿。

中成药:龙胆泻肝丸。

(2)湿热下注证

主症:病变部位以外生殖器、肛周为主,皮损多有糜烂、渗出、结痂,舌质淡,苔黄腻,脉弦数。

治法:解毒利湿,理气活血。

方药:龙胆泻肝汤加减。

龙胆草 10g,黄芩 12g,山栀 10g,柴胡 10g,枳壳 12g,当归 12g,野菊花 30g,白花蛇舌草 15g,半枝莲 15g,车前草 15g,泽泻 12g,甘草 6g。

方解:龙胆草、黄芩、山栀清热燥湿;柴胡、枳壳、当归理气活血;野菊花、白花蛇舌草、半枝莲清热解毒;车前草、泽泻清热利湿;甘草调和诸药。

加减:红肿糜烂者,加蒲公英 15g,黄檗 15g,清热解毒;溃疡形成者,加土茯苓 30g,蒲公英 15g,解毒祛湿。

中成药:珍黄丸。

(3)气血亏虚证

主症:皮损呈硬结状,多有渗出、结痂,或角化脱屑,或形成溃疡,病程长,数月至数年经久不愈,舌质淡,苔薄白,脉弦细。

治法:补益气血,解毒除湿。

方药:八珍汤加减。

熟地 20g,白芍 15g,当归 12g,川芎 10g,党参 15g,生黄芪 20g,茯苓 15g,苡米 20g,半枝莲 15g,白花蛇舌草 15g,白芷 10g。

方解:熟地、白芍、当归、川芎养血活血;党参、生黄芪、茯苓、苡米健脾益气;半枝莲、白花蛇舌草、白芷祛湿解毒。

加减:皮损硬结者,加桃仁 10g,土贝母 15g,活血散结;角化脱屑明显者,加生地 30g,玄参 20g,养阴润燥。

中成药:菊藻丸。

2.外治法

(1)渗出明显或糜烂时,选用马齿苋适量煎水外洗或湿敷;或选用珠红散、青黛散、鹿角散,植物油调成糊状,外涂;若创面干裂,或刺痛,或干痒,可用蛋黄油外涂。

(2)三石散(煅炉甘石、熟石膏、赤石脂各等份,研细末),外掺或植物油调糊外涂。

(3)太平马齿苋膏(马齿苋、白矾、皂荚各 30g,研细末,用食醋 500mL,慢火熬膏),贴患处。

3.其他疗法

(1)针灸疗法:取乳根、肩井、膻中、三阴交等穴,根据具体病情,可增补穴位和采用补泻手法,留针 30 分钟,每日 1 次。

（2）气功疗法：可选用练功十八法、十二段锦、太极拳等，进行体疗。

（3）饮食疗法：宜清淡饮食，忌辛辣腥味等刺激发物。后期或术后多服补气养血、宽胸利膈之品，如橘子、苹果、桂圆、大枣、冬瓜、海参、蛤蚧肉、苡米粥、怀山药粉、红萝卜等食物。

五、预后与转归

如果不伴有乳腺癌，早期切除预后良好，即使局部复发再次切除后仍有较高的生存率。

六、预防与调护

1.注意皮肤护理，及时清洁创面。

2.注意加强营养，促进伤口愈合。

3.定期复查，以防复发，以达早期发现、及时治疗的目的。

第十九章 乳房病证

第一节 乳痈

乳痈是由热毒侵入乳房所引起的一种急性化脓性疾病。临床以乳房局部结块,红肿热痛,并有恶寒发热等全身症状为特征。本病相当于西医中的急性化脓性乳腺炎。因发病情况不同,中医文献又有多种名称,在哺乳期发生的,名"外吹乳痈";在妊娠期发生的,名"内吹乳痈";在非哺乳期和非妊娠期发生的,名"不乳儿乳痈"。本病以产后未满月的哺乳期女性,尤其是初产妇多见,故临床以"外吹乳痈"最为多见。

一、病因病机

1.乳汁淤积　乳汁淤积是临床上最常见的原因。初产妇乳头破碎,或乳头畸形、内陷,影响充分哺乳;或哺乳方法不当,或乳汁多而少吮,或断乳不当,均可导致乳汁淤积,乳络阻塞结块,瘀久化热酿脓而成痈肿。

2.肝郁气滞　乳头属足厥阴肝经,肝主疏泄,能调节乳汁的分泌。若情志内伤,肝气不舒,厥阴之气失于疏泄,使乳汁发生壅滞而结块;郁久化热,热盛肉腐则成脓。

3.胃热壅滞　乳房属足阳明胃经,乳汁为气血所化生,产后恣食肥甘厚味而致阳明积热,胃热壅盛,导致气血凝滞,乳络阻塞而发生痈肿。

4.感受外邪　产妇体虚汗出受风,或露胸哺乳外感风邪;或乳儿含乳而睡,口中热毒之气侵入乳孔,均可使乳络瘀滞不通,化热成痈。

二、诊断

1.临床表现　多见于产后 3~4 周的哺乳期女性。

(1)初起:常有乳头皲裂,哺乳时感觉乳头刺痛,伴有乳汁淤积或结块,乳房局部肿胀疼痛,皮色不红或微红,皮肤不热或微热。或伴有全身感觉不适,恶寒发热、食欲缺乏、脉滑数。

(2)成脓:患乳肿块逐渐增大,局部疼痛加重,或见搏动样疼痛、皮色焮红、皮肤灼热。同侧淋巴结肿大压痛。至乳房红肿热痛第 10 日左右,肿块中央渐渐变软,按之应指有波动感,穿刺抽吸有脓液,有时脓液可从乳窍中流出。全身症状加剧,壮热不退、口渴思饮、小便短赤、舌红、苔黄腻、脉洪数。

(3)溃后:脓肿成熟,可自行破溃,或手术切开排脓。若脓出通畅,肿消痛减,寒热渐退,疮口渐愈。若溃后脓出不畅,肿势不消,疼痛不减,身热不退,可能形成袋脓,或脓液波及其他乳络形成传囊乳痈。亦有溃后乳汁从疮口溢出,久治不愈,形成乳漏者。

急性乳腺炎成脓期失于治疗,未能及时控制毒势,以致毒邪扩散,有形成脓毒败血症之风险。临床可见皮色暗红,肿胀迅速向周围蔓延,边界不清,并见寒战高热、头痛烦躁、肢软无力,甚则神昏谵语、发痉发厥、气喘胁痛;舌质红绛,苔黄燥,脉洪数。但临床并发脓毒败血症者并不多见。若在成脓期大量使用抗生素或过用寒凉中药,常可见肿块消散缓慢,或形成僵硬肿块,迁延难愈。

2.辅助检查

（1）血常规：常显示白细胞总数及中性粒细胞比例明显增高，白细胞总数常高于$10.0×10^9$/L，中性粒细胞常可达$75\%\sim85\%$。

（2）局部诊断性穿刺：对于急性乳腺炎是否已形成脓肿，尤其是深部脓肿，可行粗针穿刺抽脓术，有助于确诊并判断脓肿的位置。

（3）B超检查：脓肿部位较深者，此项检查可明确脓肿的位置，有利于准确切开排脓。

（4）患部穿刺抽脓：病变部位较深者，必要时应在局麻下行穿刺抽脓，以确定脓肿的存在；脓液细菌培养及药物敏感试验有助于确定致病菌种类，指导选择抗生素治疗。

三、类证鉴别

炎性乳腺癌：多见于青年女性，尤其是在妊娠期或哺乳期。患乳迅速增大，常累及整个乳房的1/3以上，尤以乳房下半部为甚。病变局部皮肤呈暗红或紫红色，皮肤肿胀有一种韧性感或皮肤深陷呈橘皮样改变，局部无痛或轻压痛。同侧腋窝淋巴结明显肿大，质硬固定。全身症状较轻，体温正常，白细胞计数不高，抗感染治疗无效。本病进展较快，预后不良。

四、治疗

乳腺炎治疗当以消为贵。瘀滞者以通为主，成脓者以彻底排脓为要。对并发脓毒败血症者，及时采用中西医结合综合疗法。

1.内治法

（1）辨证论治

1）气滞热壅证

主症：乳汁淤积结块，皮色不变或微红，肿胀疼痛；伴有恶寒发热，周身酸楚，口渴，便秘；舌红，苔薄黄，脉数。

治法：散邪发表，通乳消肿。

方药：瓜蒌牛蒡汤加减。

2）热毒炽盛证

主症：乳房肿痛，皮肤焮红灼热，肿块变软，有应指感。或溃后脓出不畅，或切开排脓后引流不畅，红肿热痛不消，有"传囊"现象；伴有壮热，全身症状加重；舌红，苔黄腻，脉洪数。

治法：清热解毒，托里透脓。

方药：瓜蒌散合透脓散加减。

3）正虚毒恋证

主症：溃脓后乳房肿痛虽轻，但疮口脓水不断，脓汁清稀，愈合缓慢或形成乳漏；全身乏力，面色少华，或低热不退，饮食减少；舌淡，苔薄，脉弱无力。

治法：益气和营托毒。

方药：托里消毒散加减。

（2）中成药

1）加味逍遥丸：功效为疏肝理气解郁。适用于瘀滞期乳腺炎。每次6g，每日3次。

2）新癀片：功效为清热解毒，祛瘀消肿，消炎止痛。适用于各期乳腺炎患者。每次4片，每日3次。

3）八珍冲剂：功效为补益气血。适用于急性乳腺炎溃后脓腐已尽，气血虚弱，疮口未愈合者。每次 1 包,每日 2 次。

3.外治法

(1)初起:乳汁瘀滞,乳房肿痛,乳房肿块,可热敷加乳房按摩,以疏通乳络。先轻揪乳头数次,然后用五指从乳房四周轻柔地向乳头方向按摩,将瘀滞的乳汁渐渐推出。可用金黄膏或玉露膏外敷;或用鲜菊花叶、鲜蒲公英、仙人掌去刺捣烂外敷;或用六神丸研细末,适量凡士林调敷;亦可用 50%芒硝溶液湿敷。

(2)成脓:脓肿形成时,应在波动感及压痛最明显处及时切开排脓。切口应按乳络方向并与脓腔基底大小保持一致,切口位置应选择脓肿稍低的部位,使引流通畅而不致形成袋脓,应避免手术损伤乳络形成乳漏。如果切口在乳晕处,可沿乳晕边缘行弧形切口。如果为乳房深部脓肿,则应在乳房下缘做形切口,将乳房与胸大肌筋膜分离后,上翻乳房,切开脓腔,引流脓液。若脓肿小而浅者,可用针吸穿刺抽脓。

(3)溃后:切开排脓后,用八二丹或九一丹提脓拔毒,并用药线插入切口内引流,切口周围外敷金黄膏。待脓净仅有黄稠滋水时,改用生肌散收口。若有袋脓现象,可在脓腔下方放置一棉垫,并予以加压包扎,使脓液不致潴留。若有乳汁从疮口溢出,可在患侧用垫棉法束紧,促进愈合;若成传囊乳痈者,也可在疮口一侧用垫棉法,若无效可另做一切口以利引流。形成乳房部窦道者,可先用七三丹药捻插入窦道以腐蚀管壁,至脓净改用生肌散、红油膏盖贴直至愈合。

五、预防与调护

(1)妊娠 5 个月后,经常用温开水或肥皂水洗净乳头。乳头内陷者,可经常提拉矫正。

(2)乳母宜心情舒畅,情绪稳定。忌食辛辣炙煿之物,不过食肥甘厚腻之品。

(3)保持乳头清洁,不使婴儿含乳而睡,注意乳儿口腔清洁;要定时哺乳,每次哺乳应将乳汁吸空,如有积滞,可按摩或用吸奶器帮助排出乳汁。

(4)若有乳头擦伤、皲裂,可外涂麻油或蛋黄油;身体其他部位有化脓性感染时,应及时治疗。

(5)断乳时应先逐步减少哺乳时间和次数,再行断乳。断乳前可用生麦芽 60g、生山楂 60g 煎汤代茶,并用皮硝 60g 装入纱布袋中外敷。

(6)以胸罩或三角巾托起患乳,脓未成者可减少活动牵痛,破溃后可防止袋脓,有助于加速疮口愈合。

第二节　乳核

乳核是发生在乳房部最常见的良性肿瘤,常见于 20~25 岁青年女性,其特点是肿块表面光滑、边界清楚、质地坚硬、形如丸卵、推之活动不痛、与月经周期无关。本病相当于西医的乳腺纤维腺瘤,是由乳腺纤维组织和腺上皮同时增生所形成的乳房良性肿瘤。

一、病因病机

(1)情志内伤,肝气郁结,或忧思伤脾、运化失司、痰湿内生、气滞痰凝。

(2)冲任失调,气滞血瘀痰凝,积聚于乳房胃络而成。

二、诊断

1.临床表现　常发于15~30岁女性,以20~25岁女性多见。肿块一般无疼痛感,少数可有轻微胀痛,但与月经周期无关。一般生长缓慢,妊娠期、哺乳期可迅速增大,应排除恶变可能。

肿块常为单发,也可见多个在单侧或双侧乳房内同时或先后出现,以乳房外上象限多见,部分患者可在手术后原处复发。肿块呈卵圆形或椭圆形,大小不一,直径大多在3cm以下,质地韧,边界清楚,表面光滑,按之有硬橡皮球之弹性,活动度大,触诊常有滑脱感。少数肿块直径可大于5cm,称为巨大乳腺纤维腺瘤。

2.辅助检查

(1)钼靶X线片:40岁以上患者可考虑行钼靶X线片,可见肿瘤阴影为圆形或卵圆形,形态规则,边缘整齐光滑,密度较周围组织略高且均匀,有时肿块四周可见一薄层透亮带,偶见规整粗大的钙化点。

(2)B超检查:B超检查是年轻患者首先应考虑的检查,可见肿块边界清楚,有一层光滑完整的包膜。内部回声分布均匀,后方回声可见增强,无血流改变。

(3)活体组织病理切片检查:将乳腺肿块全部切除后,取活体组织行病理切片检查,以进一步明确诊断。

三、类证鉴别

1.乳癖　一般多为双侧乳房发生多个大小不等片块状、条索状或颗粒状肿块,边界不清,肿块多伴胀痛感,且伴有周期性乳房疼痛等症。部分患者可见乳头溢液,常为双侧多孔溢液,以浆液性为多,血性较少。

2.乳岩　多发于40~60岁女性,可见乳头血性溢液,其溢液多为单侧单孔,乳房肿块质地坚硬如石,表面高低不平,边缘不规则,活动度差,常与皮肤粘连,皮肤可呈橘皮样改变,患侧淋巴结可肿大,后期肿块溃破呈菜花样,必要时可行活组织检查进行鉴别。

四、治疗

对多发或复发性乳腺纤维腺瘤可试用中药治疗,可起控制肿瘤生长、减少肿瘤复发,甚至消除肿块的作用。对单发性乳腺纤维腺瘤的治疗以手术切除为宜。

1.辨证论治

(1)肝气郁结证

主症:肿块较小,发展缓慢,不红不热,不觉疼痛,推之可移;伴胸闷叹息;舌质正常,苔薄白,脉弦。

治法:疏肝解郁,化痰散结。

方药:逍遥散加减。

(2)血瘀痰凝证

主症:肿块较大,坚硬木实,乳房重坠不适;伴胸闷牵痛,烦闷急躁,或月经不调、痛经等;舌质暗红,苔薄腻,脉弦滑或弦细。

治法:疏肝活血,化痰散结。

方药:逍遥散合桃红四物汤加减。若兼见月经不调者,合二仙汤加减。

2.中成药

(1)平消胶囊:功效为活血化瘀,止痛散结,清热解毒,扶正祛邪。每次 4~8 粒,每日 3 次。

(2)乳癖消胶囊:功效为软坚散结,活血消痛,清热解毒。每次 5~6 粒,每日 3 粒。

(3)增生平片:功效为清热解毒,化瘀散结。每次 8 片,每日 2 次。

3.外治法 阳和解凝膏掺黑退消外贴,7 日换药 1 次。

4.手术治疗 本病虽属良性,但有恶变可能(上皮部分恶变为癌,结缔组织恶变为肉瘤),一旦发现,应手术切除,切除组织必须做常规病理检查,有条件者应及时做冰冻切片检查,以排除恶变的可能。少数患者肿块短时期内迅速增大,要警惕转变为肉瘤的可能;部分患者表现为多发性乳腺纤维腺瘤,手术后容易复发。

(1)手术时机:对于诊断明确且年龄小于 25 岁的患者可行延期手术治疗,因为该病一般生长缓慢、极少恶变;对于已婚但尚未受孕者,宜在计划怀孕前手术切除;妊娠后发现肿瘤者,宜在妊娠 3~6 个月间行手术切除,因妊娠和哺乳可使肿瘤生长加速,甚至发生恶变。对于年龄大于 35 岁者,应及时手术治疗;如肿瘤短期内突然生长加快,应立即行手术治疗。

(2)手术注意事项:因本病患者多为年轻女性,手术应注意美观。放射状切口对乳腺管损伤较小,对以后需哺乳者较适宜;环状切口瘢痕较小,更美观。乳晕附近的肿瘤可采取沿乳晕边缘的弧形切口;乳腺下部分边缘的肿瘤,可沿乳腺下线做弧形切口,瘢痕更隐秘。

五、预防与调护

1.调摄情志,避免郁怒。

2.定期检查,发现肿块及时诊治。

3.少吃厚味炙煿食物。

第三节 乳癖

乳癖是一种既非炎症也非肿瘤的良性增生性疾病,其临床特点是单侧或双侧乳房胀痛、出现结块,乳痛和肿块与月经周期及情志变化密切相关。乳房肿块大小不等,形态不一,边界不清,质地不硬,推之活动。相当于西医的乳腺增生病。本病好发于 25~45 岁的中青年女性,其发病率占乳房疾病的 75%,是临床上最常见的乳腺疾病。根据研究资料发现,该病中的某些病理类型如不典型性导管上皮增生、不典型性小叶增生、乳头状瘤病,属于癌前病变,可以逐渐演变成乳腺癌。

一、病因病机

本病的发生,与肝气不舒,冲任失调,脾肾阳虚密切相关。

1.肝气不舒 乳头属足厥阴肝经所主,乳房属足阳明胃经所主。由于情志不遂,恼怒急躁,肝气郁结,气机阻滞于乳房胃络,乳络经脉阻塞不通,引起乳房疼痛;肝气郁久化热,热灼津液为痰,气滞、痰凝、血瘀,即可形成乳房肿块。

2.冲任失调 冲任二脉起于胞宫,其气血上行为乳,下行为经,冲任与肾相并而行。若肾虚,冲任失调,气血瘀滞,积聚于乳房、胞宫,或乳房疼痛而结块,或月事紊乱。

3.脾肾阳虚 脾肾阳虚痰湿内结,经脉阻塞,而致乳房结块、疼痛,常伴月经不调。

二、诊断

1.临床表现　本病好发年龄在25~45岁。社会经济地位高、受教育程度高、月经初潮年龄早、低经产状况、初次怀孕年龄大、未授乳和绝经迟的女性为本病的高发人群。城市女性的发病率普遍高于农村女性。该病临床上以乳房疼痛和有肿块为特点。

（1）乳房疼痛：两侧或一侧，可以全乳痛，也可以局限于某一处，一般以肿块处疼痛最明显。胀痛或刺痛，多为胀痛，有的伴有牵涉痛，向胸肋部或肩背部放射，痛甚者不可触碰，行走或活动时也有明显乳痛，时或看到患者托着乳房过马路的情景，严重影响工作和生活。疼痛有时和月经周期相关联，经前加重，经后减轻或消失。疼痛可因情绪不佳而加重。

（2）乳房肿块：单侧或双侧，70%位于乳房外上象限，肿块的大小不一，一般直径在1~2cm，大者可超过3cm。肿块的形态和（及）分布常可分为以下数种类型。

1）片块型：肿块呈厚薄不等的片块状、盘状或椭圆形，数目不一，质韧，边界清楚，推之活动。

2）结节型：肿块呈结节状，形态不规则，边界欠清，部分融合，质韧稍硬，推之活动。亦可见肿块呈米粒或沙粒样结节。

3）混合型：肿块呈片块状、结节状、索条状或沙粒样混合存在，边界欠清楚，质韧。

4）弥散型：肿块呈颗粒状，分布超过乳房3个以上象限者。

乳房肿块可于经前期增大变硬，经后稍见缩小变软。个别患者挤压乳头可有多孔溢出浆液样或乳汁样或清水样的液体。乳房疼痛和乳房肿块可同时出现，也可先后出现，或以乳痛为主，或以乳房肿块为主。常可伴有月经失调、心烦易怒等。

2.辅助检查

（1）乳房钼靶X线片：乳腺小叶增生可见密度增高的模糊阴影，数目不定，如病变范围小，则可见边缘不规则的小梁，病变范围广泛则乳腺密度均匀增高，失去正常结构。囊性增生为圆形或不规则的弧形的边缘整齐的阴影，周围有一透亮区。

（2）超声波检查：乳腺增生部位显示为不均匀的低回声区，以及无回声的囊肿。超声检查在某些方面优于X线片。X线片不易将乳腺周围纤维增生明显的孤立性囊肿与乳腺纤维腺瘤和边界清楚的癌相鉴别，而超声波检查则很容易鉴别。

（3）细针穿刺细胞学检查：具有较高诊断价值，可多次重复进行而无并发症。在超声引导下进行细针定位穿刺，准确率更高。细胞成分稀少为本病显著的特点之一。主要为腺上皮细胞，分化良好，形态大小一致，细胞数个或数十个密集成群，聚合力好，核染色质致密均匀。此外，尚可见少许淋巴细胞和纤维细胞。

（4）活体组织病理切片检查：对怀疑癌变的肿块应取活体组织做病理切片检查。检测其ER、PR、CerbB-2、P53、MVD、MEA、PCNA等有助于了解乳腺增生病向乳腺癌发展的可能性。

（5）乳头溢液涂片细胞学检查：有乳头溢液者可取分泌物涂片检查，可帮助排除癌变的可能。

三、类证鉴别

1.乳核　单发或多发肿块，质似硬橡皮球的弹性感、表面光滑、易于推动，常在检查时从手指下滑脱，增长缓慢。除肿块外，患者常无明显自觉症状。月经周期对肿块的大小并无影响。

2.乳岩　局限性乳腺增生病肿块明显时,要与乳腺癌相区别。后者肿块更明确,质地偏硬,与周围乳腺有较明显区别,有时有腋窝淋巴结肿大。

四、治疗

中医治疗本病有着独特的优势和潜力,从整体出发,辨证与辨病相结合,能从多方面、多角度起到调整内分泌、增强机体免疫力的作用。止痛与消块是治疗本病的要点。可以内服,也可以外用。内治法中可以辨证论治,也可以根据月经周期遣方用药,更可以用现有的药治疗,疗效相仿。若病程较长、病情严重或疑有癌变倾向者,可予以手术治疗,术后再用中药调理善后。

1.辨证论治

(1)肝郁痰凝证

主症:多见于青壮年女性。乳房肿块随喜怒消长,伴有胸闷胁胀,善郁易怒,失眠多梦,心烦口苦;苔薄黄,脉弦滑。

治法:疏肝解郁,化痰散结。

方药:逍遥蒌贝散加减。

(2)冲任失调证

主症:多见于中年女性。乳房肿块月经前增大变硬,经后缩小变软;伴有腰酸乏力,神疲倦怠,月经失调,量少色淡,或闭经;舌淡,苔白,脉沉细。

治法:调摄冲任。

方药:二仙汤加减。

2.中成药

(1)乳核散结片:功效为疏肝解郁,软坚散结,调理冲任。适用于乳腺囊性增生病。每次4片,每日3次。

(2)乳增宁片:功效为益肾温经,疏肝解郁,养血益胃,调理冲任,消核散结。适用于各种证型的乳腺增生病。每次5片,每日3次。

(3)乳癖消胶囊:功效为软坚散结,活血消痈,清热解毒。适用于乳腺囊性增生病。每次4~5粒,每日3次。

(4)逍遥丸:功效为疏肝理气止痛。适用于肝气郁结型乳腺增生病。每次8粒,每日3次。

(5)乳核内消片:功效为疏肝活血,软坚散结。适用于乳腺小叶增生。每次6片,每日3次。

3.外治法　中药局部外敷于乳房肿块处,如用阳和解凝膏掺黑退消或桂麝散盖贴;或以生白附子或鲜蟾蜍皮外敷,或大黄研末醋调外敷。对外敷药过敏者应禁用。

4.手术治疗　乳腺增生病是内分泌系统疾病,本身无手术治疗指征。虽然部分学者主张对病变组织进行局部手术切除,甚至行乳房单纯切除,但复发率高,不能从根本上解决问题,亦不易为患者所接受。目前外科手术治疗的目的在于避免误诊、漏诊乳腺癌,防止癌变。术后仍需随访、定期调理。

五、预防与调护

1.保持心情舒畅、情绪稳定,切忌忿怒、抑郁等情绪刺激。

2.节制饮食,少食肥甘厚味之品,适当控制脂肪类食物的摄入,戒烟。

3.及时治疗月经失调等妇科疾患和其他内分泌疾病。

4.对发病高危人群进行定期检查。向患者及其家属说明本病可能是乳癌的多种危险因素之一,特别是家族中有乳腺癌史者,需要提高警惕。但本病与乳腺癌之间并无必然联系,不必产生恐惧心理。

参考文献

［1］尹艳,李全.实用中医健康管理学［M］.北京:科学出版社,2022.

［2］张法荣.齐鲁中医肾病医方集锦［M］.北京:华夏出版社,2022.

［3］韩平.慢性筋骨疾病的中医治疗与养护［M］.北京:中国中医药出版社,2022.

［4］周仲瑛,金妙文.周仲瑛中医内科急症学［M］.长沙:湖南科学技术出版社,2022.

［5］李领娥.痤疮中医特色疗法［M］.长春:世界图书出版公司长春有限公司,2022.

［6］潘树和.中医临床辨治实录［M］.北京:人民卫生出版社,2021.

［7］周雪林.内科证治辑要［M］.郑州:郑州大学出版社,2021.

［8］杨锋.慢性筋骨病 中医药防治理论与实践［M］.北京:中国中医药出版社,2021.

［9］毛以林.疑难危重症辨证论治24 讲［M］.北京:中国中医药出版社,2021.

［10］郑伟达.中医临床经验心传［M］.北京:人民卫生出版社,2021.

［11］李崇超编;陈仁寿.中医临床病证大典 肾系病卷［M］.上海:上海科学技术出版社,
2020.

［12］周天寒,黄姗,孙景环.老年常见病中医诊疗与养生［M］.北京:中国中医药出版社,
2020.

［13］黄立中.中西医结合肿瘤病学［M］.北京:中国中医药出版社,2019.

［14］齐文升.中西医结合重症医学手册［M］.北京:中国医药科技出版社,2018.

［15］范永升.中西医结合临床风湿病学［M］.北京:中国中医药出版社,2021.

［16］冼绍祥,林国华.常见心脑血管疾病的中医外治法［M］.广州:广东科技出版社,
2019.